口腔临床免疫学

主　编　陈万涛

主　审　郭　伟　郭传瑸

副主编　徐　骎　周红梅　王衣祥　路丽明

编　者（以姓氏笔画为序）

王衣祥　北京大学口腔医学院

任国欣　上海交通大学口腔医学院

刘世宇　空军军医大学口腔医学院

严　明　上海交通大学口腔医学院

邱蔚六　上海交通大学口腔医学院

宋忠臣　上海交通大学口腔医学院

张建军　上海交通大学口腔医学院

陈万涛　上海交通大学口腔医学院

陈广洁　上海交通大学医学院

陈福祥　上海交通大学医学院附属第九人民医院

罗清琼　上海交通大学医学院附属第九人民医院

周红梅　四川大学华西口腔医学院

钟晓松　首都医科大学附属北京世纪坛医院

贾　荣　武汉大学口腔医学院

徐　骎　上海交通大学口腔医学院

郭　伟　上海交通大学口腔医学院

黄正蔚　上海交通大学口腔医学院

路丽明　上海交通大学医学院

主编助理　严　明　上海交通大学口腔医学院

刘京苏　上海交通大学口腔医学院

人民卫生出版社

·北京·

图书在版编目（CIP）数据

口腔临床免疫学 / 陈万涛主编. -- 北京：人民卫生出版社，2024. 10. -- ISBN 978-7-117-37049-3

I. R780. 3

中国国家版本馆 CIP 数据核字第 2024P8N821 号

人卫智网	www.ipmph.com	医学教育、学术、考试、健康，购书智慧智能综合服务平台
人卫官网	www.pmph.com	人卫官方资讯发布平台

口腔临床免疫学
Kouqiang Linchuang Mianyixue

主　　编：陈万涛
出版发行：人民卫生出版社（中继线 010-59780011）
地　　址：北京市朝阳区潘家园南里 19 号
邮　　编：100021
E - mail：pmph @ pmph.com
购书热线：010-59787592　010-59787584　010-65264830
印　　刷：北京顶佳世纪印刷有限公司
经　　销：新华书店
开　　本：889×1194　1/16　　印张：23
字　　数：563 千字
版　　次：2024 年 10 月第 1 版
印　　次：2024 年 11 月第 1 次印刷
标准书号：ISBN 978-7-117-37049-3
定　　价：178.00 元

打击盗版举报电话：010-59787491　E-mail：WQ @ pmph.com
质量问题联系电话：010-59787234　E-mail：zhiliang @ pmph.com
数字融合服务电话：4001118166　E-mail：zengzhi @ pmph.com

序　一

　　近年来,随着生命科学领域的快速发展,免疫学也取得了突破性的研究进展。作为现在的热点学科,无论是发表论文数量还是基金项目的立项数量,免疫学都在生命科学的各个领域中名列前茅。随着对基础研究投入力度的加大,越来越多的研究成果实现了临床转化和推广应用。临床免疫学在疾病治疗上发挥的重要作用也反哺了学科的发展,各大院校与科研单位也投入了巨大的资源来进行学科建设,并取得了良好的成效。在口腔医学领域,免疫学是比较"年轻"的分支,陈万涛教授作为主编,郭伟教授、郭传瑸教授作为主审,联合从事口腔临床免疫与基础免疫研究的学者,于2010年由上海交通大学出版社出版了《口腔临床免疫学》。现在,该书由人民卫生出版社立项出版,在新版《口腔临床免疫学》中,增加了大量免疫学的新概念、新技术以及对口腔疾病诊疗的新方法,这不仅可以促进口腔医学与免疫学的学科交叉,促进学科发展,还能拓宽广大口腔临床医师和学生的视野,从新的视角更深入地认识和理解口腔疾病。

　　作为主编,陈万涛教授再次挑起了编写的重任,联合全国口腔临床免疫学领域的临床专家和基础学者,展现了口腔学科临床和科研人孜孜不倦、不忘初心,致力于推动学科交叉和融合的精神。

　　本书内容涵盖基础和临床、理论和实践,是一本值得使用、阅读和推荐的书。

上海交通大学医学院附属第九人民医院

上海交通大学口腔医学院

中国工程院院士

2024年1月

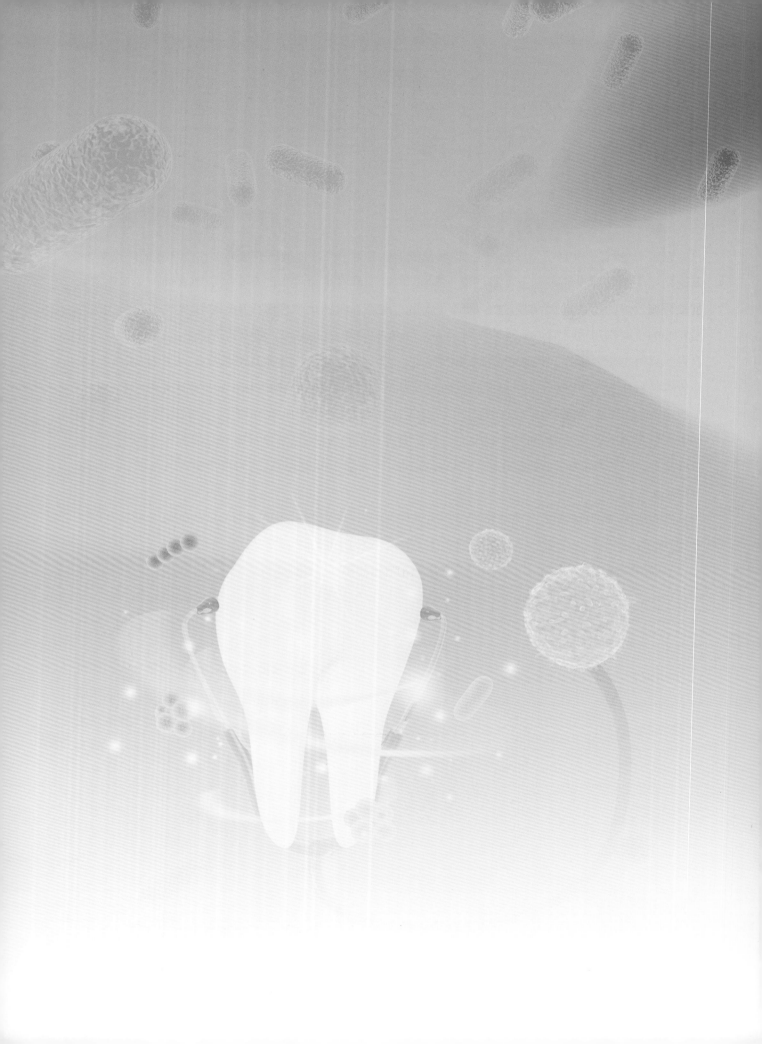

序 二

免疫学尤其是临床免疫学是医学生物学领域备受关注、发展迅速的学科之一,越来越多的疾病被发现和证实与免疫有着不可分割的关系,从免疫学的角度寻找疾病治疗的新突破口已经成为一种最具前景的前沿领域。以肿瘤治疗为例,免疫治疗原先主要作为辅助治疗的手段,如今已成为一些肿瘤的一线治疗方法,如黑色素瘤等恶性肿瘤基于免疫检查点的新型免疫治疗方法在临床应用领域取得突破性进展,并获得2018年诺贝尔生理学或医学奖。

作为一级学科的口腔医学,近年来,其科学理论研究也在不断深化和更新。口腔临床免疫学作为一门较为新兴的分支学科,致力于采用免疫学的基础理论与方法,揭示口腔组织器官抗原性、免疫功能异常与各种口腔疾病发生、发展的相互关系,并尝试寻找口腔疾病免疫诊断和免疫防治的新策略和新方法,从免疫学角度来解读口腔相关疾病的发生和发展。如同免疫药理学、免疫病理学、肿瘤免疫学等分支学科一样,口腔临床免疫学自融合形成以来,不断促进着口腔医学和免疫学的整体发展,也进一步提高了临床及科研工作者对于这两个学科的认知。口腔医学与免疫学的碰撞也必定会引领口腔疾病临床诊断与治疗技术的变革。

《口腔临床免疫学》(2010年,上海交通大学出版社)问世已有十余年,该书作为上海交通大学口腔医学院口腔医学专业学生的教材,对口腔医学生认知口腔免疫相关疾病有着不可替代的作用,也为广大口腔医学生,甚至一线医生的科研及临床工作提供了参考和指导。主编陈万涛教授根据学科发展需要,携手国内多位优秀中青年学者进行认真细致的修改和编写,在关注口腔医学及免疫学最新进展的同时,总结教学经验,听取学生反馈,进行了较大幅度的修订,并由人民卫生出版社立项出版。新书融入了更多作者的第一手研究资料及成果,结合学科发展的前沿进展,从免疫学的角度科学解读了诸多口腔疾病,为口腔疾病的基础和临床研究提供了免疫学方面的支撑,也为口腔医学教育人才培养提供了高质量的参考书。

王松灵

中国科学院院士

2024年9月

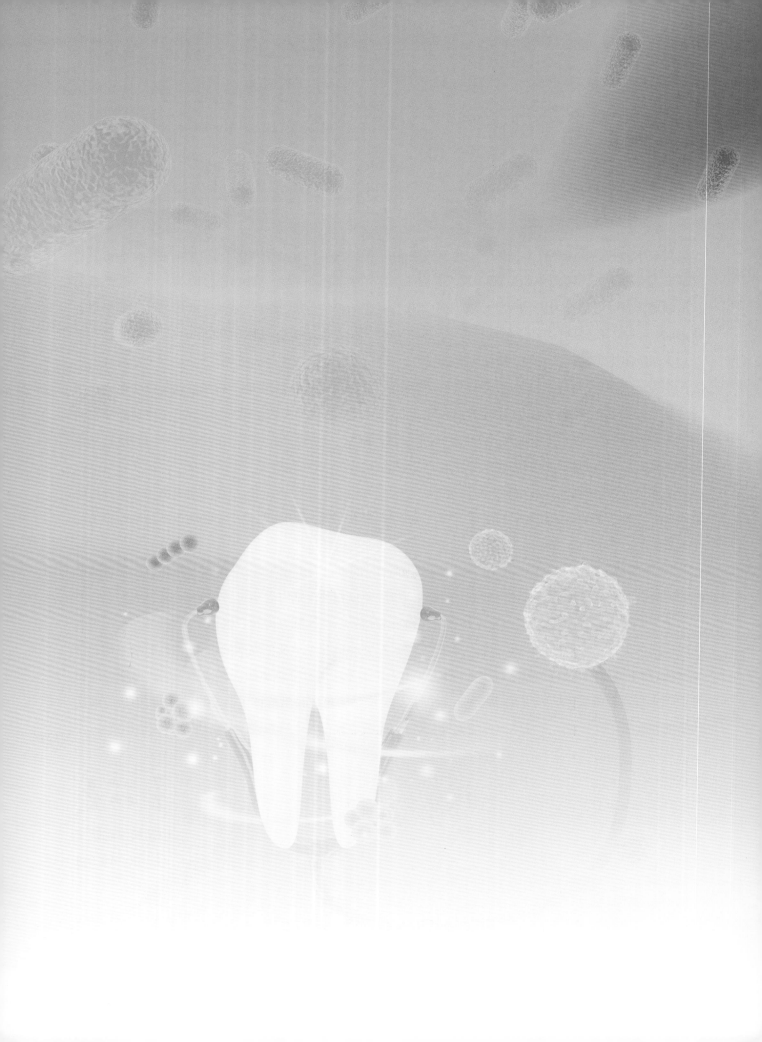

前　言

　　新版《口腔临床免疫学》是在2010年（上海交通大学出版社）版本基础上，由来自全国著名口腔医学院校的中青年学者共同编写而成。

　　新版继承上一版的优点，紧密结合了近10年来国内外免疫学、口腔免疫学基础、临床研究最新成果和进展。全书共37章。第一章至第二十章内容先后介绍了抗原、免疫球蛋白和补体系统，并按免疫组织和器官、免疫细胞、免疫分子、细胞因子及其受体的顺序，简要介绍了免疫系统的构成、机体免疫系统对抗原产生的正常免疫应答、免疫调节和清除抗原异物的生理过程及其保护机制，同时介绍了机体异常免疫应答产生的免疫耐受等病理过程、抗原的加工和呈递、调节性T细胞及免疫学相关的信号转导通路、固有免疫研究的新进展。此外，还增加了外泌体和肿瘤微环境、细胞外囊泡与口腔免疫相关疾病的最新研究进展。第二十一章至第三十六章主要介绍了口腔颌面头颈部免疫组织、器官及其特点、免疫学理论和技术在口腔颌面部创伤、口腔颌面部恶性肿瘤、口腔黏膜病、龋病、牙髓病、根尖周病、牙周病等口腔学科常见疾病发生发展中的作用，及其在诊断、预防和治疗方法及预后转归方面的临床实践和应用。此外，还重点介绍了近年免疫治疗领域取得的主要研究成果，包括免疫检查点及基于抗免疫检查点的肿瘤治疗，恶性肿瘤个性化免疫细胞治疗、免疫基因治疗，新型人乳头状瘤病毒疫苗等。最后一章介绍了邱蔚六院士团队对中医药治疗口腔癌作用机制的创新性探索。

　　本书各章内容既前后贯通，也独立成章，体现理论结合实际、内容翔实、图文并茂的编写理念。为配合《口腔临床免疫学》知识的学习和掌握，同时配套编写并出版了《口腔临床免疫学实验技术》，集免疫学理论、实验技术和临床应用于一体。

　　本书由中国工程院院士邱蔚六教授和中国科学院院士王松灵教授作序，并由郭伟教授和中华口腔医学会会长郭传瑸教授担任主审。在本书编写过程中，张志愿院士、张陈平教授等许多前辈和专家为本书编写提出了许多建设性意见，从而保证了本书内容的先进性和科学性，谨代表全体编者向所有关心支持本书编写和出版的前辈、领导和同仁们表示最衷心的感谢！

　　由于编者水平所限，本书肯定存在诸多错误和纰漏，希望广大读者不吝批评和指正。

陈万涛

2024年9月

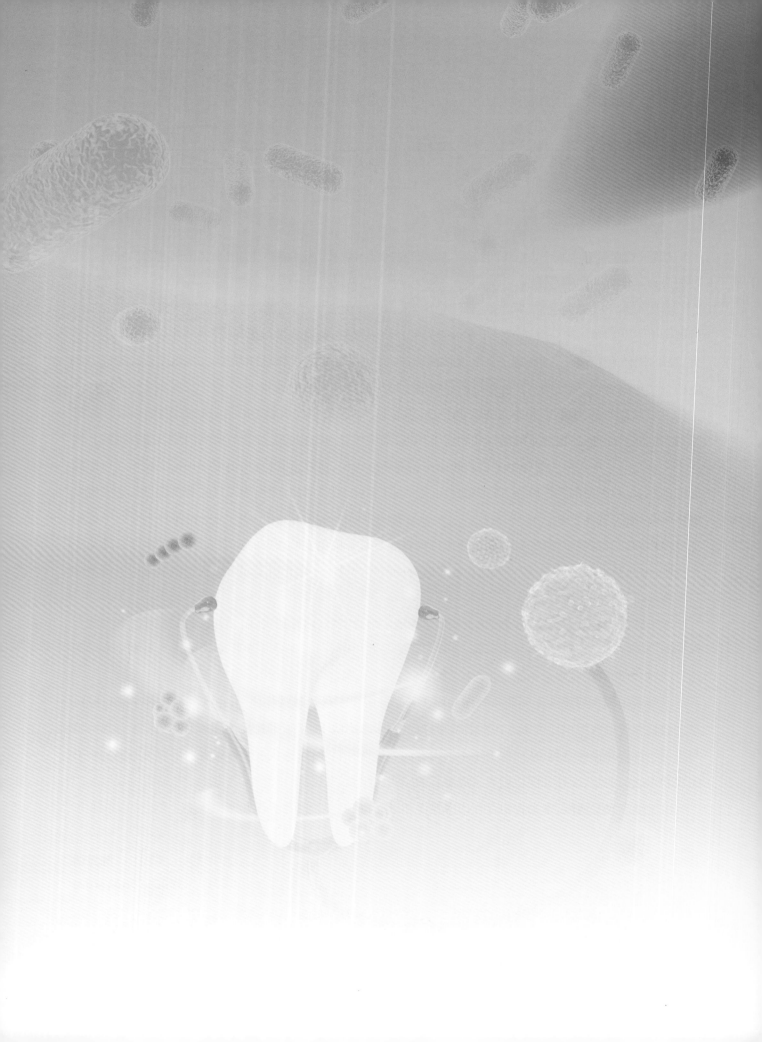

目　录

第一章　口腔临床免疫学概论

第一节　免疫和免疫学的基本概念

一、免疫与免疫学

（一）免疫

最早免疫（immune）一词由拉丁文免除税收或免除劳役（immunitas）衍生而来，而后引申为免除瘟疫的意思，即机体抵抗病原微生物感染，阻止病原体侵入机体，中和毒素和病毒。这是早期对免疫赋予的狭义的定义。到 20 世纪，临床医生和科学家发现和证实一些和感染无关的免疫现象，如注射异种动物血清引起的血清病、血型不符输血引起的输血后溶血反应、进食某些食物或药物引起的过敏反应等。通过对这些现象的发现和分析，人们逐渐认识到，免疫应答不一定由病原体引起，免疫也不仅限于抗病原体感染，并且免疫应答的结果并不完全对机体有利。

随着科学的发展和技术的进步，现代免疫涉及的范围和包含的内容已被极大拓展，免疫的定义也有了新的内涵和外延。当今，免疫被定义为机体接触抗原异物或异己成分的一种生理反应，是机体对自己和非己物质识别、应答过程中产生生物学反应的总和。生理状况下，它是维持机体内环境稳定和平衡的一种重要功能。它既是机体识别非己物质，并对其产生免疫应答和清除的过程，又是机体对自己成分保持不产生免疫应答，维持免疫耐受的生理过程。

免疫是维持机体内环境稳定的生理反应，通常对机体是有利的，但在某些情况下也可对机体造成组织细胞损伤或生理功能紊乱。机体免疫病理过程的发生和发展，无不是因为机体识别自己成分和非己成分的生理功能发生某种异常而产生的。病毒的感染和繁殖以及恶性肿瘤细胞的存活和无限制增殖，也正是由于机体在清除非己成分能力方面出现了问题，不能有效识别、消灭、清除病毒和恶变细胞。自身免疫性疾病则是由于机体识别自己成分的功能发生障碍，对机体正常成分不能维持免疫耐受，对自身组织细胞发动免疫攻击而引起的一系列病理变化。

总之，免疫是机体识别和清除抗原性异物，同时又维持自身组织免疫耐受的一种生理功能，是在机体进化过程中逐渐形成和具备的非常重要的维持机体内环境平衡的保护性反应。

（二）免疫学

免疫学（immunology）是研究免疫理论、方法技术和临床应用的一门科学，其研究内容还包括免疫系统的发育、结构与功能。它已从最早的以研究机体对致病微生物防御过程为主的微生物免疫学，发展到今天的以研究机体免疫系统结构和功能为主的独立学科。其研究内容主要包括：免疫系统的组织结构，

1

免疫系统对抗原的识别及应答,免疫系统对抗原的清除及其机制,免疫耐受的诱导、维持、打破及其机制等,以及机体内外环境、免疫细胞、分子之间的调节和信号转导网络的研究。其探讨免疫功能异常所导致的各种免疫相关性疾病的病理过程及其发生机制,并为诊断、预防和治疗某些免疫相关疾病提供理论基础和技术方法。

二、免疫系统的组成及免疫应答类型

免疫系统(immune system)由免疫器官、免疫细胞及免疫分子等组成。抗原物质进入机体后,激发免疫系统识别和产生效应的过程称为免疫应答(immune response)。根据免疫系统清除抗原的过程不同,免疫应答又分为固有免疫(innate immunity)和适应性免疫(adaptive immunity)两种类型。

(一)固有免疫

固有免疫又称天然免疫(natural immunity)或非特异性免疫(non-specific immunity),是机体在长期进化过程中形成的,抵御病原微生物或异己物质入侵机体的第一道防线。参与固有免疫应答的细胞主要包括皮肤黏膜上皮细胞、单核巨噬细胞、自然杀伤(NK)细胞、γδT 细胞和 B-1 细胞等。其特点为:①与生俱来;②具有遗传性;③对病原体应答迅速;④作用无针对性;⑤是特异性免疫的基础。

(二)适应性免疫

适应性免疫则是另一种防御机制,是机体在接触抗原后产生的特异性免疫反应,也称为获得性免疫(acquired immunity)或特异性免疫(specific immunity)。它的特点是后天形成的,针对特异抗原专有的。其特点是:①出生后形成;②可被动转移;③有明显的针对性;④建立在非特异性免疫的基础上,又影响非特异性免疫。适应性免疫具有三大特点:特异性、记忆性和耐受性。适应性免疫主要由特异性识别抗原的 T 细胞、B 细胞和抗原呈递细胞等所承担。

免疫系统遵循从非特异性免疫到特异性免疫的规律,但固有免疫和适应性免疫存在相互依赖和协作的关系,在抗微生物和清除异物抗原的过程中共同发挥作用。

三、免疫系统的功能

免疫应答是通过免疫系统精细识别而介导的复杂生物学效应,是一个相互作用、相互联系和相互制约的级联反应网络。生理情况下,免疫功能的正常发挥可维持机体内环境的相对稳态。病理情况下,免疫功能障碍或失调可使机体发生免疫病理变化并导致相关疾病的发生。为了维持机体内环境的相对平衡,免疫系统主要发挥以下三大功能:免疫防御、免疫监视和免疫稳定。

(一)免疫防御(immune defense)

免疫防御主要是指机体对抗外来微生物及其毒素的能力。免疫防御过程有对抗微生物及其毒素的有利一面,但在清除微生物的同时或多或少会导致组织损伤和功能异常,如牙周病发生过程中牙周组织破坏是这一免疫防御过程的直接后果。

(二)免疫监视(immune surveillance)

机体免疫系统时刻保持识别和清除畸变和突变、衰老和凋亡细胞的状态。如果免疫监视功能障碍或低下，可能导致肿瘤发生和病毒持续感染。

（三）免疫稳定（immune homeostasis）

机体进化的结果使其能在复杂的内外环境下保持免疫系统功能相对平衡和稳定。如果这一机制发生异常，机体可能对自身抗原的识别和应答出现障碍，从而破坏自身免疫耐受状态，发生自身免疫性疾病。

免疫反应是机体识别和清除异己成分的生理现象，适度的免疫应答是生命活动的保障。免疫应答不足或过度，免疫系统均会产生反馈性调节。临床医生的职责和任务是帮助机体免疫系统增强或者减弱免疫应答，以对异己成分做出适度的免疫应答。

第二节　口腔临床免疫学概述

一、口腔免疫

口腔免疫（oral immunity）指口腔组织器官识别和清除抗原性异物的一种功能，是口腔组织的一种保护性反应。口腔免疫学（oral immunology）是研究口腔组织、器官、免疫反应、免疫病理和免疫性疾病诊断、防治的一门科学。它包括口腔颌面部软硬组织的固有免疫和适应性免疫。其主要研究内容包括：口腔系统的组织结构，口腔免疫系统对抗原的识别及应答，口腔免疫系统对抗原物质的清除效应及其机制，口腔组织免疫耐受的维持、破坏及其机制，还包括口腔免疫功能异常引起的病理变化及其机制，免疫学方法和技术及其在疾病诊断、治疗和预防方面的应用等内容。

二、口腔免疫的特点

口腔免疫的特点是由其所处解剖部位决定的。口腔首先是呼吸道和消化道的起端，又具有鼻腔、咽腔、鼻窦、筛窦等自然腔隙，还有舌、牙齿、唾液腺、口腔黏膜等特殊的组织结构，又有扁桃体、唾液腺淋巴组织、黏膜下淋巴组织、牙龈淋巴组织等不同于全身其他部位的淋巴组织器官结构。口腔内定植的细菌超过1 000种，其中，菌斑是细菌富集的地方，这是牙周病、龋病等病原菌和异物性抗原的主要来源之一。

鉴于上述口腔免疫组织器官的特点，口腔免疫的主要特点有以下几方面。

1. 口腔免疫以固有免疫为主，这是口腔组织的第一道防线。

2. 口腔免疫是全身免疫的一个重要组成部分，受控于全身免疫系统。

3. 口腔是抗原异物进入机体的一个重要通道，具有防御病原微生物入侵的物理、化学和免疫三位一体的有效屏障。

三、内容设置

本书内容主要包括三大部分：第一部分是免疫学基础，主要介绍免疫学的基本知识、原理以及免疫学组织结构等。第二部分是免疫学口腔临床应用，主要介绍口腔免疫组织结构、龋病、牙髓病、根尖周病和牙周病的免疫学基础和应用，口腔黏膜病与先天、后天免疫缺陷病的基础和临床，口腔颌面部创伤与移植免疫，免疫增生性疾病，黑色素瘤的免疫病理及临床，口腔肿瘤的免疫特点，免疫及细胞治疗等。第三部分为免疫进展内容，主要是近年来免疫前沿发展领域及取得的成果，包括树突状细胞与肿瘤免疫、抗原呈递新机制、细胞外囊泡和口腔免疫相关疾病、细胞外囊泡与肿瘤免疫微环境、免疫检查点和免疫检查点的肿瘤治疗、免疫调节和免疫相关信号转导通路、免疫球蛋白的基因工程抗体及新型人乳头状瘤病毒疫苗、中药"参阳"方抗肿瘤免疫机制研究等。

上述这三部分内容分别编写在 37 章中，形成了从理论到实践、从基础到临床、从基础到进展的系统知识，有利于读者学习、掌握口腔免疫学的主要内容，缩短从免疫学理论到实践的转化过程。

参 考 文 献

[1] 郭伟. 口腔临床免疫学. 上海：复旦大学出版社，2003.
[2] 朱友家，王继华. 口腔黏膜皮肤病学. 武汉：湖北科学技术出版社，2003.
[3] 龚非力. 医学免疫学. 2 版. 北京：科学出版社，2007.
[4] 陈万涛. 口腔临床免疫学. 上海：上海交通大学出版社，2010.
[5] 王华民，徐军发，陈雪玲. 临床免疫学. 北京：军事科学院出版社，2010.
[6] 杜英. 免疫学基础与临床. 郑州：郑州大学出版社，2018.
[7] 孙万邦，新燕，林英姿. 医学免疫学. 2 版. 北京：高等教育出版社，2018.

第二章　抗　原

一、抗原的定义及性质

（一）抗原的定义

在免疫学发展的早期，人们用细菌或其外毒素注射动物，经过一段时间后，实验证明在其血清中存在一种能够使细菌发生特异性凝集反应的物质，称之为凝集素，它能够特异性中和外毒素，又称之为抗毒素。人们将能刺激机体产生凝集素或抗毒素的物质统称为抗原（antigen，Ag），将血清中这种具有特异性反应的物质统称为抗体（antibody，Ab）。

随着免疫学的发展，抗原的概念也在不断完善、明确。现代免疫学将能够启动、激发和诱导机体免疫应答的物质统称为免疫原（immunogen）。再根据所启动的免疫应答形式，分为启动和诱导固有免疫应答的固有分子模式（innate molecular pattern，IMP）和能够激活 T 淋巴细胞、B 淋巴细胞产生适应性免疫应答并与应答产物起反应的固有免疫原（innagen，INg）。只能与适应性免疫应答产物发生反应，但无法独立激发适应性免疫应答的物质也归入抗原，称之为半抗原。

（二）抗原的性质

要充分理解抗原的概念，就必须了解抗原的性质。抗原具有异物性、特异性和大分子性。

1. **异物性**　指抗原被宿主免疫系统认定为"非己"，常是由于其化学结构与宿主自身成分的物质结构有较大不同，但也可以是宿主免疫细胞在发育过程中未曾接触到的自身表达成分。正常情况下，自身组织和细胞不引起免疫应答，只有异种物质才能诱导机体产生免疫应答。所以，异物性是一种物质成为抗原的重要条件。抗原可以是进入机体内的外来物质，如细菌、病毒、花粉等；也可以是不同物种间的物质，如马的血清进入兔子体内，马血清中的许多蛋白质就成为兔子的抗原物质。同种异体间的物质也可以成为抗原，如通过输血、移植等方式接触到的异体抗原物质。自己体内的某些隔绝成分也可以成为抗原，如眼睛晶状体蛋白质、精细胞和甲状腺球蛋白等，这些成分一旦与成熟的免疫系统接触，也将被视作"非己"成分。

2. **特异性**　特异性指正常情况下一种抗原只能诱导特定克隆的淋巴细胞发生应答，也指一种抗原只能与相应的抗体或效应 T 细胞发生特异性结合。抗原的特异性与其蛋白分子中的氨基酸种类、排列顺序、特殊基团和空间构型等因素有关，甚至与其电荷性质及亲水性也有关系。由于在一定条件下，免疫系统对抗原的识别仅局限于其中的一个部分，因而其特异性不是平均地取决于整个分子，而是取决于分子表面几个氨基酸残基组成的特殊序列及其空间结构,这称为表位或抗原决定簇。由于对应免疫应答产物的不同,一个抗原分子上可有一种或多种抗原表位。抗原通过抗原决定簇与相应淋巴细胞的抗原受体结合而激活淋巴细胞引起免疫应答。换言之,淋巴细胞表面的抗原识别受体通过识别抗原决定簇而区分"自身"与"非己"。

3. 大分子性 大分子性并不是绝对的,它反映了相对分子量对抗原免疫原性的影响。它是指构成抗原的物质的相对分子量通常大于 10kDa。大分子物质能够较长时间停留在机体内,有足够的时间和免疫细胞(主要是巨噬细胞、T 淋巴细胞和 B 淋巴细胞)接触,引起免疫细胞做出反应。同时,大分子物质通常含有较多的抗原表位,对淋巴细胞具有更强的激活效应。如果外来物质是小分子物质,将很快被机体清除,而没有机会与免疫细胞接触。大分子蛋白质经水解后成为小分子物质,就失去了免疫原性。

二、抗原的分类

按照不同的分类依据,抗原可以被划分为多个不同种类。

(一)根据抗原能否激发机体适应性免疫应答分类

1. 完全抗原(complete antigen) 完全抗原是具有免疫原性(immunogenicity)和免疫反应性(immunoreactivity)的物质,如病原体、异种动物血清等。

2. 不完全抗原/半抗原(hapten) 半抗原是仅有免疫反应性,缺乏免疫原性的物质,如青霉素、磺胺等。半抗原没有免疫原性,不会引起免疫反应。但在某些特殊情况下,如果半抗原和大分子蛋白结合,就能获得免疫原性而变成完全抗原。例如,在青霉素进入体内后,如果其降解产物和组织蛋白结合,就获得了免疫原性,并刺激免疫系统产生抗青霉素抗体。当青霉素再次注射入人体内时,抗青霉素抗体立即与青霉素结合,产生病理性免疫反应,出现皮疹或过敏性休克,甚至危及生命,这就是青霉素过敏反应产生的物质基础。

(二)根据抗原来源与机体亲缘关系分类

1. 嗜异性抗原(heterophilic antigens) 嗜异性抗原是存在于人、动物、植物和微生物等不同种属之间的共同抗原,又称 Forssman 抗原,如可造成肾小球肾炎的溶血性链球菌表面成分。

2. 异种抗原(xenogenic antigen) 异种抗原是来自另一物种的抗原,如微生物及其代谢产物、异种血清等。从生物进化过程来看,异种动物间的血缘关系越远,则免疫原性越强。如马破伤风免疫球蛋白,虽然是一种预防性的抗毒素,但对人体来说仍是异种抗原,存在引发超敏反应的风险。

3. 同种异型抗原(allogenic antigen) 同种异型抗原又称同种异体抗原或同种抗原,是来自同种系而基因型不同个体的抗原。如人类血型抗原、主要组织相容性抗原等。

4. 自身抗原(autoantigen) 自身抗原是能引起自身免疫应答的自身组织成分。自身物质一般不具免疫原性,体现为自身耐受。然而,有些物质如眼晶状体蛋白、精子等隐蔽的自身成分在正常情况下与免疫系统是隔绝的,一旦屏障遭到破坏,这些物质进入血流,与免疫活性细胞接触而成为自身抗原异物。另外,自身物质在外伤、感染、药物和放射线的影响下,其理化性质发生质的改变,也可成为具有免疫原性的抗原物质。

（三）根据抗体产生时是否需要Th细胞参与分类

1. **胸腺依赖性抗原（thymus dependent antigen，TD-Ag）** 胸腺依赖性抗原是需要 Th 细胞的辅助才能刺激 B 细胞产生抗体的抗原。病原微生物、血清蛋白、肿瘤细胞等蛋白质抗原，均属 TD-Ag。

2. **胸腺非依赖性抗原（thymus independent antigen，TI-Ag）** 胸腺非依赖性抗原是不需 Th 细胞的辅助即可刺激 B 细胞产生抗体的抗原。其可再细分为 TI-1Ag 和 TI-2Ag，前者指既有抗原表位又有 B 细胞丝裂原特性的抗原，如细菌脂多糖等，能够非特异性激活多个 B 细胞克隆。后者则指携带多个重复的 B 细胞表位从而交联 B 细胞受体的抗原，如聚合鞭毛素等，可刺激成熟 B 细胞的应答。

（四）根据抗原是否在抗原呈递细胞内合成分类

1. **内源性抗原** 在抗原呈递细胞（antigen presenting cell，APC）内新合成的抗原，如病毒感染后表达的抗原、肿瘤细胞异常表达的肿瘤抗原等。这些抗原被 APC 加工后经 MHC Ⅰ类分子呈递给 CD8[+] T 细胞。

2. **外源性抗原** 不是由 APC 合成而是来源于 APC 外的抗原。该种抗原可来源于细菌等外来异物，也可来源于机体自身细胞的异常表达产物，被 APC 内吞、加工后由 MHC Ⅱ类分子呈递给 CD4[+] T 细胞。

（五）其他分类方法

1. **按化学性质分类** 蛋白质抗原、多糖抗原等。

2. **按抗原的获取方式分类** 天然抗原、人工抗原。

3. **按抗原诱发免疫应答的作用方式分类** 移植抗原、肿瘤抗原、变应原（allergen）、耐受原（tolerogen）等。

4. **按抗原溶解性分类** 颗粒型抗原，是具有明显颗粒形态的抗原；可溶性抗原，是一些蛋白质抗原。

第二节　抗原表位、表位分析和免疫原性

一、抗原的两大特性

根据现代抗原的概念，抗原具备 2 个基本特性，即免疫原性和抗原性。

1. **免疫原性（immunogenicity）** 免疫原性指抗原能刺激特定的适应性免疫细胞，使其活化、增殖、分化，最终产生免疫效应物质（即抗体和致敏淋巴细胞）的特性。

2. **抗原性（antigenicity）** 抗原性是指抗原分子能与免疫应答产物，即抗体或效应 T 细胞发生特异反应的特性，亦称为抗原的反应原性（reactivity）或免疫反应性（immunoreactivity）。它只涉及抗原分子与抗体分子或 T 细胞、B 细胞的抗原受体（T cell receptor 或 B cell receptor，TCR/BCR）分子间的相互作用，即分子与分子间的相互作用。针对特定抗体或 TCR/BCR，抗原分子只能通过有限的部位而非完整的抗原分子与抗体分子结合，该部位即免疫活性区，称为抗原决定簇或表位。因此，抗原表位是免疫应答和免疫反应具有特异性的物质基础。

二、抗原表位及其分析测定

抗体与抗原交互作用的位点被称为抗原表位，是抗原诱导特异性免疫应答的最小结构与功能单位。一般的抗原表位测定（epitope mapping）会利用一组单克隆抗体、竞争性 ELISA，或直接结合至涵盖所有欲测定蛋白序列的多段人工合成缩氨酸。

（一）抗原表位的定义

抗原表位是抗原分子中决定其特异性的特殊化学基团，是与 TCR/BCR 或抗体特异结合的基本结构单位。组成蛋白抗原表位的氨基酸通常为 5～15 个，多糖残基或核苷酸也可组成抗原表位。

（二）抗原表位的类型

1. **根据抗原表位的氨基酸排列和空间关系可分为构象表位和序列表位** 构象抗原表位（conformation epitope）指短肽或多糖残基在空间上形成的特定构象，空间上相互接近的残基在排列上可不连续。序列抗原表位（sequential epitope）则是由连续性线性排列的氨基酸构成。随着蛋白质结构研究的进一步发展，也有学者提出杂交抗原表位（hybrid epitope）的概念，如一小段形成 α 螺旋的连续氨基酸残基上因二级结构而在空间上相互靠近形成的抗原表位。

2. **根据相应的识别受体可分为 T 细胞抗原表位和 B 细胞抗原表位** T 细胞抗原表位指能被 TCR 结合的抗原表位，必须由 APC 降解加工后通过 MHC 分子呈递才能被 TCR 识别，属于线性表位。B 细胞抗原表位指能被 BCR 或 B 细胞分泌的抗体结合的抗原表位，既可以是构象表位，也可以是序列表位，多位于抗原分子的暴露部分，不需经过 APC 加工呈递即可激活 B 细胞。

（三）抗原表位分析方法

抗原表位测定是我们理解免疫分子识别的基础，同时也为疫苗和药物的设计提供基础。使用抗原表位而不是整个微生物或分离出的完整抗原进行疫苗接种可能更加安全，也更加有效。

欲测定抗原表位，须考虑此抗原表位的一般特性。一种抗原表位可由一条连续的氨基酸链组成，此结构称为线性或连续性抗原表位（linear or continuous epitope），此类抗原表位可以很容易地被鉴定出来；另一种抗原表位是由原始氨基酸链上不同位置的氨基酸组成，它是通过抗原自然状态下折叠而互相靠近所形成的表位，此类抗原表位称之为构象抗原表位或不连续性抗原表位（conformational or discontinuous epitopes），构象抗原表位较难鉴定（图 2-2-1）。

以下介绍几种常用的抗原表位测定技术。

1. **噬菌体呈现技术（phage display technology）** 噬菌体呈现技术是目前最常用的抗原表位分析技术，该技术用感兴趣的抗体去捕获噬菌体多肽库表达出来的一系列缩氨酸（数量 $>10^9$），噬菌体呈现的表位结构可选择性存留下来，未能与抗体结合的噬菌体

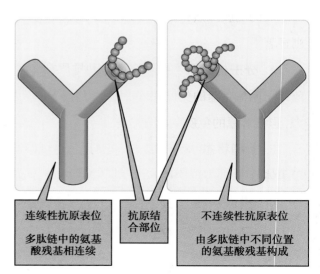

图 2-2-1 连续性和不连续性抗原表位

连续性抗原表位 多肽链中的氨基酸残基相连续

抗原结合部位

不连续性抗原表位 由多肽链中不同位置的氨基酸残基构成

则可被洗掉，而被抗体辨识的噬菌体随后则被筛选出并加以扩大，此扩大的过程称之为生物淘洗（biopanning），在数次生物淘洗后，序列分析此噬菌体的单股 DNA，得到相同序列时则表示此段为可被抗体辨识的抗原表位。此方法可鉴定构象抗原表位。

2. **标准抗原表位测定（classical epitope mapping）** 拥有完整清楚的抗原 cDNA，以小片段方式分别表达重组蛋白（recombinant protein）或融合蛋白（fusion protein），再利用不同的分析方法，如 Western Blot 分析或 ELISA 测定这些蛋白片段与血清之间的作用。

3. **缩氨酸扫描技术（peptide scan technology）** 该技术主要是将涵盖所有抗原氨基酸序列的缩氨酸合成于固体的表面，并与抗血清标定，此法可鉴定线性抗原表位。

随着结构生物学的发展，X 线衍射、核磁共振以及质谱等技术手段有助于进一步揭示抗原表位的具体结构特征。

三、免疫原性

抗原的免疫原性是指抗原分子能诱导免疫应答的特性。它涉及抗原分子与免疫细胞间的相互作用，即抗原可以直接或经过抗原呈递细胞的加工、处理和呈递后，被 T 细胞或 B 细胞的受体识别。因此，抗原的免疫原性与抗原分子的化学性质相关，更与机体的免疫应答特性相关。抗原本身、宿主机体、抗原进入机体的方式以及佐剂的使用等因素都能影响抗原的免疫原性。

（一）抗原分子的理化性质

1. **分子量大小** 凡具有免疫原性的物质，分子量都较大，一般在 10kDa 以上，小于 10kDa 者呈弱免疫原性，低于 4kDa 者一般不具有免疫原性。

2. **化学性质** 大分子的蛋白质可含有大量不同的抗原决定簇，是良好的免疫原；多糖是重要的天然抗原，纯化多糖或糖蛋白、脂蛋白以及糖脂蛋白等复合物中的糖分子部分都具有免疫原性。正常情况下，脂质和细胞核成分如核酸分子、组蛋白等多无免疫原性，但在特定化学修饰后可具有免疫原性。

3. **结构的复杂程度** 结构复杂的蛋白质和多糖抗原免疫原性一般较强，反之则较弱。如由直链氨基酸组成的明胶虽然相对分子量达 100kDa 以上，但免疫原性很弱，而其在偶联 2% 的酪氨酸之后免疫原性则显著增强。

4. **分子构象和可及性** 同一种抗原在变性等条件下发生分子构象改变的同时，往往也失去了激活或结合原先克隆的免疫应答产物的能力；而抗原表位所处的位置不同，则会影响其与 TCR/BCR 结合的能力，影响抗原的免疫原性。

5. **物理状态** 一般而言，颗粒状态的抗原免疫原性强于溶解状态的抗原，聚合态的抗原免疫原性强于单体状态。

6. **异物性** 抗原与宿主的亲缘关系越远、分子结构差异越大，异物性就越强，免疫原性也相应更强。精子、脑组织等免疫豁免区的成分一旦逸出，也将被视作"非己"而呈现强大的免疫原性。

（二）宿主因素

1. **遗传因素** 个体遗传性对免疫应答具有重要作用，不同种属之间、同种属的不同个体间，针对同一抗原物质产生免疫应答的强弱程度存在明显差异。人类个体间的遗传差异与 HLA 复合体有关。

2. **生理因素** 宿主的年龄、性别、妊娠状态、健康、营养以及既往抗原接触史等因素，均会影响同一抗原物质在不同个体之间的免疫原性强弱。

（三）抗原进入机体的方式

抗原的剂量、途径、次数和频率等因素都会影响机体对其的反应。低剂量和高剂量都不易引起免疫应答，反而容易造成耐受。皮内注射、肌内注射的免疫应答往往强于皮下，腹膜腔和静脉注射诱导免疫应答的效果不佳，口服则易诱导耐受的形成。此外，抗原注射的次数、频率也要适当，强的免疫应答需要多次注射，但过于频繁的注射也易引发耐受。

（四）免疫佐剂

免疫佐剂（adjuvant）是先于抗原或同时与抗原混合后注射动物，可增强抗原的免疫原性，即起辅佐抗原作用的物质。同时，佐剂还能影响免疫应答的模式，如弗氏佐剂易诱导 IgG 类抗体的产生，明矾佐剂则易诱导 IgE 类抗体。

第三节 佐剂、丝裂原和超抗原

一、免疫佐剂

（一）定义

与抗原同时或预先注射于机体，能增强机体免疫应答或改变免疫应答类型的辅助物质称为免疫佐剂。

（二）种类

常用的佐剂可分为以下 5 类。

1. **生物佐剂** 微生物及其产物：如分枝杆菌（结核分枝杆菌、卡介苗）、短小杆菌、百日咳杆菌、内毒素、细菌提取物（胞壁酰二肽）以及细胞因子（粒细胞-巨噬细胞集落刺激因子、白介素）等。

2. **有机佐剂** 矿物油、植物油等。

3. **无机佐剂** 氢氧化铝、明矾等。

4. **合成佐剂** 人工合成的双链多聚核苷酸（双链多聚腺苷酸、尿苷酸）、左旋咪唑、异丙肌苷，以及低甲基化 CpG 寡核苷酸等。

5. **弗氏佐剂** 弗氏佐剂（Freund's adjuvant）是一种复合佐剂，在实验动物中最常用，又可分为弗氏不完全佐剂和完全佐剂两种。不完全佐剂是油剂与乳化剂混合而成，当其与抗原混合，即成油包水乳剂，可用于免疫注射。在不完全佐剂中加入灭活的结核分枝杆菌或卡介苗，即成为弗氏完全佐剂。完全佐剂的免疫强度大于不完全佐剂，具有很强的不良反应，皮下注射后可引起注射部位的严重炎症、破溃，故主要用于动物实验，不适合人类使用，而且动物多次注射后也常会发生佐剂病。

（三）作用机制

1. 改变抗原物理性状，达到缓释的效果，增加抗原在体内停留时间。

2. 刺激抗原呈递细胞，增加其对抗原的处理和呈递能力。

3. 刺激淋巴细胞增殖分化，增强和扩大其免疫应答的能力。

（四）良好佐剂

作为一种良好的佐剂，必须具备下列条件。

1. 增加抗原的表面积，并改变抗原的活性基团构型，提高其可及性，或者改变抗原的物理状态等，以此增强抗原的免疫原性。

2. 佐剂与抗原混合后能延长抗原在局部组织的潴留时间，降低抗原的分解速度，使抗原缓慢、持续释放并与免疫系统接触，长时间刺激机体产生高滴度的抗体。

3. 可以直接或间接激活免疫活性细胞并使之增殖，从而增强体液免疫、细胞免疫和非特异性免疫功能。

4. 佐剂的安全性亦十分重要，良好的佐剂应具有无毒性或低不良反应的特点。

二、丝裂原

（一）定义

丝裂原（mitogen）又称有丝分裂原，其与淋巴细胞膜表面的丝裂原受体结合后，可使一群原本处于静止期淋巴细胞的所有克隆均得到激活，具有非特异性激活剂的特点。

（二）种类

1. **T 细胞丝裂原**　植物血凝素（PHA）、刀豆蛋白 A（ConA）、美洲商陆（PWM）等。
2. **B 细胞丝裂原**　细菌脂多糖（LPS）、葡萄球菌 A 蛋白（SPA）、美洲商陆等。

三、超抗原

（一）定义

超抗原（superantigen，s-Ag）指一组能与某些亚型的 TCR/BCR 在受体外侧部位相结合并直接激活 T 细胞或 B 细胞的物质。

超抗原是迄今为止发现的能力最强的 T 细胞丝裂原。浓度不超过 0.1pg/mL 的细菌超抗原就能够引发机体发热、休克甚至死亡。与被正常呈递的抗原不同，超抗原以完整形态结合到抗原呈递细胞表面表达的 MHC Ⅰ类分子的抗原结合沟槽的外侧，而后与 T 细胞受体的 Vβ 链 CDR3 外侧区域结合。超抗原的作用方式也决定了它对 T 细胞的激活没有 MHC 限制性，被激活的 T 细胞也并不针对该超抗原，而是发生非特异性的多克隆激活。

（二）超抗原的种类

1. **T 细胞超抗原**

（1）TCRαβ 型超抗原：内源性（病毒型）超抗原，为逆转录病毒，如狂犬病毒；外源性（细菌型）超抗原，如细菌外毒素等。

（2）TCRγδ 型超抗原：热休克蛋白（HSP），可强烈刺激 γδT 细胞增殖并激活其杀伤肿瘤细胞的活性；

分枝杆菌抗原；某些肿瘤细胞株的表面分子。

2. **B细胞超抗原** 葡萄球菌A蛋白（SPA）；人类免疫缺陷病毒表面糖蛋白gp120；人类肠相关唾液蛋白；大消化链球菌蛋白L。

（三）超抗原的生物学意义

超抗原的作用机制与常规抗原有很大区别。能产生免疫激活、免疫抑制等重要生物学作用，且与临床上多种疾病的发生、发展、预后和转归有关。

1. **免疫激活作用** 刺激大量T淋巴细胞、APC增殖，产生大量细胞因子[肿瘤坏死因子（TNF）-β、TNF-α、白介素（IL）-2、IL-2R、γ干扰素（IFN-γ）]和IL-1），打破机体平衡，导致发热、体重下降、渗透压平衡失调，最终导致死亡。然而，适量超抗原引发的细胞因子释放可以维持在生理范围内，起到激发机体防御能力的作用。

2. **产生免疫抑制** 微生物感染时，释放大量超抗原，T细胞被大量耗竭、清除，细胞总数下降、功能活性降低，造成宿主的免疫抑制状态。

3. **诱导免疫耐受** 超抗原若直接接触胚胎期、新生儿期胸腺内正在发育的T细胞，会导致后者发生过度耗竭或被直接清除，造成T细胞克隆缺陷，功能和数量失调。

参 考 文 献

［1］ROITT I, BROSTOFF J, MALE E D. Immunology. 6th ed. London：Harcourt Publishers Limited，2001.

［2］PROFT T, FRASER J D. Bacterial superantigens. Clin Exp Immunol，2003，133（3）：299-306.

［3］MAYROSE I, PENN O, EREZ E, et al. Pepitope：epitope mapping from affinity-selected peptides. Bioinformatics，2007，23（23）：3244-3246.

［4］GERSHONI J M, ROITBURD-BERMAN A, SIMAN-TOV D D, et al. Epitope mapping：the first step in developing epitope-based vaccines. Biodrugs，2007，21（3）：145-156.

［5］MAYROSE I, SHLOMI T, RUBINSTEIN N D, et al. Epitope mapping using combinatorial phage-display libraries：a graph-based algorithm. Nucleic Acids Research，2007，35（1）：69-78.

［6］OPUNI K F M, AL-MAJDOUB M, YEFREMOVA Y, et al. Mass spectrometric epitope mapping. Mass Spectrom Rev，2018，37（2）：229-241.

［7］周光炎. 免疫学原理. 4版. 北京：科学出版社，2018.

［8］陈万涛. 口腔临床免疫学. 上海：上海交通大学出版社，2010.

第三章　免疫球蛋白

免疫球蛋白（immunoglobulin，Ig）是由 B 淋巴细胞在受到抗原激活后增殖分化成的浆细胞所产生的一类具有抗体活性的蛋白分子。Ig 普遍存在于血液、组织液及外分泌液中，因此将抗体介导的免疫称为体液免疫。血清蛋白经电泳分离后呈现不同的迁移率，依次为白蛋白（albumin）、α- 球蛋白（α-globulin）、β- 球蛋白（β-globulin）、γ- 球蛋白（γ-globulin）。人血浆内的免疫球蛋白大多属于丙种球蛋白（γ- 球蛋白），可分为五类，即免疫球蛋白 G（IgG）、免疫球蛋白 A（IgA）、免疫球蛋白 M（IgM）、免疫球蛋白 D（IgD）和免疫球蛋白 E（IgE）。其中，IgG 是最主要的免疫球蛋白，约占人血浆丙种球蛋白的 70%，分子量约 150kDa，含糖 2%～3%。Ig 包括具有抗体活性的球蛋白和化学结构与抗体相似的球蛋白。Ig 是化学结构的定义，而抗体则是生物学功能的定义，两者既有联系又有区别。

免疫球蛋白是机体受抗原（如病原体）刺激后产生的，按其表达后的分布定位、存在形式以及功能意义的不同，可分为分泌型 Ig（secreted Ig，sIg）和膜结合型 Ig（membrane-bound Ig，mIg）两大类。前者的主要作用是与抗原发生免疫反应，形成抗原-抗体复合物，起到中和毒素、阻断病原入侵以及清除病原体的功能。后者则作为抗原受体，定位在 B 细胞膜表面，是抗原激活体液免疫的重要感受器。正常情况下，Ig 可以阻断病原体对机体的危害，使病原体失去致病作用；但另一方面，Ig 也可因异常沉积、交叉表位等机制产生致病作用。

第一节　免疫球蛋白分子的基本结构

在五大类 Ig 中，以 IgG 的结构和功能研究最为清楚，本节对 Ig 基本结构的介绍都以 IgG 为代表进行说明。Ig 分子的基本结构是 2 条相同的轻链和 2 条相同的重链组成的四肽链，连接轻链与重链的化学键是二硫键，形成的四肽链分子称为 Ig 单体，是构成免疫球蛋白分子的基本结构。Ig 单体中四条肽链两端游离的氨基和羧基的方向是一致的，分别被命名为氨基端（N 端）和羧基端（C 端）（图 3-1-1）。

一、四肽链结构

（一）重链和轻链

所有 Ig 的基本单位都是四肽链的对称结构，其中 2 条为相同的重链（heavy chain，H chain）分子量较大，为 50～70kDa，由 450～550 个氨基酸残基组成；另 2 条为相同的轻

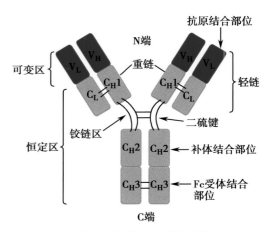

图 3-1-1　免疫球蛋白分子基本结构示意图

链（light chain，L chain）分子量较小，约为 25kDa，含有 214 个氨基酸残基。Ig 重链可以被糖基化修饰并改变功能状态，属糖蛋白，且可根据氨基酸组成和含糖情况划分成不同的类（class）。

（二）可变区和恒定区

在多肽链的 N 端，占轻链的 1/2 与重链的 1/4 或 1/5，这个区的氨基酸排列顺序随抗体特异性不同而发生很大变化，故称这个区为可变区（varible region，V region），在重链和轻链分别称作 V_H 和 V_L，它是抗体与抗原结合的部位，赋予抗体以特异性。在 V 区内有 3 个区域的氨基酸组成和排列顺序可发生高度变化，称为高变区或互补决定区（hypervariable region/complementary determining region，HVR/CDR）。虽然 V 区是抗体与抗原结合的部位，但也并非每个氨基酸残基都与抗原直接接触，肽链的空间构型将 1 条 H 链和 1 条 L 链的共 6 个 CDR 组成一个稳定的抗原接触面，是抗体特异性的决定因素，也决定了抗体独特型。除 HVR 之外，V 区的其余部分被称为骨架区（framework region，FR），氨基酸组成和排列相对稳定，发挥着稳定 CDR 空间构型、协助抗原-抗体结合的作用。

多肽链的轻链 C 端 1/2 及重链 C 端 3/4（γ、α、δ 链）或 4/5（μ、ε 链）的氨基酸数量、种类、排列顺序及含糖量都比较稳定，故称为恒定区（constant region，C region）。两条相同的重链借二硫键相互连接，两条相同的轻链则分别借二硫键连接在相应重链 N 端的两侧，因此 Ig 都是对称性的大分子。由四条多肽链和几对二硫键连接成的一个基本单位称为 Ig 单体。不同类 Ig 单体的聚合情况不同：IgG、IgD、IgE 及大多数血清型 IgA 均为单体；分泌型 IgA 为双体，由两个单体 IgA 通过 J 链相连而成，并附加一个分泌片；IgM 为五聚体，即五个单体 IgM 通过一条 J 链相连而成。尽管变化程度相对较小，C 区亦承担着重要的功能，如激活补体、发挥抗体介导的细胞毒作用等。

（三）铰链区

在两条重链之间二硫键连接处附近的重链恒定区，即在 C_H1 和 C_H2 之间，有一个可转动的铰链区（hinge region），由 2～5 个链间二硫键、C_H1 尾部和 C_H2 头部的小段肽链构成，富含脯氨酸。Ig 双臂之间的角度可以在 0°～90° 变化，当 Ig 与抗原结合时，铰链区的转动可以暴露补体结合点，在抗原-抗体结合过程中起弹性和调节作用。IgM 和 IgE 没有铰链区，意味着这两种抗体的可弯曲性较弱。

二、其他成分

在 IgA 二聚体和 IgM 五聚体中，还含有 J 链（joint chain）和分泌片（secretory piece，SP）。J 链由浆细胞合成，富含半胱氨酸，起到连接 IgA、IgM 单体的作用。SP 由黏膜上皮细胞分泌，能够以非共价形式结合于 IgA 二聚体上，而成为分泌型 IgA（sIgA），能够协助 IgA 通过黏膜上皮细胞，保护其免受蛋白酶降解，更好地在黏膜表面发挥作用。

第二节　免疫球蛋白的抗原性特点

免疫球蛋白是一群高度异质的复杂大分子蛋白，除具有各种抗体的生物功能外，其本身还因具有多种抗原表位，而表现出多种抗原特异性。根据 Ig 自身的抗原特异性，可将其分为不同的类型和血清型。

一、免疫球蛋白的类型

（一）Ig的类和亚类

1. **类（class）** 在同一种属内，决定 Ig 不同类的抗原性差异存在于 H 链的恒定区（C_H）。根据 C_H 抗原特异性差异和氨基酸组成的不同，将 H 链分为 μ、γ、α、δ 和 ε 链五类，与 L 链组成完整的 Ig 分子，分为 IgM、IgG、IgA、IgD 和 IgE，共 5 类。

2. **亚类（subclass）** 同一类 Ig 中，H 链结构并非完全相同，存在铰链区氨基酸组成、二硫键数目和位置的差异，这也必然反映出其抗原性的不同，据此可用血清学方法再进一步分成亚类。人类 IgG 有 4 个亚类：IgG1、IgG2、IgG3 和 IgG4。IgM 有 2 个亚类：IgM1 和 IgM2。IgA 有 2 个亚类：IgA1 和 IgA2。IgD 和 IgE 尚未发现亚类。

（二）Ig的型和亚型

1. **型（type）** 决定 Ig 型的抗原性差异存在于 L 链的恒定区（C_L）。各类 Ig 根据 L 链恒定区氨基酸组成、排列和空间构型的不同所造成的抗原性差异，可将轻链分为 κ 和 λ 两型，对应的 Ig 也分为这两型。

2. **亚型（subtype）** 在同一型的 Ig 中，又可以按轻链恒定区个别氨基酸差异而分为不同亚型，如 λ 链的 190 位氨基酸为亮氨酸时称 OZ（＋），为精氨酸则称为 OZ（－）。

二、免疫球蛋白的血清型

1. **同种型** 同种型（isotype）是指同一种系所有正常个体都具有的 Ig 分子的抗原特异性标记。即同种型抗原存在种属差异，在异种体内可诱导产生相应的抗体（抗抗体）。同种型的抗原性主要存在于 Ig 的 C 区内，包括 C_H 和 C_L，同种型全部反映在 Ig 的类型中，包括 Ig 的 H 链的类、亚类和 L 链的型和亚型。

2. **同种异型** 同种异型（allotype）是指同一种属不同个体间的 Ig 分子抗原性的不同，是一种遗传标志，使得抗体在同种异体间可诱导免疫反应。同种异型的抗原表位主要位于 Ig 的 C 区，少量位于 V 区，由位于同一基因座位的不同等位基因以共显性的方式决定，如 IgG 和 IgA 的 Gm、Am 因子。

3. **独特型** 独特型（idiotype）是指同一个体内部产生的每一种特异性 Ig 的 V 区上的抗原特异性，反映了不同的 B 细胞克隆，也是一种遗传标志。独特型抗原决定簇称为独特位（idiotope），可在异种、同种异体以及自身体内诱导产生相应的抗体，称为抗独特型抗体（antiidiotypic antibody）。独特型和抗独特型抗体可形成复杂的免疫网络，在机体免疫调节中占有重要地位。

参 考 文 献

[1] LEFRANC M P, LEFRANC G. The immunoglobulin factsbook. Louis：Academic Press，2001.

[2] 龚非力. 医学免疫学. 2 版. 北京：科学出版社，2007.

[3] 王易. 免疫学导论. 上海：上海中医药大学出版社，2007.

[4] MAKI R, KEARMEU J, PAIGE C, et al. Immunoglobulin gene rearrangement in immature B cells. Science，1980，209（4463）：1366-1369.

[5] YAGI H, YANAKA S, KATO K. Structure and dynamics of immunoglobuling glycoproteins. Adv Exp Med Biol, 2018,

1104：219-235.

［6］周光炎．免疫学原理．4版．北京：科学出版社，2018．

［7］KURMAR N，ARTHUR C P，CIFERRI C，et al. Structure of the secretory immunoglobulin Acore. Science, 2020，367（6481）：1008-1014．

［8］陈万涛．口腔临床免疫学．上海：上海交通大学出版社，2010．

第四章 补体系统

第一节 概　述

一、补体的定义

补体（complement，C）因协助抗体清除病原体而得名，是一组对热不稳定的血浆蛋白质，其构成的补体系统包括30余种组分，广泛分布于血清、组织液和细胞膜表面，是一个具有精密调控机制的蛋白质反应系统。

生理条件下，补体成分以无活性的酶原形式存在，多种特异性和非特异性免疫机制可使这些无活性的酶原分解，产生有活性的大片段和小片段，这一过程称为激活。激活所得到的大片段通常停留在病原体和细胞表面，使后者裂解或加速其清除。小片段离开细胞表面，介导炎症反应。

二、补体的命名

1. 参与补体经典激活途径的固有成分，按其被发现的先后分别命名为C1、C2……C9。
2. 旁路途径的成分以大写英文字母表示，如B因子、D因子、P因子。
3. 补体调节蛋白根据其功能命名，如C1抑制物、C4结合蛋白、促衰变因子等。
4. 补体受体多以其结合对象命名，如C3aR、C3bR。
5. 补体活化后的裂解片段，以该成分后附加小写英文字母表示，如C3a、C3b、C5a。
6. 灭活的补体片段则在其符号前加英文字母i表示，如iC3b。

三、补体的理化性状

补体各成分均为糖蛋白，多数为β球蛋白，分子量25（D因子）～400kDa（C1q）。补体在血清中含量相对稳定，在某些病理情况下含量有变化，各成分中以C3含量最高，达1 200mg/L，以D因子含量最低，仅1～2mg/L。补体成分性质极不稳定，56℃加热30分钟即可灭活，室温下很快失活，0～10℃下仅能保持活性3～4天，紫外线、机械振荡、某些添加剂均可使补体破坏。

四、补体系统的分类

补体系统由30多种成分构成，按其生物学功能分为以下三类。

1. **补体固有成分**　指存在于体液中，参与活化级联反应的补体成分，包括补体激活经典途径的

C1~C9，旁路途径的 B 因子、D 因子以及凝集素途径的甘露糖结合凝集素（mannose-binding lectin，MBL）等。

2. 补体调节蛋白 以可溶性或膜结合形式存在，对补体激活途径中的关键酶进行调控从而控制补体活化强度和范围，包括 C1 抑制物、I 因子、C4 结合蛋白、H 因子、S 蛋白、促衰变因子、膜辅助因子等。

3. 补体受体 补体受体（complement receptor，CR）是指存在于不同细胞表面，能与补体激活后形成的活性片段相结合，介导多种生物学效应的受体分子，包括 CR1~CR5、C3aR 和 C4aR 等。

第二节 补体的激活和基因调控

一、补体的激活途径

补体的激活途径主要有三种，即经典途径（classical pathway）、旁路途径（alternative pathway）和甘露糖结合凝集素途径（mannose-binding lectin pathway，MBL pathway）。

（一）补体激活经典途径

经典途径的激活物主要是与抗原结合的 IgG、IgM 分子。另外，C-反应蛋白、细菌脂多糖（lipopolysaccharide，LPS）、髓鞘脂和某些病毒蛋白（如 HIV 的 gp120）等也可作为激活物。在该过程中，抗原抗体复合物作为主要激活物，使补体固有成分以 C1、C4、C2、C3、C5~C9 顺序发生酶促连锁反应，产生一系列生物学效应并最终发生细胞溶解作用。另外，补体经典途径的激活还依靠补体 C1q 分子结合抗体后的激发作用，即每个 C1q 分子必须与 2 个以上 Ig 分子的 Fc 段结合，游离或可溶性抗体不能激活补体。

经典活化途径可人为地分成识别、活化和膜攻击 3 个阶段。

1. 识别阶段 抗原抗体（主要是与 IgG、IgM）结合后，抗体发生构型改变，使 Fc 段的补体结合部位暴露，补体 C1 与之结合并被激活，这一过程被称为补体激活的启动或识别。C1 是由 C1q、C1r 和 C1s 分子组成的多聚体复合物，C1q 为球形六聚体，与抗体结合后，依次活化 C1r 和 C1s，C1s 具有酯酶活性，可专一性地分解特定补体成分，使该途径进入下一步的级联反应。

2. 活化阶段 活化的 C1s 在 Mg^{2+} 存在下，先后将 C4 裂解为 C4a 和 C4b，将与 C4b 结合的 C2 裂解为 C2a 和 C2b，从而形成具有酶活性的 C4b2a 复合物，即 C3 转化酶，后者进一步酶解 C3，并与新生成 C3b 结合，形成 C4b2a3b 复合物，即 C5 转化酶。这两种酶是此阶段形成的重要转化酶。

3. 膜攻击阶段 C5 转化酶将 C5 裂解为 C5b 和游离于液相的小分子 C5a，C5b 与细胞膜结合，继而结合 C6 和 C7 形成 C5b67 三分子复合物，该复合物吸附 C8 后可与多个 C9 分子聚合，形成 C5b6789n 复合物，即膜攻击复合物（membrane attack complex，MAC）。插入细胞膜的 MAC 可破坏局部的磷脂双层，形成"渗漏斑"，或聚合成内壁亲水的管状跨膜通道，由于细胞内胶体渗透压较高，细胞逐渐肿胀破裂，即细胞"溶破"。

（二）补体激活旁路途径

补体激活旁路途径是指不依赖抗体，而是在 B 因子、D 因子和 P 因子参与下，由微生物或外源异物直接激活 C3,形成 C3 转化酶及 C5 转化酶,启动补体酶促连锁反应,产生一系列生物学效应,最终发生细胞溶解的补体活化途径。旁路途径的激活物主要是细胞壁成分,如脂多糖、葡聚糖及酵母多糖,病毒感染细胞、肿瘤细胞等。

此途径从 C3 开始。上述经典激活途径中产生的 C3 转化酶可将 C3 分解为 C3a 和 C3b,附着于细胞表面的 C3b 可与 B 因子结合,成为易被血清中 D 因子分解的状态,B 因子遂分解为 Ba 和 Bb,后者与 C3b 构成复合物,即旁路途径中的 C3 转化酶 C3bBb。这里,C3b 既是 C3 转化酶分解 C3 之后的产物,又是旁路途径 C3 转化酶的组成成分,由此形成了经典途径和旁路途径相互影响的一种反馈性放大机制。

此外,部分 C3b 可与 C3bBb 复合物形成 C3bBb3b,此为旁路途径的 C5 转化酶。其后的终末通路与经典途径完全相同。

(三)补体MBL激活途径

MBL 是一类合成于肝脏或小肠的可溶性模式识别分子,专一性识别各种病原体表面的碳水化合物,包括 D-甘露糖、L-盐藻糖和 N-乙酰氨基葡萄糖。MBL 在识别细菌表面糖链之后,激活 MBL 相关丝氨酸蛋白酶,后者显示类似 C1s 活性,水解 C4 和 C2 形成 C3 转化酶,启动补体级联反应。

二、补体的调控

补体系统被激活后,进行系统有序的级联反应,从而发挥广泛的生物学效应,参与机体的防御功能。但如果补体系统活化失控,可形成过多的 MAC,从而产生自身损伤,或产生过多的炎症介质造成病理效应。正常机体的补体活化处于精细的调控之下,从而能够维持机体的自身稳定,同时又能有效清除外来微生物。

补体的调控通过调节因子起作用。体内存在多种可溶性膜结合的补体调节因子,它们以特定方式与不同的补体成分相互作用,使补体的激活与抑制处于精细的平衡状态,而调节蛋白的缺失有时是造成某些疾病发生的原因。

目前发现的补体调节因子有 10 余种,按其作用特点可分为三类:①防止或限制补体在液相中自发激活的活化抑制因子;②抑制或增强补体对底物正常作用的调节因子;③保护机体组织、细胞免遭补体破坏作用的阻滞因子。

第三节 补体系统的生物学功能

补体活化的共同终末效应是在细胞膜上组装 MAC。同时,补体活化过程中生成的多种裂解片段可通过与细胞膜相应的受体结合而介导多种生物功能。

一、细胞毒作用

补体系统激活后,在靶细胞表面形成膜攻击复合物,从而导致靶细胞裂解(cytolysis)。这种由经典途径的级联反应所致的细胞死亡,称为补体依赖的细胞毒性(complement dependent cytotoxicity,CDC),是机体抵抗微生物感染的重要防御机制。

二、调理作用

补体激活过程中产生的 C3b、C4b、iC3b 可直接结合于细菌或者其他颗粒物质表面,与吞噬细胞表面相应补体受体结合。这种配体-受体的结合方式可增强对覆盖有 C3b 分子病原体的吞噬和清除。补体的这一功能称为调理作用(opsonization)。能起到调理作用的补体成分 C3b、C4b 称为调理素(opsonin)。

三、引起炎症反应

在补体活化过程中产生了炎症介质 C3a、C4a、C5a,它们又称为过敏毒素,可与相应细胞表面的受体结合,激发细胞脱颗粒,释放组胺之类的血管活性物质,从而增强血管的通透性并刺激内脏平滑肌收缩。C5a 还是一种有效的中性粒细胞趋化因子。

四、清除免疫复合物

体内中等分子量的循环免疫复合物(immune complex,IC)可沉积于血管壁,而补体成分可参与清除循环 IC,其机制为:①补体与 Ig 结合在空间上干扰 Fc 段之间的作用,抑制新的 IC 形成或使已形成的 IC 解离;②C3b 与 IC 结合后,黏附于 CR1$^+$ 红细胞、血小板,从而运送至肝脏和脾脏被巨噬细胞吞噬,此作用被称为免疫黏附(immune adherence)。

五、参与免疫应答的诱导

C3 等补体成分可参与固定抗原,使抗原易被 APC 处理与呈递。补体活化片段 C3d 可与 CR2 结合,同时通过抗原与 BCR 相连,促进 B 细胞活化。补体调节蛋白 CD55、CD46 和 CD59 能介导细胞活化信号,参与 T 细胞活化。

六、参与免疫效应细胞的增殖分化

补体成分可与多种免疫细胞相互作用,调节细胞增殖、分化。不同的 C3 活性片段可选择性作用于不同淋巴细胞亚群,在免疫调节中发挥重要作用。

七、清除凋亡细胞

多种补体成分(如 C1q、C3b 和 iC3b 等)均可识别和结合凋亡细胞,并通过与吞噬细胞表面相应受体相互作用而参与对这些细胞的清除。

第四节 补体受体和生物功能

补体受体(complement receptor,CR)是细胞表面的重要膜结构。补体系统激活的级联反应产生的多种生物学效应,如调理促吞噬作用、免疫调控作用、黏附作用、清除作用及炎症反应等,都通过补体受体的介导而实现。补体受体可分为三类：①结合于活性表面的 C3 裂解片段的受体；②可溶性 C3a/C5a/C4a 片段的受体；③调节补体级联反应的受体。各种补体受体的细胞分布不尽相同，但其主要作用都是识别配体、传导信号和诱导细胞应答等。

一、C1q 受体

C1q 受体（C1qR）的功能主要有两方面：①免疫调节作用，C1qR 具有多种免疫增强作用，如促进 B 细胞产生 Ig，促进吞噬细胞的依赖抗体的细胞毒性（ADCC）效应及对免疫复合物或 C3bn/C4b 包被颗粒的吞噬作用；②调节血小板的功能，已证明游离的 C1q 与血小板上 C1qR 相互作用，可抑制胶原诱导的血小板聚集与释放反应，而结合于 IC 上成簇的 C1q 则可模拟胶原的作用，诱导血小板聚集和释放 5-羟色胺。此外，C1qR 与其配体的相互作用，还可刺激成纤维细胞趋化、DNA 合成导致其增生。C1qR 复合体中的 CD43 可能起传导信号的作用。

二、I 型补体受体

I 型补体受体（CR1、C3b/C 受体，又称 CD35）为单链穿膜糖蛋白，分子量 160～260kDa。CR1 广泛分布于红细胞、粒细胞、单核细胞、肥大细胞、滤泡树突状细胞、肾小球足突细胞、B 细胞及部分 $CD4^+T$ 细胞。CR1 的配体为 C3b/C4b（高亲和力）及 C3bi/C3c（低亲和力）。其主要功能有：增强吞噬细胞对包被颗粒及微生物的吞噬作用；促进 C3 转化酶的激活；抑制 C3 转化酶与 C5 转化酶的活性并促使其降解；作为 B 细胞激活的调节剂，可促使 B 细胞活化。

三、II 型补体受体

II 型补体受体（CR2）按白细胞分化抗原归类为 CD21。CR2 是分子量为 140kDa 的单链糖蛋白，主要分布于 B 细胞、单核细胞、某些 T 细胞、咽上皮细胞及淋巴结滤泡树突状细胞上。CR2 的主要功能是对 B 细胞的分化、增殖、记忆和 Ig 产生起重要的调节作用。另外，CR2 还可作为 EB 病毒的受体，参与和 EB 病毒感染密切相关的疾病，如 Burkitt 淋巴瘤、鼻咽癌等。

四、III 型补体受体

III 型补体受体（CR3）按白细胞分化抗原归类为 CD11b/CD18，是由 α、β 两条肽链以非共价键结合而构成的异二聚体糖蛋白，分子量分别为 165kDa 和 95kDa。识别此分子的单克隆抗体有 Mac-1 和 Mo-1 等。CR3 属于黏附分子整合素家族中的成员，与淋巴细胞功能相关抗原-1（LFA-1）和 CR4 的结构极为相似，在炎症反应中可介导中性粒细胞黏附于内皮细胞。

五、IV 型补体受体

IV 型补体受体（CR4）又称 CD11c/CD18，也是由 α、β 两条肽链借非共价键而结合的异二聚体糖蛋白，α 链的分子量为 150kDa，β 链与 CD3 的 β 链分子量相同，为 95kDa。CR4 主要分布于中性粒细胞、单核细胞、巨噬细胞和血小板,其配体为 C3bi 和 C3bg。

六、V 型补体受体

V 型补体受体(CR5)主要是识别液相中的 C3dg 片段,其功能通过与 C3dg 二聚体的结合来确定。CR5 的生物学活性是通过 ^{125}I 标记的液相 C3dg 二聚体而被确定的。除中性粒细胞外,血小板上也已被鉴定有 CR5 的活性。

第五节 补体系统与疾病

对于补体系统的深入研究揭示了其在免疫监视、组织发育和修复及疾病发生中的重要作用。目前,我们对补体的认识已从血液中的抗菌系统转变为调节免疫和组织动态平衡的感应系统。然而,当机体因遗传或微生物因素导致补体成分缺失或过度活化时,补体可从维持体内稳态的角色转变为病理效应物,从而引发各种类型的疾病。

一、补体系统缺陷导致的疾病

(一)炎性疾病

当补体系统缺陷时,可能会因细胞碎片堆积导致自身免疫性疾病,例如系统性红斑狼疮,通常与 C1q、C4 或 C2 缺乏有关;还可能会因组织损伤、慢性补体激活导致各种慢性神经退行性疾病,例如年龄相关性黄斑变性。

当补体过度激活时,可能会引起严重的肾脏疾病,例如 II 型膜增生性肾小球肾炎(致密性沉积型)和非典型溶血性尿毒症综合征。在这两种疾病中,补体旁路途径成分(例如 C3、H 因子和 B 因子)的缺陷或 C3 转化酶的自身抗体,都会导致补体激活过度从而累及肾脏。

(二)急性期疾病

相比较上述反应,在急性期疾病(如败血症或局部缺血/再灌注损伤)中,补体可引发更具破坏性的效应,造成组织损伤。在脓毒症中,严重的微生物感染可引发补体及细胞因子等其他介质激增,这有助于抵抗微生物入侵,控制感染,但在败血症的后期阶段,补体(尤其是 C5a)可能与细胞因子产生风暴协同作用,导致器官损伤。

(三)恶性肿瘤

基于补体系统参与免疫监视和微生物防御,人们长期以来一直认为补体在对抗恶性肿瘤细胞方面起着积极作用。实际上,诸多研究已经在各种恶性肿瘤细胞的表面发现了多种模式识别分子、调理素和效应子,表明补体在恶性肿瘤微环境中处于激活状态。研究还发现,多种恶性肿瘤表面持续存在膜结合型补体调节因子,主要是 CD55 和 CD59,它们会阻止 MAC 形成。此外,恶性肿瘤细胞可分泌诸如 H 因子、类 H 因子和 C4BP 之类的可溶性补体调节因子,实现免疫逃逸。因此,补体系统在恶性肿瘤中的作用亟待研究。

二、补体系统与口腔疾病

（一）补体系统与牙周炎

牙龈卟啉单胞菌可利用补体系统重塑口腔微生物菌群，导致菌群失调性炎性疾病，例如牙周炎。研究发现，牙龈卟啉单胞菌通过酶切 C3、C5 产生局部高浓度的 C3a 和 C5a，从而分别激活 C3aR 和 C5aR1，它们与 Toll 样受体（Toll like receptor，TLR）发生交互作用后，可诱导强烈的炎症反应。补体-TLR 的相互作用不仅会导致牙周炎，引起牙龈组织破坏和骨质丢失，同时还会导致口腔共生菌群失衡，从而加重炎症反应。

（二）补体系统与口腔扁平苔藓

研究显示，口腔扁平苔藓（oral lichen planus，OLP）患者组织和细胞中的 CD46、CD55 和 CD59 水平明显降低，这些抑制性补体调节蛋白表达水平下降，使得补体系统保持活化状态；而唾液中 C3 水平降低，MAC 的水平明显升高，或能解释 OLP 患者局部持续的炎症状态。已知在 OLP 患者中，补体成分 C3c 表达升高，而胱抑素在 OLP 患者中表达降低。补体 C3c 和胱抑素可作为唾液生物标志物，用于 OLP 的筛查和诊断。

（三）补体系统与口腔恶性肿瘤

口腔鳞状细胞癌（oral squamous cell carcinoma，OSCC）是口腔内最常见的恶性肿瘤之一。研究报道，OSCC 患者血清中 C5a 和 MAC 的浓度显著升高，且与肿瘤的分化和浸润程度相关，提示补体成分的测定或可成为 OSCC 早期诊断和预后评估的生物标志物。

参 考 文 献

[1] RICKLIN D, HAJISHENGALLIS G, YANG K, et al. Complement: a key system for immune surveillance and homeostasis. Nat Immunol, 2010, 11（9）: 785-797.

[2] MAEKAWA T, KRAUSS J L, ABE T, et al. Porphyromonas gingivalis manipulates complement and TLR signaling to uncouple bacterial clearance from inflammation and promote dysbiosis. Cell Host Microbe, 2014, 15（6）: 768-778.

[3] RICKLIN D, REIS E S, LAMBRIS J D. Complement in disease: a defence system turning offensive. Nat Rev Nephrol, 2016, 12（7）: 383-401.

[4] REIS E S, MASTELLOS D C, HAJISHENGALLIS G, et al. New insights into the immune functions of complement. Nat Rev Immunol, 2019, 19（8）: 503-516.

[5] 陈万涛. 口腔临床免疫学. 上海: 上海交通大学出版社, 2010.

[6] 金伯泉. 细胞和分子免疫学. 2 版. 北京: 科学出版社, 2001.

第五章　免疫器官和组织结构

免疫系统（immune system）是机体执行免疫应答及免疫功能的重要系统，主要由免疫器官（immune organs）、免疫组织（immune tissues）、免疫细胞（immune cells）和免疫分子（immune molecules）组成，其功能有：①免疫防御（immune defense）功能，识别和清除外源抗原；②免疫监视（immune surveillance）功能，监控体内发生突变的肿瘤细胞及衰老、死亡细胞；③免疫稳定（immune homeostasis）功能，通过自身免疫耐受（autoimmune tolerance）和免疫调节（immunomodulation）功能使免疫系统内环境保持稳定，并与神经系统和内分泌系统一起，在调节整个机体内环境的稳定中发挥重要作用。淋巴细胞是免疫系统的核心成分。

免疫器官又称淋巴器官（lymphoid organ）。人体免疫器官是以淋巴组织为主要成分构成的器官，包括中枢免疫器官（胸腺、骨髓）和周围免疫器官（脾脏、淋巴结、扁桃体、口腔、消化道、呼吸道及泌尿生殖道的黏膜相关淋巴组织等）。免疫组织又称淋巴组织，在人体广泛分布。免疫细胞包括淋巴细胞、树突状细胞、NK细胞、单核巨噬细胞、粒细胞和肥大细胞等。免疫分子包括免疫球蛋白、补体、各种细胞因子等。

第一节　中枢免疫器官

中枢免疫器官（central immune organ）或称初级淋巴器官，比周围免疫器官发生早，是免疫细胞发生、分化、发育和成熟的场所。中枢免疫器官是淋巴干细胞增殖分化成T细胞或B细胞的场所，并向周围淋巴器官输送T细胞或B细胞，并决定它们的发育。中枢免疫器官不直接参与机体的免疫功能，淋巴细胞在中枢淋巴器官中的增殖不需要外界抗原的刺激。

中枢免疫器官发生较早，出生前已发育完善，能连续不断地向周围免疫器官及淋巴组织输送初始淋巴细胞。

一、胸腺

胸腺（thymus）由胸腺细胞和胸腺基质细胞组成。85%～90%胸腺细胞是处于不同分化阶段的未成熟的T细胞，故胸腺是T细胞分化、发育和成熟的场所。淋巴干细胞迁入胸腺后，先发育为体积较大的早期胸腺细胞（约占3%）。早期胸腺细胞经增殖后成为体积较小的普通胸腺细胞，其特点是出现T细胞受体，并表达CD4和CD8表面分子，但对抗原尚无应答能力，约占胸腺细胞总数的75%。处于被选择期的普通胸腺细胞，凡能与自身MHC抗原不相容或与机体自身抗原相结合的胸腺细胞将发生凋亡，剩余约5%的少数选定细胞方能继续分化，最终建立符合机体需要的淋巴细胞TCR库。

胸腺基质细胞由胸腺上皮细胞、巨噬细胞、树突状细胞和成纤维细胞等构成。

（一）胸腺的结构

胸腺发育来自鳃沟外胚层和咽囊内胚层的上皮发育。淋巴干细胞迁入后发育为一种特殊的淋巴组织。小儿胸腺为左右两叶薄片状粉红色软组织，表面有薄层结缔组织被膜（capsule），该被膜片状伸入胸腺实质形成小叶间隔（interlobular septum），将胸腺分成许多不完整的小叶。每个小叶分为皮质和髓质两部分，小叶髓质常在胸腺深部相互连接。

1. **皮质** 胸腺皮质分浅皮质区（outer cortex）和深皮质区（inter cortex）。皮质内胸腺细胞密集，还有少量的胸腺上皮细胞、巨噬细胞和树突状细胞等。胸腺浅皮质区内有胸腺上皮细胞，可产生激素和细胞因子；深皮质区内主要是体积较小的皮质胸腺细胞。

2. **髓质** 胸腺髓质内含有大量的胸腺髓质上皮细胞和较成熟的胸腺细胞、巨噬细胞等。髓质内可见哈索尔小体，是胸腺结构的重要特征，由上皮细胞以同心圆状排列组成的胸腺小体。分布于皮质和髓质内的胸腺巨噬细胞有吞噬异常细胞和调节 T 细胞增殖和分化等作用。

（二）胸腺微环境

胸腺微环境是决定 T 细胞分化、增殖和选择性发育的场所，主要由胸腺基质细胞、细胞外基质和局部活性因子构成，以分泌活性分子和细胞间相互接触两种方式，影响胸腺细胞的分化和发育。

1. **分泌活性分子** 胸腺上皮细胞可以分泌 IL-1、IL-2、IL-6、TNF-α、粒细胞 - 巨噬细胞集落刺激因子（GM-CSF）和趋化因子等多种细胞因子，调节胸腺细胞的发育。胸腺上皮细胞分泌的胸腺素（thymosin，又称胸腺肽）、胸腺生成素（thymopoietin）等胸腺肽类分子，可以促进胸腺细胞增殖、分化和发育。

2. **细胞间相互接触** 胸腺细胞外基质可以促进胸腺上皮细胞与胸腺细胞的相互接触，并通过细胞表面分子的相互作用，诱导和促进胸腺细胞的分化发育和成熟。胸腺细胞外基质还能帮助胸腺细胞从皮质迁移到髓质。

（三）胸腺的功能

1. **T 细胞发育的主要场所** 胸腺细胞从胸腺被膜下逐渐向皮质及髓质移行，在这一过程中，通过阳性选择和阴性选择，仅有不到 10% 的少部分胸腺细胞获得 MHC 限制性和自身免疫耐受，最终发育为初始 T 细胞，并离开胸腺入血循环至外周免疫器官。

2. **形成及维持自身免疫耐受作用** 自身反应性 T 细胞可通过其抗原受体与胸腺基质细胞表面的自身抗原肽 -MHC 复合物发生高亲和力结合，启动细胞凋亡导致这类细胞克隆消除或被抑制，形成中枢免疫耐受。

3. **免疫调节作用** 胸腺基质细胞通过分泌多种细胞因子和胸腺肽类分子调节 T 细胞的分化和发育，发挥对外周免疫器官和免疫细胞的调节功能。

二、骨髓

骨髓既是血细胞的发源地，又是哺乳动物和人类 B 细胞的发育成熟场所。人的血细胞发生于胚胎第 3 周的卵黄囊壁的血岛，胚胎第 6 周由卵黄囊迁入肝的造血干细胞开始造血，胚胎第 12 周迁入脾脏内的造血干细胞开始造血,胚胎第 8 个月至出生后迁入骨髓的造血干细胞成为主要的造血器官。

（一）骨髓的结构

骨髓位于骨髓腔,占体重的 4%～6%,分为红骨髓和黄骨髓。胎儿及婴幼儿期的骨髓都是红骨髓。从 5 岁开始,长骨干的骨髓腔开始出现脂肪组织并随年龄增长而逐渐增多,渐变成黄骨髓。红骨髓主要分布于扁骨、不规则形状骨和长骨骨骺端的骨松质中,造血功能活跃。黄骨髓仅保留少量幼稚血细胞,具有造血潜能。当机体需要时,黄骨髓可以转化为红骨髓进行造血。在组织结构上,红骨髓主要由造血组织和血窦构成。

1. 造血组织　主要由造血细胞和基质细胞组成。基质细胞包括网状细胞、成纤维细胞、血窦内皮细胞、巨噬细胞等。基质细胞及其分泌的多种造血因子以及细胞外基质,共同形成造血细胞赖以生长发育的造血诱导微环境。

2. 血窦　形状不规则,窦壁衬有内皮。内皮基膜不完整,基膜外有周细胞覆盖。血窦之间充满造血组织。血窦壁周围及腔内有单核巨噬细胞,可以吞噬血流中的异物、细菌及衰老死亡的血细胞。

（二）骨髓的功能

1. 各类血细胞和免疫细胞发生的场所　造血干细胞(hemopoietic stem cell)是生成各种血细胞的原始细胞,先增殖分化为髓样干细胞(myeloid stem cell)和淋巴样干细胞(lymphoid stem cell)。髓样干细胞进而分化成巨核/成红祖细胞和粒 - 单核祖细胞。巨核/成红祖细胞再分化成红母细胞和巨核细胞。红母细胞最终定向增殖分化成为红细胞,巨核细胞分化成为血小板。粒 - 单核祖细胞分别最终定向增殖分化成为中性粒细胞、嗜酸性粒细胞、嗜碱性粒细胞、肥大细胞、巨噬细胞和树突状细胞。淋巴样干细胞增殖分化为祖 T 细胞、祖 B 细胞、NK 前体细胞。祖 T 细胞随血液迁入胸腺增殖发育成 T 细胞。祖 B 细胞在骨髓内增殖发育成 B 细胞。NK 前体细胞在骨髓内增殖发育成 NK 细胞。在出生后,造血干细胞主要存在于红骨髓,约占骨髓有核细胞的 0.5%,其次是脾脏和淋巴结。人造血干细胞的主要标记物为 CD34 和 CD117。

骨髓中的淋巴细胞系主要为 B 细胞系的细胞,细胞散在分布,不形成 B 细胞岛。B 细胞在骨髓的分化发育不受外来抗原影响,称为 B 细胞分化的抗原非依赖期。淋巴干细胞在骨髓的微环境中先形成大的前 B 细胞(pre-B cell),经过 4～8 次分裂成为中等大小的前 B 细胞,细胞质内已开始表达膜抗体分子(前 B 细胞受体, pre-BCR)。细胞再继续分裂变小,成为未成熟 B 细胞(immature B cell),细胞膜上已出现完整的功能性 B 细胞受体(B cell receptor, BCR)mIgM。此时若受抗原刺激,可诱发未成熟 B 细胞发生凋亡而致克隆清除,形成自身免疫耐受。未成熟 B 细胞可以进一步分化为成熟 B 细胞(mature B cell)。成熟 B 细胞也称为初始 B 细胞(navie B cell),其细胞膜上同时表达 mIgM 和 mIgD 分子。初始 B 细胞经血循环迁至周围淋巴器官定居,接受外来抗原的刺激而活化、增殖、分化成为浆细胞和记忆 B 细胞,此过程称为 B 细胞分化的抗原依赖期。淋巴细胞的发育主要体现在细胞膜蛋白和功能的改变,形态结构变化不明显。

2. B 细胞和 NK 细胞成熟的场所　在骨髓微环境中,祖 B 细胞最终发育为成熟的 B 细胞。NK 前体细胞最终发育成熟为 NK 细胞。

3. 体液免疫应答发生的场所　记忆 B 细胞在外周免疫器官受到抗原再次刺激而激活,经淋巴液和血液循环至骨髓,在骨髓内分化成为成熟浆细胞,持久产生大量的抗体,释放入血,成为血清中抗体的主要来源,并发挥体液免疫应答的作用。

第二节　周围免疫器官

周围免疫器官包括脾脏、淋巴结、扁桃体、口腔、消化道、呼吸道及泌尿生殖道的黏膜相关淋巴组织等。周围免疫器官在机体出生后数月才逐渐发育完善。周围免疫器官接受中枢淋巴器官输送来的淋巴细胞,是成熟淋巴细胞定居和进行免疫应答的主要场所。在抗原的刺激下,淋巴细胞在周围免疫器官内活化、增殖和分化,并参与免疫应答(immune response)。在无抗原刺激时周围免疫器官体积相对较小,受抗原刺激后则迅速增大,结构也发生变化,抗原被清除后可逐渐恢复。

一、脾脏

脾脏是胚胎第3~7个月的造血器官,在骨髓造血后演变为人体最大的周围免疫器官,位于血液循环的通路上,有滤过血液和对侵入血液内的抗原起免疫应答等功能。

(一)脾脏的结构

脾脏外被结缔组织膜,被膜向脾脏内伸展形成小梁及纤维网状结构,对脾脏实质有支持作用。脾脏实质分为白髓和红髓,白髓内含有大量淋巴组织,但其淋巴组织的分布规律与淋巴结不同。红髓内充满血液。脾脏内无淋巴窦,但有大量的血窦。

1. **白髓**　为密集的淋巴组织,由围绕中央动脉而分布的动脉周围淋巴鞘、脾小结和边缘区组成。动脉周围淋巴鞘是T细胞区,由密集的T细胞、少量树突状细胞和巨噬细胞组成。脾小结位于动脉周围淋巴鞘旁,是B细胞区,内含大量B细胞、少量巨噬细胞。未受抗原刺激的脾小结为初级淋巴滤泡,受到抗原刺激后中央出现生发中心,为次级淋巴滤泡。

2. **红髓**　位于白髓和边缘区的外侧,由脾索和脾血窦组成。脾索为条索状组织,内含B细胞、浆细胞、树突状细胞和巨噬细胞。脾索之间为充满血液的脾血窦,脾血窦中的血液最终汇入脾静脉出脾脏。红髓内的巨噬细胞能清除异物、细菌及衰老死亡的血细胞,具有抗原呈递作用。

(二)脾脏的功能

1. **滤血**　脾脏内滤血的主要部位是脾索和边缘区,此处含大量巨噬细胞,可吞噬清除血液中的病原体和衰老的血细胞。当脾脏肿大或功能亢进时,红细胞破坏过多,可引起贫血。脾脏切除后,血内的衰老红细胞可大量增多。

2. **成熟淋巴细胞定居及发生免疫应答的场所**　脾脏是成熟淋巴细胞定居的场所,也是对血源抗原产生免疫应答的主要场所。侵入血内的病原体,如细菌、疟原虫和血吸虫等,可引起脾脏内发生免疫应答,脾脏的体积和内部结构也发生变化。体液免疫应答时,淋巴小结增多增大,脾索内浆细胞增多。细胞免疫应答时动脉周围淋巴鞘显著增厚。脾脏内淋巴细胞中T细胞占40%,B细胞占55%,还有一些杀伤细胞(killer cell, K细胞)和自然杀伤细胞(natural killer cell, NK细胞)等。脾脏是产生抗体的主要外周免疫器官之一,在机体的免疫应答中起重要作用。

3. **合成生物活性物质** 脾脏合成并分泌补体成分和细胞因子等重要的生物活性物质,调节机体的功能。

4. **造血** 胚胎早期的脾脏有造血功能,但自骨髓开始造血后,脾脏在抗原刺激下能产生大量淋巴细胞和浆细胞。但脾脏内仍含有少量造血干细胞,当机体严重缺血或某些病理状态下,脾脏可以恢复造血功能。

5. **储血** 人脾脏的储血能力较小,约可储血40mL,主要储存于血窦内。脾脏肿大时其储血量也增大,当机体需血时,脾脏内平滑肌的收缩可将所储的血排入血循环,脾脏随即缩小。

二、淋巴结

淋巴结与淋巴管相连,并沿淋巴管广泛分布于全身非黏膜部位的淋巴通道汇集处,常成群分布于肺门、腹股沟、腋下、下颌下、颈部等处。人体的淋巴结共约450个,呈豆形,大小不一,直径为1～25mm,是成熟T细胞、B细胞定居和对外来抗原产生免疫应答的主要场所。

(一)淋巴结的结构

淋巴结表面有薄层被膜,有15～20条输入淋巴管(afferent lymphatic vessel)穿过被膜进入淋巴结实质。被膜结缔组织伸入实质形成小梁(trabecula)。淋巴结的一侧凹陷称为淋巴结门(hilus of lymph node),有血管、神经和2～3条输出淋巴管(efferent lymphatic vessel)出入淋巴结。从淋巴结门分支形成的小梁与从被膜伸入的小梁相互连接,构成淋巴结的粗支架,在此粗的网状支架之间为不同类型的淋巴组织。淋巴结实质分为皮质和髓质两部分。

1. **皮质** 分为浅皮质区、副皮质区和皮质淋巴窦。靠近被膜的是浅皮质区,是B细胞定居的场所,大量B细胞聚集成淋巴小结或称初级淋巴滤泡。淋巴小结中主要含未受抗原刺激的初始B细胞,无生发中心。受到抗原刺激后,淋巴滤泡内出现生发中心(germinal center),称为次级淋巴滤泡,初始B细胞分化为浆细胞并产生抗体。生发中心分为内侧的暗区和外侧的明区。暗区聚集大量幼稚、深染的大淋巴细胞,可不断分裂增殖分化为明区的细胞。明区聚集着中等大小的淋巴细胞、较多的网状细胞、巨噬细胞和滤泡树突状细胞,染色较浅。淋巴小结近被膜处是小结帽,由聚集成帽状、成熟的小淋巴细胞构成。

副皮质区位于浅皮质区与髓质之间,是T细胞定居的场所。此区含有由组织迁移而来的树突状细胞,负责抗原呈递。副皮质区有内皮细胞组成的非连续的高内皮微静脉,是沟通血液循环和淋巴循环、血液中的淋巴细胞进入淋巴结实质的重要通道。

皮质淋巴窦包括被膜下淋巴窦和小梁周窦。被膜下淋巴窦包绕整个淋巴结实质,在被膜侧有数条输入淋巴管与之相通。小梁周窦位于小梁周围,末端多为盲端,但副皮质区的小梁周窦可与髓质淋巴窦相通。由扁平连续的内皮细胞构成窦壁,外侧紧贴被膜,内侧紧贴淋巴组织。

2. **髓质** 位于小结的中央,由髓索和髓窦组成。髓索由致密聚集的淋巴细胞组成,主要为B细胞、浆细胞、部分T细胞和巨噬细胞。髓窦富含巨噬细胞,具有较强的清除和过滤作用。

（二）淋巴结的功能

1. **淋巴细胞的定居场所** 淋巴结是成熟 T 细胞和 B 细胞的主要定居场所。其中，T 细胞约占淋巴结内淋巴细胞总数的 75%，B 细胞约占 25%。

2. **过滤淋巴液** 淋巴结是淋巴液的过滤器，病原体侵入皮下或黏膜后，很容易进入毛细淋巴管回流入淋巴结。当淋巴液流经淋巴窦时，巨噬细胞可清除其中的异物，如对细菌的清除率可达 99%，但对病毒及癌细胞的清除率常很低。

3. **免疫应答场所** 淋巴结是淋巴细胞接受抗体刺激，进而引起免疫应答的主要器官。淋巴结内体液免疫应答和细胞免疫应答常同时发生，这两种免疫应答，以哪一种为主一般视抗原的性质而定。抗原进入淋巴结后，可被位于副皮质区的巨噬细胞和树突细胞捕获与处理，或在组织中被抗原呈递细胞摄取，随抗原呈递细胞至副皮质区，加工成抗原肽呈递给 T 细胞，使其活化增殖分化为效应 Th 细胞，发挥细胞免疫应答。抗原通过 Th 和 B 细胞的相互作用，激活淋巴结浅皮质区的 B 细胞形成生发中心，进而分化成浆细胞。浆细胞经输出淋巴管 - 胸导管进入血液循环至骨髓，并能长期持续产生高亲和力的抗体，发挥体液免疫效应。

4. **参与淋巴细胞再循环** 血液中的淋巴细胞在副皮质区与皮质区的连接处穿过高内皮毛细血管后静脉进入淋巴结。T 细胞定位于副皮质，B 细胞主要定位于皮质区，以后均通过淋巴结髓窦迁移至输出淋巴管，进入高一级淋巴结。经过类似的路径，所有外周免疫器官输出的细胞最后都汇集于淋巴导管。身体下部和左上部的汇集到胸导管，从左锁骨下静脉角返回血液循环。右侧上部的汇集到右淋巴管，从右锁骨下静脉返回血液循环。再循环一周需 24～48 小时。体内大部分淋巴细胞均参与淋巴细胞再循环，其中记忆 T 细胞和记忆 B 细胞最为活跃。

三、黏膜相关淋巴组织

黏膜相关淋巴组织（mucosal-associated lymphoid tissue，MALT）主要指口腔、胃肠道、呼吸道及泌尿生殖道黏膜固有层和上皮细胞下散在的淋巴组织。人体黏膜表面积约为 $400m^2$，机体约 50% 的淋巴组织分布于黏膜系统，故黏膜相关淋巴组织构成了人体的重要防御屏障。

（一）肠相关淋巴组织

肠相关淋巴组织（gut-associated lymphoid tissue，GALT）位于肠黏膜下的淋巴组织，由小肠派尔集合淋巴结、阑尾、孤立淋巴结、上皮内淋巴细胞和固有层中的弥散分布的淋巴细胞组成，主要作用是抵御肠道病原微生物。

（二）鼻相关淋巴组织

鼻相关淋巴组织（nasal-associated lymphoid tissue，NALT）包括咽扁桃体、腭扁桃体、舌扁桃体及鼻后部淋巴组织，其主要作用是抵御经空气传播的病原微生物。

1. **腭扁桃体** 腭扁桃体在扁桃体中体积最大，位于舌腭弓和咽腭弓之间，呈卵圆形，黏膜一侧表面覆有复层扁平上皮，上皮向固有层内陷形成 10～20 个分支的隐窝（crypt）。隐窝周围的固有层内有大量弥散淋巴组织及淋巴小结（主要由 B 细胞构成），弥散性淋巴组织内含有 T 细胞、B 细胞、浆细胞和少量巨噬细胞等。上皮内还有一些毛细血管后微静脉，是淋巴细胞进出上皮的主要通道。上皮细胞之间还有许多隧道样细胞间通道，浅表的部分通道直接开口于表面，有的通道开口处覆有一个扁平的微皱褶细胞（microfold cell，M cell）。上皮间隙内的 T 细胞较多，这些细胞经常迁移和更换。上皮内的浆细胞常分布在有孔毛细血管附近，有利于分泌的抗体进入血流。

2. **咽扁桃体**　又称腺样体，位于咽的后壁，表面被覆假复层纤毛柱状上皮，无隐窝。黏膜形成一些纵行皱襞，固有层内有许多淋巴组织，上皮内也常见淋巴细胞浸润，浸润部位上皮常变为复层扁平上皮。

3. **舌扁桃体**　位于舌根和咽前壁，表面被覆复层扁平上皮，有一些较浅的隐窝。上皮内有淋巴细胞浸润部，固有层内含有一些淋巴小结和弥散的淋巴组织，常使舌黏膜向表面隆起呈结节状。

扁桃体是 T 细胞和 B 细胞增殖的场所，在此淋巴细胞可以同时参与体液和细胞免疫，因此，扁桃体具有很重要的防御功能。

（三）支气管相关淋巴组织

支气管相关淋巴组织（bronchial-associated tissue，BALT）主要分布于各肺叶的支气管上皮下，其结构与派尔集合淋巴结相似，滤泡中的淋巴细胞受到抗原刺激后增殖，形成生发中心，主要为 B 细胞。

（四）口腔黏膜相关淋巴组织

口腔黏膜相关淋巴组织主要分布于口腔黏膜下、牙龈及唾液腺相关组织中。

（五）MALT的功能

1. **黏膜局部免疫应答作用**　MALT 在口腔、肠道、呼吸道及泌尿生殖道黏膜构成了一道免疫屏障，是行使局部免疫应答的主要部位，在黏膜抗感染免疫防御中发挥关键作用，并对维持肠道、呼吸道及泌尿生殖道的菌群微生态稳定发挥重要作用。

2. **产生分泌型IgA**　黏膜相关淋巴组织中的 B 细胞多为可以产生分泌型 IgA（SIgA）的 B 细胞，SIgA 经黏膜上皮细胞分泌至黏膜表面，成为局部黏膜免疫的主要效应分子。

第三节　淋巴细胞的再循环和归巢

一、淋巴细胞再循环

各种免疫器官中的淋巴细胞并不是定居不动的群体，而是通过血液和淋巴液的循环进行有规律的迁移，这种规律性的迁移为淋巴细胞再循环，即指定居在外周免疫器官的淋巴细胞，由输出淋巴管经淋巴干、胸导管或右淋巴导管进入血液循环，经血液循环到达外周免疫器官后，穿越高内皮毛细血管后静脉，重新分布于全身淋巴器官和淋巴组织的反复循环过程。除效应 T 细胞、幼浆细胞、K 细胞和 NK 细胞以外，大部分淋巴细胞均参与再循环。通过淋巴细胞再循环，可以增加淋巴细胞与抗原接触的机会，更有效地激发免疫应答，并不断更新和补充循环池的淋巴细胞。参与再循环的淋巴细胞多数位于淋巴器官或淋巴组织内，其总数约为血液中淋巴细胞总数的数十倍，总称为淋巴细胞再循环库。淋巴细胞通过淋巴结再循环一次需 18～20 小时，通过脾脏再循环较快，只需 2～8 小时。淋巴细胞再循环是维持机体正常免疫应答并发挥免疫功能的必要条件。

（一）淋巴细胞再循环特点

成熟淋巴细胞通过循环途径实现淋巴细胞不断重新分布的过程。再循环中的细胞多是静止期细胞，其中 80% 以上的细胞是 T 细胞。这些细胞最初来源于胸腺和骨髓，再循环丢失的细胞主要靠外周免疫器官进行补充。受抗原刺激而活化的淋巴细胞很快定居于外周免疫器官，不再参加再循环。值得注意的是，淋巴干细胞从骨髓迁移至胸腺和腔上囊或其他功能器官，分化成熟后进入血液循环的定向移动过程不属于再循环范围。

（二）淋巴细胞再循环生理意义

1. 使体内淋巴细胞在外周免疫器官和组织分布更合理，有利于增强整个机体的免疫功能。

2. 增加淋巴细胞与抗原及抗原呈递细胞接触的机会，有利于产生适应性免疫应答。

3. 促进细胞间的协作，使一些具有相关特异性抗原的细胞协同进行免疫应答，并使分散于全身的淋巴细胞成为一个相互关联的有机整体。

二、淋巴细胞归巢

淋巴细胞归巢（lymphocyte homing）是指血液中淋巴细胞选择性趋向迁移并定居于外周免疫器官特定区域或特定组织的过程。淋巴细胞从血液循环进入淋巴组织定居的过程具有高度选择性，这是因为淋巴细胞具有特殊的受体分子，称为归巢受体（homing receptor），与特定组织高内皮毛细血管后静脉细胞表面的黏附分子相互作用，决定了该细胞的去向。现已发现的归巢受体包括 CD44、LFA-1、VLA-4 和 Mel-14/LAM-1 等，其中 Mel-14/LAM-1 是定居淋巴结的受体，识别淋巴结内的内皮细胞。VLA-4 的 α 亚单位是定居 MALT 的受体，识别黏膜表面的配体。

参 考 文 献

［1］刘斌.组织学与胚胎学.北京：北京大学医学出版社，2005.

［2］曹雪涛.医学免疫学.7 版.北京：人民卫生出版社，2018.

［3］陈万涛.口腔临床免疫学.上海：上海交通大学出版社，2010.

［4］孙宝利，王燕蓉，武玉玲.组织胚胎学.北京：人民军医出版社，2004.

［5］孙逊，凌虹，杨巍.医学免疫学.9 版.北京：高等教育出版社，2022.

第六章 免疫细胞

第一节 概述

免疫细胞（immunocyte）是指所有参与免疫应答或与免疫应答有关的细胞,由骨髓中的多能造血干细胞（hematopoietic stem cell）发育分化而来,包括 T 细胞、B 细胞、NK 细胞、单核巨噬细胞、树突状细胞及粒细胞（中性粒细胞、嗜碱性粒细胞和嗜酸性粒细胞）等（图 6-1-1）。免疫细胞是免疫系统的重要组成成分,参与和调节固有免疫和适应性免疫。

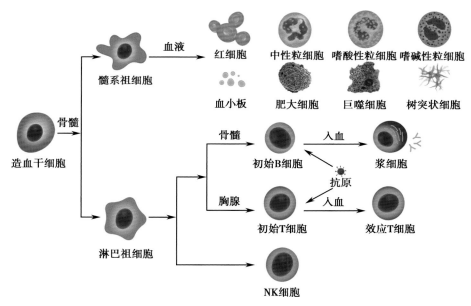

图 6-1-1 免疫细胞的成熟和分化

第二节 T 细胞

T 淋巴细胞即胸腺依赖淋巴细胞（thymus dependent lymphocyte）,简称 T 细胞,是来源于骨髓的造血干细胞（胚胎期则来源于卵黄囊和肝脏）。在人体胚胎期和初生期,骨髓中的一部分多能干细胞或前 T 细胞迁移到胸腺内,在胸腺激素的诱导下分化成熟,成为具有免疫活性的 T 细胞。成熟的 T 细胞经血流分布至外周免疫器官的胸腺依赖区定居,并可经淋巴管、外周血和组织液等进行再循环,发挥细胞免疫及免疫调节等功能。T 细胞是最重要的免疫细胞之一,外周血中 T 细胞占淋巴细胞总数的65%～70%。

一、T细胞表面分子

T细胞表面分子此处仅作标题介绍,详细请参考第七章。

（一）TCR-CD3复合物

（二）CD4和CD8分子

（三）共刺激分子

（四）丝裂原受体及其他表面分子

二、T细胞发育与转化

（一）T细胞在胸腺中的发育

最早的胸腺祖细胞被称为双阴性细胞(double negative cell, DN 细胞),表面缺乏 CD4、CD8 的表达。在胸腺皮质内,胸腺细胞通过 pre-TCR 信号上调 CD4 和 CD8 的表达,从而在胸腺祖细胞到达胸腺后的 19 天内达到 $CD4^+$、$CD8^+$ 双阳性(double positive, DP)阶段。在这一阶段,TCRα 基因重组,正确组装 TCRα/β,表达自我 MHC 限制性 TCR 的 DP 细胞存活。在此之后,DP 细胞进行阳性选择,向 CD4 单阳性($CD4^+$、$CD8^-$)或 CD8 单阳性($CD4^-$、$CD8^+$)谱系转化。单阳性 T 细胞随后迁移到髓质中并进行阴性选择,消除了对自身抗原具有高亲和力 TCR 的细胞。

（二）T细胞发育过程中的α/βTCR基因重排

TCRβ 链包含 Vβ、Dβ 和 Jβ 三类基因片段。重排时,Dβ 中的一个片段和 Jβ 中的一个片段重排成 D-J,然后与 Vβ 中的一个片段重排成 V-D-J,再与 Cβ 重排形成完整的 β 链。

TCRα 链包含 Vα 和 Jα 两类基因片段。重排时,Vα 中的一个片段和 Jα 中的一个片段重排成 V-J,然后与 Cα 重排形成完整的 α 链。未成熟 T 细胞表面表达的 TCR 即由重排的 α 链与 β 链组装而成。

（三）T细胞发育过程中的阳性选择

在胸腺皮质中,DP 细胞表面表达的 TCR 与胸腺上皮细胞表面的自身抗原肽 - 自身 MHC 复合物结合,这种结合的亲和性大小决定了 DP 细胞的存亡。无法结合或结合的亲和性过高的 DP 细胞会发生凋亡,只有能发生结合并且结合的亲和性适当的 DP 细胞才可以存活。与 MHC I 类分子结合的 DP 细胞 CD8 表达水平升高,CD4 表达水平下降直至丢失。与 MHC II 类分子结合的 DP 细胞 CD4 表达水平升高,CD8 表达水平下降直至丢失。最终,DP 细胞获得 MHC 限制性,分化为单阳性细胞,并向胸腺髓质转移。

（四）T细胞发育过程中的阴性选择

在经历阳性选择之后,单阳性细胞转移到胸腺髓质,在那里停留 4～5 天,与胸腺树突状细胞、巨噬细胞等表面的自身抗原肽 -MHC 分子复合物相互作用,对其具有高亲和性的单阳性细胞发生凋亡,不发生结合的单阳性细胞存活并成为成熟 T 细胞,进入外周免疫器官。通过这一过程,表达对自身抗原具有高亲和力 TCR 的胸腺细胞被清除,从而减少了产生自身反应性 T 细胞的机会。

三、T细胞亚群及功能

（一）T细胞亚群的分类

T细胞是相当复杂的混合体，会在体内不断地更新。因此，在同一时间点体内可以存在不同发育阶段或功能的T细胞亚群。根据不同的分类标准，可将T细胞分为不同的亚群。根据细胞的发育阶段可以分为初始T细胞、效应T细胞和记忆T细胞；根据表达TCR的类型可以分为TCRαβ$^+$T细胞和TCRγδ$^+$T细胞；根据是否表达CD4或CD8可以分为CD4$^+$T细胞和CD8$^+$T细胞；根据免疫应答中的功能不同，可以分成辅助性T细胞、抑制性T细胞、效应T细胞、细胞毒性T细胞、迟发型变态反应性T细胞、调节性T细胞和记忆T细胞。T细胞在体内存活的时间一般可达数月至数年，记忆T细胞的存活时间更长。各种T细胞亚群之间存在一定的相互调节和制约关系，可共同完成特定的免疫学功能。

（二）T细胞亚群的功能

1. 根据T细胞的发育阶段分类的亚群 根据细胞的发育阶段可以分为初始T细胞、效应T细胞和记忆T细胞（图6-2-1）。

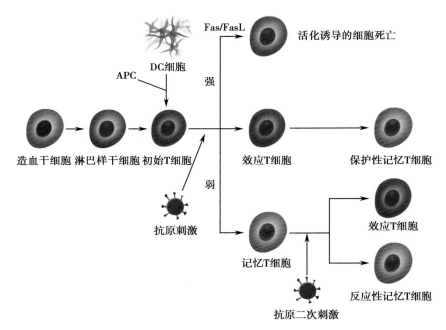

图6-2-1 记忆T细胞的成熟和分化

（1）初始T细胞：是指未接受过抗原刺激的成熟T细胞。处于细胞周期的G_0期，存活期短，表达CD45RA和高水平的L-选择素，参与淋巴细胞再循环。在外周淋巴器官内接受抗原刺激而活化，最终分化为效应T细胞和记忆T细胞。

（2）效应T细胞：效应T细胞存活期也短，表达高水平IL-2受体和黏附分子（整合素和CD44）以及CD45RO。效应T细胞不再参与淋巴细胞再循环，而是向外周炎症组织迁移，参加炎症反应。

（3）记忆T细胞：与初始细胞相似，记忆T细胞也处于G_0期，且存活时间较长，可达数年。记忆T细胞介导再次免疫应答，接受抗原二次刺激后可迅速活化为效应T细胞和反应性记忆T细胞。

2. TCRαβ⁺ T 细胞和 TCRγδ⁺ T 细胞亚群　根据表达 TCR 的类型可以将 T 细胞分为 TCRαβ⁺ T 细胞和 TCRγδ⁺ T 细胞 2 个亚型。这 2 个亚型 T 细胞的特性如表 6-2-1 所示。

表 6-2-1　TCRαβ⁺ T 细胞与 TCRγδ⁺ T 细胞的特性

特性	TCRαβ⁺ T 细胞	TCRγδ⁺ T 细胞
分子结构	二硫键相连的异二聚体分子	二硫键相连的异二聚体分子
多样性	多	少
分布	外周血 60%～70%	外周血 1%～10%，表皮及肠黏膜上皮
表型	CD4⁺CD8⁺（DP）占 60%	CD4⁻CD8⁻（DN）
	CD4⁻CD8⁻（DN）占 35%	CD2⁺
	CD2⁺，CD5⁺＞95%	CD5⁻
发育	胸腺（发生晚）	胸腺（发生早），存在胸腺外途径
功能	识别与 MHC 分子结合的多肽复合抗原	为第一线防御细胞的原始受体
		识别由 CD1 分子呈递的抗原

3. CD4⁺ T 细胞和 CD8⁺ T 细胞亚群　根据是否表达 CD4 或 CD8 分子，可以将 T 细胞分为 CD4⁺ T 细胞和 CD8⁺ T 细胞。CD4 或 CD8 作为共受体（coreceptor）表达于成熟的 T 淋巴细胞表面，CD4 与 MHC Ⅱ 类分子的 β2 结构域结合，CD8 分子与 MHC Ⅰ 类分子的 α3 结构域结合。CD4 是分子量为 55～60kDa 的糖蛋白，以单体形式表达。CD8 由二聚体组成，有两种形式，一种是由两条 α 链（32～34kDa）组成的同源二聚体；另一种形式是由 α 链和 β 链（25～26kDa）组成的异源二聚体。

初始 CD4⁺ T 细胞接受抗原刺激后首先分化为 Th0 细胞。Th0 细胞继续分化为 3 种 Th 细胞亚群，即 Th1 细胞、Th2 细胞和 Th3 细胞。Th1 细胞、Th2 细胞和 Th3 细胞分泌的细胞因子不同。Th1 细胞分泌 IL-2、IFN-γ、TNF 等；Th2 细胞分泌 IL-4、IL-5、IL-10、IL-13 等。Th1 细胞、Th2 细胞和 Th3 细胞分泌的细胞因子不仅决定了每个亚群的免疫效应功能，还调控各亚群的形成和扩散。CD8 杀伤性 T 细胞的主要功能是特异性直接杀伤靶细胞，主要通过两种途径发挥细胞毒作用：一是通过分泌穿孔素、颗粒酶、颗粒溶解素及淋巴毒素等物质直接杀伤靶细胞；一是通过 Fas/FasL 途径诱导靶细胞凋亡。

4. 根据 T 细胞功能分类的亚群　根据 T 细胞亚群的免疫功能可以分为辅助性 T 细胞、细胞毒性 T 细胞和调节性 T 细胞。

（1）辅助性 T 细胞（helper T cells，Th）：Th 细胞是在机体免疫调节中起促进作用的 T 细胞亚群，具有协助体液免疫和细胞免疫的功能。其主要功能为产生多种细胞因子，传递抗原信息，促进 T 细胞、B 细胞分化增殖，辅助 B 细胞产生抗体和诱导迟发型变态反应。

Th0 细胞的分化方向受抗原的性质、局部环境中的激素及细胞因子等多种因素的调控。其中最为重要的是细胞因子的类别和细胞因子间的平衡，对 Th0 细胞的分化有重要的作用。Th1 细胞的主要功能是增强吞噬细胞介导的抗感染免疫机制，特别是抗细胞内寄生菌的感染。这些免疫效应功能与其分泌的细胞因子有关。Th2 细胞分泌的细胞因子可促进 B 细胞增殖、分化和抗体的生成，故 Th2 细胞的主要作用是增强 B 细胞介导的体液免疫应答。Th2 细胞在变态反应及抗寄生虫感染中也发挥重要作用。Th3 细胞是口服蛋白诱导免疫耐受时，在肠系膜淋巴结中发现的一种独特的 T 细胞亚群，在黏膜免疫中起辅助 T 细胞的功能,促进 IgA 的产生。Th3 细胞主要通过分泌 TGF-β 抑制 Th1 或 Th2 细胞活性,下调免疫应答,已成为适应性调节 T 细胞的一种类型。Th17 细胞是指表达 IL-17 的 CD4$^+$ T 细胞亚群。它的发育与 Th1 和 Th2 细胞一样,受各种因素的协调控制。Th17 细胞与炎症有着密切联系,通过分泌 IL-17 促进炎症反应。体内介导炎症反应的细胞因子主要包括 IL-1、IL-6、IL-8、IL-23、TNF 和 IFN-γ 等。

(2)细胞毒性 T 细胞(cytotoxic T cells, Tc):亦称杀伤 T 细胞(killer T cell, TK),是具有杀伤靶细胞活性的 T 细胞。与杀伤细胞(K cell)不同,Tc 杀伤靶细胞不依赖于抗体,并能产生淋巴毒素,通过淋巴毒素介导杀伤靶细胞。CD8$^+$ 杀伤性 T 细胞的主要功能是特异性直接杀伤靶细胞。

(3)调节性 T 细胞(regulatory T cells, Treg):是一类具有较低增殖能力,能够抑制免疫反应的细胞亚群,主要通过分泌 IL-10 抑制巨噬细胞,从而间接抑制 Th1 细胞分泌 IL-2 和 IFN-γ。其在免疫病理、移植物耐受、阻止自身免疫反应和维持机体免疫平衡方面发挥重要的作用。现已有文献证实,除了 CD4$^+$ Treg,一部分 CD8$^+$ T 细胞、CD4$^-$/CD8$^-$T 细胞及 NKT 细胞也具有类似的免疫调节功能。

第三节　B 细胞

一、概述

B 淋巴细胞又称囊依赖淋巴细胞(bursa dependent lymphocyte)/骨髓依赖性淋巴细胞,简称 B 细胞,B 细胞来源于骨髓的造血干细胞,在脾脏或腔上囊发育成熟并分化为 B 细胞,然后随血液循环到周围淋巴器官,主要分布于脾小结、脾索及淋巴小结、淋巴索及消化道黏膜下的淋巴小结中。其受抗原激活即分化、增殖,产生效应细胞,行使免疫功能。B 细胞的"B"是采用法氏囊(bursa of fabricius)的第一个字母命名的。法氏囊是鸟类特有的结构,位于泄殖腔后上方,囊壁充满淋巴组织。人和哺乳动物无法氏囊,类似的结构可能是骨髓或肠道中的淋巴组织(集合淋巴结、阑尾等)。

B 细胞是免疫系统中产生抗体的细胞,占外周血淋巴细胞总数的 20%～25%。与 T 细胞相比,B 细胞的体积略大。B 细胞不仅能够介导体液免疫,还是重要的抗原呈递细胞,能够摄取、加工和呈递抗原,同时分泌细胞因子调节免疫应答。

二、B 细胞的分化成熟

(一)B 细胞在骨髓中的发育

骨髓不仅是 B 细胞的发源地,同时也是哺乳动物 B 细胞分化成熟的中枢免疫器官。在骨髓内环境的作用下,从骨髓干细胞、前 B 细胞、未成熟 B 细胞,最终分化为成熟 B 细胞。其中经历了免疫球蛋白基因的重排、活化、转录、表达等过程。如无抗原刺激,成熟 B 细胞在外周免疫器官中的寿命一般仅数天至几周。一旦受到抗原刺激,B 细胞便进入激活状态,增殖分化为浆细胞,分泌抗体。在分化成熟过程中,B 细胞在骨髓中经过阴性选择,产生自身耐受。

（二）B细胞发育过程中的BCR基因重排

BCR 基因由 Ig 重链与 Ig 轻链连接而成。人 Ig 重链基因群由 V 基因片段、D 基因片段、J 基因片段以及 C 基因片段组成，V、D、J 基因片段编码可变区，C 基因片段编码恒定区。人 Ig 轻链基因群由 V 基因片段与 J 基因片段组成。通过基因重排，从众多基因片段中各选择一个 V、D、J 片段重排在一起（轻链无 D 片段），形成完整的 Ig 重链与 Ig 轻链，最终连接组成 BCR 基因。

（三）B细胞发育过程中的阴性选择

未成熟 B 细胞表面表达完整的 BCR，此时的 BCR 若与骨髓中的自身抗原结合，则会发生细胞凋亡，此过程为克隆清除（clonal deletion）。一些识别自身抗原的未成熟 B 细胞可以通过受体编辑改变其 BCR，而对自身抗原形成免疫耐受。还有一些未成熟 B 细胞与自身抗原结合后 BCR 表达下调，同样对自身抗原形成免疫耐受，但这类细胞对抗原的刺激不会产生应答，称为失能（anergy）。未成熟 B 细胞经历阴性选择后，形成了对自身抗原的中枢免疫耐受，从而使外周淋巴组织中的成熟的 B 细胞仅可被外来抗原激活，产生 B 细胞适应性免疫应答。

三、B 细胞表面分子及其功能

B 细胞表面分子此处仅作标题介绍，详细请参考第七章。

（一）B细胞抗原受体复合物
（二）B细胞共受体
（三）共刺激分子
（四）丝裂原受体和其他表面分子

四、B 细胞的分类和功能

通常根据 B 细胞的发育来源可将 B 细胞分为 B-1 细胞和 B-2 细胞两类。B-1 细胞发育较早，参与固有免疫，所产生的抗体可通过相对低的亲和力与多种不同抗原表位结合，即具有多反应性。B-2 细胞即为通常所指的 B 细胞，脾脏中的 B-2 细胞又能分成边缘区（marginal zone，MZ）和滤泡（follicular，FO）两个亚群。不同亚群 B 细胞定位于机体淋巴系统和淋巴组织中不同的部位，执行不同的功能。B 细胞产生的抗体以不同方式参与免疫反应，分别针对病毒、胞内细菌和胞外细菌，包括中和作用、调理作用、补体参与的调理作用以及抗体依赖细胞介导的细胞毒作用（antibody-dependent cell-mediated cytotoxicity，ADCC）。活化的 B 细胞不仅是专职抗原呈递细胞，能摄取呈递可溶性抗原，而且可通过与其他细胞的接触或产生细胞因子参与免疫调节、炎症反应及造血过程。

（一）根据反应特异性分类

1. **B-1 细胞**　B-1 细胞发生于个体发育的胎儿期，能够自我更新，为 T 细胞非依赖性细胞。其具有多反应性特点，这些多反应性受体主要是与普通的细菌多糖结合。B-1 细胞在机体对蛋白质抗原的免疫应答中无重要作用，但可对碳水化合物刺激产生较强的应答，主要产生低亲和力 IgM。

B-1 细胞在受到自身抗原刺激下也能产生如类风湿因子和抗 ssDNA 的 IgM 类自身抗体。肠道固有层与腹膜腔中的 B 细胞大部分为 B-1 细胞。由于 B-1 细胞倾向于产生抗细菌多糖抗原的抗体及定位于肠道和腹膜腔,其在肠道抗病原体的黏膜免疫中可能起重要作用。

2. B-2 细胞　B-2 细胞发生于胎儿出生后,由骨髓产生。B-2 细胞即通常所指的 B 细胞,为 T 细胞依赖性细胞,不表达 CD5,参与适应性免疫。

MZ B 细胞与边缘窦相关的巨噬细胞并存,为抗血源性颗粒抗原快速应答的第一道防线。FO B 细胞参与较晚的依赖 T 细胞抗体应答。

(二)根据所处的活化阶段分类

1. 初始 B 细胞　未受到抗原刺激的 B 细胞称为初始 B 细胞。初始 B 细胞接受抗原刺激后,可分化成为记忆 B 细胞或效应 B 细胞。

2. 记忆 B 细胞　记忆 B 细胞是在经体细胞突变和抗原选择的 B 细胞中,停止向浆细胞分化而转变成的一类细胞,细胞表型和功能与静止的 B 细胞有明显区别,表现为寿命长。较低剂量的抗原即可激活记忆 B 细胞,不易诱导免疫耐受,多数记忆 B 细胞参与免疫再循环。

3. 效应 B 细胞　效应 B 细胞又称浆细胞,由初始 B 细胞接受抗原刺激后分化而成,也可由再次接受同一抗原刺激的记忆 B 细胞分化而成。效应 B 细胞分泌抗体,介导体液免疫的发生。

第四节　固有免疫细胞

固有免疫是生物体在长期进化中形成的一系列防御机制,无须抗原激发就可发挥免疫防御或免疫监视作用,也可启动机体的特异性免疫应答。执行固有免疫的细胞主要有吞噬细胞、树突状细胞、自然杀伤细胞、NKT 细胞、中性粒细胞、嗜酸性粒细胞、嗜碱性粒细胞、肥大细胞等(详细内容参见第十三章)。巨噬细胞可通过表面模式识别受体识别结合病原体相关分子模式,进而吞噬杀伤病原体,还可通过分泌细胞因子和其他炎性介质,发挥免疫调节或介导炎症反应,在启动适应性免疫应答过程中也具有重要作用。树突状细胞可诱导初始 T 细胞活化,启动适应性免疫应答,还可发挥免疫调节作用。NK 细胞是执行免疫监视作用的效应细胞,也可通过分泌干扰素和淋巴毒素产生免疫调节作用(图 6-4-1)。NKT 细胞抗原识

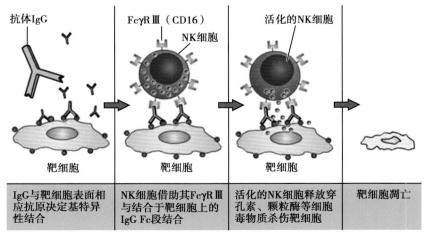

图 6-4-1　NK 细胞介导的 ADCC 作用

别的范围小,可识别靶细胞表面 CD1 分子呈递的共有脂类和糖脂类抗原,对胞内寄生的微生物和肿瘤靶细胞具有细胞毒作用,并可分泌大量细胞因子参与免疫调节。众多非特异性免疫细胞组成机体的第一道防线,可对侵入的病原体迅速应答,产生非特异性抗感染作用;亦可参与对体内损伤衰老或畸变细胞的清除,辅助特异性免疫应答。

本节只对固有免疫细胞简略介绍,固有免疫细胞的分类、表面标志和生物学功能的详细内容请参考第十三章。

参 考 文 献

[1] WING K, ONISHI Y, PRIETO-MARTIN P, et al. CTLA-4 control over Foxp3 regulatory T cell function. Science, 2008, 322(5899): 271-275.

[2] 吴长有, 杨滨燕, 朱兆玲. Th1 细胞亚群和 Th1 记忆细胞在体内的功能和组织分布. 中国免疫学杂志, 2004, 20(8): 525-530.

[3] WU C Y, KIRMAN J R, ROTTE M J, et al. Distinct lineages of Th1 cells have differential capacities for memory cell generation in vivo. Nature Immunol, 2002, 3(9): 852-858.

[4] RONCAROLO M G, BATTAGLIA M. Regulatory T cell immunotherapy for tolerance to self antigens and alloantigens in humans. Nat Rev Immunol, 2007, 7(8): 585-598.

[5] KOCH U, RADTKE F. Mechanisms of T cell development and transformation. Annu Rev Cell Dev Biol, 2011, 27: 539-562.

[6] KLEIN L, HINTERBERGER M, WIRNSBERGER G, et al. Antigen presentation in the thymus for positive selection and central tolerance induction. Nat Rev Immunol, 2009, 9(12): 833-844.

[7] CANCRO M P. Signalling crosstalk in B cells: managing worth and need. Nat Rev Immunol, 2009, 9(9): 657-661.

[8] 周光炎. 免疫学原理. 上海: 上海科学技术出版社, 2007.

[9] 孙逊, 凌虹, 杨巍. 医学免疫学. 9 版. 北京: 高等教育出版社, 2022.

[10] 曹雪涛. 医学免疫学. 7 版. 北京: 人民卫生出版社, 2018.

[11] 陈万涛. 口腔临床免疫学. 上海: 上海交通大学出版社, 2010.

第七章 T细胞和B细胞表面分子

第一节 T细胞表面分子和功能

T细胞表面有许多重要的膜分子,这些膜分子参与T细胞识别抗原、活化、增殖和分化,以及介导效应细胞的功能。通过最有标志性的膜分子可区分不同的T细胞亚群。

一、TCR-CD3复合物

(一)TCR的结构和功能

T细胞受体(T cell receptor,TCR)是T细胞表面的特征性标志分子,TCR的作用是识别抗原。与B细胞受体不同,TCR不能直接识别蛋白质抗原表面的表位,只能特异性识别抗原呈递细胞或靶细胞表面的MHC分子与抗原肽结合的复合物(pMHC)。TCR既识别抗原肽的表位,也识别自身MHC分子的多态性部分。因此,TCR识别pMHC具有双重特异性,这也是T细胞识别抗原具有自身MHC限制性的原因。

TCR的αβ或γδ链分子胞膜外区的结构与免疫球蛋白类似,远膜端为可变区,近膜端为恒定区,两条链在近膜端以二硫键相连,形成TCR-CD3复合物(图7-1-1)。TCR跨膜区带有正电荷,可与CD3分子形成盐桥,胞质区较短。CD3分子的γ、δ和ε链由含有Ig样恒定区的胞膜外区、跨膜区及含有免疫受体酪氨酸活化基序(immunoreceptor tyrosine-based activation motif,ITAM)的细胞质尾部组成,γ与ε、δ与ε链分别以非共价键相连形成异源二聚体,ζζ链和ζη链以二硫键相连,是ITAM传递TCR识别抗原的第一信号。

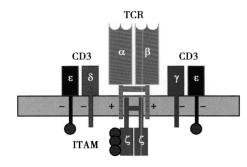

图7-1-1 TCR-CD3复合物结构模式图

TCR是异二聚体,构成TCR的肽链有α、β、γ、δ四种类型,根据所含肽链的不同,TCR分为TCRαβ和TCRγδ两种类型。表达TCRαβ的T细胞称为αβ T细胞,参与特异性免疫,在体内占大多数。表达TCRγδ的T细胞称为γδ T细胞,在体内占少数,参与非特异性免疫。αβ T细胞通常识别由MHC分子呈递的抗原肽,而γδ T细胞在识别抗原时不受经典的MHC分子的限制。构成TCR的两条肽链均是跨膜蛋白,由二硫键相连。每条肽链的胞膜外区各含一个可变区(V区)和一个恒定区(C区)。V区是TCR识别pMHC的功能区。TCR的胞质区很短,不具备传导活化信号的功能,而是由TCR近旁的CD3分子传导活化信号至T细胞内。

（二）CD3分子的结构和功能

CD3 分子具有 5 种肽链,包括 γ、δ、ε、ζ 和 η 链,均为跨膜蛋白,跨膜区具有带负电荷的氨基酸残基,与 TCR 跨膜区带有正电荷的氨基酸残基形成盐桥。γ 链与 ε 链、δ 链与 ε 链结合,分别形成 γε 和 δε 二聚体。ζ 和 η 链形成 ζζ 二聚体或 ζη 二聚体。CD3 分子的功能是转导 TCR 识别抗原所产生的活化信号。其分子组成中的 γ、δ、ε、ζ 和 η 链的胞质区较长,均含有 ITAM。ITAM 由 18 个氨基酸残基组成,其中含有 2 个 YxxL/V（x 代表任意氨基酸）保守序列。该保守序列的酪氨酸残基（Y）可被 T 细胞内的酪氨酸蛋白激酶 $p56^{lck}$ 磷酸化,然后募集其他含有 SH2 结构域的酪氨酸蛋白激酶（如 ZAP-70）,通过一系列信号转导途径激活 T 细胞。

二、CD4 和 CD8 分子

T 细胞表面分子按照 CD4 和 CD8 可以分为两大类。成熟的 T 细胞一般只表达 CD4 或 CD8 分子,即 $CD4^+$ T 细胞或 $CD8^+$ T 细胞。CD4 和 CD8 分子被称为 T 细胞的共受体（co-receptor）。它们的主要功能是辅助 TCR 识别抗原和参与 T 细胞活化信号的转导。

CD4 分子是单链跨膜蛋白,4 个 Ig 折叠样结构域组成胞膜外区,其中远膜端的 2 个结构域可与 MHC Ⅱ类分子 α2 和 β2 结构域的连接处形成的疏水缝隙结合。CD4 分子与 MHC Ⅱ类分子的结合可增强对抗原信号的敏感性,使 T 细胞对于抗原的敏感性增加 100 倍左右。CD8 分子由 α 和 β 肽链 2 条跨膜蛋白组成,通过二硫键相连接。CD8 分子的 α 和 β 肽链的胞膜外区各含 1 个 Ig 样结构域,能够与 MHC Ⅰ类分子的 α3 结构域弱结合。CD8 分子与 MHC Ⅰ类分子结合的强度受 CD8 分子糖基化状态的影响,识别抗原的敏感性也大约提高 100 倍。CD4 和 CD8 分子分别与 MHC Ⅱ类和 Ⅰ类分子的结合,也是基于 $CD4^+$ T 细胞和 $CD8^+$ T 细胞识别抗原时,分别具有自身 MHC Ⅱ类和 Ⅰ类限制性的原因。CD4 和 CD8 分子的胞质尾部可结合酪氨酸蛋白激酶 $p56^{lck}$。$p56^{lck}$ 激活后,可使 CD3 分子中 ITAM 的酪氨酸残基发生磷酸化,通过一系列信号转导激活 T 细胞。

三、共刺激分子

T 细胞表面的 TCR 在识别 APC 呈递的 pMHC 时,抗原刺激信号可通过 CD3 分子传入细胞内,为 T 细胞活化的第一信号。APC 与 T 细胞表面共刺激分子的相互作用为 T 细胞活化提供第二信号。T 细胞活化需要的第二信号又称共刺激信号。参与共刺激信号产生的分子主要包括激活性的第二信号分子,即狭义的共刺激分子、抑制性的第二信号分子以及一些黏附分子。

T 细胞与 APC 之间的共刺激分子主要有:CD28 家族成员,包括 CD28、CTLA-4、ICOS、PD-1、BTLA、CD2 和 LFA1 等。CD28、CTLA-4 具有相同的配体,都是 B7-1（CD80）/B7-2（CD86）。ICOS、PD-1、BTLA、CD2 和 LFA1 相应的配体分别是 ICOSL、PD-L1/PD-L2、HVEM、LFA3 和 ICAM-1。此外,还有 CD40 的配体 CD40L 等（图 7-1-2）。

1. CD28　CD28 在所有的 T 细胞上都表达。CD28 分子是 B7 的受体。B7 分子包括 B7-1（CD80）和 B7-2（CD86）,主要表达于专职性 APC 表面。CD28 分子可结合 B7 分子,结合后产生的协同刺激信号在 T 细胞活化中发挥重要作用,可刺激 T 细胞分泌 IL-2 及其他细胞因子,活化的 T 细胞表达高亲和力 IL-2 受

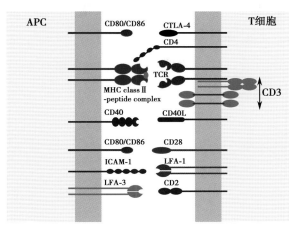

图 7-1-2　T 细胞与 APC 之间的共刺激分子

体(IL-2R),进一步促进 T 细胞的增殖和分化。

2. CTLA-4(CD152)　CTLA-4 表达于活化的 T 细胞表面,与 CD28 序列相近,是 B7 分子的另外一种受体。CTLA-4 与 B7 分子的亲和力高于 CD28 与 B7 的亲和力约 20 倍。但 CTLA-4 的作用与 CD28 的作用相反,它通过与 B7 分子结合产生抑制性信号,限制 T 细胞的持续性活化。作为抑制性受体,CTLA-4 胞质区有免疫受体酪氨酸抑制基序(immunoreceptor tyrosine-based inhibition motif, ITIM)。ITIM 含有 I/VxYxxL 序列,ITIM 中的酪氨酸残基被磷酸化后,可募集蛋白质酪氨酸磷酸酶 SHP-1 和 SHIP 并与之结合,这些磷酸酶对 T 细胞活化途径中的重要信号分子产生去磷酸化,抑制 T 细胞活化信号的转导。

3. ICOS　诱导性共刺激分子(inducible costimulator, ICOS)属于 CD28 家族成员,与 CD28 有 39% 的同源性,也属于共刺激分子,表达于活化的 T 细胞上。ICOS 的配体为 ICOSL(CD275)。初始 T 细胞的活化主要依赖于 CD28 提供协同刺激信号。ICOS 在其后发挥作用,主要调节 Th2 和 Tfh,进而促进 B 细胞活化和应答。

4. PD-1　程序性死亡受体 1(programmed death-1, PD-1)属于共抑制分子,表达于活化的 T 细胞,是在 T 细胞活化后被诱导表达,其配体为 PD-L1(CD274)和 PD-L2(CD273)。因是共抑制分子,PD-1 与相应配体结合后,可通过 ITIM 转导信号抑制 T 细胞增殖以及 IL-2 和 IFN-γ 等细胞因子的产生,可抑制 B 细胞增殖、分化和抗体的分泌等。目前在肿瘤治疗中,PD-1 和 PD-L1 的抗体具有较好的疗效。

5. BTLA　B 和 T 淋巴细胞弱化因子(B and T lymphocyte attenuator, BTLA, CD272)是近年发现的具有抑制功能的 CD28 家族成员,主要表达在活化的 Th1 上。BTLA 与其配体 HVEM 结合后,抑制 T 细胞活化,从而防止过强的细胞免疫应答,维持免疫耐受。

6. CD2　CD2 分子又称淋巴细胞功能相关抗原分子 2(LFA-2)。CD2 分子可表达于胸腺细胞、T 细胞和 NK 细胞。其配体包括 LFA-3(CD58)和 CD48(小鼠和大鼠)。CD2 作为黏附分子介导 T 细胞与抗原呈递细胞或靶细胞之间的黏附,促进 T 细胞的活化。

7. CD40 配体　CD40 配体(CD40L、CD154)主要表达于活化的 CD4[+] T 细胞和部分 CD8[+] T 细胞等。CD40 表达于抗原呈递细胞(B 细胞、巨噬细胞和树突状细胞等)。CD40L 以三聚体的形式与三聚体的 CD40 结合,发挥激活效应,主要是传递给 B 细胞活化的第二信号,发挥共刺激作用。

8. LFA-1 和 ICAM-1　LFA-1 是 T 细胞表面的淋巴细胞功能相关抗原-1,其配体是细胞间黏附分子-1(ICAM-1)。ICAM-1 表达在 APC 细胞上,两者结合可介导 T 细胞与 APC 或靶细胞之间的黏附。

四、丝裂原受体和其他表面分子

T 细胞表面的丝裂原受体(mitogen receptor)可与丝裂原结合,激活淋巴细胞进行有丝分裂而大量扩增,因此,丝裂原是淋巴细胞激活的非特异性多克隆激活剂。丝裂原包括刀豆蛋白A(concanavalin, ConA)、植物血凝素(phytohemagglutinin, PHA)、商陆丝裂原(pokeweed mitogen, PWM)等。

T细胞活化后还表达多种细胞因子受体,如IL-1R、IL-2R、IL-4R、IL-6R、IL-7R、IL-12R和IFN-γR等,以及可诱导细胞凋亡的FasL(CD95L)等。

第二节　B细胞表面分子和功能

和T细胞类似,B细胞表面也有许多重要的膜分子,这些膜分子参与B细胞识别抗原、活化、增殖、抗体产生及加工呈递抗原给T细胞等过程。

一、BCR-Igα/Igβ复合物

B细胞受体(B cell receptor, BCR)是B细胞表面最重要的分子。BCR的性质是膜型免疫球蛋白(membrane immunoglobulin, mIg),其与Igα/Igβ(CD79a/CD79b)结合,传递抗原刺激信号(图7-2-1)。

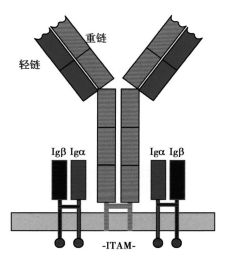

图7-2-1　BCR-Igα/Igβ复合物结构模式图

1. BCR　BCR是B细胞的特征性表面标志,由4条肽链组成,两条重链(H)和两条轻链(L)。BCR可识别多种性质的抗原,包括天然蛋白质、多糖和脂类抗原。BCR的VH和VL各有3个CDR,结合特异性抗原表位。但由于BCR的胞质区很短,不能直接将抗原刺激的信号传递到B细胞内。

2. Igα/Igβ　Igα(CD79a)和Igβ(CD79b)均是免疫球蛋白超家族的成员,表达于除浆细胞以外的各个发育阶段的B细胞,也是B细胞特征性的表面分子。它们通过二硫键相连构成二聚体,依靠静电吸引与BCR组成稳定的BCR-Igα/Igβ复合物。Igα/Igβ的胞质区很长,具有ITAM,通过其激活下游信号分子,转导特异性抗原激活B细胞的信号。

二、B细胞共受体

B细胞表面的CD19与CD21及CD81是B细胞的共受体,它们通过非共价键相连,形成多分子活化共受体,可增强B细胞对抗原刺激的敏感性,促进B细胞的活化。CD19/CD21/CD81复合体中,CD19胞质区较长,可传递活化信号。CD21又称补体受体(CR2),是补体C3d的受体,可以与抗原抗体补体复合物结合,发挥B细胞共受体的作用。CD81称为增殖抗体靶抗原(TAPA-1),分布广泛,是组成共受体的成分之一。

三、共刺激分子

B细胞表面的BCR识别抗原后,抗原刺激信号由CD79a/CD79b转导至细胞内,此即B细胞活化的第一信号。B细胞的活化还需要第二信号,第二信号也称共刺激信号,主要由Th细胞和B细胞表面的共刺激分子之间的相互作用产生。

1. **CD40**　CD40属肿瘤坏死因子受体超家族,表达于成熟B细胞,但不表达在浆细胞上,还可表达在其他APC上。CD40的配体(CD40L)表达于活化的T细胞表面。CD40与CD40L结合传递B细胞活化的第二信号,对于B细胞分化成熟和抗体产生起着十分重要的作用。此外,CD40对于T细胞和APC的功能也有重要作用。

2. **CD80和CD86**　CD80(B7-1)和CD86(B7-2)在活化B细胞中表达增强。其相应的受体是表达于T细胞上的CD28和CTLA-4,分别可提供T细胞活化抑制的第二信号。

3. **其他B7家族成员**　B细胞上的ICOSL(CD275)与B7分子有20%的同源性,其可与T细胞表面的ICOS结合,在T细胞依赖的B细胞活化中起重要作用。B7-H4/B7与B7分子或其他家族成员有25%的同源性,组成性表达于B细胞膜上,可抑制T细胞的细胞因子产生。

4. **其他黏附分子**　T细胞与B细胞之间的相互作用需要细胞间的接触,黏附分子在此过程中起很大的作用。B细胞表面可表达ICAM-1(CD54)、LFA-1(CD11a/CD18)等,ICAM-1的配体是LFA-1。黏附分子参与活化B细胞,具有共刺激作用。

四、丝裂原受体和其他表面分子

1. **丝裂原受体**　与T细胞类似,B细胞表面也表达丝裂原受体,可与丝裂原结合。主要的丝裂原受体,如LPS受体。与LPS结合后,可直接诱导静息的B细胞活化、增殖和分化。另外,PWM也可诱导B细胞活化。

2. **CD20**　CD20是B细胞的特异性标志,在B细胞增殖和分化中起重要的调节作用。CD20抗体可以治疗B细胞淋巴瘤。

3. **CD22**　特异性表达于B细胞,其胞内段含有ITIM,是B细胞的抑制性受体。

4. **Fc受体**　大多数B细胞表面有CD32(FcγRⅡ),其中,FcγRⅡB亚型能负反馈调节B细胞活化及抗体分泌。

5. **补体受体**　大多数B细胞表面有C3b和C3d受体,分别称为CR1和CR2(即CD35和CD21)。CR可和抗原抗体及补体形成的复合物结合,促进B细胞活化。CR2也是EB病毒的受体。

6. **MHC分子**　B细胞发育未成熟时已表达MHCⅡ类分子,活化后的B细胞MHCⅡ类分子表达明显增多。MHCⅡ类分子也是抗原呈递分子,其交联与信号转导有关,可促进B细胞活化。

7. **细胞因子受体**　活化B细胞可表达多种细胞因子受体,如IL-1R、IL-2R、IL-4R、IL-5R、和IFN-γR等,与相应细胞因子结合可促进B细胞增殖和分化。

第三节　T细胞和B细胞受体重排

T细胞和B细胞表面的TCR和BCR分子是由具有多样性的受体库所组成,但TCR和BCR的胚系基因数量是有限的,其多样性是在个体发育过程中由受体基因发生重排等多种机制而形成的。TCR 和 BCR 基因结构以及发生重排的机制十分相似,本节重点以 BCR 为例来阐述其基因结构和重排特征。

一、B 细胞受体的基因结构及其重排

如前所述,BCR 是 B 细胞表面的特征性膜分子,是 mIg。B 细胞通过 BCR 识别抗原,提供 B 细胞激活第一信号,启动体液免疫应答。BCR 的基因即免疫球蛋白基因(Ig 基因),包括重链(H 链)基因和轻链(L 链)基因,轻链基因又分为 κ 基因和 λ 基因。BCR 的胚系基因分布广泛,但在 B 细胞分化成熟过程中会发生基因重排。BCR 的胚系基因是分隔开的,由不同的基因片段组成。在 B 细胞的分化发育过程中,这些基因片段发生基因重排(rearrangement),从而产生具有识别特异性抗原的 BCR 多样性库。

1. **BCR 的胚系基因**　Ig 重链和轻链基因分别位于不同的染色体。人 Ig 重链基因在第 14 号染色体,在 DNA 水平,编码可变区的片段由 V 基因片段(variable gene segment)、D 基因片段(diversity gene segment)和 J 基因片段(joining gene segment)以及编码恒定区的 C 基因片段组成。人 Ig 轻链基因分为 κ 基因和 λ 基因两种,κ 基因在第 2 号染色体、λ 基因在第 22 号染色体。在 DNA 水平,编码轻链 V 区基因由 V 和 J 片段组成。

重链的 V、D、J 基因片段和轻链的 V、J 基因片段是以多片段形式存在。例如,编码重链 V 区的 V_H、D_H 和 J_H 的基因片段数分别为 40、27 和 6 个,编码 κ 轻链 V 区的 V_κ 和 J_κ 基因片段数分别为 40 和 5 个,编码 λ 轻链 V 区的 V_λ 和 J_λ 基因片段数分别为 30 和 4 个。重链 C 基因片段有 9 个,其排列顺序是 5'-C_μ-C_δ-$C_\gamma3$-$C_\gamma1$-$C_\alpha1$-$C_\gamma2$-$C_\gamma4$-C_ε-$C_\alpha2$-3'(图 7-3-1)。

人 BCR 的 H 链和 L 链均由可变区基因和恒定区基因片段组成,其中 H 链可变区基因由 V 基因片段(V_H)、D 基因片段(D_H)和 J 基因片段(J_H)组成,L 链可变区基因由 V_κ 和 J_κ 或者 V_λ 和 J_λ 基因片段组成。

由于 $\alpha\beta$T 细胞和 $\gamma\delta$T 细胞不同,其 TCR 的基因组成有些差别。β 链和 δ 链胚系基因和结构与 BCR 重

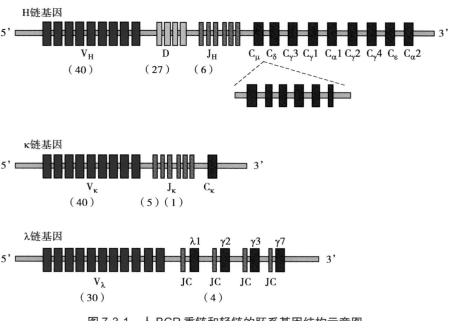

图 7-3-1　人 BCR 重链和轻链的胚系基因结构示意图

链相似。α链和γ链与BCR的轻链相似。TCR V、D、J或V、J和C基因的排列顺序大致与BCR基因排列相似。

2. BCR 的基因重排及其机制　Ig的胚系基因V区的基因片段通过基因重排形成重链V、D、J或轻链V、J连接后,再与C基因片段连接。不同区段基因的不同片段DNA排列组合,会形成不同的mRNA,再进一步翻译产生大量、具有功能的不同BCR分子。

基因重排主要是通过重组激活基因(recombination activating gene,RAG)编码的重组酶(recombinase)来完成的。重组酶包括RAG-1和RAG-2。RAG-1/RAG-2复合物表达于不成熟阶段的T细胞和B细胞。在V、D、J基因片段外显子两侧有RSS序列。重组酶可特异性识别重组信号序列(recombination signal sequence,RSS)并切除RSS。从众多的V、D、J基因片段中将1个V片段、1个D片段(轻链无D片段)和1个J片段重排在一起,形成V-D-J连接,或V-J连接,最终表达为有功能的BCR分子。Ig胚系基因重排的发生具有明显的程序化,首先是重链发生基因重排,随后是轻链重排。经过Ig胚系基因的重排,B细胞的DNA序列与其他体细胞有很大不同。

另外,还有末端脱氧核苷酸转移酶(terminal deoxynucleotidyl transferase,TdT)和其他DNA外切酶、DNA合成酶等发挥作用。TdT可将数个核苷酸通过一种非模板编码的方式插入V、D、J基因重排过程中出现的DNA的断端。上述这些酶在BCR的基因重排发挥重要作用。

T细胞的TCR也存在上述B细胞基因重排的相同情况。

3. 等位基因排斥和同种型排斥　等位基因排斥是指B细胞中位于一对染色体上的轻链或重链基因,其中只有一条染色体上的基因得到表达,先重排成功的基因会抑制同源染色体上另一等位基因的重排。同种型排斥是指κ轻链和λ轻链之间的排斥,κ轻链基因的表达成功会抑制λ轻链基因的表达。对于遗传上是杂合子的个体来说,这样保证了一个B细胞克隆只能单一表达一种BCR,只表达一种轻链。

二、受体多样性产生的机制

免疫系统中T细胞库和B细胞库具有丰富的多样性。其多样性在理论上分别可达10^{18}和10^{13}。但在发育前,它们都来自同一个胚系基因。淋巴细胞在发育过程中导致BCR多样性产生的机制,主要包括组合多样性(combinational diversity)、连接多样性(junctional diversity)和体细胞高频突变(somatic hypermutation)。

1. 组合多样性　BCR的胚系基因以众多的V、D、J片段成簇存在,发生重排时,Ig重链只能取用众多V、D、J基因片段中的1个;Ig轻链只能取用众多V、J基因片段中的1个,随机组合。以人Ig基因重链V区片段为例,其排列组合的可能性可达40(VH)×27(VD)×6(VJ)=6 480之多。再看轻链κ和λ链的V区片段,V、J基因片段的组合种类分别达200种和120种。轻重链发生组合后,其BCR的多样性约为$2.1×10^6$种。

2. 连接多样性　在重排不同基因片段的连接过程中会发生插入、替换或缺失核苷酸的情况,由此产生新的序列,导致连接多样性。其包括P/N核苷酸的插入和缺失形成的连接多样性。在Ig V区基因重排过程中,重组酶进行连接形成发卡结构,双链要配对,TdT会将N-核苷酸加到V、D、J基因片段重排中出现的 DNA 断端,从而显著增加了 BCR 的多样性。

3. 体细胞高频突变增加 BCR 多样性　体细胞高频突变发生在已成熟 B 细胞,即已完成 V 基因重排的基础上,外周免疫器官生发中心的 B 细胞接受抗原刺激,BCR 的 V 区基因上胞苷发生突变的概率很高,常发生在 V 区的 CDR 区,进而增加抗体的多样性,而且也导致抗体的亲和力成熟。

TCR 多样性大部分机制与 BCR 类似,具有组合和连接多样性,也同样具有 N-核苷酸的插入,其多样性多于 BCR。但是,TCR 不会发生体细胞高频突变。

参 考 文 献

[1] 陈广洁. 机体防御与免疫. 6 版. 北京:人民卫生出版社,2017.

[2] 陈万涛. 口腔临床免疫学. 上海:上海交通大学出版社,2010.

[3] DELVES P J, MARTIN S J, BURTON D R, et al. Handbook:Roitt's essential immunology. 12th ed. Hoboken:John Wiley & Sons,2017.

[4] MURPHY K, WEAVER C. Handbook:Janeway's immunobiology. 9th ed. Garland:Science,2016.

[5] DAVIS S J, IKEMIZU S, EVANS E J, et al. The nature of molecular recognition by T cells. Nat immunol,2003,4(3):217-224.

[6] KRANGEL M S.Gene segment selection in V(D)J recombination:accessibility and beyond. Nat Immunol,2003,4(7):624-630.

第八章　细胞因子及其受体

细胞因子是由细胞（免疫细胞或非免疫细胞）合成分泌的能调节免疫应答和介导炎症反应等多种生物学效应的小分子多肽或糖蛋白，是不同于免疫球蛋白和补体的又一类免疫分子。许多免疫细胞间的信息传递是由细胞因子介导的。自 1975 年 Isaacs 发现干扰素以来，已有大量具有不同生物学活性的细胞因子相继被发现。细胞因子根据不同细胞来源有不同的名称：由单核细胞产生的细胞因子称为单核因子（monokine），由淋巴细胞产生的细胞因子称为淋巴因子（lymphokine），由多种细胞产生并且作用于多种细胞的细胞因子称为白细胞介素（interleukin，IL）。

第一节　细胞因子的特性和分类

一、细胞因子的共同特性

细胞因子种类繁多，但大多是分子量在 10～25kDa 的小分子糖蛋白或多肽。多数细胞因子以单体的形式存在，少数细胞因子以二聚体、三聚体或四聚体等形式存在并发挥生物学作用，如 M-CSF、TGF-β 和 IL-12 等以二聚体，TNF-α 和 LT-α 以三聚体，IL-16 以四聚体结合相应的受体。通常情况下，细胞因子以旁分泌（paracrine）或自分泌（autocrine）的方式作用于邻近或自身细胞，如树突状细胞以旁分泌的方式分泌 IL-12 诱导 T 细胞分化；而 T 细胞产生的 IL-2 可以自分泌的方式刺激 T 细胞生长。此外，少数细胞因子，如 TGF-β、IL-1 等在高浓度时也能通过内分泌的方式作用于远处的靶细胞，改变局部生理环境。细胞因子的生物学活性较高，浓度在 10^{-12}mol/L 水平的细胞因子即有明显的生物学作用。在发挥其生物学效应时，细胞因子表现出多效性、重叠性、协同性和拮抗性等作用特点（图 8-1-1）。相同的细胞因子可由不同的细胞产生或分泌，其在不同浓度水平、不同生理环境下对不同的细胞发挥不同的作用，细胞因子的这种特性称为多效性，如 γ 干扰素（IFN-γ）既具有激活单核/巨噬细胞、诱导 MHC 分子表达的功能，又能促进 T 细胞分化、促使 IgG2a 向 IgG3 的抗体类别转化。不同的细胞因子也可对同一细胞产生相同或相似的作用，这种特性称为重叠性，如 IL-2、IL-4 和 IL-5 等均能促进 B 细胞的增殖。细胞因子的功能可被彼此强化，相互协同地发挥生物学效应的特性称为协同性，如 IL-3 和 IL-11 协同刺激造血干细胞的分化。一种细胞因子具有抑制另一种细胞因子发挥功能的特性称为拮抗性，如 IFN-γ 刺激巨噬细胞活化，而 IL-10 抑制其活性。

二、细胞因子的分类

最初，细胞因子的分类按其细胞来源划分，如白细胞产生的白细胞介素、淋巴细胞产生的淋巴因子和单

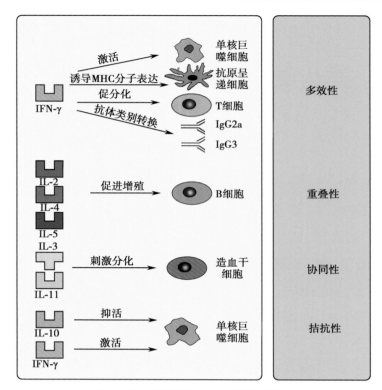

图 8-1-1　细胞因子的生物学作用特点

核巨噬细胞产生的单核因子等。但是后来发现，这些细胞因子也可由其他细胞分泌。目前，依据其生物学功能，细胞因子可划分为六类：白细胞介素、干扰素、肿瘤坏死因子、集落刺激因子、生长因子和趋化因子。

1.　**白细胞介素**　简称白介素（interleukin, IL），1979 年 5 月第二次国际淋巴因子会议将介导白细胞间相互作用的因子统称为白细胞介素，包括淋巴细胞、单核细胞及其他非单个核细胞产生的细胞因子。实际上，白介素在免疫调节、造血以及炎症过程中均发挥重要作用。目前为止，已报道的白介素共 38 种（IL-1～IL-38），其种类还在不断增加。其主要功能包括：①调节细胞免疫，主要有 IL-1、IL-2、IL-10、IL-12、IL-15、IL-17、IL-22、IL-23 等；②调节体液免疫，主要有 IL-2、IL-4、IL-5、IL-6、IL-10、IL-13 等；③刺激骨髓多能造血干细胞和 / 或各系不同分化阶段前体血细胞生长和分化，主要有 IL-3、IL-7、IL-11 等；④参与炎症反应，主要有 IL-1、IL-6、IL-8 和 IL-16 等。

2.　**干扰素**　干扰素（interferon, IFN）是由病毒或其他 IFN 诱导剂诱导人或动物细胞产生的糖蛋白，具有抗病毒、抑制肿瘤及免疫调节等生物学功能。根据其来源和理化性质不同，可分为 IFN-α、IFN-β 和 IFN-γ，它们分别主要由白细胞、成纤维细胞和活化的 T 细胞产生。IFN-α 主要由单核巨噬细胞产生，又称为白细胞干扰素，包括大约 20 种结构相关的多肽，天然的 IFN-α 往往是这些多肽的混合物。IFN-β 可从培养的成纤维细胞中提取，原称为成纤维干扰素。IFN-α 和 IFN-β 又称 I 型干扰素，主要干扰病毒复制，而 IFN-γ 则称为 II 型干扰素或免疫干扰素，主要参与免疫调节。

3.　**肿瘤坏死因子**　肿瘤坏死因子（tumor necrosis factor, TNF）因其能使肿瘤组织坏死而得名。TNF 均以三聚体形式发挥生物学作用。根据其来源和结构不同，可分为 TNF-α、TNF-β（LT-α）和 LT-β 三种。TNF-α 主要由活化的单核巨噬细胞产生。TNF-β 主要由活化的 T 细胞产生，又称为淋巴毒素（lymphotoxin,

LT），LT-β是膜型淋巴毒素。膜型肿瘤坏死因子还包括FasL、CD70L、CD30L、4-1BBL、CD40L和肿瘤坏死因子相关凋亡诱导配体（TNF related apoptosis-inducing ligand，TRAIL）等。分泌型肿瘤坏死因子包括LT-α。肿瘤坏死因子的功能主要包括：①抑制或杀伤肿瘤细胞；②抗感染作用，抑制病毒复制和通过刺激肝细胞合成、分泌急性期蛋白质，增强机体抗菌能力；③免疫调节，提高免疫细胞MHC分子的表达水平和功能，参与T细胞、B细胞的激活；④介导炎症反应，通过激活单核巨噬细胞、中性粒细胞、血管内皮细胞等功能，导致炎症介质的释放，促进组织炎症反应的发生；⑤致热作用，TNF是一种内源性致热原，可直接刺激人体体温调节中枢引起发热。

4. **集落刺激因子**　集落刺激因子（colony stimulating factor，CSF）是指能够刺激多能造血干细胞和各种造血前体细胞增殖分化，在半固体培养基中形成相应细胞集落的细胞因子。其主要有干细胞因子（stem cell factor，SCF）、巨噬细胞集落刺激因子（macrophage-CSF，M-CSF）、粒细胞集落刺激因子（granulocyte-CSF，G-CSF）、粒细胞-巨噬细胞集落刺激因子（GM-CSF）和促红细胞生成素（erythropoietin，EPO）等。

5. **生长因子**　生长因子（growth factor，GF）是具有刺激细胞生长作用的细胞因子，一般为多肽类物质。主要包括转化生长因子-β（transforming growth-β，TGF-β）、表皮生长因子（epithelial growth factor，EGF）、血管内皮生长因子（vascular epithelial growth factor，VEGF）、成纤维细胞生长因子（fibroblast growth factor，FGF）、神经生长因子（nerve growth factor，NGF）、血小板来源的生长因子（platelet-derived growth factor，PDGF）、胰岛素样生长因子（insulin-like growth factor，IGF）等。

6. **趋化因子**　趋化因子（chemokine）是指能"趋动"血液循环中的中性粒细胞、淋巴细胞、NK细胞和单核细胞等进入感染发生部位的细胞因子。此外，趋化因子还具有调节肿瘤生长和参与免疫系统发育等功能。趋化因子的序列相似性低，但绝大多数趋化因子具有4个保守的半胱氨酸残基，这在维持趋化因子相似的空间结构中有着十分重要的作用。根据靠近氨基端的前两个半胱氨酸的位置、排列方式和数量，趋化因子可分为：①CXC趋化因子，两个半胱氨酸残基之间被一个任意的氨基酸分隔，主要趋化中性粒细胞，包括IL-8、血小板碱性蛋白（platelet basic protein，PBP）、干扰素诱导蛋白-10（interferon-induced protein-10，IP-10）等；②CC趋化因子，两个半胱氨酸残基相邻排列，主要趋化单核细胞和淋巴细胞，包括巨噬细胞炎性蛋白-1α（macrophage inflammatory protein-1α，MIP-1α）、MIP-1β、单核细胞趋化蛋白-1（monocyte chemotactin protein-1，MCP-1）、MCP-2、MCP-3和正常T细胞激活上调性表达因子（RANTES）等；③C趋化因子，近氨基端只有一个半胱氨酸残基，淋巴细胞趋化因子（lymphotactin，Lptn）为其代表，趋化T细胞、NK细胞和树突状细胞；④CX₃C趋化因子，两个半胱氨酸之间被三个其他任意氨基酸分隔，Fractalkine是其代表，对单核细胞和T细胞有趋化作用。

第二节　细胞因子的生物学功能

作为细胞间的信使分子，细胞因子通过与靶细胞上的受体结合而产生特定的生物学效应，参与细胞免疫、体液免疫、炎症反应、造血调控、细胞增殖分化和组织修复等重要生理过程。

一、参与免疫调节

细胞因子可介导和调节适应性免疫,主要包括 IL-2、IL-4、IL-10、IL-12、IFN-γ 和 TGF-β 等。免疫应答是在细胞因子的调节下进行的。在免疫应答的识别阶段,IFN 和 TNF 等可上调抗原呈递细胞表面 MHC Ⅰ类和Ⅱ类分子的表达,增强免疫反应。IL-10 则下调 MHC Ⅱ类分子和 CD80/CD86 等共刺激分子的表达,从而抑制免疫应答。在免疫应答的激活阶段,IL-2、IL-12 和 IFN-γ 等细胞因子可刺激 T 细胞活化、增殖和分化;IL-2、IL-4、IL-6、IL-13 等可刺激 B 细胞活化、增殖和分化;IL-5 等可刺激嗜酸性粒细胞增殖和分化;IL-15 等则可刺激 NK 细胞的活化。TGF-β 由血小板、活化的巨噬细胞、B 细胞和 T 细胞分泌,它能刺激单核细胞分泌 IL-1 和 TNF-α。但更多情况下,TGF-β 表现为免疫抑制活性,它能抑制巨噬细胞的激活、抑制杀伤性 T 细胞的成熟。肿瘤细胞也能分泌 TGF-β,从而逃避杀伤性 T 细胞的攻击。IL-10 也具有抑制功能,可以调节机体免疫应答。细胞因子在 B 细胞抗体类别转换中也起着重要作用。在免疫应答的效应阶段,多种细胞因子共同作用对抗原性物质进行清除,同时防止免疫应答对机体造成的过度损伤。如 IFN-γ 促进抗原的清除,而 IL-10 则抑制巨噬细胞和 NK 细胞产生炎性细胞因子。

此外,细胞因子在 CD4+ Th 细胞的分化和功能的发挥中也起了极其重要的作用,IL-12 促进 CD4+ T 细胞向 Th1 细胞分化;IL-4 诱导 Th2 细胞分化;TGF-β 和 IL-6 诱导 Th17 细胞分化,而 IL-23 促进 Th17 增殖;TGF-β 诱导 Treg 细胞分化(图 8-2-1)。

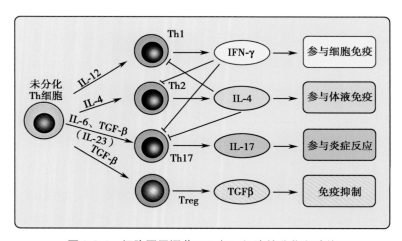

图 8-2-1　细胞因子调节 CD4+ Th 细胞的分化和功能

二、抗感染

细胞因子可介导和调节固有免疫,参与固有免疫的细胞因子主要来源于单核吞噬细胞、中性粒细胞和 NK 细胞。细菌或病毒进入机体后,可刺激这些细胞分泌Ⅰ型 IFN、IL-13、IL-6、TNF 和趋化因子等细胞因子。Ⅰ型 IFN 能抑制病毒复制、提高 NK 细胞的杀伤活性并上调病毒感染细胞表面 MHC 分子的表达,在抗病毒免疫中发挥重要作用。TNF 能增强中性粒细胞和单核巨噬细胞吞噬和杀灭细菌的能力,以及促进单核巨噬细胞分泌 IL-1 和 IL-6 等细胞因子。IL-6 诱导肝细胞产生急性期蛋白参与固有免疫,并激活 B 细胞,促进抗体的产生。IL-1 激活血管内皮细胞,促进效应细胞进入感染部位,并诱导单核巨噬细胞和内皮细胞分泌趋化因子。趋化因子是一组分子量为 8~9kDa 的小分子蛋白,其主要功能是招募单核细胞、中性粒细胞和淋巴细胞等进入感染部位,在急性和慢性炎症中起主要作用。另外,高浓度的 IL-13、TNF-α 和 IL-6 还能引起发热反应。

三、刺激骨髓造血

细胞因子可刺激造血干细胞和不同发育分化阶段的造血细胞增殖分化(图 8-2-2),主要体现在各种集落刺激因子和生长因子的作用。比如,SCF 和 IL-3 可刺激早期多能造血干细胞增殖分化,GM-CSF 可刺激粒系、单核系干细胞增殖分化,G-CSF 和 M-CSF 分别对粒系干细胞和单核系干细胞起作用,EPO 在红系干细胞及红细胞的整个发育过程中都起促进作用,血小板生成素(TPO)对血小板的生成起关键作用,而 IL-7 则对淋巴造血细胞起作用。

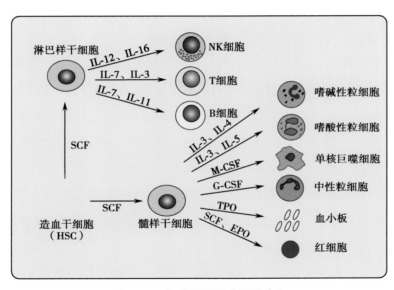

图 8-2-2　细胞因子影响骨髓造血

四、其他功能

一些细胞因子还具有促进细胞生长的功能,例如 IL-8、肝细胞生长因子、成纤维细胞生长因子可分别促进新血管的生成、肝细胞和纤维细胞的生长。此外,IL-1 还能刺激破骨细胞和软骨细胞的生长,IL-6 还能促进肝细胞产生急性期蛋白,而 M-CSF 能够参与脂代谢、降低血胆固醇水平。

第三节　细胞因子受体及其信号转导

细胞因子需通过结合细胞表面相应的细胞因子受体(cytokine receptor, CKR)才能发挥生物学作用。细胞因子与其受体结合后启动复杂的细胞内分子间的相互作用,最终引起细胞基因转录的变化,此过程即细胞因子的信号转导。

一、细胞因子受体的分类

已知的细胞因子受体大部分为跨膜蛋白,由胞膜外区、跨膜区和胞质区组成。根据细胞因子受体胞外区氨基酸序列的同源性和结构特征,细胞因子受体可分为以下几个家族。

1. 免疫球蛋白受体家族 这类受体的胞膜外区有一个或多个免疫球蛋白(Ig)样结构域。细胞因子IL-1、IL-6、IL-18、M-CSF、SCF 和 PDGF 对应的受体均属于此家族。

2. Ⅰ型细胞因子受体家族 这类受体又称 EPO 受体家族或造血因子受体家族(hematopoietin receptor family),其胞膜外区有两个不连续的半胱氨酸残基和 WSXWS 基序(W 代表色氨酸,S 代表丝氨酸,X 代表任一个氨基酸)。IL-2、IL-3、IL-4、IL-5、IL-7、IL-9、IL-11、IL-12、IL-13、IL-15、G-CSF、GM-CSF 和 EPO 等细胞因子的受体属于此类。IL-6 受体既含有 Ig 样结构域,又含有半胱氨酸残基和 WSXWS 基序。因此,它既可以归类于免疫球蛋白受体家族,又可归类于Ⅰ型细胞因子受体家族。

3. Ⅱ型细胞因子受体家族 这类受体又称干扰素家族受体,包括 IFN-α、IFN-β、IFN-γ 和 IL-10 的受体,其胞外区有四个不连续的半胱氨酸残基,但无 WSXWS 结构域。

4. Ⅲ型细胞因子受体家族 这类受体又称肿瘤坏死因子受体家族,该家族胞外区均有多个富含半胱氨酸的基序。TNF 受体、CD27、CD30、CD40、OX40、4-1BB 及 FasL 分子属此类受体。

5. 趋化因子受体家族 这一家族的受体是 G-蛋白偶联受体,由七个疏水性跨膜区组成,此类受体与相应的配体结合后,经耦联 GTP 结合蛋白而发挥细胞生物学效应。趋化因子如 IL-8、MIP-1 和 MCP 受体属于此类。趋化因子受体可分为 CC 趋化因子受体和 CXC 趋化因子受体等类别,前者是 CC 亚家族趋化因子的受体,包括 CCR1~CCR11;后者是 CXC 亚家族趋化因子的受体,包括 CXCR1~CXCR6。

6. 蛋白酪氨酸激酶受体家族 这类受体的特点是在多肽链的胞内区有酪氨酸蛋白激酶结构域,其配体主要是各种生长因子,如 VEGF、FGF 和 EGF 等。

此外,一些细胞因子受体存在游离形式,即可溶性细胞因子受体。一方面,可溶性细胞因子可与膜型受体竞争结合细胞因子,从而抑制细胞因子功能的发挥。另一方面,可溶性细胞因子受体可以通过载体作用,上调细胞因子的生物学效应或延长细胞因子的半衰期,结果使细胞因子的生物学活性得以增强。

二、细胞因子受体介导的信号转导

细胞因子与其相应的受体结合后启动细胞内的一系列生化反应,将胞外信号转导至胞内,引起细胞发生相应的反应。不同受体分子通过不同的途径传递信号。

1. 受体相关性蛋白酪氨酸激酶介导的信号途径 大部分细胞因子受体的胞内区都不带有启动信号转导的蛋白酪氨酸激酶(protein tyrosine kinase, PTK),但可通过相应胞内区连接的 PTK 起作用。Ⅰ型细胞因子受体家族和干扰素受体家族中的受体分子的胞内区都结合 PTK 中的 Janus 激酶(Janus kinase, Jak)家族成员,包括 Jak1、Jak2、Jak3 和 Tyk2。当细胞因子与相应的膜结合受体结合后,受体分子发生聚合,导致与之相连的 Jak 分子相互磷酸化而激活。激活的 Jak 使细胞因子受体胞内区上的酪氨酸残基发生磷酸化,继而招募细胞内的信号转导和转录激活因子(signal transducer and activator of transcription,STAT),并使后者磷酸化而激活,活化的 STAT 发生二聚化进入细胞核内结合于相应的 DNA 序列上,启动其调控基因的表达。不同的细胞因子,受体连接的 Jak 和激活的 STAT 分子不尽相同(表 8-3-1、图 8-3-1)。

表 8-3-1　几种细胞因子受体信号转导中的 Jak 及 STAT 分子

CKR	结合的 Jak	激活的 STAT
IL-2R	Jak1、Jak3	STAT5
IL-4R	Jak1、Jak3	STAT6
IL-5R	Jak2	STAT1、STAT3、STAT5
IL-6R	Jak1、Jak2、Tyk2	STAT1、STAT3、STAT5
IL-10R	Jak1、Tyk2	STAT3
IL-12R	Jak2、Tyk2	STAT4
IFN-γR	Jak1、Jak2	STAT1
G-CSFR	Jak2	STAT1、STAT3、STAT5
GM-CSFR	Jak2	STAT3

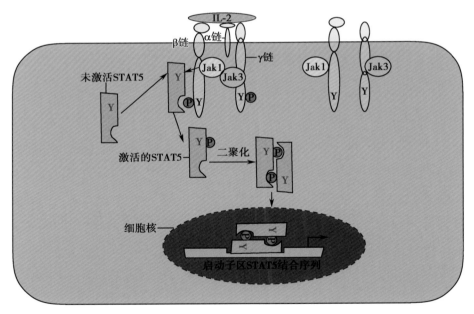

图 8-3-1　IL-2 的信号转导途径

2. **细胞因子受体酪氨酸激酶介导的信号途径**　一些细胞因子受体如 SCFR 和 M-CSFR 本身带有酪氨酸激酶的活性,可通过细胞因子受体氨酸激酶介导的信号途径直接激活酪氨酸激酶,使下游的信号蛋白磷酸化。其中,Ras 蛋白、PI3K、MAP 等都是重要的信号蛋白或激酶,最终通过转录因子启动和调控细胞因子基因的表达。

3. **G 蛋白结合受体介导的信号途径**　是趋化因子与受体结合后的主要信号转导方式。G 蛋白有 α、β、γ 三个亚单位,结合配体后 G 蛋白的构象发生改变,形成的 GTP-Gα 复合物和 Gβγ 分别介导相应信号转导途径,产生效应功能(图 8-3-2)。

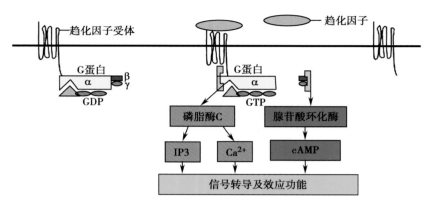

图 8-3-2　趋化因子受体介导的信号转导

第四节　细胞因子与疾病

细胞因子功能广泛,参与机体的许多生理过程,且细胞因子与许多临床疾病的发生也有密切的关系。在许多疾病的发展过程中,常伴随某些细胞因子及其受体表达的异常。

如先天性的 X- 连锁重症联合免疫缺陷(X-linked severe combined immunodeficiency disease, XSCID)患者,可表现为体液免疫和细胞免疫的双重缺陷,这种患者的 IL-2 受体 γ 链缺陷,由此导致 IL-2、IL-4 和 IL-7 的功能障碍,使免疫功能严重受损。HIV 病毒感染者的 CD4$^+$T 细胞受损导致 CD4$^+$T 细胞产生的各种细胞因子缺陷,从而表现出微生物易感性、肿瘤和自身免疫病好发等一系列免疫系统受损症状。多发性硬化症患者的血液中和类风湿性关节炎患者的滑膜液中,IL-1、IL-6 和 IL-17 水平明显高于正常人,这些细胞因子有较强的促炎作用。另外,趋化因子与许多自身免疫性疾病和过敏性疾病相关,包括多发性硬化症、类风湿性关节炎、动脉硬化、哮喘和移植排斥等。

细胞因子在口腔疾病的发生和发展中也发挥了重要的作用。其中,研究较为深入的是牙周炎与细胞因子之间的相关性。在牙周炎中,牙周组织的破坏是由微生物感染及随后引起的炎症性免疫损伤导致的,免疫损伤被公认为主要因素。研究发现,牙周炎患者血清中 IL-6、IL-8、IL-10、IL-21 和 TNF-α 的含量明显异常。其中,IL-6 的升高具有加重炎症反应、抑制牙周膜细胞的生长、活化破骨细胞、轻度抑制成骨细胞碱性磷酸酶活性等一系列促病变作用。TNF-α 则能促进炎症细胞进入感染部位,导致基质金属蛋白酶释放,降解细胞外基质蛋白,促进牙槽骨吸收和胶原纤维破坏,并能促进牙龈与牙周膜成纤维细胞的增殖。而 IL-10 具有抑制 IL-6 分泌作用,被认为是牙周炎治疗的研究方向之一。

鉴于细胞因子在免疫系统中的重要作用,用细胞因子来治疗疾病的细胞因子疗法已广泛应用于临床。细胞因子疗法一般分为细胞因子补充和添加疗法、细胞因子阻断和拮抗疗法,以及细胞因子基因疗法。应用 IFN-α 的抗病毒功能治疗乙型及丙型肝炎病毒感染,以及应用 EPO 促红细胞系成熟的作用治疗肾脏衰竭引起的贫血,为细胞因子补充和添加疗法。重组可溶性 II 型 TGF-β 受体能阻断 TGF-β 引起的免疫抑制,应用 IL-1 的受体拮抗剂(IL-1receptor antagonist, IL-1Ra)和抗 TNF-α 抗体阻断相应细胞因子过多引起的败血性休克和类风湿关节炎,是一种细胞因子阻断和拮抗疗法。细胞因子基因疗法则应用各种载体将细胞因子或细胞因子受体基因引入靶细胞,提高其表达量以发挥对疾病的治疗作用。

参 考 文 献

［1］陈福祥,陈广洁.医学免疫学与免疫学检验.北京:科学出版社,2016.

［2］周光炎.免疫学原理.4版.北京:科学出版社,2018.

［3］TANAKA T, NARAZAKI M, KISHIMOTO T. Interleukin(IL-6)immunotherapy. Cold Spring Harb Perspect Biol, 2018, 10(8): a028456.

［4］LAUFFER F, EYERICH K, BOEHNCKE W H, et al. Cytokines of the IL-17 family in psoriasis. J Dtsch Dermatol Ges, 2020, 18(7): 675-681.

［5］陈万涛.口腔临床免疫学.上海:上海交通大学出版社,2010.

第九章　人类白细胞抗原复合体

第一节　概　　述

主要组织相容性复合体（major histocompatibility complex，MHC）是由一组紧密连锁、具有高度多态性的基因组成的染色体区域。在脊椎动物中，从鱼到人类都存在结构与功能相似的 MHC 遗传区域，其编码的蛋白产物为 MHC 分子或 MHC 抗原，表达在不同的细胞表面。人 MHC 抗原的发现及鉴定源于其在白细胞表面的表达，所以又称为人类白细胞抗原（human lymphocyte antigens，HLA），编码该抗原的基因称为 *HLA* 复合体。

人 *HLA* 复合体呈现多基因性，即该复合体由经典的 *HLA* 基因和免疫功能相关基因两大类组成。经典的 *HLA* 基因包括 *HLA-I* 类、*HLA-II* 类基因，其产物的结构、组织分布和功能行使各有特点，在适应性免疫应答中发挥重要作用。免疫功能相关 *HLA* 基因主要包括非经典 *HLA-I* 类基因、血清补体成分编码基因、抗原加工呈递相关基因和炎症相关基因，参与免疫调节或固有免疫应答。同时，*HLA* 基因还具有极丰富的多态性，*HLA* 基因多态性是指人群中不同个体 *HLA* 等位基因状态的不同，这是导致个体间免疫应答能力和对疾病易感性差异最为主要的免疫遗传学原因。目前，通过 *HLA* 分型可以确定不同个体所拥有的等位基因及其产物的特异性。

HLA 的主要生物学功能包括：调节固有免疫应答、结合并呈递抗原肽，进而激活 T 淋巴细胞，参与适应性免疫应答。长期的临床实践表明，HLA 和临床上器官移植的成败及众多临床疾病的关系十分密切。

第二节　人类 HLA 复合体结构和功能

一、HLA 复合体定位及结构

人类的 HLA 复合体是迄今所知人类多态性最丰富的分子遗传系统，定位于第 6 号染色体短臂 6p21.31 区，长约 3.6Mb，占人基因组的 1/3 000，目前共发现 224 个基因座位，其中 128 个为功能性基因，96 个为假基因。基因座位紧密连锁、结构十分复杂，具有多基因性和多态性。HLA 复合体分为三个区域，即 I、II、III 类基因区，对应基因分别称为 *HLA-I*、*HLA-II* 和 *HLA-III* 类基因。2003 年完成整个第 6 号染色体短臂的序列分析后，提出了扩展的主要组织相容性复合体（extended major histocompatibility complex，xMHC）的新概念。

1. *HLA-I* 类基因区 *HLA-I* 类基因集中在 6 号染色体短臂远离着丝点的一端，包括 A、B、C、E、F、G、X 等座位（图 9-2-1），其中 *HLA-A*、*HLA-B*、*HLA-C* 为经典的 *HLA-I* 类基因，*HLA-B* 是等位基因数最多的一个基因座位。*HLA-I* 类基因仅编码 I 类分子异二聚体中的重链，轻链称为 β2 微球蛋白（β2microglobulin，β2m），由第 15 号染色体上的基因编码。HLA-I 类分子结构示意图参见图 9-2-1。

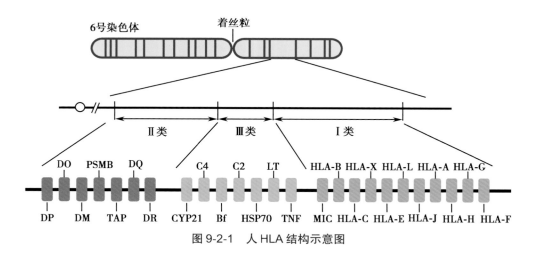

图 9-2-1 人 HLA 结构示意图

2. *HLA-II* 类基因区 *HLA-II* 类基因位于 6 号染色体短臂近着丝点的一端，由 DR、DQ、DP、DOA、DOB 和 DM6 个亚区组成（图 9-2-1），经典的 *HLA-II* 类基因由 DQ、DP 和 DR 三个亚区组成。每一亚区又包括两个或两个以上的功能基因座位，分别编码分子量相近的 α 链和 β 链，形成 DRα-DRβ、DQα-DQβ、DPα-DPβ 三种异二聚体。需要指出的是，DR 区有 1 个 *DRA* 基因及 9 个 *DRB* 基因，*DRA* 基因几乎不显示多态性，编码 DR 分子的 α 链。9 个 *DRB* 基因分别命名为 *DRB1* ～ DRB9。不同的 DRB 座位参与构成不同的单元型，并表达不同的 DR 抗原特异性，包括 DR1（DR8）、DR51、DR52 和 DR53。

3. *HLA-III* 类基因区 *HLA-III* 类基因位于 *HLA-I* 类和 *HLA-II* 类区之间，包含 62 个基因座位，长度为 0.9Mb（图 9-2-1），除了 C2、Bf、C4A、C4B 等补体成分编码基因，还有 21 羧化酶基因（*CYP21A*、*CYP21B*）、淋巴毒素（*LTA*、*LTB*）、TNF（TNF-α、TNF-β）、热休克蛋白 -70（heat shock protein 70，*HSP-70*）基因等，相关基因产物与机体免疫应答和非特异性免疫调节有关。

二、HLA 复合体基因分型

HLA 复合体基因分为三群，即经典 *HLA* 基因、免疫功能相关基因和免疫无关基因。

（一）经典*HLA*基因

经典 *HLA* 基因即编码产物直接参与抗原呈递并决定器官移植的组织相容性。

1. **经典 *HLA-I* 类基因** 编码经典的 HLA-A、HLA-B、HLA-C 类分子，组织分布极为广泛，具有高度多态性。

2. **经典 *HLA-II* 类基因** 指 *HLA-DR*、*HLA-DP* 和 *HLA-DQ* 基因亚区，编码产物均为 α、β 异二聚体的 HLA-II 类分子。某些 *HLA-II* 类基因可有 2 个或 2 个以上的 β 链功能基因，但一般只有一个 α 链功能基因。

（二）免疫功能相关基因

免疫功能相关基因具有一定的多态性，参与抗原加工，并与机体免疫应答和免疫调节有关。

1. **补体成分的编码基因**　位于 *HLA-Ⅲ* 类基因区内，编码产物为 C2、C4A、C4B、Bf 等。此类基因产物不参与抗原呈递，为血清补体成分。

2. **抗原加工呈递相关基因**　各由两个座位组成，编码相应异二聚体分子。

（1）抗原加工相关转运蛋白（transporter associated with antigen processing，*TAP*）或抗原肽转运蛋白体（transporter of antigenic peptide，TAP）基因：包括 TAP1 和 TAP2 两个基因座位，均位于 *HLA-Ⅱ* 类基因区，其产物参与内源性抗原肽向内质网腔的转运。

（2）TAP 相关蛋白（TAP-associated protein）基因：位于 *HLA-Ⅱ* 类基因区，其产物称 tapasin，即 TAP 相关蛋白，参与内源性抗原的加工呈递，主要对 HLA-Ⅰ 类分子在内质网中的装配起关键作用。

（3）*HLA-DM* 基因：包括 *DMA* 和 *DMB* 基因，位于 *HLA-Ⅱ* 类基因区。在抗原呈递细胞对外源性抗原肽的加工处理中，DM 参与溶酶体中的抗原肽进入 HLA-Ⅱ 类分子抗原结合槽的过程。

（4）β 型蛋白酶体亚单位（proteasome subunit beta type，*PSMB*）基因：编码基因 *PSMB9* 和 *PSMB8*，位于 *HLA-Ⅱ* 类基因区，*PSMB* 基因编码细胞胞质蛋白酶体成分，存在于细胞质中，参与对内源性抗原的酶解，使内源性抗原酶解成 7～10 个氨基酸残基的小肽。

（5）*HLA-DO* 基因：包括 DOA 和 DOB 两个座位，其产物分别为 DO 分子的 α 链和 β 链，参与对 HLA-DM 功能的负调节。

3. **非经典 *HLA-Ⅰ* 类基因**　除经典 *HLA-Ⅰ* 类基因外，*HLA-Ⅰ* 类基因区中还有许多其他基因，其编码产物的组织分布有限，多态性相对不明显，包括 *HLA-E*、*HLA-F*、*HLA-G*、*HLA-X*、*HLA-H*、*HLA-J*、*HLA-L* 等。

（1）*HLA-E* 基因：位于 HLA-C 和 HLA-A 座位之间，已鉴定 26 个等位基因，正式命名 21 个等位基因。其产物为 NK 细胞表面 C 型凝集素受体家族（CD94/NKG2）的专一性配体，抑制 NK 细胞的杀伤活性。

（2）*HLA-G* 基因：位于 HLA-A 座位远侧，已正式命名 53 个等位基因。其编码的重链和 β2m 组成功能分子。

（3）非经典 *HLA-Ⅰ* 类基因：除经典 *HLA-Ⅰ* 类基因外，*HLA-Ⅰ* 类基因区中还有许多其他基因，其编码产物的组织分布有限，多态性相对不明显，功能尚不清楚，包括 *HLA-E*、*HLA-F*、*HLA-G*、*HLA-X*、*HLA-H*、*HLA-J* 及 *HLA-L* 等。

4. **炎症相关基因**　位于 *HLA-Ⅲ* 类基因区内接近 *HLA-Ⅰ* 类基因区的一侧。包括 *TNF* 基因家族和 *HSP70* 基因家族。

（1）*TNF* 基因家族包括 TNF（TNF-α）、LTA 和 LTB（TNF-β）三个座位：*TNF* 基因家族的产物为 TNF-α 和 TNF-β，前者由单核巨噬细胞产生，后者由 T 细胞产生。参与炎症、抗病毒和抗肿瘤免疫应答。

（2）*HSP* 基因家族有 3 个基因：*HSPA1L*、*HSPA1A* 和 *HSPA1B*，均位于 HLA-Ⅲ 类基因区内。其产物参与炎症和应激反应，并作为分子伴侣在内源性抗原加工呈递中起作用。

5. **免疫无关基因**　包括位于 *HLA-Ⅲ* 类基因区的 21 羟化酶（*CYP21*）基因和位于 *HLA-Ⅰ* 类基因区的 *HLA-H* 基因等。

（三）HLA复合体的遗传特征

1. **单体型**　单体型（haplotype）是指同一条染色体上 *HLA* 等位基因的组合。在遗传过程中，HLA 单体型作为一个完整的遗传单位由亲代传给子代，称为单体型遗传。

2. **多态性**　多态性（polymorphism）是指在一个随机婚配的群体中，染色体同一基因座位有两种以上的等位基因，即可编码两种以上的基因产物。HLA 复合体是人体最复杂的基因复合体，具有高度的多态性。

3. **连锁不平衡**　连锁不平衡（linkage disequilibrium）是指在某一群体中，不同座位上某两个等位基因出现在同一条单体型上的频率与预期值之间有明显的差异。

三、HLA 分子的分布、结构及功能特点

（一）HLA分子的分布

1. **HLA-Ⅰ类分子的分布**　HLA-Ⅰ类分子几乎分布于机体所有有核细胞表面，淋巴样组织中的各种细胞均高表达 HLA-Ⅰ类分子，如专职抗原呈递细胞（包括 B 细胞、巨噬细胞、树突状细胞）、胸腺上皮细胞和活化 T 细胞等。以淋巴细胞表面 HLA-Ⅰ类分子分布为最多。肺泡细胞、心肌细胞、肝细胞、成纤维细胞、肌细胞、神经细胞低表达 HLA-Ⅰ类分子。此外，血清、初乳及尿液中也存在可溶性的 HLA-Ⅰ类分子。

2. **HLA-Ⅱ类分子的分布**　HLA-Ⅱ类分子主要表达于专职抗原呈递细胞（B 细胞、巨噬细胞、树突状细胞），此外，活化的 T 细胞和活化的单核细胞也表达经典的 HLA-Ⅱ类分子。

（二）HLA分子的结构

1. **HLA-Ⅰ类分子的结构**　经典的 HLA-Ⅰ类分子（图 9-2-2）由重链（α 链）和轻链（β2 微球蛋白）组成。重链为糖蛋白，分子量为 45kDa。轻链为非多态性的 β2-微球蛋白（β2m），分子量为 12kDa，由第 15 对染色体基因编码，以非共价键与 α 链结合，整个分子通过 H 链锚定于细胞膜上。

HLA-Ⅰ类分子重链胞外段有三个结构域（α1、α2、α3），远膜端的两个结构域 α1 和 α2 构成抗原结合槽，而 α3 及 β2m 属免疫球蛋白超家族（IgSF）结构域。

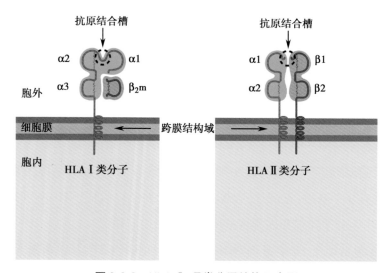

图 9-2-2　HLA-Ⅰ、Ⅱ类分子结构示意图

2. HLA-Ⅱ类分子的结构　　HLA-Ⅱ类分子是由 α 链和 β 链以非共价键连接而成的异二聚体糖蛋白，属于免疫球蛋白超家族，其两条链均为跨膜成分（图 9-2-2）。α 链和 β 链均有两个胞外结构域（α1、α2 和 β1、β2）、穿膜段和胞内段。其中，α1 和 β1 共同组成抗原结合槽，可结合较长（13～17 个氨基酸残基）肽段。α2 和 β2 为 IgSF 结构域，与 T 细胞表面的 CD4 受体结合。

四、HLA 分子的主要功能

1. 作为抗原肽受体结合和呈递抗原　　经典的 HLA-Ⅰ、HLA-Ⅱ类分子最重要的功能是分别与内源性和外源性抗原肽结合，以肽-MHC 复合物的形式供 CD8[+]T 细胞、CD4[+]T 细胞 TCR 识别后，启动适应性免疫应答。

2. 参与免疫调节　　NK 细胞通过直接的细胞毒作用及分泌细胞因子和趋化因子行使功能。NK 细胞通过"丧失自我（missing self）"的识别方式杀伤 MHCⅠ类抗原缺乏或突变的靶细胞。即 MHCⅠ类分子能够识别结合 NK 细胞表面的杀伤细胞免疫球蛋白样受体（KIR），从而抑制 NK 的杀伤作用，保护自身细胞。

3. 参与 T 细胞发育　　胸腺发育中，结合自身抗原肽-MHC 分子复合物的 T 细胞克隆发生凋亡，从而得以清除自身反应性 T 细胞，建立 T 细胞的中枢免疫耐受。

第三节　HLA 与医学

一、HLA 与器官移植

器官移植的成败主要取决于供、受者间的组织相容性，即供、受者之间 HLA 各亚类匹配的程度。如在骨髓移植中，为预防严重的移植物抗宿主反应（graft versus host reaction，GVHR），选择 HLA 同胞相合的个体作为最佳供者。肾移植中，*HLA* 基因匹配的重要性依次为 HLA-DR、HLA-B、HLA-A。然而，HLA 在人群中的多态性使得经典 6 位点相同的供体极少。另外，某些输血反应以及习惯性流产也与 HLA 不相容所导致的排斥反应有关。

二、HLA 抗原表达异常与疾病的关系

1. HLA-Ⅰ类抗原表达异常　　Ⅰ类抗原表达缺失或减少的肿瘤细胞不能受到 CTL 细胞的有效识别和攻击，从而导致免疫逃逸。

2. HLA-Ⅱ类抗原表达异常　　某些器官特异性自身免疫病的靶细胞异常高表达 HLA-Ⅱ类抗原，会启动致病性自身免疫应答。

三、HLA 与疾病的关联

HLA 和疾病的关联是指带有某些特定 HLA 型别的个体易患某种疾病（阳性关联），或对某一疾病易感性较低（阴性关联）。这一关联通过对患病人群和健康人群进行 HLA 分型后，用统计学方法加以判别。

HLA 是疾病易感性个体差异的主要决定者，参与构成种群基因结构的异质性，是第一个被发现与疾病有明确关联的分子遗传系统。迄今，记录在案与 HLA 相关的疾病已有 500 多种，大部分为自身免疫性疾病，具有肯定相关性的疾病主要有以下几类（表 9-3-1）。

表 9-3-1　HLA 和疾病的相关性

疾病		HLA 抗原	关联强度
与 HLA-Ⅰ类抗原关联的疾病	强直性脊柱炎	B27	+++
	Reiter 综合征	B27	++
	Birdshot 视网膜病	A29	+++
	牛皮癣	CW6	+
	白塞病	B51	+
与 HLA-Ⅱ类抗原关联的疾病	发作性睡眠	DQB1*0602	++
	1 型糖尿病	DQ8	++
		DQ2	+
		DR2	−
	类风湿性关节炎	DR4	+
	多发性硬化症	B51	+
		DR2	+

四、HLA 与法医学

根据 HLA 多基因性和多态性的特点，*HLA* 基因分型已在法医学上被广泛应用，如亲子鉴定和个体身份证明等。

参 考 文 献

［1］周光炎. 免疫学原理. 4 版. 北京：科学出版社，2018.

［2］NIKODEMOVA M, WATTERS J J, JACKSON S J, et al. Minocycline down regulates MHC Ⅱ expression in microglia and macrophages through inhibition of IRF1and protein kinase C（PKC）alpha/betaⅡ. J Biol Chem, 2007, 282（20）：15208-15216.

［3］ZIKA E, GREER S F, ZHU X S, et al. Histone deacetylase 1/mSin3A disrupts gamma interferon induced CⅡTA function and major histocompatibility complex class Ⅱ enhanceosome formation. Mol Cell Biol, 2003, 23（9）：3091-3102.

［4］李丹，郭宁. CⅡTA 调控 MHC-Ⅱ类分子表达分子机制的研究进展. 细胞与分子免疫学杂志，2008，24（1）：97-99.

［5］陈万涛. 口腔临床免疫学. 上海：上海交通大学出版社，2010.

［6］AMODIO G, GREGORI S. HLA-G genotype/expression/disease association studies：success, hurdles, and perspectives. Front Immunol, 2020, 11：1178.

［7］JONGSMA M L M, GUARDA G, SPAAPEN R M. The regulatory network behind MHC class Ⅰ expression. Mol Immunol, 2019, 113：16-21.

［8］NEEFJES J, JONGSMA M L, PAUL P, et al. Towards a systems understanding of MHC class Ⅰ and MHC class Ⅱ antigen presentation. Nat Rev Immunol, 2011, 11（12）：823-836.

［9］孙奕，闫玉文. 医学免疫学. 北京：人民军医出版社，2011.

［10］金伯泉. 细胞和分子免疫学. 2 版. 北京：科学出版社，2001.

第十章 抗原的加工和呈递

T 细胞和 B 细胞分别介导细胞免疫和体液免疫。T 细胞主要识别蛋白质抗原。B 细胞识别蛋白质、核酸、多糖、脂类和小分子化合物。在外来抗原刺激下，T 细胞的活化过程需要 T 细胞以外的辅助细胞参与，这些辅助细胞具有抗原呈递功能。

抗原呈递细胞（antigen presenting cell，APC）先将蛋白质抗原分子加工成具有适当结构的小分子肽段，肽段与对应 MHC 分子的多肽结合槽非共价结合。抗原加工产物抗原肽与 MHC 分子结合后被 MHC 分子转运到细胞表面，T 细胞通过 TCR 来识别 MHC-抗原肽复合物，整个过程称为抗原的加工和呈递（antigen processing and presentation，APP）。本章将重点介绍抗原呈递细胞以及抗原加工和呈递的过程。

第一节 抗原呈递细胞

广义的抗原呈递细胞包括专职抗原呈递细胞、非专职抗原呈递细胞和靶细胞。

一、专职抗原呈递细胞

专职抗原呈递细胞包括单核巨噬细胞（Mo/Mφ）、树突状细胞（DC）和 B 细胞（表 10-1-1）。其共同特征是组成性表达 MHC Ⅱ类分子和 T 细胞活化所需的共刺激分子，能主动摄取、加工、处理抗原并呈递抗原给 T 细胞。

表 10-1-1 专职抗原呈递细胞的特点

特点	单核巨噬细胞	B 细胞	树突状细胞	
			未成熟树突状细胞	成熟树突状细胞
体内分布	全身组织器官	外周血、淋巴结	非淋巴组织、器官	外周淋巴组织
抗原摄取	吞噬、受体介导，胞吞、胞饮	抗原特异、受体介导	吞噬、巨胞饮、受体介导	病毒感染
MHCⅡ类分子	低表达、激活后增高	组成性、激活后增高	低表达	组成性
共刺激分子	诱导性	诱导性	诱导性、低表达	组成性
呈递抗原种类	细菌	细菌、病毒、毒素	病毒、移植物抗原、凋亡细胞	病毒、毒素

单核巨噬细胞摄取抗原能力很强，能吞噬较大的颗粒，因此，在加工和呈递胞外病原体和颗粒抗原方面具有重要作用。巨噬细胞表面的 FcR、补体受体、甘露糖受体、LPS 受体、Toll 样受体，均能与病原体表

面结合,促进巨噬细胞对病原体的吞噬。未活化的巨噬细胞只表达少量的 MHC Ⅱ类分子,不表达共刺激分子。在吞噬了病原体后或在 IFN-γ 和 TNF-β 的诱导下,巨噬细胞会大量表达 MHC Ⅰ类分子、MHC Ⅱ类分子、共刺激分子及黏附分子。很多病毒以及非病原体抗原不能诱导巨噬细胞表达 MHC Ⅱ类分子和共刺激分子,从而使巨噬细胞无法有效地呈递这些病毒或非病原体的抗原。

树突状细胞是体内抗原呈递功能最强的抗原呈递细胞,具有典型的树突状形态,高表达 MHC Ⅱ类分子和其他共刺激分子,能迁移至淋巴器官并刺激初始 T 细胞增殖活化。未成熟的 DC 分布于机体的各种组织,通过巨胞饮和受体介导的内吞作用摄入抗原后开始成熟,而后迁移至脾脏和淋巴结等二级淋巴器官。在此过程中,DC 发生一系列表型的改变,包括失去主动摄入抗原的能力、MHC Ⅱ类分子和 MHC Ⅰ类分子表达升高、共刺激分子表达增高等。

B 细胞可通过 BCR 高亲和性地结合并内化抗原,B 细胞高表达 MHC Ⅱ类分子,但不表达共刺激分子 B7。微生物的组分(如 LPS)可诱导 B 细胞表达 B7,所以细菌佐剂可诱导机体对可溶性蛋白质抗原产生应答。

上述三种专职抗原呈递细胞在组织分布、抗原摄取方式、MHC Ⅱ类分子和共刺激分子的表达、呈递抗原种类等方面有一定的区别,其加工、呈递抗原的能力互相补充,促进机体免疫应答的能力。

二、非专职抗原呈递细胞

非专职抗原呈递细胞包括血管内皮细胞、上皮细胞、间质细胞、皮肤成纤维细胞、嗜酸性粒细胞等,这类细胞在炎症刺激或细胞因子(如 IFN-γ)的作用下,可诱导性表达 MHC Ⅱ类分子、共刺激分子和各种黏附分子,从而成为抗原呈递细胞。这类细胞摄取、加工和呈递抗原的能力较弱。由于这些细胞在通常情况下执行其专有功能,不具备抗原呈递的能力,所以被称为非专职抗原呈递细胞。非专职抗原呈递细胞呈递抗原激发应答,通常与炎症反应和某些自身免疫性疾病的发病有关。

三、靶细胞

人体所有的有核细胞都能表达 MHC Ⅰ类分子,且具有降解胞质内蛋白的能力,因此这些细胞都可以将内源性蛋白抗原降解成多肽片段,与 MHC Ⅰ类分子结合呈递给 CD8+ 细胞。被激活的 CD8+ CTL 能特异性地杀伤这些细胞,所以这些细胞通常被称为靶细胞。这类抗原呈递方式是机体防御病毒感染的重要免疫机制。T 细胞产生的 IFN-γ 和肿瘤坏死因子能够增强这类抗原呈递细胞表面的 MHC Ⅰ类分子的表达,从而放大 CTL 与靶细胞的相互作用。

第二节　抗原的加工与呈递

T 细胞能识别 APC 细胞表面 MHC-抗原肽复合物,依赖于 APC 对蛋白质抗原的加工处理,再以抗原肽-MHC 复合物的形式表达于细胞表面。CD4+ T 细胞识别 APC 上的抗原肽-MHC Ⅱ类分子,CD8+ T 细胞识别靶细胞表面的抗原肽-MHC Ⅰ类分子。表达抗原肽-MHC 复合物的细胞与 T 细胞接触后,T 细胞表面的 TCR 与抗原肽-MHC 复合物相互作用，TCR 的 α、β 链经 CDR1 和 CDR2 识别 MHC 分子抗原结合槽的两侧，CDR3 识别抗原结合槽中的抗原肽。CD4 分子和 CD8 分子被称为共受体，其中 CD4 分子可与 MHC Ⅱ类分子抗原结合槽外侧结合，而 CD8 分子可与 MHC Ⅰ类分子抗原槽的外侧结合。TCR 经 CD3 分子向 T 细胞内传递第一活化信号，同时，T 细胞通过表面的共刺激分子，如 CD28 等，与 APC 表面相应配体结合，向 T 细胞内传递第二活化信号，接收到双信号后 T 细胞活化。如果体内有足够的辅助 T 细胞获得这样的信息，则会进一步活化 B 细胞，产生特异性体液免疫或活化其他 T 细胞和巨噬细胞引起特异性细胞免疫反应。大部分抗原需要经过 APC 呈递后才能被 T 细胞识别。

针对抗原性质和来源不同，APC 主要经 MHC Ⅱ和 MHC Ⅰ类两类途径呈递抗原，两条途径的差别见表 10-2-1。在某些条件下，两条途径可以交叉呈递，此外，还有经 CD1 分子途径呈递脂类抗原。

表 10-2-1 MHC Ⅰ类与 MHC Ⅱ类抗原呈递途径

比较项目	MHC Ⅰ类途径	MHC Ⅱ类途径
抗原类型	内源性抗原	外源性抗原
抗原加工的部位	蛋白酶体	内体、溶酶体
抗原呈递细胞	有核细胞	专职 APC 细胞
呈递抗原肽的 MHC 分子	MHC Ⅰ类分子	MHC Ⅱ类分子
MHC-抗原肽组装部位	内质网腔	MHC Ⅱ类分子腔室
伴侣分子	钙黏素、TAP、tapsin	钙联素、Ii 链
呈递对象	CD8⁺T 细胞（CTL 为主）	CD4⁺T 细胞（Th 为主）

一、内体-溶酶体途径（MHC Ⅱ类分子途径）

外源性抗原加工呈递途径通过 MHC Ⅱ类途径，其过程包括抗原摄取、抗原降解、MHC Ⅱ类分子装配和转运、MHC Ⅱ类分子荷肽和表达于细胞表面等（图 10-2-1）。外源性抗原是指来源于 APC 细胞之外的抗原，例如被吞噬的细胞、细菌或一些自身蛋白质。

（一）抗原摄取与降解

APC 摄取外源性抗原的方式有吞噬（phagocytosis）、胞饮（pinocytosis）、内化（internalization）以及受体介导的内吞等。其中，吞噬指细胞吞入较大的颗粒性物质，如细菌、细胞碎片等。胞饮是指细胞吞入液态物质或极微细的颗粒。内化是指细胞通过伸出伪足包围抗原形成小泡并将之内吞入细胞的过程。DC 和巨噬细胞均可通过细胞表面的模式识别受体和 Fc 受体等识别和介导对抗原的摄取，B 细胞则可以通过抗原受体有效地介导低浓度抗原的摄取。被摄入 APC 的抗原在内体（endosome）等结构中，被其中的酸性环境和含有的多种酶降解成短肽。

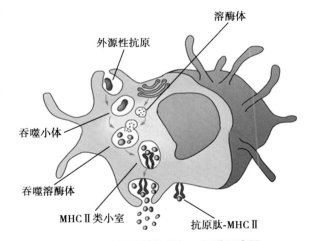

图 10-2-1 外源性抗原加工呈递示意图

（二）MHC Ⅱ类分子装配与转运

MHC Ⅱ类分子的 α 链和 β 链在粗面内质网中合成，在伴随蛋白的帮助下折叠装配形成 α、β 异二聚体。参与 MHC Ⅱ类分子装配的伴随蛋白主要有钙联蛋白和 Ii 链。Ii 链即 Ia 分子相关的不变链（Ia-associated invariant chain）的简称，它的作用主要有三个方面：①帮助 MHC Ⅱ类分子折叠和装配；②与 MHC Ⅱ类分子结合，并通过 Ii 链中第 81～104 位氨基酸这段序列与 MHC Ⅱ类分子的抗原肽结合槽结合，这一个肽段称为Ⅱ类分子相关的不变链肽（class Ⅱ associated invariant peptide，CLIP），可以阻止 MHC Ⅱ类分子与内质网中存在的内源性抗原肽结合；③Ii 链胞质段含有导向序列，可引导 MHC Ⅱ类分子通过高尔基体转运至内体。如果 Ii 链缺如，MHC Ⅱ类分子就会滞留在内质网中，并与内质网中未折叠的蛋白肽链形成复合物。

在 Ii 链的帮助下，MHC Ⅱ类分子通过高尔基系统进入内体系统。在内体中的蛋白水解酶作用下 Ii 链被降解，只剩下 CLIP 与 MHC Ⅱ类分子结合。有些 MHC Ⅱ类分子/Ii 复合物可以先直接运送至细胞表面，然后被内吞进入内体进行加工和荷肽。

（三）MHC Ⅱ类分子荷肽与表达

MHC 分子与抗原肽结合的过程简称荷肽，CLIP 与 MHC Ⅱ类分子的结合占据了它的抗原结合槽，必须让 CLIP 与 MHC Ⅱ类分子解离，内体中的外源性抗原肽才能与 MHC Ⅱ类分子结合完成荷肽的过程，这一任务是由 HLA-DM 分子来完成的。

在内体的酸性条件下，HLA-DM 与 MHC Ⅱ类分子发生物理结合。这一结合引起 MHC Ⅱ类分子构象发生改变，使抗原结合槽的两条 α 螺旋略微开放，与 CLIP 之间的结合被破坏，CLIP 从 MHC Ⅱ类分子中解离出来。HLA-DM 则继续与 MHC Ⅱ类分子保持结合状态，以维持"空"的 MHC Ⅱ类分子的立体结构稳定，直到合适的抗原肽进入抗原结合槽。HLA-DM 才与 MHC Ⅱ类分子解离，此时 MHC Ⅱ类分子的抗原结合槽又回到紧密状态。

载有 MHC Ⅱ类分子/抗原肽复合物（pMHC Ⅱ）的小泡通过胞吐空泡的形式与细胞膜融合，pMHC Ⅱ表达于抗原呈递细胞的表面。在细胞表面的中性环境中，pMHC Ⅱ 的分子结构变得更为稳定。

二、MHC Ⅰ类分子途径

MHC Ⅰ类分子途径又名胞质溶胶途径，内源性抗原加工呈递通过 MHCⅠ类途径，其过程包括蛋白质抗原降解、抗原肽转运、MHC Ⅰ类分子装配和荷肽、pMHC 表达于细胞表面等（图 10-2-2）。内源性抗原是指靶细胞内产生的抗原，如感染细胞内病毒蛋白和细菌蛋白、肿瘤细胞合成的突变蛋白、一些同种异型抗原以及某些自身抗原。

（一）蛋白酶体与抗原降解

细胞质中的蛋白可在泛素酶的帮助下，通过蛋白酶体降解成短肽，这个过程是细胞内分子不断进行新陈代谢的

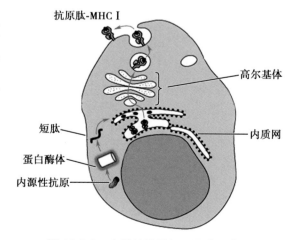

图 10-2-2 内源性抗原加工呈递示意图

一部分。蛋白酶体是存在于胞质中的一种大分子量（700kDa）的蛋白质水解酶复合体，由28个亚单位所构成，像一个中间空的圆柱体。处于未折叠状态的蛋白，包括变性的蛋白和经泛素化修饰后打开立体结构的线状蛋白，可以进入蛋白酶体的中空核心，被其中的内肽酶水解成短肽。蛋白酶体有两种形式：组成型蛋白酶体和免疫型蛋白酶体。组成型蛋白酶体表达于所有的细胞，细胞经IFN-γ诱导后可转而表达免疫蛋白酶体，能更有效地降解抗原形成适合MHC结合的短肽。病毒感染后可以诱导IFN-γ产生，因而可以使细胞更有效地呈递抗原。

（二）抗原加工相关转运体与抗原肽转运

由蛋白酶体降解形成的抗原肽，需要被转运至内质网中，才能与此处的MHC I类分子发生结合，这个转运过程由内质网膜上的跨膜蛋白抗原加工相关转运体（transport associated with antigen processing，TAP）完成。TAP由两个亚单位TAP1和TAP2组成，每个亚单位的多肽链均反复穿越内质网膜6次，共同围成一个跨膜孔道，在ATP作用下对抗原肽进行主动转运。

（三）MHC I类分子装配与荷肽

MHC I类分子的装配和荷肽均需要一些蛋白的辅助，这些辅助蛋白被称为伴随蛋白，包括钙联蛋白、钙网蛋白、TAP1相关蛋白和Erp57等。

内质网中新合成的MHC I类分子α链，在伴随蛋白的帮助下部分折叠成立体结构的状态并与β2m结合，其中，Tapasin连接MHC I类分子与TAP。当抗原肽通过TAP进入内质网时，合适的肽就与MHC I类分子结合。MHC I类分子在未与肽结合之前，其立体结构不稳定，需要伴随蛋白帮助维持其结构的稳定，而且不易被转运出内质网。与肽结合形成pMHC后立体结构变稳定，遂与伴随蛋白分离，通过高尔基体胞吐空泡运送到细胞表面，小泡的膜与细胞膜融合，pMHC较稳定地表达于细胞膜表面。

（四）MHC I类分子荷肽与其稳定表达

MHC I类分子必须与抗原肽结合，才能在细胞表面稳定地表达，并将抗原呈递给CD8$^+$T细胞识别。MHC I类分子对病毒抗原的呈递，是CTL识别和杀伤病毒感染细胞的前提，许多病毒通过进化也会产生一些调控机制来阻碍抗原呈递，从而逃避免疫杀伤。

三、非经典抗原加工呈递途径（交叉呈递）

有时上述两种主要途径可以并存，使一种抗原通过不同的途径被加工，从而扩大了免疫应答的范围。非经典抗原加工一般出现在病理情况下，如免疫耐受、抗胞内感染、抗肿瘤免疫等。参与的细胞主要是DC和巨噬细胞。涉及的机制包括：①APC细胞吞入外源性抗原并在内体中消化时，其抗原肽直接与内体中的MHC I类分子结合成抗原肽-MHC I类复合物而被呈递；②溶酶体中的外源性抗原肽经胞吐作用被排出胞外，直接与细胞表面的MHC I类分子形成复合物；③外源性抗原肽从内体逸出，进入胞质溶胶，启动内源性抗原加工途径，随后与MHC I类分子结合，并被呈递；④内体直接与细胞表面内吞的含有MHC I类分子的颗粒融合，形成抗原肽-MHC I类复合体而被呈递；⑤某些胞内蛋白形成自吞小泡，并与内体/溶酶体融合，内源性抗原肽进入了外源性抗原加工途径，并与MHC II类分子结合；⑥内质网中MHC II类分子与Ii链亲和力过低，导致MHC II类分子沟槽不能被覆盖，内质网中的内源性抗原肽随即与 MHC Ⅱ类分子形成复合物。

在生理条件下，APC 细胞表面空载的 MHC Ⅰ和 MHC Ⅱ类分子可以稳定维持一段时间。这些空载的 MHC 分子也可以直接与抗原肽结合，不需要 TAP 或 Ii 等辅助分子。不同 MHC 亚型具有不同空间构象的抗原结合槽，其结合抗原肽的特异性和亲合力也有所不同。因此，不同个体对同样抗原的免疫应答也有高低之分。

四、脂类抗原的 CD1 分子呈递途径

CD1 分子与 MHC Ⅰ类分子有 30% 的同源性，无多态性，能够结合并向 T 细胞呈递外源性及内源性的脂类抗原。CD1 分子有 CD1a～CD1e 五类，按其基因序列分析又通常被分为三组，第一组包括 CD1a、CD1b 和 CD1c，主要负责呈递各种微生物脂类抗原至负责适应性免疫的各种 T 细胞；第二组为 CD1d，主要是将脂类抗原呈递给自然杀伤 T 细胞，以激活固有免疫为主；第三组为 CD1e，是 CD1 分子中唯一不表达于细胞膜表面的亚型，在未成熟 DC 内，CD1e 定位于高尔基体，而 DC 成熟后则出现在晚期内吞体和溶酶体。

CD1 分子的跨膜链与 $\beta 2m$ 以非共价键结合形成复合体，构成的立体结构也有抗原结合槽。脂类抗原/CD1 分子复合物和抗原肽/CD1 分子复合物均可呈递抗原给 CD1 限制性 T 细胞。CD1 限制性 T 细胞包括 $CD4^+/CD8^+$、$CD4^-/CD8^-$ 的 $\alpha\beta T$ 细胞、$\gamma\delta T$ 细胞以及 NKT 细胞（主要是 CD1d）。CD1 抗原呈递在机体对以脂类抗原为主的病原微生物，尤其是在结核分枝杆菌的免疫防御反应中起重要作用。

CD1 分子通过呈递脂类抗原给特定的 $\alpha\beta T$ 细胞和 $\gamma\delta T$ 细胞亚群，在多种免疫反应中发挥了重要作用，是对 MHC Ⅰ类及 MHC Ⅱ类抗原呈递分子功能的有效补充。

参 考 文 献

[1] 陈广洁. 机体防御与免疫. 北京：人民卫生出版社，2017.

[2] DELVES P J, MARTIN S J, BURTON D R, et al. Roitt's essential immunology. 12th ed. New Jersey：Wiley-Blackwell，2011.

[3] MURPHY K, WEAVER C. Janeway's immunobiology. 9th ed. Oxfordshire：Garland Science，2016.

[4] 陈万涛. 口腔临床免疫学. 上海：上海交通大学出版社，2010.

第十一章　适应性免疫应答

第一节　概　　述

免疫应答是机体对抗原性异物所发生的一系列生理及病理反应,包括 APC 对抗原的加工、处理和呈递,抗原特异性淋巴细胞对抗原的识别及其活化、增殖、分化及产生生物学效应的全过程。免疫应答可被分为固有免疫应答和适应性免疫应答。

固有免疫是机体抵御病原体的第一道防线。适应性免疫是接触病原微生物等特定抗原刺激后,特异性淋巴细胞识别抗原,并进一步活化、增殖、分化或者失能、凋亡,进而产生相应生物学效应的全过程,属于特异性免疫。

免疫应答通常分为以下 3 个阶段。

1. **识别阶段**　抗原的加工和识别在这一阶段完成。

2. **活化阶段**　T 细胞或 B 细胞在识别抗原后,经过复杂的信号传递被激活,增殖分化为效应细胞,产生效应分子(细胞因子、抗体)。

3. **效应阶段**　效应分子和效应细胞在多种体液及细胞成分的配合下将抗原物质清除。

第二节　T 细胞活化与细胞免疫应答

胸腺内发育成熟的初始 T 细胞进入血液循环,穿越淋巴结的高内皮小静脉到达外周淋巴器官,DC 等抗原呈递细胞加工呈递抗原,刺激特异性 T 细胞应答。免疫应答产生的效应 T 细胞通过血流进入抗原所在部位发挥效应功能。

一、T 细胞对抗原的识别

(一)抗原呈递细胞向T细胞呈递抗原

APC 在细胞内加工处理抗原,并将抗原呈递给 T 细胞。DC 是体内抗原呈递功能最强的 APC,可刺激初始 T 细胞活化和增殖,因此被认为是特异性免疫应答的始动者。巨噬细胞摄取抗原的能力很强,能通过吞噬作用、胞饮作用和受体介导的胞吞作用摄取抗原。通常认为,巨噬细胞不能将抗原信息呈递给初始 T 细胞,只能对活化或效应 T 细胞呈递抗原,在进一步活化 T 细胞的同时,自身也被激活并可发挥细胞免疫效应。B 细胞持续表达 MHC Ⅱ类分子和共刺激分子,不仅能在体外将蛋白抗原有效地呈递给辅助性 T 细胞，在体内也能发挥抗原呈递作用，尤其是当抗原浓度较低时。B 细胞的抗原呈递功能主要与其膜表面免疫球蛋白（SmIg）有关。

APC 摄取、处理和呈递抗原的途径分别为 MHC Ⅱ类和 MHC Ⅰ类途径。APC 分别对外源性及内源性抗原进行加工、处理（图 11-2-1），并以抗原肽 -MHC Ⅱ复合物或抗原肽 - MHC Ⅰ复合物的形式呈递给 CD4⁺ T 细胞或 CD8⁺T 细胞。在某些情况下，两条途径可以交叉，又称交叉呈递。

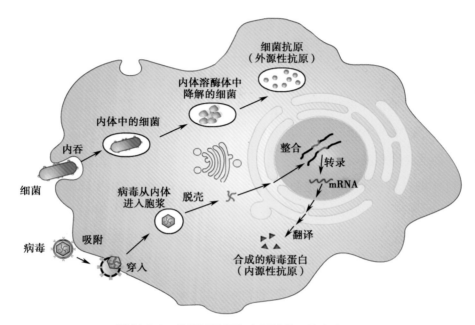

图 11-2-1　外源性抗原和内源性抗原的产生过程

（二）抗原识别

初始或记忆 T 细胞膜表面 TCR 与 APC 表面 MHC-抗原肽复合物特异性结合的过程称为抗原识别，它涉及 T 细胞和 APC 表面多种分子间的相互作用。

1. T 细胞与 APC 的非特异性结合　进入淋巴结皮质区深部的初始 T 细胞与 APC 随机接触，这种物理接触是抗原识别的基础。T 细胞表面表达多种黏附分子，包括 CD4、CD8 和 CD28，整合素家族的淋巴细胞功能相关抗原 -1（LFA-1）和 LFA-4，Ig 超家族的 LFA-2（CD2）、LFA-3、细胞间黏附分子（ICAM）-1 和 ICAM-3、L-选择素等。T 细胞与 APC 表面的黏附分子之间相互作用得以紧密接触，形成一个瞬时性的特殊结构，称免疫突触。免疫突触使 T 细胞与 APC 发生短暂、可逆性结合。这一过程有助于 T 细胞分辨潜在的抗原，提高了 TCR 与 MHC-抗原肽复合物之间的亲和力，从而启动 T 细胞抗原识别与活化。

2. T 细胞对特异性抗原的双重识别　T 细胞表面 TCR 与 APC 表面 MHC-抗原肽复合物的结合具有高度特异性。TCR 的 α 和 β 链通过其可变区（V 区）识别 p-MHC，与 V 区 CDR1 和 CDR2 结合的部位主要是 MHC 抗原分子结合槽两侧的 α 螺旋及抗原肽的两端，CDR3 主要结合抗原肽中央的氨基酸残基。随后，经 TCR 边上的 CD3 分子向胞内传递特异性识别信号，导致 LFA-1 变构并增强其与 ICAM 的亲和力，从而稳定并延长 T 细胞与 APC 间的特异性结合，直至 T 细胞增殖分化为效应细胞（图 11-2-2）。另外，T 细胞的抗原识别具有 MHC 限制性。CD4⁺ T 细胞对抗原的识别受到 MHC Ⅱ类分子的约束。CD8⁺ T 细胞对抗原的识别受 MHC Ⅰ类分子的约束。

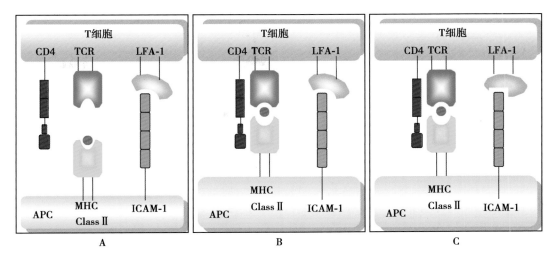

图 11-2-2　特异性 T 细胞与 APC 的结合过程

A. LFA-1/ICAM-1 等黏附分子低亲和力结合→T 细胞与 APC 接触　B. TCR 特异性识别抗原肽,启动识别信号　C. LFA 变构,与 ICAM 亲和力增强,促进 APC 与 T 细胞稳定结合

二、T 细胞的活化、增殖和分化

T 细胞接受抗原刺激后,通过一系列信号转导通路将细胞膜刺激信号传入细胞内部,使 T 细胞活化、增殖,并进一步分化形成效应细胞,这一过程是免疫应答的必要阶段。

(一) T 细胞活化的双信号刺激

1. 第一信号　TCR 特异性地识别 APC 所提供的 MHC-抗原肽复合物,共受体(CD4 或 CD8 分子)与 MHC 分子结合,使共受体尾部相连的蛋白酪氨酸激酶(protein-tyrosine kinase, PTK)磷酸化而被激活,并使 CD3 分子胞内段的免疫受体酪氨酸激活基序(immunoreceptor tyrosine-based activation motif, ITAM)中的酪氨酸发生磷酸化,启动激酶活化的级联反应,最终导致一系列转录因子、细胞因子及受体等基因转录(图 11-2-3)。第一信号确保了免疫应答的特异性。

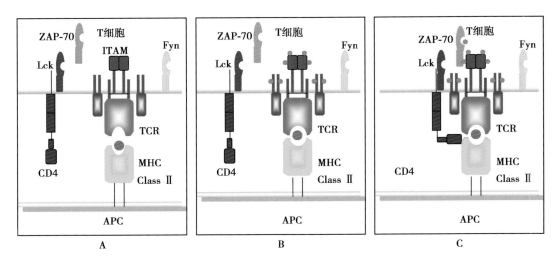

图 11-2-3　T 细胞激活的第一信号

A. 静止的 T 细胞 CD3 胞质段 ITAM 无磷酸化　B. TCR 与特异性 MHC 结合,CD3 胞质段 ITAM 磷酸化
C. CD4 与 MHC Ⅱ类分子结合,CD4 胞质段耦联的激酶向 TCR/CD3 复合物靠近,使 ZAP-70 磷酸化

2. **第二信号**　第二信号由 APC 表面的共刺激分子(B7 分子)与 T 细胞表面 CD28 分子的相互作用提供(图 11-2-4)。其他分子,如诱导性共刺激分子(ICOS)与诱导性共刺激分子配体(ICOSL)、细胞毒性 T 淋巴细胞相关抗原 4(cytotoxic T lymphocyte-associated antigen-4,CTLA-4)与 B7、PD-1 与 PD-L1 等,也参与活化性或抑制性第二信号。

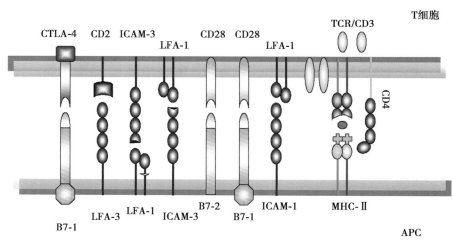

图 11-2-4　参与 T 细胞活化的膜表面分子

在双信号的刺激下,相关受体交联,通过 PTK 的作用激活钙调磷酸酶、NF-κB 和 MAP 激酶三条信号途径启动下游多种转录因子的活化和细胞因子(如 IL-2、IL-3、IFN-γ 等)的表达,从而促进 T 细胞生长和分化。

T 细胞应答过程中,第二信号虽不具有抗原特异性,但是,若仅有第一信号而缺失第二信号,很多基因不发生转录激活,因而获得了抗原识别信号的 T 细胞不能进入增殖分化阶段,可导致 T 细胞处于无能状态。

（二）细胞因子的活化

在 T 细胞活化过程中,抗原和协同刺激分子传递的信号触发一些细胞因子的基因转录和蛋白合成。其中最重要的细胞因子为 IL-2。IL-2 受体 α 链表达后,与已存在的 β 链和 γ 链形成 IL-2 高亲和力异源三聚体。IL-2 分子与异源三聚体有效结合,启动由 IL-2 受体 β 链和 γ 链介导的信号转导通路。活化的 APC 可通过分泌 IL-1 和 IL-6,促进静止的 T 细胞表面表达 IL-2 受体。多种细胞因子在信号转导中有其共同点,往往活化一类特定的蛋白酪氨酸激酶,多数是 Jak 家族。细胞因子使 T 细胞持续激活,进入细胞周期、增殖分化。激活的 T 细胞一天可分裂 2～3 次,从而产生大量的子代细胞。

（三）T 细胞活化的调节

1. **正向调节**　活化的 T 细胞表面表达某些共刺激分子(如 CD40L 等),可与 APC 表面相应受体(CD40 等)结合,从而促进 APC 活化并表达更多共刺激分子(如 B7、ICOSL 等),后者与 T 细胞表面相应受体(CD28、ICOS 等)结合,进一步促进 T 细胞活化与增殖。衔接蛋白可招募多种信号蛋白参与启动信号转导。其中,衔接蛋白中的 T 细胞活化连接蛋白(linker for activation of T cell,LAT)发挥关键作用。LAT 可被活化的 ZAP-70 磷酸化,而 ZAP-70 是 TCR-CD3 复合物及辅助受体与 PTK 相互作用启动的信号转导酶促反应的关键点。

2. 负向调节　前面提到 CD28 与 B7 结合的第二信号可协同 TCR 信号途径增强转录因子的活化，而 CTLA-4 也可与 B7 结合，但它们的相互作用可抑制 T 细胞活化，其机制可能是通过磷酸酶募集到免疫突触内，阻断了 TCR-相关 ζ 链的磷酸化。CTLA-4 与 B7 分子结合的亲和力要远远高于 CD28，由于 CTLA-4 是在 T 细胞活化后才表达，故一般认为 CTLA-4 与 B7 的相互作用发生在 T 细胞活化的晚期，起到终结 T 细胞免疫应答的作用。

（四）T细胞增殖

T 细胞接受双活化信号刺激后，通过信号转导启动相关基因的转录、表达和分泌多种细胞因子并与其受体结合。IL-2 以自分泌的形式与 T 细胞表面 IL-2 受体结合，介导 T 细胞增殖分化。此外，IL-4、IL-12、IL-15 等细胞因子也发挥重要作用。初始 T 细胞增殖的结果是抗原特异性 T 细胞克隆扩增，即由少量抗原特异性初始 T 细胞分裂并大量增殖。

CD4$^+$ T 细胞的活化增殖过程较明确，由 APC 提供第一信号和第二信号。CD8$^+$ T 细胞的活化增殖一般认为有两种情况，一是 CD8$^+$ T 细胞由 APC 提供两种活化信号，如 DC 可经抗原交叉呈递途径由 MHC I 类分子呈递抗原，共刺激分子信号一起激活 CD8$^+$ T 细胞，或非专职 APC 同时发挥靶细胞和 APC 的作用；二是需要 CD4$^+$ T 细胞辅助，先激活的 CD4$^+$ T 细胞上调 APC 上的共刺激分子，为 CD8$^+$ T 细胞提供足够的第二信号，如缺乏第二信号，CD8$^+$ T 细胞直接接受 CD4$^+$ T 细胞分泌的 IL-2 进入活化增殖状态。

（五）效应T细胞的分化

伴随 T 细胞的增殖，T 细胞逐渐分化成效应细胞亚群，主要包括辅助性 T 细胞（Th）和细胞毒性 T 细胞（CTL 或 Tc）。

1. CD4$^+$ T 细胞的分化　CD4$^+$ T 细胞进入外周免疫器官之后，经抗原肽-MHC II 类分子复合物激活，先分化为 Th0，在微环境中各种因素的影响下，Th0 进一步向各类效应细胞分化。IL-12 和 IFN-γ 可诱导 Th0 向 Th1 分化，IL-4 可诱导 Th0 向 Th2 分化，TGF-β 和 IL-6 可诱导 Th0 向 Th17 分化，IL-21 和 IL-6 诱导 Th0 向 Tfh 分化，TGF-β 和 IL-2 诱导 Th0 向 Treg 分化。除细胞因子外，抗原的性质、浓度以及共刺激因子也影响 Th 细胞的分化。

2. CD8$^+$ T 细胞的分化　成熟 DC 高表达共刺激分子，可直接向 CD8$^+$ T 细胞提供信号，并刺激其增殖、分化为 CTL，此为直接激活。在 APC 低表达或不表达共刺激分子时，初始 CD8$^+$ T 细胞活化有赖于 CD4$^+$ Th 细胞的辅助，此为间接激活。CTL 分化的最重要特征是膜结合型细胞质颗粒的发育，这些颗粒包含穿孔素和颗粒酶，可杀伤靶细胞。

3. 记忆 T 细胞的分化　记忆 T 细胞主要从效应 T 细胞转化而来，也可以由初始 T 细胞激活后直接分化形成。记忆 T 细胞介导快速和增强的再次免疫应答，它可被低浓度抗原和细胞因子以及低水平的共刺激分子激活。在抗原清除后，记忆 T 细胞可以在宿主体内存活多年。记忆 T 表型标志为 CD45RA$^-$ CD45RO$^+$。

三、效应 T 细胞的免疫应答

局部炎症反应上调炎症部位血管内皮细胞表达黏附分子 VCAM-1 和 ICAM-1 等，可以与效应 T 细胞表达的 VLA-4 和 LFA-1 等相互识别,加上趋化因子的作用,使从外周淋巴组织迁出进入血液循环的效应T 细胞可以附着于炎症部位的血管壁,并穿过血管内皮细胞之间的间隙,迁移至靶细胞所在位置。

在细胞免疫应答的效应阶段发挥作用的主要是 Th1、Th17 和 CTL 细胞。Th2 和 Tfh 细胞则主要辅助B 细胞参与体液免疫应答。Treg 细胞主要发挥免疫调节作用。

（一）Th1细胞的效应

某些胞内菌主要存在于 Mϕ 的吞噬小体内,可抑制吞噬体与溶酶体融合或干扰吞噬小体酸化,使溶酶体酶激活受阻,从而得以在宿主细胞内存活和生长,并逃逸特异性抗体和 CTL 的攻击。Th1 介导的炎症反应对清除此类胞内寄生病原体发挥重要作用(图 11-2-5)。

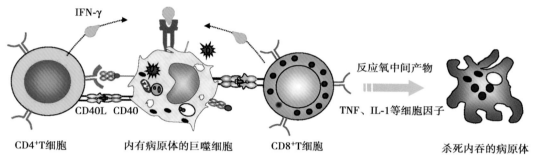

图 11-2-5　CD4+T 细胞促进巨噬细胞的杀伤活性

1. **募集巨噬细胞为主的吞噬细胞**　Th1 通过分泌各种细胞因子发挥作用。IL-3 和 GM-CSF 诱导骨髓产生和释放单核细胞与中性粒细胞。IFN-γ、TNF、MCP-1 和 MIF 等能诱导局部血管内皮细胞高表达黏附分子和发挥趋化作用,有利于血管内的单核细胞和中性粒细胞外渗穿过血管壁并迁移至炎症部位。

2. **激活巨噬细胞**　Th1 细胞通过表达 CD40L 与巨噬细胞表面 CD40 相互作用,以及通过分泌 IFN-γ和 TNF-β 等,激活单核/巨噬细胞。激活的巨噬细胞吞噬能力、杀伤活性、MHC II类分子表达、共刺激分子表达以及细胞因子分泌等各方面的活性显著提高。其可以更有效吞噬杀伤病原体、介导炎症反应以及向 T 细胞呈递抗原,增强和放大 T 细胞免疫应答。此过程对于胞内病原体的清除有非常重要的意义。

3. **对淋巴细胞和中性粒细胞的作用**　Th1 细胞产生 IL-2 等细胞因子,可促进 Th 细胞和 CTL 细胞的活化与增殖,辅助细胞免疫应答。Th1 细胞对 B 细胞的活化和分化也有辅助作用。Th1 细胞产生的 LT-α和 TNF-α,可活化中性粒细胞促进其杀伤病原体。

（二）Th17细胞的效应

Th17 分泌 IL-17、IL-22、IL-21 等,刺激上皮细胞、内皮细胞、成纤维细胞和巨噬细胞等分泌多种炎症因子。其中,G-CSF 和 CM-CSF 等集落刺激因子可刺激中性粒细胞和单核细胞,IL-8 和 MCP-1 等趋化因子可募集中性粒细胞和单核细胞,IL-1β、IL-6、TNF-α 和 PGE2 等可诱导局部炎症反应。Th17 在炎症反应和自身免疫病的发生中起重要作用。

（三）CTL的效应

1. **CTL 效应的过程**　CTL 对感染了病原的靶细胞杀伤构成了细胞免疫的重要部分。CTL 在识别"改变"了的自身细胞,如病毒感染细胞、恶性细胞和移植反应中的移植细胞等起着非常重要的作用。由于人体所有的有核细胞都表达 MHC Ⅰ类分子,因此,CTL 原则上可以识别和清除几乎所有改变了的自身细胞。CTL 的杀伤作用受 MHC 严格限制。CTL 在杀伤抗原特异性靶细胞过程中,只能识别与自身 MHC Ⅰ类分子相联系的特异性抗原多肽。同时,CTL 表达的黏附分子(LFA-1 等)从低亲和力转向高亲和力状态,与靶细胞表面黏附分子相互作用形成两个细胞之间的紧密接触。CTL 膜表面分子和胞内分泌性的细胞器,包括细胞骨架、高尔基体、胞质颗粒等,向效 - 靶细胞紧密接触的部位重新排列和分布,即 CTL 极化。CTL 可以有效发动致死性攻击而杀伤靶细胞,避免影响邻近细胞。5～10 分钟后,CTL 细胞表达的黏附分子又从高亲和力状态恢复到低亲和力状态,从而可以再作用于下一个靶细胞。

2. CTL 效应的机制

(1)胞质颗粒依赖机制:CTL 胞内含许多颗粒,直径 0.5～1μm,主要有两种成分:颗粒核心和多囊泡结构。颗粒核心中包含穿孔素、颗粒酶等,而多囊泡结构则包含溶酶体酶和溶酶体的一些膜标志。穿孔素是胞质颗粒中参与靶细胞损伤过程最主要的蛋白。

CTL 可通过胞吐方式释放出穿孔素,进入细胞间隙。穿孔素在 Ca^{2+} 存在下,引起构象变化,暴露其疏水基团,附着并插入脂质双层膜中,在靶细胞膜表面形成多个孔洞,颗粒酶 / 丝氨酸酯酶在穿孔素的帮助下,进入细胞后引起一系列生化反应,激活核酸内切酶(nm23),对细胞 DNA 进行特异性切割,最终引起靶细胞凋亡(图 11-2-6)。

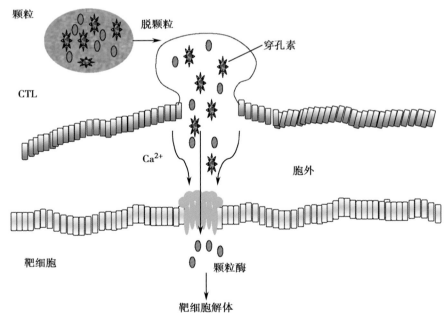

图 11-2-6　穿孔素在 CTL 杀伤靶细胞中的作用

(2)FasL/Fas 介导的机制:CTL 上的 TCR 对靶细胞 MHC Ⅰ-肽复合物的识别可启动 FasL-Fas,并且 CTL 与靶细胞发生 Mg^{2+} 依赖的结合和粘连。TCR 对靶细胞 MHC Ⅰ-肽复合体的识别与结合同时启动了 FasL 基因以及 Fas 基因的转录和翻译,在一些黏附分子的辅助下,两者有效地发生结合(图 11-2-7)。

Fas 在配体的诱导下形成三聚体,三聚体的形成导致一种级联反应衔接子——Fas 相关的含死亡区域的蛋白(FADD/MORT1)的募集。激活 caspase-8 及其他的下游 caspase,并可降解其在胞内的底物。经过

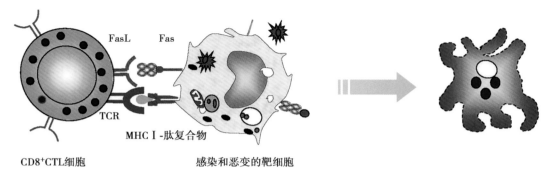

图 11-2-7 FasL/Fas 介导的细胞凋亡机制杀伤靶细胞

caspase 的一系列级联反应,靶细胞最终凋亡。

（3）细胞因子介导途径:CTL 通过分泌 TNF-α 等细胞因子,与靶细胞上的 TNF-α 受体结合,也可诱导靶细胞凋亡。

第三节　B 细胞活化与体液免疫应答

B 细胞来源于骨髓中的淋巴样祖细胞,在骨髓中发育成熟,主要定居于外周免疫器官的 B 细胞区,B 细胞介导的体液免疫应答也可分为抗原识别,B 细胞活化、增殖和分化,合成分泌抗体并发挥效应的三个阶段。B 细胞也是一种抗原呈递细胞,还具有免疫调节等功能。

一、B 细胞对胸腺依赖性抗原的免疫应答

（一）B细胞对胸腺依赖性（TD）抗原的识别

1. **BCR 对抗原的识别**　与 TCR 不同,BCR 分子可变区能直接识别蛋白质抗原的天然表位,或识别因蛋白降解而暴露的隐蔽表位,而无须 APC 对抗原的处理和呈递,也无 MHC 限制性。BCR 识别抗原启动 B 细胞激活的第一信号。

2. **Th 细胞对 B 细胞应答的辅助**　B 细胞针对 TD 抗原产生应答有赖于 Th 细胞辅助,主要表现在:①提供 B 细胞活化所必需的第二信号;②分泌细胞因子对 B 细胞起辅助作用。

（1）Th 细胞的活化:已摄取抗原的 APC 迁移至外周淋巴组织 T 细胞区,向特异性 Th 细胞呈递抗原,使之活化、增殖和分化。

（2）B 细胞与 Th 细胞相互作用:Th 细胞通过识别 B 细胞表面特异性 p-MHC,被诱导表达某些膜分子和细胞因子,促进 B 细胞增殖。例如:Th 表达 CD40L,可有效增强 B-Th 细胞间的相互作用。

（二）B细胞的活化、增殖与分化

1. **B 细胞的活化**

（1）B 细胞活化的双信号:BCR 与特异性抗原表位结合,启动第一信号。信号由 BCR-Igα/β 传入细胞内部。Igα/β 胞浆区有 ITAM 基序,当 BCR 识别并结合抗原后会导致 BCR 交联,激活 Lyn 等 Src 家族的蛋白酪氨酸激酶,使 Igα/β 胞质区的 ITAM 磷酸化,启动信号转导的级联反应。Th 细胞表面的 CD40L

与 B 细胞表面的 CD40 结合提供 B 细胞活化的第二信号，B 细胞激活需要 T 细胞、B 细胞间相互作用（图 11-3-1）。

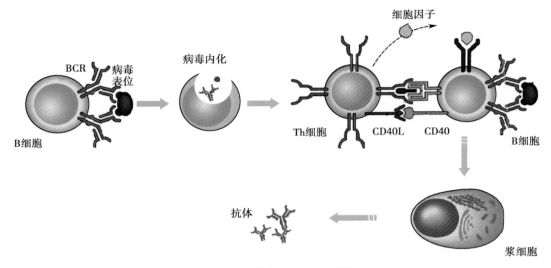

图 11-3-1 B 细胞和 Th 细胞的相互作用

（2）细胞因子参与 B 细胞的活化与增殖：活化的 B 细胞表面表达多种细胞因子受体，可接受 Th 细胞分泌的细胞因子的刺激。Th1 细胞可分泌 IL-2 和 IFN-γ 等细胞因子，Th2 细胞分泌 IL-4、IL-5 和 IL-6 等细胞因子，可促进 B 细胞活化，并分化为产生抗体的浆细胞。

（3）B 细胞活化的调节：B 细胞表面受体 CD19/CD21/CD81/CD225 可使 B 细胞对抗原刺激的敏感性明显增强。CD21 分子胞外区与附着于抗原或抗原抗体复合物的 C3d 结合，抗原与 BCR 结合，使 BCR 与 CD19/CD21/CD81/CD225 共受体复合物交联，激活胞质中与 CD19 胞内段相关的酪氨酸激酶，使 CD19 胞质区酪氨酸残基磷酸化，从而募集含有 SH2 结合域的信号分子，从而增强膜信号传导，可使 B 细胞活化信号增强 1 000 倍，CD19/CD21/CD81/CD225 还具有降低 BCR 内化的作用，延长经由 BCR 刺激的信号作用。此外，B 细胞抑制性辅助受体 CD32、CDC22、CD72 对 BCR 复合物识别抗原产生的信号起抑制作用，可防止 B 细胞过度激活。

2. B 细胞在生发中心的分化与成熟

（1）生发中心是 B 细胞增殖、分化成熟的场所：在外周淋巴组织中，增殖的 B 细胞形成生发中心（图 11-3-2）。生发中心为 B 细胞提供合适分化、发育的微环境：①生发中心的滤泡树突状细胞（FDC）表达 Fc 受体和补体受体，可将抗原和免疫复合物长期滞留于其表面，从而持续向 B 细胞提供抗原信号；②B 细胞作为 APC，可维持 Th 细胞活化，后者表达 CD40L，并分泌多种细胞因子，又可辅助 B 细胞增殖、分化和成熟。

（2）B 细胞的分化和成熟：B 细胞在生发中心内与 DC、Tfh 细胞发生复杂的相互作用，经历克隆增殖、抗体可变区的体细胞高频突变、抗原受体编辑、抗体类别转换、抗体亲和力成熟及阳性选择等过程，最终分化为抗体亲和力成熟的浆细胞和长寿命记忆性 B 细胞。

Ig 基因的体细胞高频突变发生于分裂中的生发中心母细胞，是形成抗体多样性的机制之一，也为 Ig 亲和力成熟提供了基础。体细胞高频突变有如下特点：①只在特定的解剖部位，即次级淋巴滤泡的生发

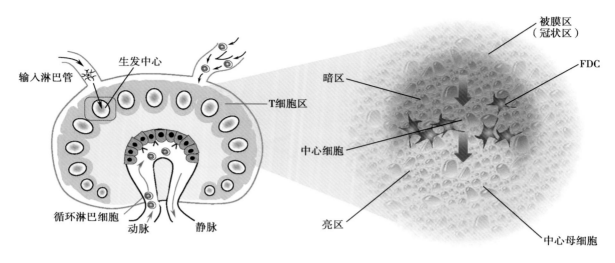

图 11-3-2　淋巴结（B 细胞）生发中心

中心内和在抗原刺激下的抗体应答中才能产生；②突变的频率很高；③突变只发生于重排过的 *V* 基因；④突变的类型主要是点突变，偶见发生缺失、插入等方式；⑤突变会累积，通过抗原选择逐步达到亲和力成熟。IgV 基因中编码 IgV 区中互补决定区（CDR）的核苷酸序列容易发生突变，由此形成极为多样的 B 细胞克隆。

B 细胞在骨髓发育成熟的过程中，*V*、*D* 和 *J* 基因阶段的重排是随机发生的，因而有可能产生识别自身抗原的 B 细胞克隆，或产生无功能性抗原受体的 B 细胞克隆。未成熟的自身反应性 B 细胞克隆在识别自身抗原后会激活重组基因导致编码 Ig 轻链可变区的 *V*、*J* 基因二次重排，BCR 被修正为针对"非己"抗原，称为抗原受体编辑。这种机制有助于清除自身反应性 B 细胞，并使针对外来抗原的 BCR 具有更广泛的多样性。

体细胞高频突变会导致 BCR 的特异性或亲和力发生改变，从而形成多样性 B 细胞克隆。这些 B 细胞中，如果它们的 BCR 不能与附着于 FDC 上的免疫复合物中的抗原进行高亲和力结合，则发生凋亡而被清除。极少数特异性 B 细胞的 BCR 能与抗原高亲和力结合，则可进入下一轮增殖和突变。如此重复选择，使最终存活的 B 细胞均是表达高亲和力 BCR 的抗原特异性 B 细胞。

Ig 类别转换是指抗体可变区不变（即抗体结合抗原的特异性相同），但其重链类型（恒定区）发生改变，从 IgM 向其他类别或亚类 Ig 转换，导致抗体生物学效应呈现多样性。此外，抗体的类别转换也与 B 细胞所处的解剖位置有关，如黏膜固有层的浆细胞主要产生 sIgA。

生发中心的成熟 B 细胞经历增殖、突变与阳性选择后，可分化为两类细胞：①浆细胞，离开外周淋巴组织后迁至骨髓，可长时间、持续产生高亲和力抗体；②记忆 B 细胞，寿命长，但增殖能力低，参与淋巴细胞再循环，一旦再次遭遇同一特异性抗原，即迅速活化、增殖、分化，产生大量高亲和力特异性抗体。

二、B 细胞对胸腺非依赖性抗原的免疫应答

胸腺非依赖性抗原（TI-Ag）如细菌多糖、多聚蛋白及脂多糖等，能激活初始 B 细胞诱导抗体产生，无须 Th 细胞辅助，也不引起 T 细胞应答。根据激活 B 细胞的方式及结构特点的不同，可分为 TI-1 抗原和

TI-2 抗原。

（一）B细胞对TI-1抗原的免疫应答

TI-1 抗原主要是细菌的胞壁成分，如革兰氏阴性菌的脂多糖。TI-1 抗原具有有丝分裂成分。高浓度时，TI-1 抗原中的丝裂原能与 B 细胞表面的丝裂原受体结合，非特异地激活多克隆 B 细胞。低剂量 TI-1 抗原仅激活表达特异性 BCR 的 B 细胞，因为此类 B 细胞的 BCR 可从低浓度抗原中竞争性结合到足以激活自身的抗原量。

感染早期，体内 TI-1 抗原浓度低，仅抗原特异性 B 细胞被激活，产生针对 TI-1 抗原的特异性抗体，可中和病原体的毒性作用。但是 TI-1 抗原的应答无须 T 细胞辅助，发生于胸腺依赖性免疫应答之前，感染初期即可产生特异性抗体，从而抵御某些细胞外病原体。

（二）B细胞对TI-2抗原的应答

TI-2 抗原如细菌荚膜多糖、聚合鞭毛素等含有高密度重复性表位，可与抗原特异性 B 细胞的 BCR 广泛交联从而刺激 B 细胞。TI-2 抗原不容易被蛋白酶降解，可以长时间存在于淋巴结包膜下和脾边缘窦内巨噬细胞的表面。这类抗原的密度在 TI-2 抗原激活 B 细胞中起重要作用。密度太低，BCR 交联的程度不足以激活 B 细胞；密度太高，会使 BCR 过度交联而使 B 细胞产生耐受。

B 细胞对 TI-2 抗原产生的免疫应答有十分重要的意义。许多常见的胞外菌如细菌荚膜多糖是抵御巨噬细胞吞噬的保护层。B 细胞针对 TI-2 产生的抗体可包被抗原，调理并促进巨噬细胞对病原体的吞噬，并有利于巨噬细胞将抗原呈递给特异性 T 细胞。

三、体液免疫应答

（一）初次应答和再次应答

病原体初次侵入机体所引发的应答称为初次应答。初次应答晚期，抗原异物逐渐清除，多数效应 T 细胞和浆细胞死亡，同时抗体浓度下降。但是，记忆 T 细胞和记忆 B 细胞得以保留。当同类抗原再次入侵，记忆性淋巴细胞可产生迅速、高效、特异性应答，称为再次应答。

1. 初次应答 B 细胞初次接受抗原刺激产生的抗体量少，亲和力低。从抗原进入到血液中出现抗体所需的时间为潜伏期，潜伏期长短受机体状况、抗原的性质及进入机体的途径等影响，一般为 5～10 天。此后，抗体逐渐增多，至 2～3 周抗体水平达高峰，然后缓慢下降。产生的抗体主要为 IgM，滴度不高，消失也快。IgG 稍晚出现，IgM 接近消失时，IgG 达高峰。

2. 再次应答 再次应答由记忆 B 细胞介导，其作为 APC 摄取、处理抗原，并将抗原呈递给记忆 Th 细胞。因记忆性 B 细胞表达高亲和力 BCR，故很低浓度的抗原即可有效启动再次应答。再次应答潜伏期短、产量高、亲和力强且较均一、持续时间长，产生的抗体主要为 IgG。

（二）体液免疫应答的效应

体液免疫应答的主要效应分子是特异性抗体，主要效应包括：中和细菌外毒素与中和病毒、免疫调节作用、抗原抗体复合物通过经典途径激活补体、通过抗体依赖性细胞介导的细胞毒作用杀伤细胞、阻止病原体黏附细胞。此外，其也可导致免疫损伤。

参 考 文 献

［1］陈广洁. 机体防御与免疫. 北京：人民卫生出版社，2017.

［2］ELVES P J, MARTIN S J, BURTON D R, et al. Roitt's essential immunology. 12th ed. New Jersey：Wiley-Blackwell, 2011.

［3］MURPHY K, WEAVER C. Janeway's immunobiology. 9th ed. Oxfordshire：Garland Science, 2016.

［4］ALARCÓN B, GIL D, DELGADO P, et al. Initiation of TCR signaling：regulation within CD3dimers. Immunol Rev, 2003, 191：38-46.

［5］CALL M E, WUCHERPFENNIG K W. Molecular mechanisms for the assembly of the T cell receptor-CD3complex. Mol Immunol, 2004, 40(18)：1295-1305.

［6］GARCIA K C, ADAMS J J, FENG D, et al. The molecular basis of TCR germline bias for MHC is surprisingly simple. Nat Immunol, 2009, 10(2)：143-147.

［7］陈万涛. 口腔临床免疫学. 上海：上海交通大学出版社，2010.

［8］金伯泉. 细胞和分子免疫学. 2 版. 北京：科学出版社，2001.

［9］曹雪涛. 医学免疫学. 7 版. 北京：人民卫生出版社，2018.

第十二章　免　疫　耐　受

第一节　免疫耐受的定义和分类

免疫耐受（immunological tolerance）是指机体免疫系统接受某种抗原刺激后发生的特异性免疫无应答状态。其特点是，机体对某种抗原产生免疫耐受后，不能对该抗原产生用常规方法可检测到的免疫应答，但仍可对其他抗原产生正常的免疫应答。免疫耐受也被称为负免疫应答，因为免疫耐受也需抗原诱导，具有特异性和记忆性。免疫耐受与免疫缺陷和免疫抑制有很大的不同，主要是免疫耐受有抗原特异性，而免疫缺陷和免疫抑制没有抗原特异性。免疫缺陷是由于长期严重疾病或遗传等因素造成机体免疫系统功能障碍，对各种抗原不应答或应答低下。与免疫缺陷相比，免疫抑制主要是由于药物等原因导致免疫系统功能受到暂时的抑制，对各种抗原的免疫应答受到抑制。能够诱导免疫耐受的抗原称为耐受原（tolerogen）。

正常情况下，机体对自身抗原保持免疫耐受状态而对外来抗原保持免疫应答能力。已建立的免疫耐受可自发消退，也可被交叉抗原破坏。自身免疫性疾病就是自身抗原的免疫耐受被破坏的结果。

一、按免疫耐受形成的特点分类

由自身抗原诱导的免疫耐受称为天然免疫耐受。由外来抗原诱导产生的免疫耐受称为获得性免疫耐受。

（一）天然免疫耐受

天然免疫耐受主要是指自身耐受，即机体对自身组织成分不发生免疫应答。但在某些条件下免疫系统也可对"非己"抗原产生免疫耐受。1945 年，Owen 观察到一对异卵双生小牛，由于在胚胎期共用一个胎盘，彼此血流相通，出生后各自成为含有两种不同血型的嵌合体，相互间进行皮肤移植也不发生排斥反应。由此，Burnet 提出了"克隆选择"学说，认为可能是在胚胎期的免疫细胞发育过程中，接触了异型血细胞，从而导致了能识别相应特异性抗原的淋巴细胞克隆被消除或抑制，表现为对该抗原的特异性免疫耐受。

（二）获得性免疫耐受

获得性免疫耐受可通过人工方法诱导产生。利用上述天然免疫耐受观察到的现象，有学者建立了胚胎期诱导耐受的动物模型，将黑鼠的脾细胞注入白鼠的胚胎内，子代白鼠出生后可接受黑鼠的皮肤移植而不产生排斥反应，但对其他品系小鼠的皮肤移植物则产生排斥反应。还有学者给成年小鼠反复注射各种剂量的牛血清白蛋白（BSA），再以 BSA 作为抗原刺激小鼠，发现小鼠不产生对 BSA 的抗体应答，表现为免疫耐受。这些实验证明，成年鼠也可诱导免疫耐受，但较胚胎期和新生期明显困难。

二、按免疫耐受发生的部位分类

按免疫耐受发生的部位，可以分为中枢免疫耐受和外周免疫耐受。

（一）中枢免疫耐受

中枢免疫耐受指在胚胎阶段，T 细胞、B 细胞在胸腺、骨髓的发育过程中，与自身抗原高亲和力结合的淋巴细胞克隆被清除（阴性选择），保留能低亲和力识别自身抗原且能与自身 MHC 结合的淋巴细胞克隆（阳性选择），免疫系统主要接受自身抗原刺激，形成对自身抗原的免疫耐受。但中枢免疫耐受不能清除所有与自身抗原高亲和力结合的细胞克隆，自身反应性的 T 细胞在胸腺外通过外周免疫耐受被抑制活化。

（二）外周免疫耐受

外周免疫耐受指机体内针对自身组织的淋巴细胞克隆并未完全被中枢耐受机制删除，这些自身反应性 T 细胞、B 细胞克隆一般处于不反应状态。此外，由于成年后胸腺退化，免疫耐受的发展和维持可能因年龄而异，与儿童相比，外周免疫耐受在成人自身免疫中具有更重要的调节作用。

三、其他分类

根据免疫耐受的程度，还可分为完全耐受和不完全耐受。不完全耐受又可分为 T 细胞耐受及 B 细胞耐受。

第二节　免疫耐受的影响因素

抗原性物质进入机体后能否诱导产生免疫耐受，主要取决于抗原和机体两方面因素。

一、抗原因素

（一）性质

抗原的免疫原性是相对的，在不同情况时可以是免疫原，也可以是诱导耐受的耐受原。一般而言，如果抗原的异源性和免疫原性弱，则易诱发免疫耐受。抗原的大小对于能形成聚合体的抗原的免疫原性也很重要。比如，沙门氏菌的鞭毛蛋白的多聚体是强免疫原，但它的单体形式（4kDa）和一个小片段（1.8kDa）主要是诱导免疫耐受。类似的情况还有：血清白蛋白的多聚体是强免疫原，但它的解聚体形式可以诱导免疫耐受。这可能是因为聚合体的蛋白可以被抗原呈递细胞迅速摄取加工和呈递，而解聚的蛋白在机体循环中停留的时间较长。另外，聚合体的抗原会带有更多的抗原表位，易于引起免疫反应。

（二）剂量

最初认为只有很高剂量的抗原使免疫系统过载才能诱导免疫耐受。后来发现低剂量抗原长时间刺激也可以引起免疫耐受。一般来说，某种抗原在一定浓度范围内，低和高浓度会诱导耐受，而中间浓度主要是诱导免疫反应。另外，低剂量抗原可以在新生动物引起免疫耐受，而在成年动物往往需要高剂量抗原才能诱导免疫耐受。抗原用量与其性质也有关，胸腺非依赖性抗原（thymus independent antigen，TI 抗原）需高剂量才能诱导耐受，胸腺依赖性抗原（thymus dependent antigen，TD 抗原）低剂量和高剂量均可诱导耐受。其中，小剂量引起的耐受称为低带耐受（low zone tolerance），仅诱导 T 细胞耐受。大剂量引起的耐受称为高带耐受（high zone tolerance），能使 T 细胞、B 细胞均产生耐受，诱发克隆失能或克隆清除。

二、机体因素

（一）免疫系统状态

免疫耐受诱导的难易程度与机体免疫系统的状态有很大关系。免疫系统发育不成熟的动物易于诱导免疫耐受。因此，在胚胎期最容易诱导，而在免疫健全的成年机体则不易诱导。主要由于胚胎期免疫细胞发育不够成熟，刚离开胸腺的 T 细胞对耐受原诱导较敏感。而当免疫系统受到抑制时也是有利于诱导免疫耐受的。比如，在受到放射线照射或应用环磷酰胺和环孢素等免疫抑制药物治疗的情况下，外周成熟的淋巴细胞受到破坏，从骨髓中重新形成的未成熟淋巴细胞可以经抗原诱导产生免疫耐受。

（二）接种途径

接种途径是诱导免疫耐受的重要影响因素。特别是在成年个体，接种途径决定了抗原进入抗原呈递细胞的方式。一般来说，皮下注射抗原主要由朗格汉斯细胞摄取和呈递，诱导免疫反应。静脉注射抗原易于被静息 B 细胞（resting B cell）摄取，诱导免疫耐受。腹腔注射和静脉注射是两种最为常用的诱导免疫耐受的抗原接种途径。另外，口服抗原也经常会引起免疫耐受。

（三）动物种属和品系

免疫耐受诱导和维持的难易程度与动物种属、品系有很大关系。兔、灵长类和有蹄类动物只在胚胎期可诱导建立耐受性，而小鼠和大鼠在胚胎期和新生期都能诱导成功。此外，同一种属不同品系动物产生免疫耐受的水平有很大差异。例如，与很多品系的小鼠不同，BALB/c 小鼠很难对注射的丙种球蛋白产生耐受，而 C57BL/6 小鼠仅需少量丙种球蛋白就可以产生耐受。这说明遗传背景对于免疫耐受的产生有重要影响。

第三节 免疫耐受产生的机制

一、免疫耐受的细胞学基础

免疫耐受的细胞学基础是 T 细胞和/或 B 细胞对某种抗原物质产生免疫耐受。单独 T 细胞或 B 细胞耐受都可导致免疫系统对该抗原产生免疫耐受。

纯系无免疫功能动物的应用促进了免疫耐受细胞学基础的研究。纯系无免疫功能动物是指新生期摘除胸腺并用亚致死量 X 线照射，以杀灭体内全部免疫活性细胞（T 细胞、B 细胞）的纯系动物。这种动物无免疫功能,相当于"活试管"。

Chiller 等应用纯系无免疫功能小鼠进行的实验,阐明了免疫耐受形成的细胞学基础。方法如下:用大剂量单体人丙种球蛋白(HGG)注入纯系小鼠,造成免疫耐受,处死后取其胸腺细胞(Tt)和骨髓细胞(Bt);与正常同系小鼠的胸腺细胞(Tn)和骨髓细胞(Bn)适当配伍:Tt+Bt、Tt+Bn、Tn+Bt 和 Tn+Bn,分别注入同系无免疫功能的"活试管"小鼠和正常同系小鼠体内。再用适量多聚 HGG 免疫接种,观察抗体形成情况,确定免疫耐受的形成和哪些细胞有关。结果表明,除 Tn+Bn 组能产生相应抗体外,其余 3 组均不产生。这说明 T 细胞、B 细胞经单体 HGG(TD 抗原)诱导后均可处于耐受状态,且只要 T 细胞或 B 细胞形成耐受,小鼠就不能产生相应的抗体应答,解释了 T 细胞、B 细胞在形成免疫耐受中的作用。实验还发现,T 细胞在注入耐受原后,即形成免疫耐受性,持续约 150 天,而且大、小剂量的耐受原均可使其耐受。而 B 细胞在注入耐受原后 10 天才形成免疫耐受性,持续 50 天即消退,说明 T 细胞比 B 细胞更易致免疫耐受。

为了研究免疫耐受是否具有特异性,学者还用火鸡丙种球蛋白(TGG)对实验小鼠进行免疫刺激。结果发现,对 HGG 耐受的小鼠接受 TGG 攻击后仍可产生抗体应答,并能产生相应抗体,这表明免疫耐受与正常免疫应答一样也具有特异性。

二、免疫耐受形成的机制

关于免疫耐受形成的机制,至今尚不能用单一机制来解释所有免疫耐受现象,现将有关学说和理论介绍如下。

(一)克隆清除

克隆清除(clonal deletion)是指在具有不同特异性 T 细胞受体(T cell receptor,TCR)的淋巴细胞群体中,对某一种特定抗原起反应的淋巴细胞克隆被清除,这在自身免疫耐受的形成中可能是最重要的机制。

Burnet 在克隆选择学说中用克隆清除解释自身免疫耐受现象。他认为,胚胎期某些淋巴细胞克隆的受体接触相应抗原(包括自身抗原和外来抗原)时即被消除或"禁忌"。这一理论阐明了自身耐受的形成机制。淋巴细胞的克隆清除主要发生在中枢免疫器官,但在外周免疫器官也可发生成熟淋巴细胞的克隆清除。

T 细胞的克隆清除主要发生在胸腺。前体 T 细胞从骨髓迁移到在胸腺,进行分化和成熟。在这个过程中,前体 T 细胞只有与胸腺中的抗原呈递细胞上的 MHC-Ⅰ类和 MHC-Ⅱ类分子接触和进行阳性选择,才能存活和增殖,并发育成 CD4+ 或 CD8+ T 细胞。反之,则会发生细胞凋亡。通过选择,CD4+ 或 CD8+ T 细胞获得识别抗原肽-MHC Ⅰ类或Ⅱ类分子复合物的能力,即决定 T 细胞应答的 MHC 限制性。在胸腺中还存在阴性选择过程,这一过程能去除那些可与相同的 MHC 分子结合,并与自身肽有较强亲和力的 T 细胞。此种 T 细胞是在产生 TCR 的随机基因重排过程中偶然产生的,因此可能会导致自身免疫。为了完成阴性选择,髓质胸腺上皮细胞(mTECs),以及骨髓来源的树突状细胞与成熟的 T 细胞相互作用。mTECs 表达一种被称为自身免疫调节因子(AIRE)的转录激活剂,它能表达数千种组织限制性蛋白质,使来自这些蛋白质的肽被展示给发育中的 T 细胞,进而消除自身反应性的 CD4+ 和 CD8+ T 细胞。阴性选择决定自身耐受性。

B 细胞的克隆清除主要发生在骨髓,但在外周免疫器官的生发中心也可发生。研究表明,免疫应答的减弱可能通过 T 细胞的间接作用介导,也可能是直接作用于 B 细胞导致的。对 B 细胞的直接作用,可能是 B 细胞克隆清除最重要的机制。实验证实,给小鼠注入可溶性抗原后其脾脏生发中心的凋亡细胞明显增加。当采用具有抗凋亡功能的 Bc1-2 转基因小鼠进行同样实验时,由可溶性抗原诱导的 B 细胞凋亡只是受到部分抑制,说明除抗原特异性 B 细胞克隆清除机制外,还有其他机制参与可溶性抗原诱导的免疫耐受。

(二)克隆失能

克隆失能也称为克隆失活(clonal anergy),是指淋巴细胞受到抗原刺激后,不能被激活,处于无应答的状态。

1. T 细胞克隆失能　T 细胞激活至少需要两种信号:①T 细胞表面 TCR-CD3 复合物与 APC 或靶细胞携带的抗原肽-MHC Ⅰ类或Ⅱ类分子复合物结合获得活化第一信号;②T 细胞表面共刺激分子受体 CD28 与 APC 或靶细胞表面相应配体 CD80/CD86 结合获得协同刺激信号,即活化第二信号。两个信号中的任何一个缺乏都将导致细胞克隆失能,不产生免疫应答。现已知,某些组织器官特异性抗原在胸腺内不表达,因此识别这些自身抗原的 CD4$^+$ 自身反应 T 细胞克隆虽存在于正常体内,但具有该类自身抗原的组织细胞通常不能表达 MHC Ⅱ类抗原,所以不能激活相应自身反应性 T 细胞克隆,而使之处于克隆失能状态。

2. B 细胞克隆失能　B 细胞克隆失能是由以下机制引起的。当低浓度多价抗原与未成熟 B 细胞表面的 SmIgM 结合,使 B 细胞接受和保持抑制信号,阻断其进一步表达,导致对抗原物质不能应答。当大剂量 T1 抗原与 B 细胞表面的抗原受体广泛交联时,可封锁其受体,使细胞处于"冻结"状态,此时液态镶嵌的细胞膜不能流动,是 B 细胞形成克隆失能的又一重要原因。而适量抗原与 B 细胞的抗原受体结合并使之交联,可激活 B 细胞产生免疫应答。

(三)抑制性T细胞的作用

抑制性 T 细胞(Ts 细胞)对成年动物免疫耐受的形成和维持具有重要作用,并已得到实验证实。研究发现,给小鼠大量、反复注射绵羊红细胞使之产生免疫耐受,将耐受小鼠的脾细胞输入正常同系小鼠体内,则该受体小鼠对绵羊红细胞也出现免疫耐受状态。如果在输入前将耐受小鼠脾细胞用 Lyt-2 抗体(Lyt-2 抗原是小鼠 Ts 细胞重要的表面标志)和补体处理,去除其中的 Ts 细胞,则耐受现象的转移也消失。这表明 Ts 细胞与免疫耐受形成有关。

Ts 细胞的作用通常是抗原特异性的,它可能通过阻止抗原呈递、阻断 Th 细胞功能或抑制 B 细胞分化等机制发挥作用。

(四)独特型网络的作用

在免疫耐受性的形成和维持中,独特型与抗独特型免疫调节网络也有重要作用。抗独特型抗体可以识别淋巴细胞表面免疫球蛋白超变区的抗原结合部位,可能通过使该细胞"克隆失能"或激活抗体介导的细胞毒作用杀伤这些淋巴细胞,可以抑制受到抗原刺激的淋巴细胞的增殖,维持免疫系统的稳定。

三、免疫耐受机制研究进展

1. T 细胞、B 细胞是免疫系统最主要的组成部分,参与机体免疫防御、免疫监视及免疫自稳的功能。T 细胞、B 细胞通过其表面特异性受体识别抗原。B 细胞受体(BCR)是一种膜表面免疫球蛋白,直接结合抗原。T 细胞受体(TCR)是一种异二聚体膜蛋白,识别与 MHC 分子结合的抗原。BCR 和 TCR 的 N 端可变区(V 区)的氨基酸序列组成具有高度多样性,形成了能与数量庞大的抗原结合的抗原识别受体库(repertoire)。

TCR 和 BCR 多样性是在个体发育过程中,由决定抗原受体结构的基因发生重排而产生的。克隆选择学说认为,在免疫反应中,通过带有特定抗原受体的 T 细胞、B 细胞克隆扩增的数量确定效应的程度。在 B 细胞发育过程中,如果 B 细胞表面的 BCR 可以识别骨髓细胞表面的自身抗原,该 B 细胞的成熟就受到抑制,并通过免疫球蛋白轻链基因的 V 和 J 片段的重排,改变抗原决定簇的结构,从而使其原有的抗原受体特异性向其他特异性漂移,或发生亲和力的变化,这一现象被称为受体编辑(receptor editing)。经过受体编辑后,B 细胞的抗原识别发生了变化,避免了对自身抗原产生免疫反应。受体编辑也可出现在 T 细胞中。

2. **调节性 T 细胞与免疫耐受**　调节性 T 细胞(regulatory T cell, Treg)是一群能识别靶细胞 MHC 分子呈递的 TCR-抗原复合物,并发挥一定的免疫抑制功能的 T 细胞,其中 $CD4^+CD25^+$ Treg 极为重要。Treg 以负向免疫调节的方式抑制自身反应性 T 细胞的作用,维持自身免疫耐受。$CD4^+CD25^+$ Treg 细胞的发生和发育受 FOXP3 基因调控。FOXP3 影响了成熟的 $CD4^+$ T 细胞群向调节性 T 细胞亚群的分化,在免疫稳态中发挥着重要作用。一旦 FOXP3 基因破坏或缺失,Treg 细胞发育将会受到影响,从而破坏机体的免疫耐受状态。

$CD4^+CD25^+$ Treg 维持负向免疫调控的机制可能是:①分泌抑制性细胞因子如 TGF-β、IL-10;②通过表面高表达的 CD25 分子结合 IL-2,导致其他 T 细胞缺乏 IL-2;③由表面的 CTLA4 结合抗原呈递细胞表面的 B7 分子,或由表面的 LAG3 结合抗原呈递细胞的 MHC Ⅱ 分子,抑制抗原呈递细胞的成熟和功能;④分泌穿孔素、颗粒酶直接杀伤效应 T 细胞。因此,$CD4^+CD25^+$ Treg 细胞在维持固有免疫耐受中具有重要作用。

3. **树突状细胞参与免疫耐受**　树突状细胞(DC)是一种不同骨髓来源的造血系统的异质群体,具有特定的归巢模式和特殊的免疫功能,在免疫应答和免疫耐受中发挥重要作用。DC 通过参与胸腺内自身反应性 T 细胞的阴性选择来促进免疫耐受。缺乏树突状细胞的小鼠表现出 $CD4^+$ 胸腺细胞的显著积累,却没有发生阴性选择,导致了致命的自身免疫。此外,为了消除逃脱中枢免疫耐受的自身反应性 T 细胞,DC 还通过各种机制诱导外周免疫耐受。DC 这些功能的破坏会导致自身免疫性疾病。

研究表明,DC 诱导免疫耐受的机制主要有:①T 细胞失能,耐受性 DC 低表达共刺激分子,不能提供第二信号,导致 T 细胞不能激活,同时耐受性 DC 还产生 IL-10 和 TGF-β 诱导 T 细胞失能;②克隆清除,耐受性 DC 通过 FasL 与靶细胞的 Fas 相互作用,以及 TRAIL 与靶细胞的 TRAIL 受体的相互作用来抑制 T 细胞增殖,诱导初始 T 细胞和记忆 T 细胞凋亡;③诱导 Treg,耐受性 DC 可分泌 IL-10、IL-35 和 TGF-β

以及表达吲哚胺 2，3- 双加氧酶（indoleamine 2，3-dioxygenase，IDO）和促进色氨酸分解代谢来诱导 Treg 的产生。

4. **microRNA 与免疫耐受** microRNA（miRNA）是一类内源性的 21～23 个碱基的非编码小分子 RNA。microRNA 与靶基因 RNA 结合后，抑制其翻译或促进其降解，是重要的基因表达调控分子。当 *Dicer* 基因被敲除后，microRNA 的产生受到了抑制。小鼠 B 细胞缺失 Dicer 后会诱导自身抗体的产生。因此，microRNA 对于免疫耐受有重要作用。比如，miR-155 缺失导致适应性免疫反应发育缺陷，没有 miR-155 基因的小鼠在用减毒活菌免疫后，无法对强毒性肠道病原体鼠伤寒沙门氏菌感染产生保护性免疫反应。但 miR-155 缺失的小鼠不易患胶原性关节炎。相反，miR-146a 抑制 T 细胞的 Th1 和 Th17 分化，促进 Treg 细胞产生，促进免疫耐受。小鼠中 miR-146a 的缺失会导致固有性和适应性免疫反应过度，miR-146a 缺失小鼠的巨噬细胞对内毒素刺激敏感，T 细胞对抗原刺激的慢性和急性炎症反应活跃。与这些表型一致，miR-146a 缺失的小鼠对内毒素刺激敏感，并产生自身免疫。

5. **生物材料与免疫耐受** 生物材料，如聚合物和脂质颗粒、支架和无机材料等，可以选择性地调节免疫功能。生物材料通常被制成微粒（microparticle，MP）或纳米粒子（nanoparticle，NP），装配成可自我组装的结构或制成支架植入。这些生物材料可作为传递免疫信号的工具并用于促进免疫耐受，为改进免疫疗法提供了新的方向。例如，聚合物或脂质颗粒可用于提供多种免疫信号的控释或共传递，并可通过配体修饰增强对淋巴结或脾脏 APC 的靶向性。

生物材料可从以下几方面促进免疫耐受：①NP 和 MP 可作为驱动免疫耐受的信号载体。例如，免疫调节信号的微粒传递（可降解聚合物或脂质体）能促进耐受性 DC 的产生；颗粒载体（NP 和 MP）能够同时传递自身抗原和免疫调节信号，以驱动抗原特异性耐受。②生物材料表现出的固有免疫原性，可用于促进免疫耐受。例如，纳米颗粒可以通过自噬促进免疫耐受。③支架可被改造以促进免疫耐受。例如，可以将材料作为支架制备成可植入的耐受性疫苗，用于治疗自身免疫性疾病；支架可促进局部免疫耐受环境的产生，增强移植耐受。目前，这一领域的很多工作还处于临床前研究，但其中一些技术已经开展临床试验。未来，生物材料可能为免疫耐受治疗带来新的方法。

总之，对免疫耐受进行深入研究，将对免疫学基础理论的发展或对临床医疗实践，如器官移植、自身免疫性疾病、感染性疾病、恶性肿瘤都具有十分重要的意义。

参 考 文 献

[1] CASELLAS R, SHIH T A, KLEINEWIETFELD M, et al. Contribution of receptor editing to the antibody repertoire. Science, 2001, 291(5508): 1541-1544.

[2] PELANDA R, TORRES R M. Receptor editing for better of for worse. Curr Opin Immunol, 2006, 18(2): 184-190.

[3] SAKAGUCHI S, YAMAGUCHI T, NOMURA T, et al. Regulatory T cells and immune tolerance. Cell, 2008, 133(5): 775-787.

[4] 陈万涛. 口腔临床免疫学. 上海：上海交通大学出版社, 2010.

[5] BLUESTONE J A, ANDERSON M. Tolerance in the age of immunotherapy. N Engl J Med, 2020, 383(12): 1156-1166.

[6] CHEN C Z, SCHAFFERT S, Fragoso R, et al. Regulation of immune responses and tolerance: the microRNA perspective. Immunol Rev, 2013, 253(1): 112-128.

［7］GAMMON J M, JEWELL C M. Engineering immune tolerance with biomaterials. Adv Healthc Mater, 2019, 8(4): e1801419.

［8］HASEGAWA H, MATSUMOTO T. Mechanisms of tolerance induction by dendritic cells in vivo. Front Immunol, 2018, 9: 350.

［9］TORDESILLAS L, BERIN M C. Mechanisms of oral tolerance. Clin Rev Allergy Immunol, 2018, 55(2): 107-117.

第十三章 固有免疫及应答

第一节 概　　述

机体免疫应答可分为固有免疫和适应性免疫两种类型,两者之间能够相互协调机体的免疫功能。固有免疫亦称非特异性免疫,是人类长期进化过程中逐渐形成的、与生俱有的机体抵抗体外病原体侵袭、清除体内抗原异物的一系列天然防御能力。其亦可参与对体内损伤、衰老或畸变细胞进行清除,同时在特异性免疫应答过程中也起抗原呈递等重要作用,包括生理屏障、固有免疫细胞及体液中的固有免疫分子。生理屏障包括皮肤黏膜屏障和局部黏膜屏障结构。固有免疫细胞包括吞噬细胞、树突状细胞、NK 细胞、NKT 细胞、γδT 细胞、非特异性免疫 B 细胞、嗜酸性粒细胞、嗜碱性粒细胞和肥大细胞等,是固有免疫的主要执行者。参与固有免疫的分子包括补体、溶菌酶和细胞因子等可溶性分子及以 Toll 样受体为代表的模式识别受体(pattern recognition receptor, PRR)等。本章重点介绍固有免疫细胞、固有免疫分子、识别受体及固有免疫对适应性免疫的影响。

第二节 固有免疫细胞

参与固有免疫应答的上述固有免疫细胞除了参与固有免疫应答,还为特异性免疫应答提供启动条件。

一、吞噬细胞

当病原体突破机体屏障结构进入体内时,吞噬细胞即可发挥强大的吞噬杀伤功能,吞噬细胞主要包括血液中的单核细胞(monocyte)、中性粒细胞和组织中的巨噬细胞(macrophage, Mφ)。

（一）单核巨噬细胞的来源、分布与名称

单核巨噬细胞是机体固有免疫的主要组成细胞,具有很强的吞噬能力,同时又是一类主要抗原呈递细胞,在机体适应性免疫应答中也起着关键的作用。单核巨噬细胞均来源于 CD34+ 造血干细胞(hematopoietic stem cell, HSC)。研究发现,在胎肝和成年人骨髓中,HSC 在多重集落刺激因子、巨噬细胞集落刺激因子等作用下,发育成粒细胞 - 单核细胞前体细胞(granulocyte-monocyte progenitor cell),这些前体细胞不断增殖分化成原单核细胞(promonocyte)并进入血流,在外周血中分化成为成熟的单核细胞。人体中单核细胞约占外周血白细胞总数的 3%～8%,体积较淋巴细胞略大,胞质中富含溶酶体颗粒,其内含

多种酶类物质。单核细胞在血液中仅停留 12 小时左右，然后穿过毛细血管内皮，迁移到不同的组织分化成为组织特异的巨噬细胞，并给予不同的命名。例如，肺中的肺泡巨噬细胞、肝中的库普弗细胞、结缔组织中的组织细胞等，寿命可达数月至数年。

（二）单核巨噬细胞的表面分子

成熟的单核巨噬细胞表达多种表面分子，主要是与识别结合病原体等抗原性异物、细胞活化增殖分化、趋化黏附抗原呈递有关的膜受体和膜分子，其中膜受体多达数十种，如免疫球蛋白的 Fc 受体 FcγR Ⅰ（CD64）、FcγR Ⅱ（CD32）FcγR Ⅲ（CD16）、补体受体的 CR1 和 CR3、模式识别受体的甘露醇受体（MR）、清道夫受体（SR）、Toll 样受体（TLR）以及多种细胞因子、激素、神经肽、多糖、糖蛋白和脂蛋白的受体等，参与单核巨噬细胞的识别、吞噬、活化和生物学效应。

（三）单核巨噬细胞的生物学功能

单核巨噬细胞是固有免疫的执行者，在固有免疫中主要通过吞噬作用杀灭和清除病原体及异物并介导炎症反应，在适应性免疫中主要发挥免疫调节和抗原呈递作用。

1. **吞噬消化作用**　单核/巨噬细胞具有强大的吞噬功能，当病原微生物等抗原作用后，激活处于静止状态的单核巨噬细胞，并诱导单核巨噬细胞向应答部位聚集，单核巨噬细胞可将病原体等大颗粒抗原异物摄入胞内，形成吞噬体，再与溶酶体融合形成吞噬溶酶体，经氧依赖和氧非依赖途径，在多种酶的作用下杀灭和消化病原微生物等，在固有免疫中起重要作用。

2. **抗原呈递作用**　单核巨噬细胞是重要的抗原呈递细胞，能够加工和呈递抗原，从而启动再次免疫应答。通过表达多种与抗原摄取相关的表面分子如 Fc 受体、补体受体、甘露糖受体、清道夫受体和 Toll 样受体等，同时表达大量 MHC Ⅰ/Ⅱ类分子和 CD80、CD86 和 CD40 等共刺激分子，将摄取的抗原在细胞内加工处理成为具有免疫原性的小分子肽段，形成抗原肽-MHC 分子（pMHC）复合物表达在细胞表面提呈给 CD4$^+$ 和 CD8$^+$T 细胞，启动 T 细胞介导的适应性免疫应答。

3. **免疫调节作用**　单核巨噬细胞的免疫调节作用具有双相性，通过抗原呈递、产生并分泌多种细胞因子如 IL-1、IL-3、IL-12、TNF-α、IFN-α 和某些神经肽及激素等介导免疫细胞（如 T 细胞、B 细胞、NK 细胞）的活化、增殖并产生免疫效应分子，发挥正调节机体的免疫应答作用。当活化过度时，单核巨噬细胞则分泌前列腺素、TGF-β、IL-1β 和 IL-10 等因子，抑制免疫细胞的活化和增殖，发挥负性调节机体免疫应答作用。因此，单核巨噬细胞的免疫调节作用的双相性是由其激活程度及分泌产物的不同所致。

4. **参与抗肿瘤免疫和对病毒感染细胞的杀伤作用**　静止 Mφ 杀伤肿瘤细胞和病毒感染细胞的活性微弱，但当它们被细菌脂多糖或 IFN-γ 和 GM-CSF 等细胞因子激活后，其表面受体被诱导表达，从而在细胞内产生效应物质或将效应物质释放到胞外，有效杀伤肿瘤细胞和病毒感染的组织细胞，在此过程中胞内溶酶体数目及其反应性氧中间物、反应性氮中间物和各种水解酶浓度显著提高，分泌功能增强。此外，活化的单核巨噬细胞分泌的 TNF-α 也能诱导肿瘤或病毒感染的细胞发生凋亡。在肿瘤和病毒特异性抗体参与下，单核巨噬细胞还可通过抗体依赖细胞介导的细胞毒性作用（antibody dependent cell-mediated cytotoxicity，ADCC）或补体依赖性途径杀伤肿瘤和病毒感染细胞，参与肿瘤免疫与抗病毒免疫。

近年来的研究证实,肿瘤组织中有炎症细胞浸润,包括肿瘤相关巨噬细胞(tumor associated macrophage, TAM)、树突状细胞(dendritic cell, DC)、淋巴细胞和肥大细胞等,表明慢性炎症和肿瘤的发生发展关系密切。研究结果显示,TAM 是肿瘤间质中数量最多的炎症细胞,占全部炎症细胞的 30%~50%,但 TAM 不发挥抗肿瘤作用,反而参与了肿瘤的生长、侵袭和转移。因此,了解 Mφ 及其亚群在肿瘤进程中的功能状态和动态变化,以及 TAM 与肿瘤间的相互关系,可能有利于寻找新的肿瘤治疗措施。

5. **参与和促进炎症反应**　单核巨噬细胞是一类重要的炎症细胞,Mφ 可被感染部位组织细胞产生的高浓度趋化因子如 MCP-1、GM-CSF、M-CSF 和 IFN-γ 等细胞因子激活,进而显著增强其吞噬杀菌能力。活化的 Mφ 又可分泌多种细胞因子,如 IL-1β、IL-6 和 TNF-α 等,促进局部及全身性炎症反应。IL-1β 能够激活血管内皮细胞和淋巴细胞,加强局部免疫应答。IL-6 可激活淋巴细胞,促进抗体产生。IL-8 能够趋化和激活中性粒细胞,增强效应细胞功能。TNF-α 可以激活血管内皮细胞,增加血管通透性,导致 IgG、补体和细胞进入组织和淋巴结。此外,Mφ 还能分泌大量的前列腺素、白三烯、血小板活化因子、多种补体成分以及溶菌酶、胶原酶、尿激酶和弹性蛋白酶等,诱导和增强局部的炎症反应和损伤作用。同时,活化的巨噬细胞通过调动其他粒细胞和淋巴细胞,共同促进局部及全身的炎症反应。

(四)中性粒细胞

中性粒细胞来源于骨髓的髓样前体细胞,是外周血中数目最多的白细胞,占外周血白细胞的 50%~70%,细胞核成分叶状,胞质中含有大量分布均匀的中性染料颗粒,分为初级和次级两种。当病原体在局部引起感染时,中性粒细胞迅速穿越血管内皮进入感染部位,对侵入的病原体发挥吞噬杀伤和清除功能。中性粒细胞是感染发生时首先到达炎症部位的效应细胞,6 小时左右细胞数量可达高峰,约增加 10 倍,是急性炎症反应的重要成分。

中性粒细胞作为一种固有免疫细胞,主要功能是巡视、杀伤和清除机体的病原微生物,而杀伤病原微生物是通过其胞质颗粒中的酶完成的,这一杀伤病原微生物包括氧依赖或氧非依赖两条途径。氧依赖杀伤途径是在细胞吞噬病原微生物的同时,即启动胞内不同的酶系统,通过产生反应性氧中介物而杀伤病原微生物。氧非依赖杀伤途径是通过激活细胞合成溶菌酶和多种蛋白水解酶以及细胞内的酸性 pH 环境杀伤病原微生物。此外,中性粒细胞还可以通过补体依赖细胞毒性作用(complement dependent cytotoxicit, CDC)和 ADCC 途径发挥效应,在机体的免疫功能中发挥重要作用。中性粒细胞也参与了速发型变态反应导致的病理性损伤。此外,中性粒细胞还可通过释放抗炎症因子控制过度炎症反应。最近有研究证实,黑色素瘤患者体内的系统性血清淀粉样蛋白(SAA-1)能够诱导中性粒细胞高分泌 IL-10,从而发挥免疫抑制作用,并增强 I 型 NKT 细胞分泌 IL-12,提示中性粒细胞还有免疫调节功能。

二、树突状细胞

DC 是目前所知体内呈递抗原功能最强的专职 APC,可通过胞饮作用摄取抗原异物或通过突起捕获和滞留抗原异物。DC 广泛分布于脑组织以外的全身组织和脏器,数量较少,约占人外周血单个核细胞的 1%,其最大特点是能够刺激初始型 T 细胞活化和增殖,因此,DC 是适应性免疫应答的始动者。DC 的胞质内无溶酶体和吞噬体,其他细胞器也少见,胞核形状不规则。

（一）树突状细胞的起源、分布与分类

人树突状细胞起源于骨髓造血干细胞，主要分为两大类：一类由髓样干细胞分化而来，称为髓样 DC（myeliod dendritic cell, mDC），与单核细胞和粒细胞属同一谱系；另一类由淋巴样干细胞分化而来，称为淋巴样 DC（lymophiod dendritic cell, lDC）或浆细胞样 DC（plasmacytoid dendritic cell, pDC），与 T 细胞、B 细胞和 NK 细胞属同一谱系。大多数 DC 来源于骨髓，为 mDC，由骨髓进入外周血，再分布到全身各组织，仅少数 DC 为 lDC，主要分布在胸腺，与 T 细胞的阴性选择有关。现倾向于将两类 DC 中的髓样 DC 命名为常规 DC（conventional dendritic cell, cDC），另一类浆细胞样 DC 则简称 pDC。

根据所处的组织部位分化程度及功能，可进一步将 cDC 分为不同的类型。如分布于表皮基底层和棘细胞之间的未成熟 DC 称为朗格汉斯细胞（Langerhans cell, LC），分布于心、肝、肺、胃肠道等非淋巴样器官的 DC 称为间质 DC（interstitial dendritic cell），分布于外周免疫器官胸腺依赖区和胸腺髓质区的 DC 称为并指状 DC（interdigitating dendritic cell, iDC），分布于淋巴液中的 DC 称为隐蔽细胞（veiled cell）。需要指出的是，另外有一类分布于外周免疫器官如淋巴结及黏膜淋巴组织生发中心内的 DC，它不属于白细胞，也并非起源于骨髓前体细胞，而是与 cDC 及 pDC 完全不相同的树突状细胞，称为滤泡树突状细胞（follicular dendritic cell, fDC）。

（二）树突状细胞的分化发育

1. 常规 DC 的分化发育分为四个阶段，前体细胞期、未成熟期、迁移期和成熟期

（1）常规 DC 在血液中有两类前体细胞：一类是 $CD14^+CD11c^+CD1^-$ 单核细胞，在 GM-CSF、IL-4 诱导下分化为 DC；另一类是 $CD14^-CD11c^+CD1^+$ 细胞，在 GM-CSF、IL-4 和 TGF-β 诱导下分化为朗格汉斯细胞。

（2）生理条件下，体内多数 DC 处于未成熟状态，主要分布于非淋巴组织。这些未成熟的 DC（immature dendritic cell, imDC）高表达补体受体、FcR 和病原体受体（如甘露糖受体和 Toll 样受体等），能通过吞噬和巨胞饮作用摄取和加工抗原，具有极强的摄取和加工处理抗原的能力。未成熟 DC 低水平表达 MHC Ⅱ类分子、共刺激分子和黏附分子，因而抗原呈递能力较弱。

（3）imDC 在摄取抗原或受到炎症信号（如 LPS、TNF-α、IL-1β）刺激后，从非淋巴组织进入次级淋巴组织如淋巴结，imDC 逐渐成熟。

（4）成熟 DC（mDC）大量表达 MHC Ⅰ和Ⅱ类分子、共刺激分子、CD54、CD1a 和 CD83，不表达 FcR 和补体受体，主要分泌 IL-12 等细胞因子，具有很强的呈递抗原能力，可激活初始 T 细胞。

DC 的分布广泛，其在体内迁移是其分化成熟和实现抗原呈递功能所必需的，是 DC 的重要特征，这与其趋化因子受体表达谱有关。未成熟 DC 表达 CCR1、CCR2、CCR5、CXCR1 和 CXCR2，成熟 DC 表达 CCR7 和 CXCR4，使其能针对不同趋化因子发生反应，迁移到不同部位，产生不同作用。

2. 浆细胞样 DC 的分化发育　$CD14^-CD11c^-CD123（IL-3R\alpha）^+$ pDC 前体细胞在 IL-3 刺激下可以分化成未成熟 pDC，在 IL-3 和 CD40L 的共同刺激下则分化为成熟 pDC。此外，这群 pDC 前体细胞还可在病毒刺激下分化成熟并产生 I 型干扰素。

（三）树突状细胞的表面标志

两类 DC 皆组成性表达 MHC Ⅰ、Ⅱ类分子，此外，cDC 表达髓系标志物如 CD11c、CD13、CD33、ILT1

等,极低表达 CD123;而 pDC 高表达 CD4、CD45RA、CD62L、CD123 和 ILT3,几乎不表达 CD11c、CD13、CD33 和 ILT1。

cDC 和 pDC 都组成性表达趋化因子受体 CCR2 和 CXCR4,低表达 CCR3、CCR4、CXCR1 和 CXCR2 等,几乎不表达 CCR6 和 CXCR5。cDC 未见有 CCR1 表达,而在 pDC 有微弱表达。不同的是,CCR5、CCR7 和 CXCR3 在 pDC 上大量表达,而 cDC 表达这些受体的量极其微弱。

cDC 和 pDC 表达 TLR 分子有明显的差异,cDC 表达 TLR1~TLR6 和 TLR8,而 pDC 主要表达 TLR7 和 TLR9,并表达极低水平的 TLR1、TLR6 和 TLR10。因而,cDC 和 pDC 接受 PAMP 刺激的种类也不同。cDC 能在脂多糖(LPS)和肽聚糖(PGN)的刺激下产生 IL-12,而 pDC 则通过 TLR7 接受硫咪嘌呤复合物的刺激,通过 TLR9 接受病毒 DNA 或人工合成的寡聚脱氧核苷酸含 CpG 基序的刺激,并能以胞质中的 RIG 样受体(RLR)感受进入胞质中的病毒双链 RNA。最终,pDC 可产生大量的 I 型干扰素、IL-6 和 TNF-α。

近年来发现一些 DC 特异性标志,如属于 C 型凝集素的血液树突状细胞抗原 2(blood dendritic cells antigen-2,BDCA-2)、BDCA-3 和 BDCA-4。BDCA-2 是一种在 pDC 上唯一表达的受体,它可以减少包括 I 型干扰素在内的炎症细胞因子的产生,在红斑狼疮的发病过程中起着重要的调节作用。外周血 pDC 上均表达 BDCA-2,但其在 pDC 体外培养成熟的过程中很快丢失,因此不能用作成熟 pDC 分离和鉴定的标记;而 BDCA-4 在 pDC 分化成熟过程中不会丢失,因而可用作分离 pDC 的表面标志。

(四)树突状细胞的生物学功能

1. 摄取、加工处理并呈递抗原 DC 可通过巨吞饮作用、受体介导的内吞作用和吞噬作用摄取抗原并在细胞内将其加工、处理,然后呈递给 T 细胞,启动免疫应答。随着人们对 DC 功能认识的不断深入,人们发现 cDC 和 pDC 各有不同的功能特点。成熟 cDC 高水平表达 MHC I/II 类分子、共刺激分子(CD80、CD86)、黏附分子(ICAM-1、ICAM-2、LFA-1、LFA-3)、CD1 分子和 CD40 等,并分泌多种趋化因子,为 T 细胞活化提供充足的第一信号和第二信号,使 T 细胞完全活化、增殖并发挥免疫应答功能。与此同时,Th 细胞的分化促进了 B 细胞的成熟和抗体的产生,从细胞免疫和体液免疫全面提升机体的抗感染能力。相对于 cDC,pDC 的抗原呈递能力较弱。pDC 表达的 TLR7 和 TLR9 可以分别识别 DNA 和 RNA 病毒上的病原体相关分子模式,激活 NF-κB 相关信号通路,大量分泌 I 型干扰素及 IL-6、IL-8 和 TNF-α 等细胞因子,从而活化 NK 细胞和 Mφ,激活固有免疫和适应性免疫,发挥针对微生物的免疫监视功能。

2. 诱导和维持免疫耐受 DC 在诱导和维持机体免疫耐受中发挥重要作用,包括两个方面:胸腺中的 DC 通过清除自身反应性 T 细胞诱导中枢耐受,DC 通过多种方式诱导外周耐受。

胸腺中的 DC 和双阳性的胸腺基质细胞相互作用,通过阳性选择使 T 细胞分化成为具有 MHC 限制性和自身耐受性的单阳性细胞,通过阴性选择除去自身反应性 T 细胞克隆,形成 T 细胞的中枢耐受。

外周免疫耐受通常由 imDC 介导,外周组织的 imDC 可携带自身抗原进入引流淋巴结,由于 imDC 只表达呈递抗原的 MHC 分子,几乎不表达共刺激分子,T 细胞活化第二信号的缺失诱导 T 细胞的无能,引起对自身抗原的耐受。DC 还能诱导产生抗原特异性调节 T 细胞(Treg),抑制自身反应性 T 细胞增殖,介导对自身抗原的免疫耐受。同时,Treg 也能增加 DC 分泌细胞因子 IL-10 和 TGF-β,使共刺激分子表达降低,丧失抗原呈递功能,抑制免疫反应性 T 细胞活化,诱导外周耐受的形成。

3. **免疫调节功能** DC 可分泌不同的细胞因子参与固有免疫和适应性免疫应答,如 DC 分泌大量 IL-12 诱导 Th0 细胞分化为 Th1 细胞,后者产生的 Th1 型细胞因子增强细胞免疫应答;有些 DC 分泌高水平 IL-4 诱导 Th0 细胞分化为 Th2 细胞,后者产生的 Th2 型细胞因子介导体液免疫应答。研究表明,IL-3 和 CD40L 活化的 pDC 也能以一种不依赖 IL-4 的方式诱导 Th2 分化,而 pDC 被病毒活化后则能诱导 Th1 分化,从而使 T 细胞产生 IFN-γ。DC 还可分泌多种细胞因子参与调节免疫应答。外周免疫器官 T 细胞区中的少数长寿 iDC 和 fDC 可能分别参与了记忆 T、B 细胞的形成和维持。由于 DC 在防治感染性疾病方面具有双重性,一方面,DC 的免疫激活作用是抗感染免疫的中心环节,可以应用病原体抗原体外致敏 DC,再过继回输的方式治疗多种感染性疾病;另一方面,未成熟的 DC 诱导免疫耐受作用,可延长同种移植物存活时间,在自身免疫性疾病和变态反应性疾病发生发展中起一定的促进作用。

三、自然杀伤细胞

NK 细胞是不同于 T 细胞、B 细胞的一类淋巴样细胞,由于无须抗原预先致敏就能自发地杀伤靶细胞,因此命名为 NK。NK 在机体分布广泛,在正常外周血中占淋巴细胞总数的 5%~10%。它们的主要功能是机体抗感染、抗肿瘤的第一道天然防线。

（一）自然杀伤细胞的来源、分布与分类

NK 细胞来源于骨髓干细胞,在骨髓中分化为淋巴类祖细胞后直接进入外周血。NK 细胞主要分布于成人或动物的肝、肺、腹腔、呼吸道黏膜和消化道黏膜上皮等,具有天然杀伤功能。通常将 CD56$^+$、CD16$^+$、CD3$^-$、TCR$^-$、mIg$^-$ 的淋巴样细胞命名为 NK 细胞。目前仅将 CD3$^-$CD56$^+$ 作为人类 NK 细胞的专一性表面分子。

根据 CD56 的表达密度不同,将 NK 细胞分为 CD56^{bright} 和 CD56^{dim} 两群。CD56^{dim}NK 细胞主要存在于外周血,高水平表达 CD16、杀伤细胞免疫球蛋白样受体（KIR）和 LFA-1,低表达 CD94/NKG2A,仅表达不带 α 链的中亲和力 IL-2 受体（IL-2Rβγ）,以发挥杀伤功能为主,细胞因子分泌水平较低。CD56^{bright}NK 细胞主要在次级淋巴组织中聚集,表达高亲和力 IL-2 受体,高表达 CD94/NKG2A 和 CD62L,低表达 CD16 和 KIR,活化后主要分泌 IFN-γ、TNF-β、IL-10、IL-13 和 GM-CSF 等细胞因子,细胞毒活性低。

根据细胞因子分泌模式将 NK 细胞分为 NK1 和 NK2 两个亚群:NK1 细胞主要分泌 IFN-γ,NK2 细胞主要分泌 IL-5 和 IL-13。

（二）自然杀伤细胞的表面标志

NK 细胞不表达特异性抗原识别受体 TCR/BCR,可表达多种表面标志,但大多数是与其他免疫细胞共有,只具有相对特异性。人类 NK 细胞的 CD56 和小鼠 NK 细胞的 NK1.1,是 NK 细胞较为特异的阳性表面标志。T 细胞受体、B 细胞受体、CD3 和 CD4 分子等是其他淋巴细胞所特有的标志,它们不存在于 NK 细胞表面,是 NK 细胞的阴性表面标志。

（三）自然杀伤细胞的生物学功能

NK 细胞属于非特异性免疫细胞,无 MHC 限制性,可以杀伤肿瘤细胞,对病毒感染细胞亦有清除作

用,同时对潜伏有胞内菌的自体单核细胞也能杀伤并清除。NK细胞主要发挥以下生物学功能。

1. **细胞毒效应** NK细胞分布于全身,可以绕过TCR/CD3识别途径以MHC非限制性方式快速识别和杀伤肿瘤细胞,在肿瘤免疫监视中发挥重要作用。NK细胞在病毒感染后3天即被活化并达高峰,而CTL的产生需要10天之后,可见NK细胞承担着第一道天然防线的作用。当胞内寄生菌进入并停留在吞噬细胞内,由于吞噬体-溶酶体的融合过程受阻,溶酶体酶很难进入充满着胞内寄生菌的吞噬体内,这些寄生菌很难被杀死和清除。研究证实,当IL-2预先孵育3天后,NK细胞可以产生大量IFN-γ和GM-CSF来活化吞噬细胞以启动自身清除能力,此时NK细胞一方面杀伤受感染细胞,另一方面释放细胞因子以活化单核细胞来增强其杀伤活性。NK细胞可以直接杀灭真菌,尤其在抵抗白念珠菌中起着重要作用,当NK细胞与白念珠菌接触8小时后可释放大量细胞因子(如TNF、IFN-γ和GM-CSF),在30分钟内这些细胞因子能够引起中性粒细胞活化,在12小时内完成对真菌的反应。

2. **产生细胞因子** 活化的NK细胞可产生多种细胞因子,在固有免疫中发挥重要作用。NK细胞通过分泌INF-γ、IL-2和TNF等,诱导吞噬细胞活化并产生NO、ROS等效应分子,增强其抗肿瘤、病毒以及免疫调节作用。

3. **参与免疫调节** NK细胞的存在决定CTL前体细胞向成熟CTL的分化,并且控制着记忆T细胞的形成,同时通过分泌IFN-γ维持Th1的优势状态,在免疫调节过程中起重要作用。

四、自然杀伤T细胞

NKT细胞是一群细胞表面既有TCR,又有NK细胞表面标志的特殊T细胞亚群。

(一)NKT细胞的来源、分布

NKT细胞确切的来源途径还不清楚,可能有两种途径,即胸腺依赖途径和非胸腺依赖途径,推测NKT细胞主要来源于胸腺依赖途径,即其在胸腺内发育分化后释放到外周血、肝脏和脾脏,而非胸腺依赖途径则强调NKT细胞能够独立地在外周器官(如肝脏)分化成熟。主要分布于骨髓、肝脏、胸腺,在脾脏、淋巴结和外周血中也有少量存在。

(二)NKT细胞的表面标志

目前,准确定义NKT细胞仍很困难,用于鉴定人NKT细胞的表面标记为CD3$^+$CD56$^+$,用于鉴定小鼠NKT细胞的表面标记主要为αβDN、CD3$^+$NK1.1$^+$(或CD3$^+$DX5$^+$)和Ly49A$^+$CD122$^+$CD3$^+$,但这几种细胞表面标记组合都有其局限性。

(三)NKT细胞的生物学功能

NKT细胞表面抗原识别受体表达密度较低,且识别抗原种类很有限,激活后具有NK细胞样细胞毒活性,然后通过穿孔素机制溶解NK细胞敏感的靶细胞如YAC-1细胞,NKT细胞还可分泌细胞因子参与调节免疫应答。其主要生物学功能如下。

1. **细胞毒作用** 小鼠NKT通过分泌IFN-γ参与宿主防御反应,如保护细菌、病毒、真菌和原虫的感染。NKT细胞表达IL-12、IL-2和IFN-γ等细胞因子受体,在相应抗原或细胞因子作用下,NKT被活化,通过分泌穿孔素溶解及破坏病毒、细菌感染的靶细胞和肿瘤细胞,穿孔素、Fas配体和IFN-γ等主要效应分子参与其中。

2. 免疫调节作用 NKT 细胞受到刺激后分泌多种细胞因子（如 IL-4、IL-13、IFN-γ 等）和趋化因子，参与机体免疫调节作用。如分泌 IL-4 能够诱导 Th2 细胞定向分化成熟，调节体液免疫应答或诱导 B 细胞发生 IgE 类别转换，参与速发型变态反应，分泌 IFN-γ，并在 IL-2 协同作用下，使 Th0 细胞定向分化为 Th1 细胞，以增强细胞免疫应答。分泌 MCP-1α 和 MIP-1β 等趋化性细胞因子参与炎症反应。此外，NKT 细胞还参与抑制自身免疫性疾病和机体组织破坏过程，具有双重效应。

五、γδT 细胞

γδT 细胞也是一种固有类淋巴细胞，习惯上把表达 TCRγδ 的 T 细胞称为 γδT，其广泛分布于黏膜和上皮组织间，故又称上皮内淋巴细胞。

（一）γδT细胞的组织分布及分类

γδT 细胞主要分布于皮肤、小肠、肺脏以及生殖器官等黏膜和皮下组织，是构成表皮内淋巴细胞和黏膜组织上皮内淋巴细胞的主要成分之一，在肠黏膜细胞间占 10%～37%。根据 γδT 细胞个体发育、组织分布、效应功能的不同，可分为两个亚群：一群主要分布在上皮组织，参与构成部分表皮内淋巴细胞和上皮内淋巴细胞的上皮内 γδT 细胞，主要功能是局部抗感染和维护上皮表面的完整性；另一群主要是分布于外周血中，约占外周血 γδT 细胞的 90%，其主要功能是识别磷酸化抗原，通过 CD3 分子向细胞内传递活化信号，活化的 γδT 细胞具有较强的杀伤活性。

（二）γδT细胞的表面标志

γδT 细胞的表面标志有 CD2、CD3、CD11a、CD16、CD25 和 CD45 等分化抗原，少数表达 CD4 或 CD8，其中以 CD8⁺γδT 细胞为主，但通常表达 CD8αα 同源二聚体。CD28 表达于部分 γδT 细胞，有些 γδT 细胞还表达 CD40L。γδT 细胞作为固有免疫细胞，其抗原受体的 V 区缺乏多样性，特异性差，识别抗原种类有限，多为病原体表达的共同抗原成分，不受 MHC 等位基因分子的限制，能直接识别应激抗原、磷酸化抗原以及热休克蛋白等。

（三）γδT细胞的生物学功能

γδT 细胞具有抵抗细菌或病毒引起的早期感染、抗肿瘤和免疫调节作用。

1. 抗感染作用 γδT 细胞经抗原激活后释放细胞毒效应分子如穿孔素、颗粒酶，表达 Fas/FasL 以及分泌 IFN-γ，来识别和杀伤病毒、结核分枝杆菌和李斯特菌等感染的靶细胞，在防御皮肤和黏膜的感染发挥重要作用。γδT 细胞可以不通过 APC 而直接识别受感染细胞所表达的热休克蛋白（HSP）、CD1 分子呈递的脂类抗原以及病原微生物在靶细胞上所表达的蛋白或肽类物质，最终清除受感染细胞和病原微生物。

2. 抗肿瘤作用 γδT 细胞与 NK 细胞一样，也是抗肿瘤的天然效应细胞。已经发现 V_γ9/V_δ2T 细胞对多种肿瘤细胞系，如 NK 细胞敏感和 NK 细胞抵抗的肿瘤细胞具有杀伤溶解作用。

3. 免疫调节作用 全身 γδT 细胞可以快速被募集，经抗原激活后可分泌多种细胞因子参与免疫调节，如分泌 IL-2、TNF-α 和 IFN-γ 增强细胞免疫应答，分泌 IL-4、IL-5 和 IL-6 增强体液免疫应答，分泌 IL-3

和 GM-CSF 增强骨髓的造血功能。

六、非特异性免疫 B 细胞

非特异性免疫 B(B1)细胞为 $CD5^+$ B 细胞,所介导的免疫应答具有不发生体细胞突变、亲和力不成熟、仅产生低亲和力的 IgM 抗体、不产生记忆细胞等特点。

(一)B1细胞的来源、分布

B1 细胞主要在胎肝和网膜中发育,少部分在出生前很短时间的骨髓中发育,成人骨髓也可以产生 B1 细胞。B1 细胞可分为两类:一类是 B2 细胞的前体,是处于发育阶段不成熟的没有功能的 B 细胞;另一类是一种原始成熟的 B1 细胞,是在物种进化和个体发育过程中出现最早的 B 细胞,具有自我更新能力,可执行特定的免疫功能,主要分布于肠黏膜固有层、腹腔、胸腔和脾脏的边缘带。

(二)B1细胞的表面标记

B1 细胞的表面标志主要为 $IgM^{high}IgD^{low}$ $CD23^-CD43^+CD45^{low}$,这些分子表达密度的高低主要以 B2 细胞为标准进行比较。根据其表面是否表达 CD5 分子,又可分为 $CD5^+B1a$ 和 $CD5^-B1b$ 两种类型。B1 细胞 BCR 特异性差,在抗感染免疫中仅识别有限的 TI 抗原(如 LPS、荚膜多糖和葡聚糖等)。

(三)B1细胞的生物学功能

B1 细胞同 γδT 细胞和 NKT 细胞一样,属于兼有特异性与非特异性的中间过渡型细胞。主要能够产生天然 IgM,参与黏膜免疫以及对 2 型 T 细胞非依赖抗原的应答。

七、固有淋巴样细胞

固有淋巴样细胞(innate lymphoid cell,ILC)是新发现的一类缺乏抗原特异性受体的淋巴细胞。其分化谱系与 T 细胞、B 细胞一样,来自共同的淋巴祖细胞。骨髓中的 ILC 前体细胞在 IL-7 和 IL-15 作用下分化并迁移至淋巴组织和外周器官。ILC 接受来自肠道、肺脏、皮肤、脂肪组织和淋巴组织等微环境的不同信号后,在相应组织中发挥抗感染等防御功能,包括介导炎症反应、调节组织稳态和修复黏膜损伤等。ILC 的效应是通过分泌细胞因子以及细胞间直接接触等方式实现的,但不发生克隆扩增。ILC 可分为三类:ILC1、ILC2 和 ILC3。

(一)ILC1

人 ILC1 表达 CD127(IL-7R)和 CD161,鼠 ILC1 表达 CD127、NK1.1、NKp46 和 CD49a,ILC1 受转录因子 T-bet 调控。组织浸润的单核细胞通过释放 TGF-β、IL-12 和 IL-18 活化 ILC1,激活的 ILC1 产生 IFN-γ 和 TNF-α,清除胞内寄生菌和原虫,并介导炎症反应。

(二)ILC2

人 ILC2 表达 CD127、CRTH2 和 ST2(IL-33R),鼠 ILC2 表达 CD127、CD117(C-Kit)和 ST2,ILC2 受转录因子 GATA3 调控。ILC2 被上皮细胞等产生的 IL-33、IL-25 和 TSLP 所活化,不具有细胞毒活性,通过释放细胞 Th2 类细胞因子 IL-5、IL-6、IL-9 和 IL-13 发挥生物活性。ILC2 对蠕虫感染有应答能力,可以修复上皮组织损伤,介导肺免疫病理反应,促进哮喘发生。ILC2 还可以将巨噬细胞极化为 M2 细胞,诱导血管通透性增加和黏液分泌。

（三）ILC3

人和鼠 ILC3 均表达 CD127、CD117 和 IL-23R，在转录因子 RORγt 的调控下，接受 IL-1β 和 IL-23 的刺激而活化，产生 IL-17 和 GM-CSF，参与结肠炎的病理过程。另一类 ILC3 产生 IL-22，维持肠道微生态平衡，阻止病原菌定居。

现研究证实，ILC1、ILC2 和 ILC3 可分别与效应 T 细胞亚群 Th1、Th2 和 Th17 协作，通过特定细胞因子的分泌，分别介导相应的免疫应答。

八、其他固有免疫细胞

其他固有免疫细胞包括嗜酸性粒细胞、嗜碱性粒细胞和肥大细胞等。嗜酸性粒细胞（eosinophil）来源于骨髓，在 GM-CSF、IL-2 和 IL-3 的诱导下发育成熟，占外周血白细胞总数的 1%～3%，在血液中仅停留 6～8 小时，进入结缔组织可存活 8～12 天。嗜酸性粒细胞具有趋化作用及缓慢的吞噬杀菌能力，尤其在抗寄生虫感染中起着重要作用。在Ⅰ型超敏反应中，嗜酸性粒细胞可分泌某些酶类等活性物质。此外，嗜酸性粒细胞分泌的 IL-1α、IL-6、IL-8、TNF-α、TGF-α 和 TGF-β 在急性和慢性炎症反应中均发挥作用。

嗜碱性粒细胞（basophil）来源于骨髓，成熟后分布于血液中，占外周血白细胞总数的 0.2%，是正常人外周血中含量最少的白细胞。发生炎症时，嗜碱性粒细胞受趋化因子诱导移出血管外，募集到组织中可存活 10～15 天。嗜碱性粒细胞膜表面表达 C3a、C5a、C567 受体和 IgE 的 Fc 受体（FcεRⅠ），主要参与Ⅰ型超敏反应。另外，嗜碱性粒细胞还参与机体的抗寄生虫和抗肿瘤免疫应答。

肥大细胞（mast cell）也来源于骨髓，在祖细胞时期迁移到黏膜或结缔组织等外周组织中，然后发育成熟。肥大细胞和嗜碱性粒细胞的功能非常相似，表面表达 FcεRⅠ，在 IgE 抗体作用下胞内颗粒发生脱落，也参与Ⅰ型超敏反应。肥大细胞通过分泌细胞因子（如 IL-1、IL-3、IL-4、IL-5、GM-CSF、TNF-α 等）及趋化因子，参与免疫调节，发挥免疫效应功能。此外，肥大细胞经变应原激活后，新产生的生物活性介质（如白三烯、前列腺素 D_2 和血小板活化因子）和嗜酸性粒细胞一样具有抑制炎症反应的作用。

第三节　固有免疫分子

初次免疫应答可分为三个时相，病原体进入机体后，最早出现对其识别和应答发生在 0～4 小时，参与的效应分子有溶菌酶和预存抗体等。随后，进入早期诱导性快速应答时相（4～6 小时），固有免疫细胞如 NK 细胞和巨噬细胞被激活，行使对病原体的清除。96 小时后未被清除的抗原进入外周淋巴器官和组织，被初始淋巴细胞识别，通过免疫细胞相互作用，发生抗原特异性克隆扩增和效应细胞的分化，最终特异清除病原体。前两个时相属于固有免疫应答，第三个时相为适应性免疫应答。固有免疫分子包括补体、溶菌酶和细胞因子等可溶性分子及以 Toll 样受体为代表的模式识别受体等，在免疫应答三个时相中均发挥重要作用。

一、补体

补体（complement）是存在于正常人或动物血清、组织液和细胞表面的一种不耐热蛋白质，56℃ 30分钟可去除其活性。目前已知的补体系统由 30 余种蛋白分子和补体受体组成，这些组分彼此相互作用，并由机体内存在的精细而复杂的机制所调控。补体虽因协助抗体清除病原体而得名，但同时作为识别病原体相关分子模式（pathogen associated molecular pattern，PAMP）和重要的效应分子，在固有免疫中发挥重要作用。

二、溶菌酶

溶菌酶（lysozyme）是一种无毒、无副作用的低分子量不耐热碱性蛋白质，因具有溶菌活性而得名。其主要来源于巨噬细胞，广泛存在于各种体液、外分泌液和巨噬细胞溶酶体中。溶菌酶主要切断革兰氏阳性细菌细胞壁的 N- 乙酰葡糖胺与 N- 乙酰胞壁酸之间的 β-1、4 糖苷键，使细胞壁的重要组分肽聚糖分子解离，损伤细菌细胞壁，从而导致细菌细胞溶解破坏，这是因为革兰氏阳性菌细胞壁几乎全部由肽聚糖组成；而革兰氏阴性菌只有内壁层为肽聚糖，所以溶菌酶对革兰氏阴性菌细胞壁破坏作用不大，但在相应抗体和补体存在条件下，对溶菌酶不敏感的革兰氏阴性菌也可被溶菌酶溶解破坏。

三、防御素

抗菌肽是具有抗菌活性短肽的总称，广泛存在于生物界，具有非特异性免疫效应，迄今为止从不同生物体内诱导的抗菌肽有 400 余种，在机体抵抗病原微生物的入侵方面发挥重要作用，人体中的抗菌肽主要为防御素。防御素（defensin）是一组富含精氨酸耐受蛋白酶的小分子多肽，具有广谱直接杀菌作用，对细菌尤其是耐药性细菌有杀灭作用，而且可在几分钟之内见效。其作用机制是，吞噬细胞摄入细菌之后，胞质颗粒与胞膜融合，将高浓度的防御素释放到细菌周围，前者可以在细菌细胞质膜上穿孔而形成离子通道，造成细菌细胞膜结构破坏，引起胞内水溶性物质大量渗出，使细菌死亡。

防御素可以抑制胞内 DNA、RNA 和蛋白质的合成，激发抗菌酶。防御素还能够有效地杀灭人类及动物体内的寄生虫，选择性杀伤肿瘤细胞，抑制乙型肝炎病毒的复制等。

四、细胞因子

细胞因子（cytokine）是由机体多种细胞分泌的能够在细胞间进行信息传递的可溶性小分子蛋白质，详见第八章。

五、胞内杀菌物质

巨噬细胞吞噬病原体后被迅速激活，在吞噬溶酶体中产生并释放氧自由基（reactive oxygen species，ROS）、一氧化氮（NO）、脂质介质和 C 反应蛋白等非特异性效应分子，参与机体抗感染。病原体进入吞噬体并进一步形成吞噬溶酶体之后，带有超氧阴离子的活性氧中间物引起胞内 pH 改变，此时阳离子蛋白和溶菌酶便可发挥杀菌作用,随着巨噬细胞的活化,在短时间内胞内耗氧量显著增加,形成的 ROS 具有很强的氧化和细胞毒作用,可有效杀伤病原微生物。在 IFN-γ 刺激下,巨噬细胞产生释放的一氧化氮也具有杀菌和细胞毒作用。

六、Toll 样受体及其信号转导

(一) Toll 样受体

Toll 样受体最早发现于果蝇体内,是在果蝇的发育和固有免疫中发挥抗微生物感染作用的重要受体。1997 年,人们首次发现与果蝇同源的人 Toll 蛋白,并将其命名为 Toll 样受体(Toll-like receptor, TLR)。TLR 分布广泛,表达于各种不同的组织和细胞。总体而言,TLR 大部分表达于上皮组织,在机体局部免疫中起防御作用,还有的表达于 B 细胞和髓样细胞,特别是表达于 DC 细胞。到目前为止,已经陆续发现了十余种 TLR,属于 I 型跨膜信号转导蛋白,分胞外区、跨膜区和胞内区。胞外区结构域富含亮氨酸重复基序(leucine-rich repeats, LRR),称为 LRR 功能域,跨膜区富含半胱氨酸,胞内区结构域和哺乳动物白介素 -1 受体(IL-1R)结构和组分非常相似,称为 Toll/IL-1R(TIR)功能域。LRR 存在于多种功能不同的蛋白中,参与蛋白质之间的相互作用和识别病原体表面的病原体相关分子模式,TIR 结构域是一种保守的信号模式,存在于动物和植物的许多细胞质蛋白中,主要负责相应的信号转导。此外,动物和植物中包含 TIR 结构域的蛋白参与宿主防御途径。TLR 家族成员的功能在不同哺乳动物中是不同的,人和小鼠中已分别报道了 10 种和 13 种 TLR。另外,TLR 家族成员之间的表达模式不同,它们的配体具有特异性,信号转导途径各异,诱导细胞应答方式也不同。

病原微生物细胞壁的某些成分是固有免疫反应的强烈激活因子,称为病原体相关分子模式(pathogen-associated molecular pattern, PAMP),PAMP 包括革兰氏阴性菌的脂多糖(lipopolysaccharide, LPS),革兰氏阳性菌的肽聚糖(peptidoglyean, PGN)和脂质胞壁酸(lipoteichoic acid, LTA)及真菌的甘露聚糖等,都能激活 Toll 信号转导通路。近年来发现了一系列 TLR 配体,尽管这些配体的结构、来源不尽相同,但它们大都是保守的微生物产物,都能向宿主提供被感染的信号,几乎每种 TLR 都可以识别多种在结构上无关的配体,但是有些需要辅助蛋白。

根据 TLR 的亚细胞定位、信号转导机制和识别配体的特异性,可将其分为两类:一类定位于质膜上,如 TLR1、TLR2、TLR4、TLR5、TLR6 和 TLR10;另一类定位于胞内细胞器,如内涵体,属此类的 TLR 有 TLR3、TLR7、TLR8 和 TLR9(表 13-3-1)。

1. TLR4　TLR4 是第一个被发现的哺乳动物 TLR,主要配体为革兰氏阴性杆菌的脂多糖(LPS),它可以介导 MyD88 依赖型和 MyD88 非依赖型两条信号通路。在人类和鼠类 TLR4 表达于多种类型细胞,尤其是参与免疫系统的细胞,包括巨噬细胞、DC、中性粒细胞、肥大细胞和 B 细胞。TLR4 还表达于多种非造血细胞,包括内皮细胞、成纤维细胞和表面上皮细胞。已知细菌 LPS 可引起宿主全身性炎症反应,但在 C3H/HeJ 和 C57BL/10 小鼠中对 LPS 的攻击不发生或发生较低的反应,即对 LPS 具有耐受性。因此,TLR4 在机体对 LPS 的反应中扮演不可缺少的角色。

TLR4 识别 LPS 的机制非常复杂,需要几个辅助蛋白的参与。LPS 首先结合到 LBP 形成 LPS-LBP

表 13-3-1　人 TLR 的基本特性

受体	分布	识别的配体	配体来源
TLR1	广泛表达	三酰脂肽	分枝杆菌
TLR2	PML、DC 和 MPS	肽聚糖、GPI 连接蛋白、脂蛋白和酵母多糖	G⁺、锥虫、分枝杆菌、酵母菌和真菌
TLR3	DC 和 NC	双链 RNA 碱	病毒或人工合成
TLR4	MPS、DC 和 EC	LPS 和 F 蛋白	G⁻、RSV
TLR5	Mo、imDC、NK 和 T	鞭毛素	细菌
TLR6	B、NK 和 Mo	二酰脂肽和酵母多糖	分枝杆菌、支原体、酵母菌和真菌
TLR7	pDC 和 B	单链 RNA	病毒
TLR8	Mo、NK 和 T	单链 RNA	病毒
TLR9	pDC、NK、B 和 PML	非甲基化 CpG DNA	细菌或合成
TLR10	pDC 和 B	未知	未知

复合物，LBP 是一种结合 LPS 单体的血清蛋白，负责将 LPS 转运到细胞表面与 CD14 结合，进一步形成 LPS-LBP-CD14 复合物，单独的 LPS 与 TLR4 的亲和力相当低，但形成 LPS-LBP-CD14 复合物后与 TLR4 的亲和力明显增强，通过跨膜信号分子将信号转导至细胞内。CD14 是一个 GPI 结合蛋白，缺少跨膜区，不能直接同细胞内进行信号交流，必须借助于其他的信号分子介导细胞活化，表达于巨噬细胞和 DC 表面，CD14 作为一种可溶性蛋白还存在于血清中。TLR4 的胞外功能区与另一种辅助蛋白 MD-2 相关，MD-2 是一个小分子蛋白，缺乏跨膜结构域，与 TLR4 以复合物形式表达于细胞表面。MD-2 对 TLR4 识别 LPS 是必需的，在 B 细胞表面发现的另一种表面受体可能和 TLR4 共同识别 LPS 密切相关，即 RP105，RP105 表达于 B 细胞和某些 DC 细胞亚型，具有与 TLR4 类似的胞外功能区，通过其胞外功能区与一个辅助蛋白 MD-1 结合，MD-1 与 MD-2 是同一个家族。RP105 与 TLR4 不同的是缺乏 TIR 结构域，取而代之的是一个短的包含酪氨酸磷酸化基序 YXXI 的胞质尾巴。RP105 连接 LPS 导致 B 细胞增殖和正向调节 CD80/CD86 共刺激分子，还能够诱导 Src 家族酪氨酸激酶如 Lyn 的激活。RP105 基因缺失导致 B 细胞对 LPS 刺激的应答减弱，尽管这种缺失没有 TLR4 缺失的 B 细胞那样完全。此外，RP105 还参与 B 细胞对某些 TLR2 配体的应答，如细菌脂蛋白。TLR4 再将 LPS 信号通过细胞内 IRAK、TRAF 等下游分子进一步向下转导，最终活化 MAPK 和 NF-κB 通路，导致大量炎症因子表达。

2. TLR2、TLR1 和 TLR6　TLR2 表达于几乎所有的淋巴组织中，其在外周血白细胞中表达最高，尤其是在 CD14⁺ 表达的单核巨噬细胞中，在内皮细胞上也有一定程度的 TLR2 表达。TLR 家族具有相似结构，但不同的 TLR 能够识别不同的配体。TLR1、TLR2 与 TLR6 结合成异源二聚体，识别细菌脂蛋白、支原体脂蛋白、酵母多糖、G⁺ 的肽聚糖、克氏锥虫的糖基磷脂酰肌醇（glycosylphosphatidylinositol，GPI）锚定蛋白、肺炎克雷伯菌外膜蛋白 A 和结核分枝杆菌的细胞壁糖脂等。TLR2 还参与识别非典型 LPS，从结构上看，这些配体相互之间完全不同。不同的微生物产物如何能够通过相同受体进行信号转导仍未阐明，但至少有两个因素有助于解释 TLR2 能够识别广泛配体的原因。其中一个因素是辅助蛋白的参与，如识别某些 TLR2 配体（如肽聚糖）需要 CD14 参与，识别脂蛋白需要 CD36，上面提到的 RP105 还参与识别某些 TLR2 配体。另外，辅助蛋白很可能辅助识别其他的 TLR2 配体，不同的辅助蛋白被认为能够识别结构不同的 PAMP，然后与之结合触发 TLR2 活性。第二个因素是促进识别不同的 TLR2 配体是由于 TLR2 与其他两个 TLR 协作的结果，即 TLR1 和 TLR6，TLR2/TLR1 异源二聚体识别同种配体，而 TLR2/TLR6 异源二聚体识别不同种配体。TLR2 还能表达于其他类型的细胞，包括上皮细胞。人类表达 TLR2 和 TLR4 的 DC 细胞仅限于单核细胞来源的 DC，而不是浆细胞型 DC，通过产生 IL-12 和其他的炎症因子来应答 TLR2 和 TLR4 的配体。

TLR1 的配体为三酰脂多糖，TLR1 存在于细胞的表面。在人类的血小板上也发现 TLR1 和 TLR6 的表达，血小板可能直接通过 TLR 识别抗原，因此在感染性炎症和动脉粥样硬化中可能存在某种机制的关联。研究表明，肠黏膜上皮细胞能通过增强表达 TLR1 和 TLR6 来识别酵母多糖，因此，在肠内的真菌同样可以刺激宿主的黏膜免疫系统。

3. TLR3   TLR3 识别在大多数病毒感染过程中产生的双链 RNA（dsRNA），dsRNA 是一个与病毒感染相关的分子模式，dsRNA 及其合成类似物 poly（I：C）能够激活炎症应答。细胞内的识别系统能够识别 dsRNA，从而介导感染细胞的抗病毒反应。TLR3 介导对 poly（I：C）的应答，*TLR3* 敲除的小鼠细胞不能够应答 poly（I：C）和病毒 dsRNA。TLR3 表达于 DC、巨噬细胞和表面上皮细胞，包括肠上皮细胞。在鼠类，TLR3 表达于 $CD8^+$ DC，这种细胞 MHC Ⅰ类分子参与抗原呈递作用。$CD8^+$ DC 还被发现参与病毒感染的凋亡细胞呈递抗原，表达于 $CD8^+$ DC 上的 TLR3 能够识别凋亡细胞中的病毒 dsRNA，这种识别对病毒抗原呈递给 $CD8^+$ T 细胞是非常重要的，充分表明 TLR3 参与病毒的识别。

4. TLR5   TLR5 的配体为细菌鞭毛蛋白，TLR5 表达于上皮细胞、巨噬细胞和 DC，尤其存在于黏膜固有层的 DC。同其他 TLR 分子一样，TLR5 招募信号分子到它的胞内 TIR 结构域，引起炎症应答，PI3K 的磷酸化在早期的 TLR 信号转导中起着重要作用，PI3K 结合位点位于 TLR5 的 TIR 区 798 位酪氨酸，类似于 IL-1R 的 PI3K 招募位点，该位点的突变阻止对鞭毛的炎症应答。虽然没有检测到 TLR5 和 PI3K 的直接作用，但是通过质谱仪证实，在经鞭毛处理的 HEK293T 细胞中出现了 798 位酪氨酸的磷酸化，这些结果提示，798 位酪氨酸的磷酸化对于 TLR5 的信号转导是必需的，对于 TLR5 的二聚化则不需要。TLR5 配体鞭毛素与其他大部分 PAMP 不同，不需要经过任何翻译后修饰。鞭毛素在氨基端和羧基端是非常保守的，这可以解释为什么它是固有免疫识别的一个靶点。

5. TLR7 和 TLR8   TLR7 参与病毒核酸的识别，即识别病毒单链 RNA（ssRNA），TLR8 也能识别 ssRNA。TLR7 和 TLR8 还可以识别小分子干扰 RNA（siRNA），即 RNA 干扰的主要效应器。TLR7 由 pDC 表达，能够诱导Ⅰ型干扰素的产生。TLR7 首先被抗病毒复合物如咪喹莫特激活，后来研究发现，TLR7 负责从不同的 RNA 病毒中识别 ssRNA，如流感病毒。病毒感染的 pDC 细胞引起未包裹的病毒 RNA 基因组内吞，在晚期内涵体和溶酶体的酸性环境中能够被 TLR7 识别，这种识别通常不需要 pDC 细胞中病毒的进一步复制。对于其他的病毒，如疱疹病毒（VSV），在 pDC 中 TLR7 介导的识别病毒 RNA 和产生 IFN-α 需要病毒感染和复制。在细胞质中病毒复制产生病毒 RNA，而 TLR7 介导的识别发生在晚期溶酶体中，因此，病毒 RNA 必须进入溶酶体中才能被识别。

TLR7 识别 ssRNA，但不能区分是细胞或病毒来源。正常情况下，病毒 RNA 通过病毒体的内吞作用或病毒 RNA 自噬作用传递到溶酶体。病毒和细胞 RNA 的自噬过程还不能够区分清楚。细胞中的 RNA

通常以 RNA-蛋白质复合物形式存在,能够从死亡前的细胞释放至细胞外空间。正常情况下,细胞外液体中 RNA 浓度非常低,这是由于巨噬细胞能够有效移走凋亡细胞,RNA 酶活性降解细胞外 RNA。在 pDC 细胞和 B 细胞中,RNA 的量升至足够水平能够激活 TLR7,从而导致 B 细胞直接应答自体 RNA-蛋白复合物的激活,可引起如系统性红斑狼疮等自身免疫性疾病。在 B 组柯萨奇病毒(Coxsackie B virus)感染引起的心肌炎中,TLR8 的识别作用非常突出。pDC 细胞对其他 ssRNA 病毒(如流感病毒和滤泡性口炎病毒)的识别,TLR7 也是必不可少的。HIV 的 ssRNA 可以被 TLR7 或 TLR8 识别,从而刺激 DC 和巨噬细胞分泌干扰素和多种促炎细胞因子,并通过未知的可溶性因子介导抗病毒效应。

6. TLR9　TLR9 识别细菌 DNA 所特有的未甲基化 DNA 二核苷酸-CpG,未甲基化的 CpG 二核苷酸免疫共刺激特性已为人们熟知,能够诱导 B 细胞增殖和 DC、鼠巨噬细胞产生细胞因子。置换一个单核苷酸或甲基化 CpG 膜序导致其活性彻底丢失。CpG DNA 共刺激特性是由于其具有触发 TLR9 的能力,*TLR9* 基因敲除的小鼠对 CpG DNA 完全没有应答,这说明 CpG DNA 作用的确是通过 TLR 介导的。CpG DNA 的信号转导需要细胞内摄取晚期的内涵体/溶酶体组分,预先刺激鼠细胞,CpG 膜序能够诱导转染鼠 TLR9 细胞更强的激活作用。同样,预先刺激人细胞,CpG 膜序能够优先激活转染了人 TLR9 的细胞,说明 TLR9 本身能够区分两种 CpG 膜序。与 TLR7 相似,人类的 TLR9 仅表达于 B 细胞和 pDC。TLR9 表达于产生 I 型干扰素的 pDC,这说明 TLR9 参与宿主抗病毒防御。TLR9 还参与识别病毒 DNA,如单纯疱疹病毒。在酸性溶酶体中,病毒基因组 DNA 变得很容易接近 TLR9,同时伴随未包裹病毒体的内吞作用。

在一定条件下,存在于哺乳动物基因组中的细菌和病毒基因组、未甲基化的 CpG DNA 能够触发 TLR9 的活性。B 细胞上受体能够识别复合物或通过识别免疫复合物中来源于凋亡细胞的染色体片段,那么染色体片段通过 TLR9 能够使 B 细胞有效激活。在溶酶体中传递 CpG DNA 给 TLR9 也需要 B 细胞受体的参与,其他的受体也能够传递染色体复合物到溶酶体,在 DC 中也能够促进 TLR9 的激活。染色体复合物激活 TLR9 最初被认为能够促进病原体自身抗体和红斑狼疮的发展。TLR9 诱导的抗体,尤其是 IgM 类抗体,能够缓解红斑狼疮的发展,这些抗体有助于从循环液中清除染色体复合物。在正常情况下,TLR 的刺激会引起免疫系统各种细胞的活化,能引起和增强保护性的 Th1 型免疫应答,在某些易感基因的遗传背景下,TLR 的刺激可以诱导自身免疫病,在对系统性红斑狼疮模型小鼠的研究中发现,TLR9 缺失会导致自身抗体从抗核抗体向 TLR7 依赖的抗核糖体抗体 IgG2a 和 IgG2b 转变,加快了疾病进程和发展,TLR 的信号转导不仅能诱导自身免疫,而且能调节免疫耐受。对患狼疮小鼠的研究同样发现 TLR9 缺失会使病情进展,而 TLR7 缺失却会减缓病情的发展,这些结果提示,自身免疫病中 TLR 是治疗的候选靶点。

7. TLR10　人类的 TLR10 由 811 个氨基酸残基组成,具有一个信号肽,接着就是多个 LRR,一个半胱氨酸富集区,一个跨膜序列和一个与人 IL-1R 同源的胞内区。在人类所有的 TLR 中 TLR10 和 TLR1、TLR6 最相关,氨基酸分别有 50% 和 49% 的相似性,TLR10 的 mRNA 高度表达于脾脏、淋巴结、胸腺和扁桃体上,因此 TLR10 会优先表达在和免疫应答有关的细胞和组织上。

8. TLR11　TLR11、12、13 只存在于鼠类,而人类却没有。TLR11 在防御病原菌感染中起重要作用。

（二）TLR信号转导途径

微生物产物激活 TLR 能够诱导产生多种炎症和免疫应答的基因,包括细胞因子(如 TNF、IL-1、IL-6 和 IL-12)、炎症趋化因子(如中性粒细胞化学引诱物 IL-8)、抗微生物效应分子(如一氧化氮合酶和抗菌肽)、MHC 和共刺激分子。刺激 TLR 能够激活几条信号转导途径,包括 NF-κB 以及 MAP 激酶三条信号转导途径 JNK、p38 和 ERK(图 13-3-1)。另外,TLR 还诱导激活转录因子 IRF 家族中的几个成员。TLR 信号转导启动时,TLR 胞质 TIR 结构域必须通过 TIR 嗜同作用(homophilic interaction)募集含有 TIR 的接头分子,先后发现具有 TIR 的 4 种接头分子 MyD88、TIRAP、TRIF 和 TRAM,由此信号转导可分为 MyD88 依赖的和 MyD88 非依赖的途径。

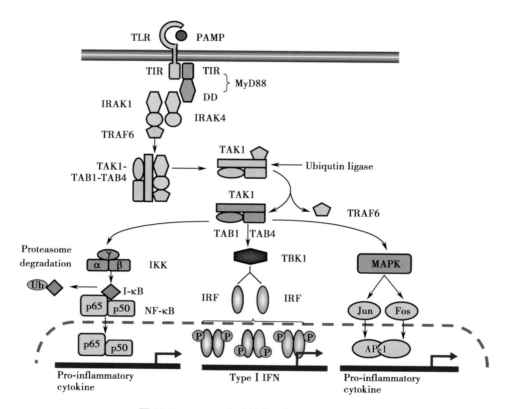

图 13-3-1 TLR 启动的信号转导途径模式图

MyD88 具有一个死亡结构域(death domain, DD),可以与它下游的丝氨酸/苏氨酸蛋白激酶家族分子白介素-1 受体相关激酶(interleukin-1 receptor associated kinase, IRAK)的 DD 结合,形成复合物。DD 约有 90 个氨基酸,可介导有 DD 序列的蛋白质与蛋白质之间的相互作用。C-末端为 Toll 区,类似于 IL-1 受体的胞质区,包括约 130 个氨基酸,通过募集连接蛋白来传递信号。MyD88 的双重结构特征决定了它是重要的调节分子,在 *MyD88* 基因敲除的小鼠中,LPS 的所有诱导活性几乎完全消失,同时腹腔内注射高剂量的 LPS,该鼠可存活 96 小时以上,且血清 IL-6、TNF-α、IL-1β 不增加,而所有野生型鼠在 96 小时内完全死亡,提示 *MyD88* 敲除鼠可抵抗 LPS 诱导的致死性,证明 MyD88 在 LPS 活化通路中起关键作用。MyD88 信号转导途径的组成包括 IRAK(IRAK1 和 IRAK4)家族的丝氨酸/苏氨酸蛋白激酶,肿瘤坏死因子受体相关因子 6(TRAF6)和 MAP3K 家族的几个成员,包括 TAK1、ASK1 和 MEKKs,能够激活 NF-κB

和 3 个 MAP 激酶级联反应: JNK、p38 和 ERK。IRAK 家族包括 4 个成员, IRAK-1、IRAK-2、IRAK-M 和 IRAK-4, 其中 IRAK-1 和 IRAK-4 具有激酶活性, 募集 IRAK-1、IRAK-4 到受体引起 IRAK-4 的激活和 IRAK-1 的磷酸化, 随后它们从受体复合物中解离, IRAK-M 是 MyD88 依赖的信号转导负调控因子, 而 IRAK-2 的功能还不清楚。一旦 IRAK-1 被磷酸化, 就与 TRAF6 相互作用并激活 TRAF6, TRAF6 可以活化其下游的一系列激酶, 如 NIK(NF-κB inducing kinase)、ASK1(apoptosis-stimulating kinase 1)等, 它们都属于 MAP 激酶(MAP3K)家族, 可以通过级联放大效应导致一系列转录因子的活化。如 NIK 可使其下游的 IKK(IκB kinase)磷酸化, 从而使 IκB 被磷酸化而降解, 转录因子 NF-κB 被释放导致一系列基因的表达, 介导机体炎症应答。TRAF6 是 TRAF 家族锌指 E3 泛素连接酶的一个成员, 磷酸化的 IRAK 相互作用, 诱导寡聚化从而触发 TRAF6 的激活, TRAF6 一旦激活, 其功能与非经典的 E2 泛素结合酶 Ubc13 和 Uev1A 相同, 能够自身结合形成多聚链。与多聚泛素链被 26S 蛋白酶体作为底物而降解不同, TRAF6 是通过泛素 K48 连接, 催化非经典的 K63 连接的多聚泛素链的形成, 这种泛素化对随后的激酶 TAK1 激活 IκB 激酶复合物是必需的, 激活的 TRAF6 磷酸化 IKK-β 导致 NF-κB 途径的激活。在野生型小鼠对 LPS 应答的研究中, IRAK 可被激活, 而在 MyD88 敲除的小鼠中则未被活化, 表明 IRAK 是 MyD88 下游的 LPS 反应的激酶。实验证明, IRAK 可与 TRAF6 连接, 而在 TRAF6 活性缺失的细胞中, IRAK 自身的磷酸化不受影响, 表明 TRAF6 可作为下游信号分子连接 IRAK。另外, TRAF6 激活的 TAK1 还可磷酸化 MAP 激酶 MKK6, 随后依次磷酸化 MAPK、JNK。因此, TRAF6 催化的泛素化反应激活 TAK1 能够引起 NF-κB 和 AP-1 途径的激活。

转录因子 NF-κB 在固有免疫中发挥重要作用, NF-κB 途径至少部分参与了调节大部分可诱导的宿主防御基因的表达。NF-κB 是由两个 Rel/NF-κB 家族转录激活因子组成的一个异源二聚体, 即 p65 和 p50, 并与其抑制亚单位 IκB 结合。在未刺激细胞, IκB 通过调控 NF-κB 的核定位信号, 从而阻止其核移位。当 TLR 配体和 IL-1 刺激细胞时, IκB 被快速磷酸化然后被 26S 蛋白酶体降解。脱离了胞质抑制物以后的 NF-κB 移位到细胞核里, 从而激活靶基因的表达。IKK 复合物调控 IκB 磷酸化依赖的降解, 这是激活 NF-κB 的一个中枢检测点, IKK 复合物由 IKK-α 和 IKK-β 2 个激酶以及第三个非催化亚单位 IKK-γ 组成。IκB 32 位和 36 位丝氨酸已被证实是 IKK-γ 磷酸化的位点。F-box/WD 蛋白、β-TrCP、多亚单位 SCF 泛素连接酶复合物的受体亚单位, 能够识别 IκB 这些位点的磷酸化, 从而使 IκB 降解。TLR2 和 TLR4 依赖的 MyD88 信号转导途径的激活需要辅助接头蛋白的参与, 即 TIRAP。除了 TIR 结构域, TIRAP 还包含一个磷脂酰肌醇 4, 5- 双磷酸(PIP2)结合的结构域, TIRAP 通过本身 PIP2 结合域与细胞膜相关联, 从而募集 MyD88 到 TLR2 和 TLR4 受体复合物。

MyD88 除了募集和激活 IRAK, 还与激活 IRF 家族中几个成员相关, 尤其是激活 IRF1 和 IRF5。这些 IRF 在靶基因转录中起着重要作用, 包括促进炎症因子和趋化因子的产生, 在巨噬细胞中 IRF1 是一个 IFN-γ 诱导的基因, IFN-γ 诱导 IRF1 为 IFN-γ 与 TLR 配体协同诱导多种基因提供了重要机制。IRF4 也与 MyD88 相关, 通过与 IRF1 和 IRF5 竞争结合 MyD88 发挥抑制作用。不同于其他的 TLR, TLR7 和 TLR9 能够以 MyD88 依赖的方式诱导激活 IRF7。在 DC 中, MyD88 与 IRF7 相关, 而且能够激活它, 这在 TLR 受体诱导 IFN-α 基因中起重要作用。类似磷酸化, TRAF6 引起的泛素化能够激活 IRF7。IRAK1、IRAK4

和 IKK-α 三个激酶能够引起 IRF7 磷酸化，但 TLR 特异地激活 IRF7 的机制还不清楚。除上述 MyD88 依赖的信号转导途径，TLR3 和 TLR4 通过接头蛋白 TRIF 诱导不同的信号转导途径。TRIF 通过 TRAM 直接结合 TLR3 和间接结合 TLR4 发挥作用。TRIF 的激活导致诱导 IKK 相关的激酶 TBK-1 和 IKK-ε。TBK-1 在 IRF3 的磷酸化和激活中发挥重要作用，它是一个参与诱导大部分细胞产生 I 型干扰素的转录因子。TRIF 除了激活 IRF3，还可通过 TRAF6 和 RIP1 激活 NF-κB 和 MAP 激酶。

TLR 激活多种不同信号转导途径，由此推测它们在防御不同类型病原体中所发挥的作用是不同的。TLR3、TLR7、TLR9 参与病毒识别和诱导 I 型干扰素，而其他 TLR 受体在信号转导途径中存在哪些差别尚不清楚。例如，TLR4，而不是 TLR2 激活 IRF3 的信号转导途径还不明确。这些问题将来可能通过分析宿主防御中 TLR 的信号转导和功能来得以解答。

七、NOD 样受体及其信号转导

（一）NOD样受体分子

NOD 样受体（NOD-like receptor，NLR）分子由以下三类功能不同的结构域组成。

1. C 端为与 TLR 胞外段相同的亮氨酸重复序列（LRR），负责与 PAMP 中对应的配体分子结合。

2. 分子中段为保守的 NACHT 结构域，为各成员共有，负责 NLR 分子相互聚合，改变其构型。

3. N 端效应结构域　目前为止分为 5 类，并以此将 NOD 受体分为 5 个亚家族：①带有酸性激活结构域（acidic activation domain，AD）的 NLRA 亚家族；②带有杆状病毒凋亡抑制蛋白重复体（baculovirus inhibitor of apoptosis protein repeat，BIR）结构域的 NLRB 亚家族；③带有胱天蛋白酶招募结构域（caspase recruitment domain，CARD）的 NLRC 亚家族；④带有热蛋白结构域（pyrin domain，PYD）的 NLRP 亚家族（还称 NALP）；⑤带有其他 NLR 效应结构域（X）的 MLRX 亚家族。5 种 N 端结构域分别将 NLR 分子的 NACHT 结构域和下游衔接蛋白及效应分子连接起来，行使效应功能。

（二）NLR信号转导

NLR 信号转导途径非常复杂，人体中 NLRC 和 NLRP 亚家族已至少分别发现 4 个和 14 个成员。下面以 NLRC 和 NLRP 两个亚家族中代表性分子 NOD2 和 NLRP3 为例介绍 NLR 相关的信号转导（图 13-3-2）。

当病原菌被细胞吞噬后，首先形成吞噬体，接着与胞内溶酶体融合成吞噬溶酶体，在溶酶体酶的作用下，细菌胞壁成分分解为肽聚糖（PGN），PGN 再降解成一种具有免疫调变活性的胞壁肽（muropeptide）。NOD1 识别革兰氏阴性菌胞壁肽中的二氨基庚二酸（meso-DAP），NOD2 和 NLRP3 共同识别胞壁肽中的胞壁酰二肽（muramyl dipeptide，MDP）。随后，MDP 以一种尚不清楚的机制从吞噬溶酶体进入胞质溶胶，通过直接或间接的方式结合 NOD2 和 NLRP3 分子的 LRR 结构域，使两种 NLR 分子同步激活并启动信号转导。全部 NLR 分子处在胞质溶胶中，其分子端部的效应结构域 CARD 和 PYD 可借助同型互作动员并吸引其他带有相同结构域的分子，以一种 PYD-PYD 和 CARD-CARD 相互作用的形式，通过信号转导途径有目标地激活下游一些特定的效应分子。以 NOD2 为例，其效应结构域 CARD 可借助同型互作，募集丝/苏氨酸激酶 RIP2，形成一个包括 CARD 和 RIP2 的 NOD 信号小体，称为 RICK。RIP2 激活转录因子 NF-κB，从而激活炎症因子，此过程可以与 TLR4 启动的信号转导途径发生相互作用，加强 NF-κB 的激

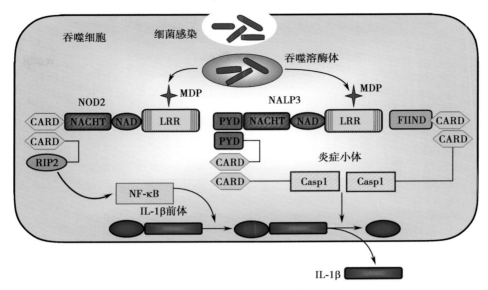

图 13-3-2　NLR 启动的信号转导途径

活。而 NLRP3 活化的是同时带有 PYD 和 CARD 结构域的 ASC 复合物,后者再活化 CARD 和半胱氨酸天冬氨酸蛋白酶 -1(caspase-1,Casp1)组成效应复合物。如此,双份的 NLRP3、ASC 和效应复合物共同构成炎症小体(inflammasome)。在 NF-κB 及 Casp1 的作用下,将无活性的细胞因子 IL-1β 和 IL-18 前体分子剪接成为有活性的 IL-1β 和 IL-18 分子,其中 IL-1β 是一种重要的促炎症因子。

八、视黄酸诱导基因样受体及其信号转导

视黄酸诱导基因(retinoic acid inducible gene,RIG)和黑色素瘤分化相关基因(MDAG)产物,是胞质溶胶中识别病毒 dsRNA 的感知元件,参与构成 RIG 样受体(RIG-1-like receptor,RLR)家族,抗病毒的意义重要。RLR 的基本结构是 C 端为 CARD 效应结构域,N 端为带有 DExD/H 框的 RNA 解旋酶(RNA helicase)结构域,与之发生相互作用的衔接蛋白 IPSI 一端也带有 CARD 结构域,与 RLR 分子以同性互作进行结合。RLR 蛋白识别进入胞质的病毒 dsRNA 之后,通过效应结构域 CARD 的同型互作,结合位于线粒体外膜的衔接蛋白分子 IPS1,启动两条信号转导途径(图 13-3-3):①通过激活 NF-κB 信号转导途径,从而激活促炎性细胞因子基因;②通过 TBK1 使 IRF3/IRF7 磷酸化,形成同源或异源二聚体,转位后激活 I 型干扰素基因,产生抗病毒效应。此过程与 TLR3 作用机制相似,共同介导抗病毒效应。

TLR4 的配体 LPS 刺激吞噬细胞能够诱导 RIG-1 的表达,参与细胞的吞噬作用,敲除 *RIG-1* 基

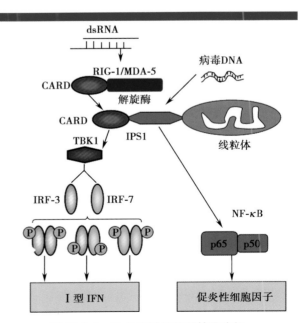

图 13-3-3　RLR 启动的信号转导途径

因能够抑制 LPS 诱导的吞噬细菌作用。而且，RIG-1$^{-/-}$ 小鼠对大肠杆菌引起的感染比野生型小鼠更敏感。因此，RIG-1 的调节作用非常广泛，在抗病毒和抗细菌应答中都起重要作用。

综上所述，模式识别受体家族中的 3 种受体 TLR、NLR 和 RLR，它们识别的病原微生物种类、成分存在异同。3 种识别受体启动的信号转导途径以及涉及的衔接蛋白和应答产物，既有共同点也有不小差别。3 个 PRR 受体家族对病原微生物识别特性的比较见表 13-3-2。

表 13-3-2　3 个 PRR 受体家族对病原微生物识别特性的比较

受体	识别对象	信号分子	衔接蛋白	应答产物
TLR	细菌、病毒、真菌和原虫	NF-κB、MAPK 和 IRF	MyD88、TIRAP、TRIF 和 TRAM	细胞因子、趋化因子、抗病毒蛋白
NLR	细菌（IPA1：鞭毛素；NLRP1b：炭疽；NLRP3：细菌 RNA、毒素、尿酸）	caspase1、NF-κB	MyD88	IL-1、IL-18
RLR	病毒（MDA5：Picoma 病毒；RIG-1：NDV、VSV、SV，流感病毒、副黏病毒）	IRF、NF-κB、MAPK	IPS-1	Ⅰ型干扰素、促炎细胞因子

第四节　固有免疫对适应性免疫的影响

机体的免疫功能是由固有免疫和适应性免疫两者共同协作完成的，没有固有免疫细胞和分子的介入，就不会出现有效的特异性免疫应答，固有免疫和适应性免疫是免疫系统不可分割的两个部分。参与固有免疫和适应性免疫的细胞和分子在结构和功能上存在关联性，参与固有免疫（如 NK 细胞）和适应性免疫（如 T 细胞、B 细胞）的细胞间存在兼有两者特性的免疫细胞，如前面提到的固有免疫淋巴细胞（NKT、γδT 和 B1 细胞）；非淋巴细胞谱系的细胞可参与抗体介导的效应作用，如 NK 细胞依赖 Fc 受体（FcTRⅢ）参与抗体依赖细胞介导的细胞毒作用（ADCC）；免疫受体和免疫分子有呈递抗原肽供 T 细胞识别的 MHC Ⅰ、Ⅱ类经典分子，也有本身作为配体或呈递抗原供 NK 细胞和 NKT 细胞识别的非经典 MHC 分子和 CD1；其他分子如激活的补体和各种分化抗原、黏附分子及其受体，参与特异性免疫应答中免疫细胞的成熟、分化和归巢。补体活化的经典途径在体液免疫中起重要作用，包括诱导补体依赖的细胞毒性效应，细胞因子是以网络和非特异性的作用方式，参与并调节特异性免疫应答，有时还直接发挥效应功能，参与 T 细胞、B 细胞亚群的分化以及抗体的类别转换。固有免疫和适应性免疫以相似的原理、途径和信号分子实施细胞信号转导。固有免疫主要从以下三方面影响适应性免疫应答：①固有免疫应答启动适应性免疫应答；②固有免疫应答影响适应性免疫应答的类型；③固有免疫应答影响适应性免疫应答的效应。

参 考 文 献

［1］周光炎. 免疫学原理. 4 版. 北京：科学出版社，2018.

［2］陈万涛. 口腔临床免疫学. 上海：上海交通大学出版社，2010.

［3］BELZ G T, NUTT S L. Transcriptional programming of the dendritic cell network. Nat Rev Immunol, 2012, 12（2）：101-113.

［4］EBERL G, DI SANTO J P, VIVIER E. The brave new world of innate lymphoid cells. Nat Immunol, 2015, 16（1）: 1-5.

［5］BRUBAKER S W, BONHAM K S, ZANONI I, et al. Innate immune pattern recognition: a cell biological perspective. Annu Rev Immunol, 2015, 33: 257-290.

［6］MURPHY K, WEAVER C. JANEWAY'S IMMUNOLOGY. 9th ed. Oxfordshire: Garland Science, 2016.

［7］Collin M, Bigley V. Human dendritic cell subsets: an update. Immunology, 2018, 154（1）: 3-20.

［8］Fitzgerald K A, Kagan J C. Toll-like receptors and the control of immunity. Cell, 2020, 180（6）: 1044-1066.

［9］孙逊, 凌虹, 杨巍. 医学免疫学. 9 版. 北京: 高等教育出版社, 2022.

［10］曹雪涛. 医学免疫学. 7 版. 北京: 人民卫生出版社, 2018.

第十四章　免　疫　调　节

抗原进入机体后，免疫系统快速做出反应，动员免疫细胞及相应的效应分子产生适当的免疫应答来清除抗原。高强度的免疫应答使机体内环境的平衡状态发生偏移，可诱发不同程度的组织损伤。因此，机体免疫系统在清除抗原的同时，感知产生的变化并实施反馈调节，以维持机体内环境的稳定。

免疫调节是机体免疫系统的生理性反馈调节，是免疫系统在识别抗原、启动应答、产生效应和记忆之外的重要功能，贯穿免疫应答全过程和各个层面，是机体免疫系统在长期进化中形成的一种精细、复杂、多层面和多系统（神经系统和内分泌系统）参与的相互协调和相互制约的调控过程。

临床上许多疾病，如肿瘤、自身免疫病、感染和过敏性疾病等均与机体免疫调节机制失常有关。因此，了解免疫调节机制有助于为相关疾病的预防和治疗提供有效的干预手段。本章主要从免疫相关分子、免疫细胞、神经内分泌系统等方面介绍免疫调节机制。

第一节　免疫分子与免疫调节

免疫调节的应答出现在不同的层面，多种免疫分子均具有免疫调节作用，本节侧重免疫分子和受体的活化及其功能行使，从免疫细胞激活信号转导的调控、免疫细胞抑制性受体介导的反馈调节、独特型及抗独特型网络分子平衡调节机制和补体系统对免疫应答的调节四个方面，阐述分子水平的调控机制。

一、免疫细胞激活信号转导的调控

（一）免疫细胞激活信号转导中两种功能对立的分子

免疫细胞受体启动信号转导涉及的蛋白质磷酸化和脱磷酸化，是一个可以相互转化的过程，分别由蛋白酪氨酸激酶（PTK）和蛋白酪氨酸磷酸酶（PTP）组成。对免疫细胞激活而言，PTK 和 PTP 是一组对立成分，分别启动激活信号转导和抑制激活信号转导。通常情况下，PTK 和 PTP 游离于细胞外液，其功能发挥依赖于免疫细胞膜上的受体和受体相关分子胞内段的特殊结构，即免疫受体酪氨酸激活基序（ITAM）和免疫受体酪氨酸抑制基序（ITIM）。ITAM 和 ITIM 富含酪氨酸残基，该残基一旦发生磷酸化，其所在基序与一种称为 SH2 的结构域结合，从而把在胞质中带有 SH2 结构域的 PTK 或 PTP 招募到细胞膜内侧。PTK 通常活跃在信号转导的起始阶段，使蛋白质分子上的酪氨酸磷酸化。PTP 能够去除磷酸化酪氨酸分子上的磷酸根（即脱磷酸化）。一般来说，免疫细胞激活信号的转导依赖于各种激酶或信号分子的磷酸化，而抑制作用则与已发生磷酸化的激酶或信号分子脱磷酸化有关。

（二）免疫细胞活化中两类功能相反的受体分子——激活性受体和抑制性受体

免疫细胞激活性受体和抑制性受体胞内段分别有 ITAM 和 ITIM 两种独特的结构。激活性受体胞内段携带 ITAM，基本结构为 YxxL 或 YxxV（Y 代表酪氨酸，L 代表亮氨酸，V 代表缬氨酸，x 代表任意氨基酸），在与胞膜相连的 Src-PTK 作用下，ITAM 结构中的酪氨酸发生磷酸化，招募游离于胞质中其他带有 SH2 结构域的 PTK（如 Syk-PTK）转导活化信号。抑制性受体携带 ITIM，基本结构为 I/VxYxxL。带有 SH2 结构域的 PTP 对 ITIM 中的磷酸化的氨基酸进行识别，PTP 被招募、活化，切断由 PTK 参与的信号激活转导通路。

带有 ITAM 的激活性受体招募 PTK，启动激活信号转导；带有 ITIM 的抑制性受体招募 PTP，终止激活信号的转导（图 14-1-1）。需要指出的是，PTP 的招募和活化发生在免疫细胞行使功能之后，也就是说没有激活就没有抑制，这是免疫调节的一个重要理论。这种"慢一拍"的生理性负反馈调节机制既保证正向激活信号充分发挥作用引起免疫细胞活化，执行免疫应答功能；也使免疫应答强度通过负向抑制信号，使其限制在一定范围内，从而使机体维持一种平衡状态。

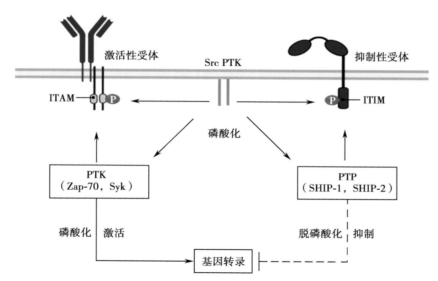

图 14-1-1　免疫细胞激活性受体和抑制性受体作用机制示意图

激活性受体胞内段携带 ITAM，抑制性受体胞内段携带 ITIM。抗原与激活性受体结合后，PTK（Src）借助跨膜分子的聚合作用而活化，使 ITAM 和 ITIM 磷酸化，分别招募胞质中的 PTK（Syk，Zap-70）和 PTP。先由 PTK 启动激活信号转导，再由 PTP 通过脱磷酸作用切断由 PTK 参与的信号激活转导通路，抑制基因转录。

二、免疫细胞抑制性受体及其反馈调节

（一）T细胞表面功能相反的两类受体分子

初始 T 细胞的激活需要获得双信号。第一信号即抗原识别信号，由 T 细胞上的 TCR 通过与抗原肽-MHC 复合物结合接受抗原刺激；协同刺激信号为第二信号，由 APC 表面的共刺激分子 B7 与 T 细胞表面相应的受体（如 CD28 分子）相互作用激活。

T 细胞上共刺激分子受体分为两类，一类是激活性受体，主要为共刺激信号家族中的 CD28 分子，其胞内段带有 ITAM 结构域；另一类是抑制性受体，如 CTLA-4 和 PD-1 分子，其胞内段带有 ITIM 结构域。

CD28 组成性表达在 T 细胞表面，而 CTLA-4 属于诱导性表达，当 T 细胞从 TCR 获得第一信号，并从 CD28 获得第二信号完全活化后 24 小时表达 CTLA-4。一旦 CTLA-4 被诱导性表达，激活信号就被 CTLA-4 和 B7 分子相互传递的抑制信号取代，对 T 细胞活化进行负反馈调节（图 14-1-2）。抑制性受体 CTLA-4 的表达时间及其与 B7 分子的亲和力，再次证明了机体反馈调节中的一个重要理论，没有激活就没有抑制。这种抑制作用具有特异性，只针对已激活的 T 细胞，目标是下调已经出现的高强度的免疫应答。

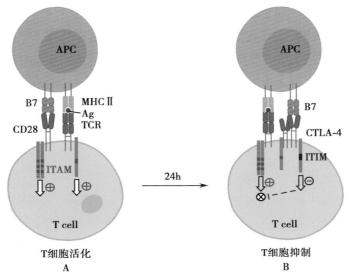

图 14-1-2　共刺激分子受体 CTLA-4 诱导表达和对 T 细胞活化的反馈调节

A. T 细胞接受抗原识别信号和协同刺激信号后活化　B. 约 24 小时后 T 细胞表面表达 CTLA-4 分子，因 CTLA-4 分子和 B7 分子具有高亲和力而优先结合，启动 ITIM 参与的信号转导，抑制原先由 CD28 胞内段的 ITAM 介导的活化信号，使 T 细胞活化受阻

⊕：活化信号　⊖：抑制信号。

PD-1 分子的配体是 B7 家族的 PD-L1（CD274；B7-H1）和 PD-L2（CD273；B7-DC），通过 T 细胞和 B 细胞抗原受体的信号诱导，PD-1 与相应配体结合后，传递抑制性信号，抑制 T 细胞免疫应答。

（二）B 细胞表面功能相反的两类受体分子

B 细胞活化需要 Th 细胞辅助。B 细胞以抗原受体 BCR 接受来自抗原的刺激信号后，其表面 CD40 分子和活化 Th 细胞上的 CD40L 分子配接，接受 Th 细胞辅助信号，B 细胞激活并分化为浆细胞，产生特异性抗体。

B 细胞表面亦有两类功能相反的受体分子。一类是带有 ITAM 结构域的激活性受体，如 B 细胞抗原受体复合物（BCR-Igα/Igβ），其中 BCR（膜型 IgM 和 IgD）识别抗原，Igα 和 Igβ 转导抗原刺激信号；另一类是带有 ITIM 结构域的抑制性受体，如 FcγRⅡ-B 和 CD22。

FcγRⅡ-B 发挥抑制作用的分子基础是其与 BCR 交联。参与 BCR 交联的主要有两种成分：①抗 BCR 分子的抗体（又称抗抗体 Ab2）；②抗原抗体复合物，B 细胞接受抗原刺激活化后分泌大量抗体，清除抗原。但大量抗体可产生抗原抗体复合物和抗抗体，它们和 B 细胞表面 IgG 的 Fc 受体（FcγR Ⅱ-B）结合，该受体 γ 链胞内段带有 ITIM，转导抑制信号，下调 B 细胞活化，从而降低特异性体液免疫应答强度（图 14-1-3）。

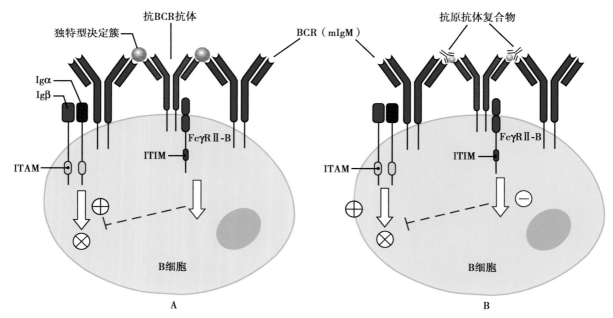

图 14-1-3　抗 BCR 分子抗体或抗原抗体复合物通过交联 BCR 和 FcgR Ⅱ-B 启动对抗体的反馈调节

A. 抗 BCR 的 IgG 抗体介导的抑制，BCR 抗体（抗抗体）的抗原结合部位识别 BCR 抗原分子，其 Fc 段与同一 B 细胞表面的 FcγR Ⅱ-B 结合，FcγR Ⅱ-B 分子胞内段带有 ITIM，传递抑制信号　B. 抗原-抗体复合物介导的抑制，在抗原-抗体复合物中，抗体和 BCR 识别同一抗原的不同表位，IgG 抗体 Fc 段与 B 细胞表面的 FcγR Ⅱ-B 结合，FcγR Ⅱ-B 胞内段带有 ITIM，传递抑制信号

因此，免疫调节发生在 B 细胞大量活化产生高水平特异性抗体之后，再次验证了没有激活就没有抑制的重要反馈调节理论。因为，结合 FcγR Ⅱ-B 的抗抗体和抗原抗体复合物的出现，有待于 B 细胞的充分激活。

B 细胞上另一种抑制性受体是 CD22，其胞内段带有 ITIM，能负向调节 CD19/CD21/CD81 共受体。*CD22* 基因敲除小鼠的 B 细胞大量激活，表明 CD22 具有负向调节功能。

（三）NK 细胞表面两类功能相反的受体分子

NK 细胞抑制性受体有 3 种类型，胞内段均带有 ITIM 结构域。①杀伤细胞免疫球蛋白样受体（KIR2DL 和 KIR3DL），配体是特定的 HLA Ⅰ类分子和 HLA-G 分子；②杀伤细胞凝集素样受体（KLR），即（CD94/NKG2A），主要识别 HLA-E 呈递的抗原肽；③杀伤细胞 Ig 样转录体（ILT），配体为 HLA Ⅰ类分子 α3 结构域。抑制性受体一旦被激活，阻断由激活性或杀伤性受体转导的信号，NK 细胞不能显示细胞毒杀伤活性。

（四）其他免疫细胞表面功能相反的受体分子

肥大细胞表面具有功能截然相反的受体分子，其激活性受体是胞内段带有 ITAM 的 FcεR Ⅰ；抑制性受体与 B 细胞相同，为 FcγR Ⅱ-B，胞内段带有 ITIM，发挥负向调节作用。

γδT 细胞中有一个效应细胞亚群，其 *TCR* 基因片段取用呈现高度局限性，称为 Vγ9Vδ2CTL，还具有功能截然相反的受体。激活性受体是 $V\gamma 9$ 和 $V\delta 2$ 基因片段编码的 TCR；抑制性受体为 CD94/NKG2A，胞内段带有 ITIM，发挥免疫负向调节作用。

三、独特型-抗独特型网络的分子平衡调节机制

1975 年，Jerne 等在克隆选择学说基础上提出了独特型 - 抗独特型网络学说。该学说认为任何抗体分子上都存在独特型（idiotype，Id）决定簇，它们能被体内其他淋巴细胞识别并产生抗独特型抗体（anti-idiotype antibody，AId）。独特型和抗独特型抗体相互识别、相互作用构成网络结构，对免疫应答进行有效的调节。

抗原进入机体后，选择出表达特定 BCR 的 B 细胞发生克隆扩增，B 细胞活化后分泌大量特异性抗体（Ab1）。当 Ab1 数量足够大时，Ab1 可以作为抗原在体内诱发产生抗 Ab1 抗体（Ab2），又称抗独特型抗体（AId）。Ab2 作为一种负反馈因素，抑制 Ab1 的分泌。但当 Ab2 数量足够大时，作为抗原又可刺激相应 B 细胞克隆产生抗 Ab2 抗体（Ab3）。Ab3 除了抑制 Ab2 分泌，还可作为抗原刺激相应 B 细胞克隆产生抗 Ab3 抗体（Ab4），如此循环，构成独特型网络（图 14-1-4）。实际上，独特型网络在抗原出现前已经存在，只是抗体浓度都非常低，抗原一旦出现，Ab1 数量大量上升，突破阈值形成基于独特型网络的特异性抗体应答。但随着抗体的出现，抗原被中和，浓度逐渐降低。随后抗独特型抗体的浓度亦逐渐降低，一直到不足以引起免疫应答为止。因此，独特型 - 抗独特型网络在免疫应答过程中具有重要的调节功能。

抗体的独特型决定簇在结构上主要位于抗体分子可变区的 CDR 部位，也有分布在 CDR 周围的骨架区。因此抗独特型抗体有两种：①Ab2α，针对抗体分子可变区的骨架区；②Ab2β，针对抗体分子的 CDR 区。因为 Ab2β 结构和抗原表位非常相似，并能与抗原竞争性结合 Ab1，所以 Ab2β 又称为抗原内影像（图 14-1-4）。独特型 - 抗独特型网络所涉及的不仅仅是游离抗体分子间的相互作用，还有抗体分子作为抗原时和 B 细胞表面 BCR 间的相互作用，其关键点在于 B 细胞克隆及其表达的特定 BCR，以及随后发生的克隆扩增和分化。在这个意义上，独特型网络也适用于 TCR 及 T 细胞克隆间的相互调节。

独特型 - 抗独特型网络在传染病预防、自身免疫病发病机制及免疫干预研究中具有重要价值。例如，利用抗原内影像的结构特点，开发抗独特型疫苗，用于抗感染免疫，特别针对那些不适宜直接对人体进行

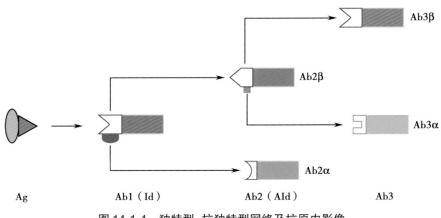

图 14-1-4 独特型 - 抗独特型网络及抗原内影像

免疫接种的病原体。在自身免疫病(如多发性硬化症和类风湿关节炎)治疗中尝试诱导抗独特型 T 细胞,降低体内致病性 T 细胞克隆所介导的免疫应答,已获成功。

针对抗原的抗体用 Ab1 表示,Ab1 可变区具有独特型(Id)决定簇。针对 Id 产生的抗体称为抗独特型抗体(AId),用 Ab2 表示。其中,Ab2β 和抗原表位结构相似,称为抗原内影像。Ab2 可变区亦具有独特型决定簇,产生针对该决定簇的 Ab3。依此类推,可产生相应的 Ab4、Ab5 等,构成独特型 - 抗独特型网络。

第二节　免疫细胞与免疫调节

免疫细胞通过分泌细胞因子或通过细胞间直接接触进行细胞间的相互作用来调节免疫应答的强度,使产生偏移的内环境重新平衡。调节性淋巴细胞是完成分化后的一类免疫细胞亚群,其主要功能是感知体内免疫应答的强度并实施调节,从而维持内环境稳定。调节性细胞通常不对抗原的刺激直接起反应,而是以效应细胞为作用对象,调控其介导的免疫应答,在免疫应答反馈性调节中占重要地位。

一、CD4$^+$ 调节性 T 细胞

根据细胞是否来源于胸腺,CD4$^+$ 调节性 T 细胞分为两大类:一类是来源于胸腺的自然调节性 T 细胞;另一类是在外周因抗原激发或细胞因子诱导而产生的诱导性调节性 T 细胞。

(一)自然调节性T细胞

自然调节性 T 细胞(naturally regulatory T cell, nTreg)即 CD4$^+$CD25$^+$Foxp3$^+$nTreg,来源于胸腺,组成性高表达 CD25 分子,特征性转录因子是 Foxp3。nTreg 主要通过直接接触发挥免疫抑制作用,能够遏制自身免疫病的发生、诱导移植物耐受等,在维持外周免疫耐受中起重要作用。自然调节性 T 细胞数量减少或功能障碍均会引发自身免疫病等。

(二)诱导性调节性T细胞

诱导性调节性 T 细胞(induced regulatory T cell, iTreg)又称适应性调节性 T 细胞,在外周淋巴组织中产生,可以从 nTreg 分化而来,也可以来自初始 CD4$^+$ T 细胞,通常需要抗原激发或由细胞因子诱导产生。iTreg 与 nTreg 细胞的不同之处表现在,其分化和功能的发挥必须有特定的细胞因子参与。

1. Tr1　又称 Ⅰ 型调节性 T 细胞,表型为 CD4$^+$CD25$^-$Foxp3$^-$,与 nTreg 细胞不同,主要通过分泌 IL-10 等抑制性细胞因子起到免疫负向调节作用。在外周淋巴组织中,Tr1 细胞受抗原刺激活化后分泌高水平 IL-10、中等水平 TGF-β,而不分泌 IL-4。Tr1 在调控炎症性自身免疫反应、诱导移植耐受中发挥重要作用。

2. Th3　Th3 细胞是指能分泌高水平 TGF-β 的特定 CD4$^+$T 细胞亚群,通过口服抗原激发产生,但其抑制作用是抗原非特异性的,在口服耐受和黏膜免疫以及利用口服耐受治疗自身免疫病方面具有重要作用。

3. CD4$^+$CD25$^-$Foxp3$^+$iTreg　除了自身免疫病,多种临床疾病中普遍遇到的调节性 T 细胞往往具有

可诱导性,属于 iTreg 的一种类型。其特点是通过分泌 IL-10 和 TGF-β 发挥负向调节作用,一般无须细胞间的密切接触,因而其抑制作用一般不显示抗原特异性。

二、CD8⁺调节性 T 细胞

在 20 世纪 70 年代早期,科学家发现某些 CD8⁺T 细胞亚群具有免疫抑制功能。1992 年,科学家在 Science 上发表文章证实调节性 CD8⁺T 细胞的存在。随着研究的深入,人们逐渐阐明这类细胞的生物学特征和发挥作用的分子机制。

1. **CD8⁺CD28⁻ 调节性 T 细胞** CD8⁺CD28⁻ 调节性 T 细胞是一类具有抑制自身反应性 CD4⁺T 细胞活性、抑制同种或异种移植排斥的调节性 T 细胞。CD8⁺CD28⁻ 调节性 T 细胞不是天然存在的,其由 MHC Ⅰ类分子呈递的抗原肽激活,经过 APC 活化后才表现出抑制活性。研究证实,CD8⁺CD28⁻ 调节性 T 细胞为体内诱导耐受性 APC 的独特 T 细胞亚群,可通过抑制 NF-κB 通路诱导耐受型 APC 扩增,该 APC 低表达共刺激信号 B7 且高表达抑制性分子 ILT3 和 ILT4,进一步通过诱导 BCL-6 促进 CD8⁺T 细胞分化为 Treg,APC 表达 ILT3 和 ILT4 后,其抗原呈递作用消失,从而具备诱导移植耐受的功能。CD8⁺CD28⁻ Treg 也可以通过分泌 IL-10、IFN-γ 等细胞因子调节免疫反应。

2. **Qa-1 限制性 CD8⁺ 调节性 T 细胞** Qa-1 限制性 CD8⁺ 调节性 T 细胞,最初在研究小鼠 EAE 模型中 T 细胞调控机制时发现,其 TCR 通过识别非经典 MHC Ⅰ类分子(小鼠为 Qa-1 分子,人类为 HLA-E 分子)呈递的自身抗原肽,在外周免疫调节中发挥作用。Qa-1 限制性 CD8⁺ 调节性 T 细胞通过对所有中等亲合力 T 细胞的下调,既维持了自身耐受,又不影响对外来抗原的免疫应答,其介导的调节通路是外周调节机制的一种。

三、其他免疫细胞的调节作用

1. **调节性 B 细胞** 调节性 B 细胞(Breg)是体内发挥负向免疫调节功能的一群重要免疫细胞,其主要功能部分是通过分泌 IL-10 来实现。在小鼠和人体中已相继发现多种有调节活性的 Breg 细胞。凭借大量产生的 IL-10,Breg 可抑制 Th1、Th17 和巨噬细胞的激活,并具有诱导 CD4⁺CD25⁻T 细胞向 Foxp3⁺ Treg 和 Tr1 调节细胞分化的能力,还能对多种病理性免疫应答,包括感染、自身免疫病等疾病(SLE、EAE)和慢性移植物排斥发挥作用。

2. **调节性树突状细胞** DC 除了呈递抗原,还能够诱导免疫耐受。耐受通常由未成熟 DC(imDC)诱导,因其表达 MHC Ⅱ类分子但不表达或弱表达共刺激分子,使得接受抗原呈递的 T 细胞得不到第二信号而进入无能或耐受状态。耐受性 DC 亚群可分泌细胞因子 IL-10、IL-13 和 TGF-β,表达 PD-L1、PD-L2 和 CD103 等膜分子和精氨酸酶、IDO 等抑制性酶类。调节性树突状细胞(DCreg)促进效应性 T 细胞如 Th1 和 Th17 的分化,但抑制 Treg 的激活,并参与自身免疫病的发生和发展。

3. **恒定链 NKT 细胞和髓样抑制细胞** 恒定链 NKT 细胞(iNKT)和髓样抑制细胞(MDSC)两类细胞调节功能的发挥各自依赖于分泌细胞因子如 IFN-γ、产生精氨酸酶和活性氧的中间物如一氧化氮合酶(NOS)。肿瘤微环境中的 MDSC 可抑制 T 细胞的激活和增殖,有促进肿瘤生长和转移的作用,已成为肿瘤免疫干预的靶标之一。

四、Th1 和 Th2 细胞亚群之间的相互抑制性调节

Th1 细胞以分泌 IFN-γ 为特征，介导细胞免疫和炎症反应，抗病毒和抗胞内寄生菌感染，参与移植物排斥。Th2 细胞以分泌 IL-4 为特征，主要涉及 B 细胞增殖、抗体产生和变态反应。

细胞因子在 Th0 细胞分化中起关键作用。在细胞因子 IL-12 存在的条件下，IL-12 与 Th0 细胞表面 IL-12R 结合，通过激活转录因子 STAT4 激活 *IFN-γ* 基因，细胞分泌大量 IFN-γ。IFN-γ 与细胞表面的 IFN-γR 结合，激活转录因子 STAT1，引起 Th1 细胞特定的转录因子 T-bet 的激活，激活的 T-bet 既促进 *IFN-γ* 基因转录，同时又抑制 *IL-4* 基因转录，从而促使 Th0 细胞向 Th1 分化，并阻止 Th0 向 Th2 分化。Th0 在细胞因子 IL-4 存在的条件下，IL-4 与细胞表面 IL-4R 结合，通过激活转录因子 STAT6 激活 Th2 细胞特定的转录因子 GATA-3，激活的 GATA-3 促进 *IL-4* 基因转录，同时抑制 *IFN-γ* 基因转录，促使 Th0 细胞向 Th2 分化，并阻止 Th0 向 Th1 分化（图 14-2-1）。

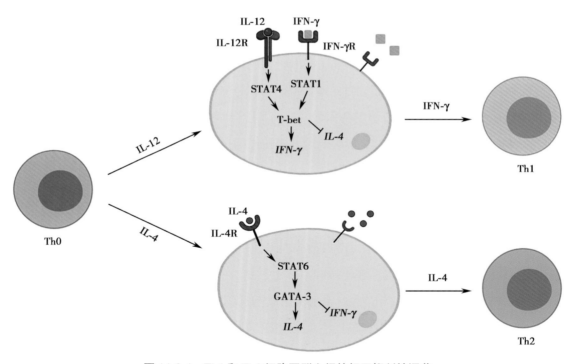

图 14-2-1　Th1 和 Th2 细胞亚群之间的相互抑制性调节

Th1 和 Th2 在自我扩增的同时抑制另一亚群，各自分泌的细胞因子在功能上相互拮抗，使 Th1 和 Th2 成为一类以对方为调节对象的适应性调节性 T 细胞。Th1 和 Th2 细胞之间平衡与否与机体的疾病状态密切相关，直接影响机体免疫功能。例如，对于病毒感染，如果 Th1 细胞活跃，机体处于抵抗状态；如果 Th2 细胞活跃，机体则处于易感状态。临床上，往往利用 Th1 和 Th2 细胞互为抑制性调节的特点，对相关疾病进行免疫干预。

Th0 细胞在特定的细胞因子环境下向 Th1 或 Th2 分化，Th1 和 Th2 各自借助分泌的细胞因子（IFN-γ 和 IL-4）和激活亚群的专一性转录因子（T-bet 和 GATA-3）促进自身亚群进一步分化，同时抑制另一亚群

的分化。

五、活化诱导的细胞死亡对免疫应答的负反馈调节

活化诱导的细胞死亡(activation induced cell death, AICD)属于细胞程序性死亡(凋亡),发生于抗原激活的 T 细胞、B 细胞。AICD 主要通过 Fas 和 FasL 结合来启动,这是清除活化 T 细胞、B 细胞的一种自杀程序,是一类高度特异性的生理性反馈调节,AICD 把免疫应答控制在一定范围内,可避免活化的 T 细胞、B 细胞过量累积导致的自身免疫性损伤,有效防止自身免疫病的发生。

Fas 作为一种普遍表达的分子,出现在包括淋巴细胞在内的多种细胞表面。FasL 大量表达在活化的 T 细胞和 NK 细胞表面,效应性 T 细胞通过高表达的 Fas 和自身或其他活化 T 细胞上高表达的 FasL 结合,导致活化 T 细胞凋亡。FasL 亦可从激活的 T 细胞表面脱落,与其他高表达 Fas 的活化 T 细胞或活化 B 细胞结合,传递死亡信号,诱导活化的 T 细胞、B 细胞凋亡,其结果使细胞免疫应答和体液免疫应答同时下调(图 14-2-2)。AICD 诱导已受抗原活化并经历克隆扩增的 T 细胞、B 细胞发生凋亡,其发挥的免疫调节作用具有明显的克隆依赖性,并具有抗原特异性。

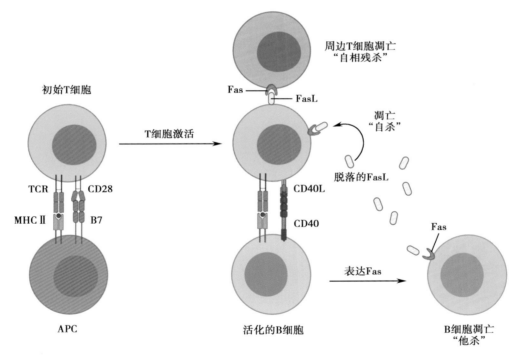

图 14-2-2 AICD 引起激活的 T 细胞、B 细胞发生凋亡

T 细胞接受双信号后活化,细胞表面大量表达 FasL 分子,FasL 可从细胞膜上脱落成为游离分子。B 细胞在接受抗原刺激信号和 Th 细胞辅助信号后活化。活化的 T 细胞、B 细胞表面 Fas 分子表达上调。活化 T 细胞发挥功能后通过其表达的 Fas 和自身脱落的 FasL 配接导致细胞"自杀"性凋亡。活化 T 细胞之间通过各自细胞表面的 Fas 与其他活化 T 细胞上的 FasL 或脱落的 FasL 配接导致细胞凋亡。活化 B 细胞通过 Fas 与活化 T 细胞上的 FasL 或脱落的 FasL 配接导致细胞"他杀"性凋亡。AICD 诱导活化的 T、B 细胞凋亡,使细胞免疫和体液免疫应答同时下调。

第三节 神经内分泌系统与免疫调节

机体是一个有机的整体。免疫系统执行功能时,往往与机体其他系统发生相互作用,其中影响最大的是神经系统和内分泌系统。例如,紧张和精神压力可以加快免疫相关疾病的进程,内分泌失调也会影响免疫性疾病的发生和发展。近年来,人们对神经内分泌-免疫系统调节网络有了深入认识。

一、神经内分泌-免疫调节网络的物质基础

神经内分泌系统和免疫系统之间的相互影响和相互调节是由一定的物质基础决定的。胸腺、骨髓、脾脏和淋巴结等免疫器官均受神经支配,免疫细胞表面存在不同的神经递质受体和激素受体,接受神经内分泌系统(下丘脑-垂体-内分泌腺轴)下传的各种信息,从而对免疫应答进行精细调节。神经内分泌组织细胞广泛表达细胞因子受体,能与免疫细胞分泌的细胞因子结合,接受信息的传入。因此,神经递质、内分泌激素、激素受体、免疫细胞及相关分子之间相互作用、相互影响,构成精细、完整的神经内分泌-免疫系统调节网络。

二、神经内分泌-免疫系统的相互作用和调节

(一)神经内分泌系统对免疫应答的调节

神经内分泌系统主要通过分泌神经内分泌肽直接或间接影响免疫系统,从而调节免疫功能。例如雌激素、生长激素、甲状腺素、胰岛素等能增强免疫应答,而皮质类固醇和雄激素则下调免疫应答。

(二)免疫系统对神经内分泌系统的调节

免疫细胞和免疫器官可产生神经内分泌肽类物质、细胞因子和胸腺肽,这些由免疫系统产生并传递给神经内分泌系统的信息分子,又称为免疫递质。免疫系统作用于神经内分泌系统最多的生物活性物质是细胞因子。细胞因子,如 IL-1、IL-6 和 TNFα 能直接作用于下丘脑神经元上的细胞因子受体,诱导促肾上腺皮质激素释放因子分泌,增加 ACTH 的释放,通过下丘脑-垂体-肾上腺轴,刺激糖皮质激素合成。糖皮质激素下调免疫应答,抑制 Th1 细胞和巨噬细胞活化,从而使细胞因子分泌减少。细胞因子分泌减少导致糖皮质激素合成减少,解除对 Th1 细胞和巨噬细胞的抑制,使细胞因子分泌增加,又促进糖皮质激素的合成(图 14-3-1)。周而复始,构成精细的调节网络,以维持机体免疫功能的平衡。网络中任何一个

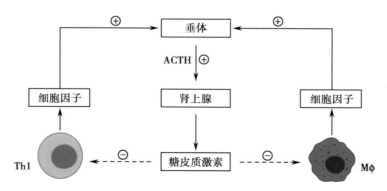

图 14-3-1 细胞因子与神经内分泌系统调节网络

环节的异常变化,都会引起连锁反应从而导致疾病的发生。

第四节 干细胞与免疫调节

在口腔组织中,除骨及软骨组织、脂肪组织、肌肉组织和神经组织外,还存在口腔特有组织,例如牙齿衍生的组织——牙囊、牙乳头、牙髓、牙周膜、牙龈、根尖周组织、唾液腺组织等。现已证明,上述这些组织中都含有特异组织干细胞,包括骨髓间充质干细胞、脂肪干细胞、牙囊前体细胞、牙乳头干细胞、牙髓干细胞、牙周膜干细胞、牙龈成纤维干细胞、乳牙牙髓干细胞以及唾液腺干细胞等。近年,越来越多的研究证据表明,这些干细胞具有低免疫原性和免疫调节能力。鉴于干细胞的组织再生和免疫调节能力,及其衍生的潜在临床应用前景,干细胞已经被写入我国"十三五"发展规划及中长期发展纲要中。

一、干细胞与免疫

干细胞是一类能够不断地自我更新并分化为特定组织的细胞。根据机体发育的不同阶段,分为胚胎干细胞(embryonic stem cell, ESC)和成体干细胞(adult stem cell, ASC),胚胎干细胞能够分化为人体三个胚层所有类型的细胞和组织。成体干细胞是多潜能干细胞(multipotent stem cell),其分化产生的细胞和组织类型有限,在分化为特定的组织细胞方面具有优势。干细胞所在的微环境(niche)与干细胞相互作用,可以调控干细胞的更新和分化。最明显的例子是造血干细胞,它负责成体后的血液和免疫系统的细胞再生。由此可见,干细胞与免疫系统存在密切关系。研究证实,干细胞不但可以再生免疫系统细胞,还可以调节免疫细胞的功能。

干细胞参与免疫调节的证据如下。

1. 造血干细胞分化形成免疫细胞 人类造血干细胞首先出现于胚龄第2~3周的卵黄囊,在胚胎早期(第1.5~3个月)迁至肝脏、脾脏,第5个月从肝脏、脾脏迁至骨髓。从胚胎末期一直到出生后,骨髓成为造血干细胞的主要来源。造血干细胞进一步分化发育成不同血细胞系的定向干细胞。

2. 干细胞调节免疫细胞发育微环境 从胚胎末期一直到出生后,造血干细胞在骨髓中发育,另一种重要的多潜能干细胞——骨髓间充质干细胞(可以分化成为成骨细胞)也在骨髓中。鉴于骨髓是造血干细胞和骨髓间充质干细胞发育的共同微环境,其共享分子建立了一个"骨免疫发育的协调系统",故 Arron 等在 2000 年首次提出骨免疫学的概念,描述了骨骼系统和免疫系统的相互作用,其中最具代表性的骨免疫分子是 NF-κB 配体的受体激活剂(RANKL),在骨改建、骨疾病、单核细胞分化成巨噬细胞和破骨细胞及 T 细胞/B 细胞活化等过程中都扮演着多种角色。巨噬细胞既是最重要的免疫细胞,可以吞噬病原菌、异物及坏死的组织细胞,起到抗原呈递、激活体液免疫和细胞免疫的作用,又是破骨细胞的前体细胞,可以分化成破骨细胞,参与骨吸收和骨改建。目前,这种骨免疫系统相互依赖的证据提示,骨骼与免疫系统之间的关系是机体进化的必然结果。

除了在骨髓中的免疫调节功能,骨髓间充质干细胞及其他组织干细胞(包括脂肪干细胞、牙源性干细胞等)的研究也证实,干细胞具有调节巨噬细胞极化和 Treg 比例的作用,进而发挥其免疫调节作用。

3. **干细胞与免疫系统共同参与机体的损伤修复过程** 干细胞与免疫系统都参与机体损伤修复,但在不同阶段发挥着不同作用。当机体受到伤害或外来病原体侵入时,机体调动免疫系统发挥免疫防御作用,促使免疫细胞到受损部位清除或抑制病原体,减轻病理因素造成的损伤,并促进组织修复。同时,损伤信号也激活了组织中的特异组织干细胞的增殖分化,对已经受损组织进行修复。受损局部组织微环境信号协调干细胞与免疫反应的平衡,是保证机体维持正常生理状态及防御修复的前提条件。若上述平衡失调,就会影响损伤组织的修复,或诱导产生其他疾病。

二、干细胞对免疫细胞功能的影响

目前,已有较多证据表明,不同来源的干细胞均具有调节免疫细胞的功能。下面以骨髓间充质干细胞对免疫细胞的功能影响为例,阐述干细胞的免疫调节能力。

骨髓间充质干细胞(bone mesenchymal stem cells,BMSC)是存在于骨髓中的一种具有多向分化潜能、低免疫原性和免疫调节作用的干细胞,细胞表型为 $CD105^+$、$CD73^+$、$CD90^+$、$CD45^-$、$CD34^-$,可分化为成骨细胞、脂肪细胞和成软骨细胞。BMSC 具有能逃避免疫识别、抑制免疫应答的能力。因此,以 BMSC 为代表的间充质干细胞(mesenchymal stem cells,MSC)有望用于组织再生、炎症和免疫代谢性疾病的治疗。

1. **MSC 对 T 细胞的免疫调节作用** MSC 可以抑制 T 细胞增殖且不受 MHC 的限制。MSC 不但能够抑制植物血凝素及伴刀豆球蛋白 A 刺激引起的 T 细胞增殖,而且还能抑制其活化。此外,MSC 还具有募集和维持调节性 T 细胞表型和功能的作用。

2. **MSC 对 B 细胞的调节作用** MSC 能抑制 T 细胞依赖性刺激和有丝分裂原刺激引起 B 细胞的增殖、分化成为浆细胞和分泌抗体的能力。此外,MSC 还可以抑制由 Ig 抗体、细胞因子如 IL-2 和 IL-4 等免疫分子诱导的 B 细胞增殖和趋化作用。

3. **MSC 对 NK 细胞的调节作用** MSC 不但能抑制由 IL-2 或 IL-15 介导的 NK 细胞增殖,还能抑制 NK 细胞分泌细胞因子,抑制其对靶细胞的杀伤作用。

4. **MSC 对树突状细胞的免疫调节作用** MSC 能够抑制树突状细胞的增殖、趋化、分化、成熟和功能,抑制树突状细胞分泌 TNF-α、促进其分泌 IL-10,进而影响 Th1/Th2 细胞的比值和功能,导致 Treg 数量增加。

三、干细胞免疫调节功能的机制

MSC 作为一类重要的免疫调节细胞,可以通过分泌可溶性因子直接发挥作用,也可作用于其他免疫细胞发挥免疫抑制功能。其发挥作用的可能机制是旁分泌机制。旁分泌机制是指利用干细胞分泌的细胞因子及细胞外囊泡所产生的免疫调节作用。细胞通过旁分泌产生细胞外囊泡,主要包括外泌体和微囊泡,内含细胞因子、生长因子、调节性 miRNA 等,具有与 MSC 相似的生物学性能。MSC 通过分泌包含 TGF-β1、PGE2、IDO、IL-10、IL-4 等在内的多种细胞因子和细胞外囊泡,发挥其对 T 细胞、B 细胞增殖的抑制作用,及对 T 细胞、B 细胞、NK 细胞和 DC 细胞的趋化、活化的抑制作用。此外,MSC 可以通过上调 Treg 细胞数量来发挥免疫调节作用,还可以通过上调细胞周期抑制性蛋白引起细胞周期阻滞于 G_0/G_1 期,进而抑制 T 细胞、B 细胞增殖。

总之,MSC 具有的多向分化和自我更新的特性,以及所具有的低免疫原性及免疫抑制作用,可以通过分化替代机制和旁分泌机制参与机体组织损伤修复,使其在临床的组织再生、修复及免疫相关疾病的治疗中,具有潜在的应用价值和广阔的应用前景。

第五节　免疫应答的遗传调控

正常机体具有多种反馈调节机制,对免疫应答进行调节,以维持机体内环境的稳定。但是,针对某一特定抗原的刺激,免疫应答发生与否、发生强弱均受遗传因素影响,不同个体所产生的免疫应答水平是不同的。控制免疫应答的基因有两大类,即 *MHC* 基因和非 *MHC* 基因,但个体免疫应答能力的差异主要受 *MHC* 等位基因影响。

一、*HLA* 基因多态性影响免疫应答水平

早期研究发现,个体间免疫应答能力的差异是由免疫应答基因(*Ir* 基因)决定的,现知 *Ir* 基因即 *MHC* 等位基因,人类 *MHC* 现已正式命名 *HLA*。*HLA* 多态性控制 T 细胞对抗原的识别,导致了免疫应答能力各不相同。例如,在一定的群体中,*HLA* 基因不同的个体,免疫应答能力亦不相同;在群体水平,*HLA* 多态性则赋予物种强大的应变能力,是长期自然选择的结果。

二、非 *MHC* 基因影响免疫应答

虽然 *MHC* 区域以外的基因多态性较少,但研究发现某些非 *MHC* 基因也能调控免疫应答。例如,在一些具有过敏倾向的家族中,高水平 IgE 的产生与染色体 11q 存在"特应性基因"有关。

参 考 文 献

[1] 周光炎. 免疫学原理. 4 版. 上海:上海科学技术出版社,2018.

[2] 陈万涛. 口腔临床免疫学. 上海:上海交通大学出版社,2010.

[3] JIANG H, CHESS L. How the immune system achieves self non-self discrimination during adaptive immunity. Adv Immunol, 2009, 102: 95-133.

[4] JIANG H, CHESS L. Regulation of immune response by T cells. N Engl J Med, 2006, 354(11): 1166-1176.

[5] NAJAFIAN N, CHITNIS T, SALAMA A D, et al. Regulatory functions of CD8$^+$CD28$^-$T cells in an autoimmune disease mode. J Clin Invest, 2003, 112(7): 1037-1048.

[6] CORTESINI R, LEMAOULT J, CIUBOTARIU R, et al. CD8$^+$CD28$^-$ T suppressor cells and the induction of antigen-specific, antigen-presenting cell-mediated suppression of Th reactivity. Immunol Rev, 2001, 182: 201-206.

[7] EREÑO-ORBEA J, SICARD T, CUI H, et al. Molecular basis of human CD22 function and therapeutic targeting. Nat Commun, 2017, 8(1): 764.

[8] PATSOUKIS N, WANG Q, STRAUSS L, et al. Revisiting the PD-1 pathway. Sci Adv, 2020, 6(38): eabd2712.

[9] 孙逊,凌虹,杨巍. 医学免疫学. 9 版. 北京:高等教育出版社,2022.

[10] 曹雪涛. 医学免疫学. 7 版. 北京:人民卫生出版社,2018.

第十五章　抗感染免疫

　　抗感染免疫是机体识别并清除病原体的一系列免疫防御机制的总称。病原体在侵入机体引起感染的同时，触发机体免疫系统并随后产生一系列的免疫防御应答，机体通过这一系列的免疫应答抵抗各种病原体及有害物质，以维持生理内环境的稳定。当病原体的感染力低于机体免疫防御能力时，机体有效控制感染并恢复健康。当病原体的感染力与机体免疫力相近时，机体无法有效清除病原体，则感染持续存在。若病原体感染力强于机体免疫力，则发生感染。

　　病原体是指能够引发感染性疾病的各种微生物的总称，主要包括细菌、病毒、真菌和寄生虫四大类。在病原体侵入机体后，机体自身免疫防御系统迅速启动，各种免疫细胞和免疫分子互相分工合作，共同参与机体的抗感染免疫应答。根据免疫作用特点的不同，抗感染免疫又分为固有免疫（非特异性免疫）和适应性免疫（特异性免疫）两大类。在抗感染过程中，固有免疫发生在前，同时为诱发适应性免疫做好准备；适应性免疫发生在后，且对固有免疫有增强作用。两者共同实现机体的抗感染免疫功能。

　　固有免疫又称天然免疫，是机体在种系发育和进化过程中逐渐形成的一种天然防御机制，它与机体的组织结构和生理功能密切相关，主要由机体的组织屏障、非特异性免疫细胞和非特异性免疫分子共同构成。

　　1. 组织屏障　组织屏障包括皮肤黏膜屏障、血脑屏障以及胎盘屏障。其主要防御机制是机械性阻挡病原菌入侵，分泌具有杀菌和抑菌作用的化学物质，微生态及正常菌群的生物拮抗作用，阻止病原菌黏附生长。

　　2. 非特异性免疫细胞　参与固有免疫抗感染的非特异性免疫细胞有多种，包括巨噬细胞、NK 细胞、γδT 细胞、B1 细胞、NKT 细胞和肥大细胞等。在趋化因子的作用下，巨噬细胞穿过血管壁聚集在感染部位，随后借助其表面识别受体识别并结合病原体，以吞噬或吞饮的方式将病原菌摄入细胞内，与溶酶体融合后形成吞噬溶酶体，随后通过溶酶体内的氧依赖性和非依赖性途径杀伤病原菌。

　　3. 非特异性免疫分子　非特异性免疫分子主要包括干扰素、补体系统、C 反应蛋白、溶菌酶、乙型溶素等。

　　适应性免疫应答是机体在生命过程中受病原微生物及其代谢产物等刺激后主动产生或接受免疫效应分子后被动获得，其最大的特点是具有特异性，故也称特异性免疫，由体液免疫和细胞免疫两部分组成。病原体的彻底清除，由感染发生后期的适应性免疫来执行。当病原体突破机体的固有免疫防御系统后，其抗原分子被 T 细胞及 B 细胞表面的 TCR 及 BCR 识别，继而 T 细胞和 B 细胞活化、增殖并分化为效应 T 细胞和浆细胞，杀伤病原体感染的靶细胞并分泌抗体，执行特异性细胞免疫和体液免疫应答，清除病原体，终止感染。

第一节　抗细菌免疫

细菌是最常见的感染性病原菌，属原核细胞型微生物。其致病性主要来自细菌内毒素和外毒素。内毒素的毒力稍弱，由革兰氏阴性菌产生，是革兰氏阴性菌细胞壁中的脂多糖成分，当细菌死亡和裂解后释放出来，其毒性成分主要为类脂质 A，可激活补体、激肽、纤溶及凝血系统，引起机体发热和微循环障碍，严重时可导致弥散性血管内凝血及休克。外毒素则是细菌在生长过程中分泌到菌体外的毒性物质，具有较强的免疫原性，刺激宿主免疫系统产生抗毒素，对组织细胞有选择性毒害效应。产生外毒素的病原菌主要包括革兰氏阳性菌及部分阴性菌，例如破伤风梭菌、肉毒梭菌、产气荚膜梭菌、白喉棒状杆菌、A 型链球菌、金黄色葡萄球菌、痢疾志贺菌、鼠疫耶氏菌、霍乱弧菌、肠产毒性大肠埃希氏菌、铜绿假单胞菌等。

根据致病菌在机体内寄生部位的不同，可分为胞内菌和胞外菌两类。胞外菌主要寄生于细胞外的组织间隙、血液、淋巴液、组织液等，它们在体外可以在没有活细胞的人工培养基中生长。胞内菌则寄生在细胞内部，根据其是否能在体外无活细胞的培养基中生长又分为兼性胞内菌和专性胞内菌。胞内菌和胞外菌的感染机制和人体的抗感染免疫方式都存在较大差别，现分述如下。

一、抗胞外菌免疫

人类的致病菌以胞外菌为主，它们主要通过分泌外毒素和细菌死亡时释放的胞壁内毒素致病。这类致病菌主要有葡萄球菌、链球菌、奈瑟菌、志贺菌、霍乱弧菌、白喉棒状杆菌、破伤风梭菌等。以体液免疫应答为主的抗感染免疫在清除胞外菌感染中起主要作用。

（一）固有免疫作用

皮肤黏膜屏障是抵御病原体入侵的第一道防线，除物理屏障作用外，皮肤黏膜的附属腺体可分泌多种杀菌和抑菌物质，例如皮脂腺分泌的不饱和脂肪酸、胃酸，呼吸道和消化道内溶菌酶、防御素等。消化道正常菌群发挥生物学屏障作用，大肠埃希菌分泌大肠菌素抑制病原性肠道杆菌定植肠道。口腔舌部定植的非致病性硝酸盐还原菌，可还原食物中的硝酸盐生成 NO，有效杀灭食物中的病原菌。内部屏障包括血脑屏障和血胎屏障。血脑屏障能阻挡血液中病原微生物及其他大分子物质进入脑组织和脑室，保护中枢神经系统。血胎屏障可阻止母体内病原微生物进入胎儿体内，保护胎儿免遭感染。当胞外菌突破机体局部皮肤黏膜屏障侵入机体后，最先受到中性粒细胞、单核细胞和巨噬细胞的抵抗。首先是感染组织附近的巨噬细胞在多种细胞因子的作用下，聚集到炎症部位并被活化，同时释放出大量促炎性细胞因子和炎症介质，补体经旁路途径和 MBL 途径活化，产生 C3a 和 C5a，刺激组织胺释放，引起局部血管扩张，使得血管内单核细胞和更多的巨噬细胞聚集至感染部位。这些细胞在吞噬细菌后，生成大量活性氧并释放溶菌酶等生物活性物质以杀灭细菌。补体活化后形成膜攻击复合物 C5b6789n，在细菌表面形成孔洞，产生溶酶效应。革兰氏阴性菌的 LPS 能刺激巨噬细胞、血管内皮细胞产生 TNF-α、IL-1、IL-6 及趋化因子，趋化炎症细胞到达感染部位清除细菌，诱发局部急性炎症。

（二）适应性免疫

体液免疫是抗胞外菌主要的保护性免疫应答，胞外菌一般通过两种途径激活体液免疫。一是 TI-Ag 途径，胞外菌的胞壁、荚膜等多糖属 TI-Ag，能够直接刺激 B 细胞产生特异性 IgM 应答，这种免疫应答无记忆性。二是 TD-Ag 途径，胞外菌多数蛋白属 TD-Ag，需要抗原呈递细胞的参与和 Th2 细胞辅助来诱导机体产生各种以 IgG 为主的抗体，包括抗菌抗体和抗毒素抗体。这种免疫应答具有记忆性。IgM 和 IgG 抗体结合细菌后可激活补体系统，形成膜攻击复合物，进而产生溶菌效应。IgG 和 C3b 协同发挥调理作用可促进巨噬细胞的功能。抗毒素可通过中和游离的外毒素来发挥保护作用。对于革兰氏阴性菌，则通过诱导抗菌体主要蛋白的抗体来实现胞外菌免疫。参与胞外菌特异性细胞免疫的主要是 CD4$^-$Th2 细胞，CD4$^-$Th2 细胞除协同 B 细胞产生特异性抗体外，还分泌一些细胞因子，引起局部炎症反应，活化中性粒细胞，并促进巨噬细胞的吞噬和杀伤功能。

抗体、巨噬细胞和补体是抗胞外菌感染免疫的主要成分。成功的抗胞外菌感染免疫使机体迅速清除胞外菌。但有些胞外菌可以通过不同机制来逃避机体的免疫防御。例如，肺炎链球菌能在胞壁外形成抗吞噬的荚膜；淋病奈瑟球菌的菌毛能不断发生突变，使原有抗体失去效果；流感嗜血杆菌可产生 IgA 蛋白酶，降解宿主黏膜表面的分泌型 IgA 抗体；福氏志贺菌能直接诱导巨噬细胞凋亡。此外，有些对胞外菌的抗体也可能与宿主发生交叉反应，如乙型溶血性链球菌感染后，抗胞壁 M 蛋白的抗体与宿主心肌肌纤维膜的浆蛋白交叉反应，引发 II 型超敏反应，可导致风湿热。乙型溶血性链球菌抗原抗体复合物沉积于宿主肾小球基底膜，引发 III 型超敏反应导致肾小球肾炎。

二、抗胞内菌免疫

人类致病性兼性胞内菌主要有结核分枝杆菌、牛分枝杆菌、麻风分枝杆菌、伤寒杆菌、副伤寒杆菌、布鲁氏菌、肺炎军团菌等，它们主要寄居在人单核巨噬细胞中。专性胞内菌主要有引起斑疹伤寒、恙虫病的立克次体，引起 Q 热的柯克斯体，引起沙眼、性病淋巴肉芽肿的衣原体等。它们主要寄居在人血管内皮细胞和上皮细胞内，有时亦可在单核巨噬细胞内。因为抗体、补体等免疫大分子不能进入细胞内发挥作用，所以 T 细胞介导的细胞免疫是抗胞内菌的主要免疫防御机制。

（一）固有免疫

胞内菌突破组织屏障侵入机体后首先遇到巨噬细胞的抵抗，但由于胞内菌大都具有逃逸吞噬杀伤的功能，因此巨噬细胞虽能吞噬胞内菌，但不能杀死它们，这些胞内菌反而能在巨噬细胞内生存甚至繁殖。巨噬细胞经胞内菌活化后可以分泌 IL-12 从而激活 NK 细胞，NK 细胞能有效杀伤和控制胞内菌感染。活化后的 NK 细胞还产生 IFN、TNF 等细胞因子进而活化巨噬细胞。

（二）适应性免疫

因抗体和补体等大分子不能进入细胞内中和胞内菌，清除胞内菌的防御反应主要依赖于细胞免疫，即效应 T 细胞，包括 CD4$^+$Th1 细胞和 CD8$^+$Tc 细胞。CD4$^+$Th1 细胞能产生多种细胞因子，例如分泌 IFN-γ 活化巨噬细胞，发挥其杀菌功能，或是通过 Th1 细胞表达 CD40L 与巨噬细胞表面的 CD40 特异性结合激活巨噬细胞。巨噬细胞的活化是抗胞内菌感染免疫的关键步骤。活化的巨噬细胞对胞内菌的摄取和破坏能力大大加强,表现为溶酶体酶合成增加,细胞表面受体数量增多,吞噬或吞饮作用及 NO 的杀菌作用增强。Th1 细胞产生的 IFN-γ 和 IL-2 还可以进一步激活 NK 细胞的活性。Tc 细胞主要经过细胞毒作用溶解被胞内菌感染的靶细胞,CD8⁺ CTL 细胞能直接将穿孔素和颗粒酶等生物活性物质注入被胞内菌感染的细胞,使胞内菌释放,再经过抗体等调理后由巨噬细胞杀灭。此外,CTL 细胞也能分泌一些 Th1 型细胞因子,如 IFN-γ 等,激活被感染的宿主细胞去杀伤病原体,或通过颗粒胞吐途径及 Fas/FasL 途径介导细胞毒作用,直接溶解被胞内菌感染的细胞,并杀伤病原体。

胞内菌也有多种方式逃避免疫杀伤作用。例如,嗜肺军团菌通过 CR1/CR3 结合方式进入巨噬细胞,从而避免受吞噬过程产生的强氧化物质的杀伤;伤寒沙门氏菌能诱导 Th2 细胞形成,改变宿主免疫应答类型从而逃避细胞免疫的作用;麻风分枝杆菌能寄居到没有杀伤力的神经鞘细胞中逃避免疫作用。

第二节 抗病毒免疫

病毒属严格细胞内寄生的非细胞型微生物,无自主复制能力,必须利用宿主细胞的酶系统和其他成分进行繁殖。病毒通过宿主细胞表面的病毒受体入侵宿主细胞,充分复制后以细胞裂解方式或非裂解方式释放子代病毒。病毒在宿主体内的复制最终影响宿主细胞合成、代谢及其他的正常生理功能,导致宿主细胞死亡。目前,全球危害严重的多种感染性疾病菌均由病毒引起,例如人类免疫缺陷病毒(HIV)引起的艾滋病(AIDS),乙型肝炎病毒(HBV)引起的慢性乙肝,AH5N1 引起的禽流感,SARS-CoV 引起的严重急性呼吸综合征(SARS)等。抗病毒免疫的机制极其复杂,宿主的免疫系统需要经过抗原肽的加工提纯、淋巴细胞活化、抗体和细胞因子的一系列参与,才能最终清除病毒的感染。

一、固有免疫作用

在病毒感染早期,主要以固有免疫为主,其中以 NK 细胞和巨噬细胞及其分泌的细胞因子发挥的作用最为突出。巨噬细胞可产生 IFN-α 和 IFN-β,两者具有抑制病毒复制作用,同时也能增强 NK 细胞溶解病毒感染细胞的能力。

(一)干扰素

受病毒感染的细胞在病毒复制的同时释放干扰素,并迅速诱导邻近细胞产生干扰素,使细胞进入抗病毒状态。干扰素与细胞表面受体结合后,使细胞内的一些抗病毒蛋白,如蛋白激酶、2'～5' 合成酶、磷酸二酯酶等酶的合成迅速增加,这些抗病毒蛋白可以通过降解病毒 RNA、抑制病毒蛋白合成发挥抗病毒活性(图 15-2-1)。干扰素还可以通过增强 NK 细胞、巨噬细胞、T 细胞的活性,从而启动免疫调节作用,并增强抗病毒能力。此外,IFN-α、IFN-β 也可以促进病毒感染细胞表达 MHC Ⅰ类分子,协助 CTL 发挥杀伤作用,IFN-γ 可诱导抗原呈递细胞表达 MHC Ⅱ类分子,强化特异性免疫识别,增强 NK 细胞、巨噬细胞和 CTL 细胞的杀伤作用,促进 Th0 细胞向 Th1 细胞转化。

(二)NK细胞

NK 细胞无须抗原预先致敏,可直接非特异性地杀伤病毒感染细胞,无 MHC 类限制,也不依赖抗体。

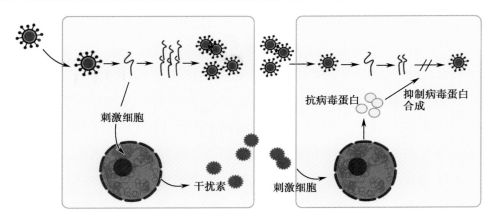

图 15-2-1 干扰素的抗病毒机制

因此,在感染早期抗病毒特异性免疫应答尚未形成之前,NK 细胞发挥重要的抗病毒作用。正常细胞被病毒感染后,细胞表面的 MHC Ⅰ类分子表达减少或缺失,激活 NK 细胞释放穿孔素及颗粒酶,溶解破坏被病毒感染的细胞。NK 细胞活化后还会释放多种细胞因子,如 TNF-α、IFN-γ,进一步调节机体免疫功能。NK 细胞也具有 ADCC 作用。

二、适应性免疫作用

抗病毒感染的适应性免疫中体液免疫和细胞免疫都发挥了重要作用。体液免疫中病毒特异性抗体(IgM、IgG 及 sIgA)通过与游离病毒表面抗原结合,使病毒表面蛋白质构型发生改变,这些病毒就不能和细胞表面的相应受体结合来吸附和穿入易感细胞,从而失去感染能力,被巨噬细胞吞噬降解。中和作用是机体消灭游离病毒的主要方式。此外,病毒表面抗原和特异性抗体结合后,还可以激活补体系统,导致有囊膜的病毒裂解,而感染细胞表面表达的病毒抗原和特异性抗体结合后,也可以通过 ADCC 作用或补体激活途径,致感染细胞溶解。

对寄生于宿主细胞内的病毒,大分子抗体和补体无法进入,则主要依靠细胞免疫来发挥作用。其中 CTL 是关键性的抗病毒免疫效应细胞,包括 CD8⁺ T 杀伤细胞。病毒特异性 CTL 主要是 CD8⁺ 淋巴细胞,当病毒抗原与宿主细胞 MHC Ⅰ类分子共同呈递给 CD8⁺ CTL 后,CTL 增殖、活化成为杀伤细胞,与病毒感染细胞靠近并相互接触,然后 CTL 放出穿孔素、颗粒酶等生物活性物质,病毒感染细胞破裂死亡,释出的病毒则被特异性抗体中和消灭。CTL 离开后,还能以同样方式多次攻击其他感染细胞。CD8⁺ T 细胞的激活依赖 CD4⁺ Th1 淋巴细胞的辅助(图 15-2-2)。此外,CTL 还释放 TNF-α 和 IFN-γ 等具有广谱抗病毒效应的细胞因子以及

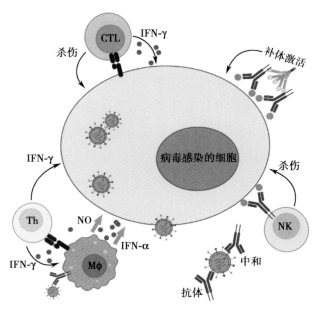

图 15-2-2 机体的抗病毒免疫机制

多种趋化因子。当被病毒抗原特异性激发后,CTL 释放的趋化因子可为白细胞的进入提供直接的迁移信号。

不同病毒感染后机体产生免疫力的持续时间不等,有的可获得持久性免疫,如脊髓灰质炎病毒和麻疹病毒;有的则只能诱导短期免疫,如流感病毒。而在与宿主的长期共同进化中,病毒也具备了各种逃逸机体免疫防御的有效策略。不同类型的病毒的逃逸机制不尽相同。流感病毒的胞膜蛋白血凝素和神经氨酸酶通过持续性突变方式,可逃逸特异性抗体的识别和中和作用,导致流感的多次世界大流行和持续不断的地区性小流行。HIV 病毒的包膜蛋白也极易突变,速度是流感病毒的 65 倍左右。SV40、腺病毒、HBV 等通过表达大 T 抗原结合 p53 蛋白,抑制宿主细胞凋亡。痘苗病毒产生能与 Cab 结合的蛋白,抑制经典的补体激活途径。HIV 则通过选择性下调 HLA-A 和 HLA-B 分子,逃避 NK 细胞的天然杀伤作用和CTL 的特异性识别杀伤,同时 HIV 糖蛋白 gp120 脱落后与 CD4 分子结合并封闭 CD4 分子,使其免疫功能丧失,HIV 的 Tat 蛋白促进 FasL 的表达,促进 $CD4^+T$ 细胞凋亡。

第三节 抗真菌免疫

真菌属真核细胞型微生物,有典型的细胞核和完整的细胞器。近年来,由于临床上抗生素、免疫抑制剂的广泛使用,真菌感染的发病率和死亡率有所上升,引起了人们对真菌病和抗真菌免疫的关注。致病性真菌主要有两类,一类是二相性真菌例如荚膜组织胞浆菌、皮炎芽生菌、粗球孢子菌等,当机体感染力低下变为酵母型而致病;另一类为条件致病性真菌,如念珠菌、曲霉、新生隐球菌,对于健康个体通常不致病,但在机体免疫力低下变为致病菌,例如引起 AIDS 患者并发肺炎感染的卡氏肺孢菌等。

一、固有免疫作用

皮肤黏膜构成身体的天然屏障,并具有一定的抑制真菌的作用。皮肤分泌的脂肪酸和防御素能杀伤多种细菌和真菌。当真菌进入机体后,巨噬细胞、树突状细胞、自然杀伤细胞以及中性粒细胞等均参与对真菌的吞噬杀伤,并释放各类抗真菌的炎症因子,其中以中性粒细胞最为有效。这些细胞在吞噬真菌后可通过氧依赖性和非依赖性途径杀灭真菌。中性粒细胞缺失患者常发生播散性的念珠菌感染和侵袭性烟曲霉菌感染。补体系统在抗真菌感染中也发挥重要作用。补体系统活化后形成膜攻击复合物,虽然不足以直接杀死具有坚固细胞壁的真菌,但补体激活过程中会产生大量的调理素,进而激活中性粒细胞及巨噬细胞表面的 CR1 和 CR3 受体,促进其对真菌的黏附和吞噬。

二、适应性免疫作用

抗真菌的适应性免疫以细胞免疫为主。真菌被抗原呈递细胞吞噬后,形成的抗原肽 -MHC Ⅱ类复合体作为第一信号被 $CD4^+$ Th 细胞识别,激活酪氨酸激酶启动一系列级联反应,最终调控 Th 细胞的增殖和分化。第二信号则来自 CD28/B7 等共刺激分子,促进 IL-2 转录合成,进一步激活 Th 细胞的增殖和分化。其中,Th1 应答对宿主发挥免疫保护作用,被激活的 Th1 细胞可释放多种细胞因子,如 TNF-α 和 IFN-γ,激活中性粒细胞和巨噬细胞杀灭真菌。而 Th2 则使抗真菌细胞免疫的效应细胞活性降低。因此,体内 Th1 和 Th2 细胞比例失衡是引起系统性真菌发病的重要原因。巨噬细胞在吞噬真菌后形成的抗原肽-MHC I 类复合物,也可以激活 CD8$^+$ CTL 细胞,随后直接通过溶胞作用杀伤真菌或产生 IFN-γ 激活巨噬细胞的吞噬功能。

体液免疫在抗真菌中也发挥一定的作用。例如,特异性的抗体可中和真菌产生的毒素,或抑制真菌和皮肤黏膜的接触及黏附。抗体的调理作用可以促进巨噬细胞的吞噬功能,或介导 NK 细胞以 ADCC 作用方式杀伤真菌(图 15-3-1)。

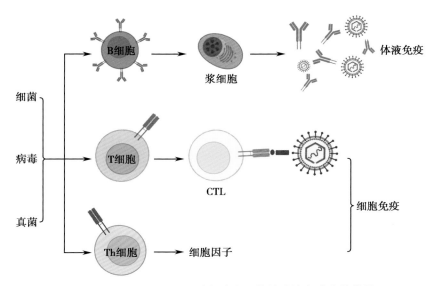

图 15-3-1　体液免疫和细胞免疫在机体抗感染免疫中的作用

同时,真菌作为一种真核生物也进化出了多种抵抗宿主免疫防御的机制。例如新型隐球菌可通过产生氧化物酶、黑色素等氧自由基的抑制物来逃避免疫系统的杀伤作用。荚膜组织胞浆菌和马尔尼菲青霉菌则可以通过在巨噬细胞内存活并随巨噬细胞扩散,造成系统性真菌感染。

第四节　抗寄生虫免疫

多数寄生虫主要在胞外生存,兼有较复杂的中间宿主(蝇、蜱、螺)生活史,通过中间宿主叮咬感染人类可导致疟疾、锥虫病。人与中间宿主处于同一环境中也可导致感染,如接触有感染钉螺的疫水可染上日本血吸虫病。

一、固有免疫作用

由于寄生虫与人类宿主在进化过程中长期适应,原虫和蠕虫进入血液和组织后常能对抗宿主的免疫防御而在其中生长繁殖。在人类宿主中,寄生虫通过失去与补体结合的表面分子或获得宿主调节蛋白如衰变加速因子(DAF)抵抗补体的破坏。巨噬细胞能吞噬原虫,但原虫多数抵抗巨噬细胞杀伤而在细胞内繁殖。蠕虫表面结构常能抵抗中性粒细胞和巨噬细胞的杀伤作用。

二、适应性免疫作用

不同原虫和蠕虫的结构、生化特性、生活史和致病机制差异很大,因而它们的特异性免疫应答不尽相同。一般而言,原虫生存在宿主细胞内,抗原虫保护性机制与抗胞内细菌和病毒免疫类似。蠕虫寄生在细胞组织中,抗体应答对于抗蠕虫免疫更为重要。Th1 应答对抗巨噬细胞内感染原虫免疫极为重要。在利什曼原虫感染小鼠模型中,不易感小鼠品系激活 CD4$^+$Th1 细胞应答,产生 IFN-γ 并活化巨噬细胞,可有效清除胞内的利士曼原虫,诱导 Th2 细胞应答,分泌 IL-4 促进抗体的产生,但无保护作用。另外,CTL 应答有利于清除在宿主细胞内繁殖并裂解的原虫。特异性免疫应答可彻底清除寄生虫感染,也可造成宿主损伤。

参 考 文 献

[1] 陈福祥,陈广洁. 医学免疫学与免疫学检验. 北京:科学出版社,2016.
[2] 周光炎. 免疫学原理. 4 版. 北京:科学出版社,2018.
[3] 陈万涛. 口腔临床免疫学. 上海:上海交通大学出版社,2010.
[4] 孙逊,凌虹,杨巍. 医学免疫学. 9 版. 北京:高等教育出版社,2022.
[5] 曹雪涛. 医学免疫学. 7 版. 北京:人民卫生出版社,2018.

第十六章　树突状细胞与肿瘤免疫治疗

树突状细胞（DC）因其成熟时伸出许多树突样或伪足样突起而得名，是目前已知的人体内功能最强大、唯一能激活初始 T 细胞的专职抗原呈递细胞，是机体适应性免疫应答的启动者，在诱导适应性抗肿瘤免疫应答中具有重要的地位。

DC 表面 MHC 的表达和 MHC-肽复合物载量是其他 APC 的 $10\sim100$ 倍，所以具有强大的激活 $CD8^+$ T 细胞及 $CD4^+$ T 细胞的能力，并且还可诱导免疫记忆，在宿主再次受到肿瘤细胞攻击时发挥保护作用。这些特征使得它在诱导和维持抗肿瘤免疫方面扮演着十分重要的角色。

在临床应用方面，目前 DC 相关疫苗已在多种癌症的临床试验中取得明显效果。同时，DC 疫苗还可以与化疗、放疗或其他如免疫检查点抑制剂等治疗方法相结合，进一步增强 DC 疫苗及其他相关治疗的临床效果，从而克服 T 细胞在肿瘤微环境中受到的免疫抑制信号的影响。因此，以 DC 为基础的免疫疗法在临床上具有一定的应用前景。

第一节　树突状细胞与肿瘤的关系及其抗肿瘤的分子机制

一、肿瘤微环境中 DC 数量的减少和功能缺陷与肿瘤发生发展的关系

国内外许多研究都表明，肿瘤的发生与肿瘤微环境中 DC 数量的减少和功能缺陷关系密切。肿瘤组织中 DC 数量与肿瘤的原发病灶、转移病灶、临床分期及周围浸润呈负相关。如在喉癌、结肠癌、食管癌、乳腺癌、肺癌、宫颈癌等肿瘤原发灶中 DC 的数量仅为正常组织中的 1/3。对各种肿瘤组织进行免疫组织化学染色定量分析后发现肿瘤组织中的 DC 明显减少，且 DC 显著浸润者生存率明显高于无或轻度浸润者。研究结果提示，癌组织中 DC 浸润和癌周淋巴细胞的反应强度，是预测肿瘤患者预后的良好指标。

肿瘤患者的 DC 在表达表面分子、刺激 T 细胞增殖、激活 T 细胞和表达趋化因子等方面均存在不同程度的缺陷，可能的机制如下：①肿瘤细胞与 DC 直接接触抑制了 DC 的成熟；②肿瘤细胞释放多种细胞因子抑制 DC 成熟及其功能，甚至诱导其凋亡，进而造成 DC 功能缺陷和数量减少；③肿瘤的免疫原性比较弱，肿瘤细胞的 MHC 分子表达异常，且缺乏共刺激因子的表达，因而 T 细胞缺乏激活的第二信号。

二、DC 抗肿瘤的主要机制

1. **通过激发 $CD4^+$ T 细胞、$CD8^+$ T 细胞介导的适应性免疫反应，杀伤肿瘤细胞**　DC 在捕获抗原后分化成熟，并将抗原处理成肽段，与 MHC 分子形成 MHC-抗原肽复合物，被呈递到 DC 表面，从而与 T 细

胞表面的 TCR 结合，最终形成 TCR-抗原肽-MHC 分子三联体。对于不同的抗原类型，DC 通过不同的 MHC 分子呈递给不同的 T 细胞亚群：将内源性抗原通过 MHC Ⅰ 分子呈递给 CD8+ T 细胞，将外源性抗原通过 MHC Ⅱ 分子呈递给 CD4+ T 细胞。

2. 启动效应 T 细胞迁移至肿瘤部位　DC 具有较强的定向迁移能力，在摄取抗原后可自身成熟，同时产生迁移，由外周组织进入次级淋巴器官，在此激发 T 细胞应答。也有研究表明，DC 能通过分泌细胞因子和趋化因子（DC-CCK）选择性趋化初始型 T 细胞，通过促进 T 细胞富集增强对 T 细胞的激活，从而增加肿瘤部位效应 T 细胞的数量。

3. DC 可分泌 IL-12、IL-18 等细胞因子，进一步刺激 T 细胞增殖，诱导 CTL 生成，从而诱导 Th1 型免疫应答。同时，其还可以通过激活穿孔素、颗粒酶 B、FasL/Fas 介导的途径，增强 NK 细胞毒作用，从而发挥抗肿瘤效果。

4. DC 可能通过释放某些抗血管生成物质（如 IL-12、IFN-γ）及前血管生成因子而抑制肿瘤血管的形成。

第二节　基于树突状细胞的肿瘤免疫治疗

经肿瘤相关抗原致敏的 DC 和基因修饰后的 DC，在回输体内后均可诱导肿瘤特异性 CTL 应答，产生保护性免疫反应（图 16-2-1）。目前，基于 DC 的肿瘤疫苗正在动物试验和早期临床试验中应用，并在部分临床试验中取得了一定疗效。

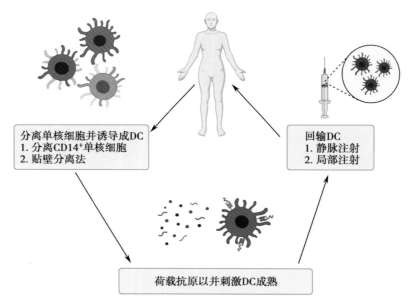

图 16-2-1　DC 细胞制备及回输流程示意图

DC 疫苗最早应用于淋巴瘤的临床试验。1996 年，Hsu 等人首次报道，应用 DC 疫苗治疗 4 例滤泡型 B 细胞淋巴瘤患者，结果显示，1 例患者肿瘤治愈，未检测到肿瘤残留；1 例肿瘤完全消退；1 例肿瘤部分消退；1 例无效。此后，DC 疫苗被临床试用于多种恶性肿瘤的治疗，包括黑色素瘤、前列腺癌、肾癌、淋巴瘤、骨髓瘤、白血病、乳腺癌、卵巢癌、脑胶质瘤、肺癌、结肠癌、胃癌、肝癌、胰腺癌等肿瘤。截至 2020 年，NIH 批准的 DC 疫苗治疗恶性肿瘤的临床试验项目已超过 60 项。其中，上市的 Sipuleucel-T 是首个被 FDA 批准的基于 DC 的前列腺癌治疗疫苗，表 16-2-1 汇总了基于 DC 的肿瘤免疫治疗临床试验。

表 16-2-1　基于 DC 的肿瘤免疫治疗临床试验汇总

方案	适应证	阶段	肿瘤相关抗原（TAA）来源	联合治疗方案	注册号
DC 回输	乳腺癌	I/II	无	新辅助化疗	NCT03450044
	肝细胞癌	I/II	无	经导管肝动脉化疗栓塞	NCT03086564
	NSCLC	I	无	帕博丽珠单抗	NCT03546361
DC+TAA	乳腺癌	I	肿瘤裂解液	单药	NCT03113019
	结直肠癌	I	肿瘤裂解液	单药	NCT03214939
	黑色素瘤	I/II	肿瘤裂解液	Pembrolizumab	NCT03325101
	间皮瘤	II/III	肿瘤裂解液	支持治疗	NCT03610360
	乳腺癌	II	ERBB2	单药治疗	NCT03630809
	胶质瘤	II	自体 TAA	单药治疗	NCT03400917
	肝细胞癌	I	个性化新抗原	微波消融	NCT03674073
	黑色素瘤	I	黑色素瘤特异肽段	环磷酰胺，帕博丽珠单抗	NCT03092453
	鼻咽癌	I	EBV 蛋白	单药治疗	NCT03282617
	AML	I/II	WT1 mRNA	单药治疗	NCT03083054
	胶质瘤	II/III	Survivin, TERT mRNA	替莫唑胺	NCT03548571
	NSCLC	I	TERT mRNA	单药治疗	NCT03371485
DC+CIK	肺癌	I/II	无	抗 PD-1 治疗	NCT03360630
	实体瘤	I/II	NA	化疗	NCT03047525

一、DC 在免疫治疗中的应用分类

1. **基因编辑但未荷载 TAA 的 DC 疫苗**　肿瘤局部微环境会抑制 DC 的成熟，在体外将 DC 刺激成熟后回输，被认为是提升 DC 抗肿瘤功能的主要策略之一，既往临床试验也证实该方案安全性较好。目前正在进行的临床试验则关注自体 DC 回输与其他治疗方式的联合应用。体外基因编辑 DC 后回输已被多项动物实验证明是安全有效的。在小鼠肿瘤模型中将 IL-12、IL-23 或 IL-7 转染至 DC 后，能够有效促进 T 细胞的局部浸润，并抑制肿瘤生长。Garon 等人也开展了相应的 I 期临床试验（NCT03546361），用于证实转染 CCL21 的 DC 在非小细胞肺癌治疗中的安全性。

2. **体外 TAA 刺激制备 DC 疫苗**　制备 DC 肿瘤疫苗最常见的方法是用 DC 荷载 TAA 或使用肿瘤裂解液刺激，并用"鸡尾酒法"（IFN-γ、TLR 激动剂 R848、Poly I：C）刺激 DC 成熟。这些基于 TAA 的临床研究大多集中在癌基因 WT1、前列腺酸性磷酸酶、端粒酶逆转录酶等。对于乳腺癌、鼻咽癌等肿瘤的临床研究则选择 HER2、EB 病毒蛋白等作为 TAA。

已完成的临床试验证实，上述 DC 疫苗绝大部分是安全的，仅少部分患者出现轻度到中度的不良反应，如发热、红斑、皮疹、流感样症状、皮疹和疲劳感等。有研究发现，DC 肿瘤疫苗能够给患者带来临床获益,在一项 Anguille Ⅱ 期临床试验中,将转染 WT1-mRNA 的 DC 回输到 30 例高危急性淋巴细胞白血病患者体内,获得了 43% 的有效率,与对照组相比 5 年总生存率更高。另一项临床试验使用胶质母细胞瘤干细胞的裂解液刺激 DC 后回输,结果表明,回输 DC 的患者生存期较对照组更长。

3. 体内局部 TAA 激活的 DC 疫苗　尽管体外刺激并回输 DC 的疗法已显示出一定疗效,但体外分离 TAA 并刺激 DC 可能会限制该方法的广泛使用。体内激活 DC 则有望激活肿瘤局部 DC 的抗原呈递功能,从而在肿瘤局部诱导特异性的免疫反应。

该方法在肿瘤局部注射 TAA,并同时注射免疫调节药物活化局部 DC。一项临床试验结果表明,在 45 名实体瘤患者中联合应用 NY-ESO-1 抗原疫苗与 TLR 激动剂临床试验,患者耐受性良好。使用脂质体包被黑色素瘤相关抗原以及 IFN-γ 制备疫苗,注射到 12 名黑色素瘤患者体内,结果同样证实该治疗方案安全性较好,但缺点是难以诱导长期的特异性抗肿瘤免疫。

4. DC 来源的外泌体疫苗　肿瘤微环境产生的免疫抑制对 DC 疫苗疗效的发挥有重要的负面影响。与 DC 本身相比,其所分泌的外泌体对免疫抑制的肿瘤微环境具有抵抗力。因此,基于 DC 外泌体的疫苗可能成为一个新的研究方向。

目前,基于 DC 来源外泌体的临床试验尚少,包括 2 项 Ⅰ 期临床试验和 1 项 Ⅱ 期临床试验。2 项 Ⅰ 期临床试验分别针对非小细胞肺癌以及黑色素瘤,结果均表明该疗法安全性良好。在 Escudier 的临床试验中,有 2 名黑色素瘤患者对外泌体免疫疗法表现出较长时间的病情稳定,但所有患者均没有检测到肿瘤特异性 CD8$^+$ T 细胞免疫反应的增强。1 项 Ⅱ 期临床试验应用 IFN-γ 刺激 DC 分泌的外泌体,治疗 27 例晚期非小细胞肺癌患者,也未观察到特异性 CD8$^+$ T 细胞免疫反应。

二、DC 回输的流程、免疫途径和剂量的选择

体外制备的 DC 回输,仍保留选择性迁移至淋巴组织的能力。DC 的输入途径可以决定细胞免疫反应能否发生及反应的强弱。皮内和皮下注射比静脉注射更容易诱导 CTL 的反应。皮内注射方便、无输液反应且能有效诱导 Th1 应答,是使用 DC 的较好途径。增大 DC 输入剂量,可增加 DC 分布范围,以便提高 DC 输入后迁移到二级淋巴组织的能力。多数 DC 疫苗的治疗方案是每 2 周或 1 个月注射 1 次。

三、DC 临床试验应用存在的问题及优化策略

1. DC 临床应用存在的问题　DC 疫苗在一些临床试验中显示出一定的治疗效果,但其长期疗效并不显著,肿瘤局部的免疫微环境、抗原呈递障碍以及患者免疫功能低下等因素,都可能影响 DC 疫苗的疗效。此外,有多项临床试验得出的阴性结果,对 DC 疫苗的临床研究及应用产生了不利影响。

与免疫检查点抑制剂不同,DC 疫苗治疗缺乏有效的预测标志物,难以早期评估疗效或筛选最适宜的患者人群。因此,目前仍需要发掘预测性的生物标志物以优化临床试验的设计,选择最有可能从 DC 治疗中获益的患者,并推动 DC 肿瘤疫苗的安全性和有效性的临床试验和评估。

2. DC 诱导和扩增方案　目前,国内外普遍使用血细胞分离机采集外周血单个核细胞,经磁珠分选 CD14$^+$ 单核细胞,或经贴壁方法培养获得单核细胞,体外 GM-CSF 以及 IL-4 诱导培养 5～7 天,最后加入

相应的 TAA 刺激 DC 成熟，从而获得治疗用 DC 疫苗。

除了以上诱导刺激 DC 成熟的方案，其他也有以细胞因子为主的制备方案，如 IL-6、IL-1β、TNF-α、PGE2 以及含 TLR 激动剂的刺激方案，也符合药物非临床研究的操作规范要求。值得注意的是，以往普遍认为，体外 DC 的诱导成熟在疫苗策略中是非常重要的，但近期研究显示，体外 DC 过度成熟会使其分泌 IL-12 功能耗竭，导致 DC 体内存活时间缩短，诱导 DC 向免疫抑制方向分化等，这些都不利于 DC 体内免疫效应的发挥。

3. TAA 的选择和改进的要素　DC 疫苗按照药物研发的管线进行，在 TAA 的选择上，多肽、mRNA 等化学成分单一的抗原纯度好、易于质控，但部分 TAA 抗原性较弱，往往难以有效激活抗肿瘤免疫功能。目前，已有研究将 TAA 肽段与其他功能肽段融合，增强抗原性。如有研究将 NY-ESO-1 抗原与细胞穿透肽 SecPen 融合，增强 DC 对 TAA 的摄取及呈递，能诱导 CTL 产生更强的免疫应答。

TAA 靶点较为单一，采用单一 TAA 制备的 DC 疫苗往往能够在移植肿瘤动物模型上获得极好的疗效，但难以在临床上取得实际疗效。因此，只有采取更为灵活、多变的抗原 -DC 疫苗制备策略，才有可能在临床治疗实践中获得满意的疗效，使 DC 疫苗临床应用获得实质性的突破。

4. DC 疫苗与其他治疗方式的联合应用　与单一的治疗方式相比，目前进行中的临床试验倾向于将 DC 肿瘤疫苗与不同形式的免疫疗法相结合，这在很大程度上反映了过去几年肿瘤免疫学的进展。大多数正在进行的临床试验基于 DC 疫苗与免疫检查点抑制剂（PD-1/PD-L1 单抗或 CTLA4 单抗），以不同的组合进行联合治疗。另外，DC 肿瘤疫苗也与其他免疫治疗方式联合应用，包括嵌合抗原受体 T 细胞（CAR-T）、细胞因子诱导的杀伤细胞（CIK 细胞）或自然杀伤细胞、重组细胞因子等。其他与 DC 疫苗联合应用的传统治疗手段包括新辅助化疗、放疗以及靶向治疗等。

5. DC 疫苗免疫治疗肿瘤的不良反应　DC 疫苗免疫治疗肿瘤的不良反应发生率较低。主要的不良反应包括注射部位的炎症反应、轻度发热反应、一过性低血压和肌痛，未见明确的与治疗相关的肝脏、肾脏损伤。最大的关注点是有可能发生严重的自身免疫反应，已观察到免疫治疗黑色素瘤时会有白斑出现，以及少数患者出现抗核抗体、抗甲状腺抗体。

尽管多数研究显示，DC 疫苗产生的免疫应答相对较弱，机体的天然耐受与调节性机制可阻止严重自身免疫反应的发生，一般不良反应程度轻微。但在使用肿瘤裂解液制备的 DC 疫苗时，应慎重选择靶抗原及 DC 疫苗的使用强度。

参 考 文 献

［1］周光炎. 免疫学原理. 4 版. 北京：科学出版社，2018.

［2］陈万涛. 口腔临床免疫学. 上海：上海交通大学出版社，2010.

［3］GARDNER A，DE MINGO PULIDO Á，RUFFELL B. Dendritic cells and their role in immunotherapy. Front Immunol，2020，11：924.

［4］GARDNER A，RUFFELL B. Dendritic cells and cancer immunity. Trends Immunol，2016，37（12）：855-865.

［5］CONSTANTINO J，GOMES C，FALCÃO A，et al. Dendritic cell-based immunotherapy：a basic review and recent advances. Immunol Res，2017，65（4）：798-810.

［6］SHURIN M R，SALTER R D. Dendritic cells in cancer. Berlin：Springer，2009.

［7］KALINSKI P, URBAN J, NARANG R, et al. Dendritic cell-based therapeutic cancer vaccines：what we have and what we need. Future Oncol, 2009, 5(3)：379-390.

［8］LUTZ M B, ROMANI N, STEINKASSERER A. Handbook of dendritic cells biology, diseases and therapies. Hoboken：Wiley-Blackwell, 2006.

［9］HSU F J, BENIKE C, FAGNONI F, et al. Vaccination of patients with B-cell lymphoma using autologous antigen-pulsed dendritic cells. Nat Med, 1996, 2(1)：52-58.

［10］SPROOTEN J, CEUSTERS J, COOSEMANS A, et al.Trial watch：dendritic cell vaccination for cancer immunotherapy. OncoImmunology, 2019, 8(11)：e1638212.

［11］LÖVGREN T, SARHAN D, TRUXOVÁ I, et al. Enhanced stimulation of human tumor-specific T cells by dendritic cells matured in the presence of interferon-γ and multiple toll-like receptor agonists. Cancer Immunol Immunother, 2017, 66(10)：1333-1344.

［12］孙逊，凌虹，杨巍. 医学免疫学. 9 版. 北京：高等教育出版社, 2022.

第十七章 免疫相关的信号转导通路

第一节 T细胞应答相关NF-κB信号转导通路

核转录因子κB(nuclear factor-κB,NF-κB)最早被发现能够与B细胞kappa轻链基因增强子结合的核转录因子,因而得名。它是固有免疫和适应性免疫的主要调控因子之一,尤其在淋巴细胞活化,分化成熟、炎症等多种免疫应答过程中发挥重要作用。

一、NF-κB的组成和活化

(一)NF-κB的组成

NF-κB是多种细胞胞质内存在的一种结构相关蛋白家族的同二聚体或异二聚体。NF-κB家族有5种蛋白,即p65(RelA)、c-Rel、Re1B、p50/p105和p52/p100。家族中的每一成员均含有一保守的N末端区,称为Rel同源性功能区。RelA、c-Rel和RelB的C-末端含有转录活性区,作为转录活化蛋白发挥功能。p52和p50并不含有转录活性区,分别由p105和p100的长前体分子合成,进一步转化为小分子的转录活化形式,可与其他活化调节因子相互作用而发挥功能。

IκB家族是NF-κB的抑制因子,能与NF-κB二聚体以共价键结合而将其锚定在细胞质内,使通路呈非活化状态。已鉴定出的IκB家族包括IκBα、IκBβ、IκBγ、IκBε、Bcl-3、p100和p105。IκBs含有30~33个氨基酸序列的多个拷贝,称为锚蛋白(ankyrin)重复体。这种锚蛋白重复体能够与NF-κB上的Rel同源性功能区特异性结合,覆盖NF-κB的核定位信号,从而使静息状态下细胞内的NF-κB通路处于失活状态。

(二)NF-κB的活化

1. **NF-κB的经典激活途径** 多种因子能诱导NF-κB信号通路激活,其中包括细胞因子(TNF-α和IL-1)、细菌和病毒产物[(LPS、鞘磷脂酶、双链DNA和人类T淋巴细胞病毒Ⅰ型(HTLV-1)编码的Tax蛋白]等。在经典的NF-κB通路中,核转录因子是由p65:p50或c-Rel:p50组成的异二聚体。当激活因子如TNF-α与细胞膜受体结合后,可活化胞内IκB激酶(IKK)复合物。IKK是由催化亚基IKKα和IKKβ以及调控亚基IKKγ(也称NEMO)组成。活化的IKK可使IκBα第32位和36位丝氨酸磷酸化,随后泛素化降解,暴露出RelA的核定位信号。RelA:p50转位至细胞核,与特定基因的启动子结合,启动下游基因的转录(图17-1-1)。NF-κB通过该途径调节的目的基因有炎症介质、细胞因子(如TNF-α、IL-1等)、黏附分子、急性期蛋白及可诱导的效应期蛋白等。

2. **NF-κB的非经典激活途径** p100转化为p52的过程属于非经典激活途径。静息状态下,p100以

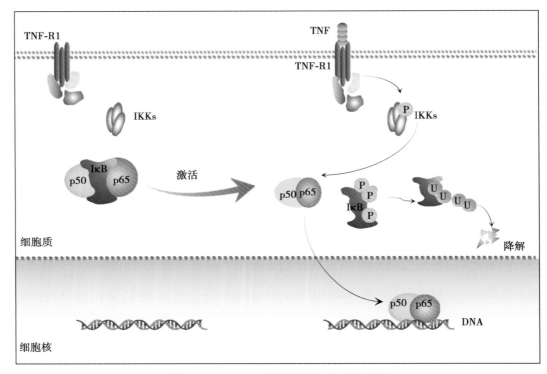

图 17-1-1　NF-κB 信号通路经典激活途径

无活性状态存在于细胞质中,当细胞受到淋巴细胞毒 β、B 细胞活化因子、CD40 配体刺激后,NF-κB 诱导激酶(NF-κB inducing kinase, NIK)激活 IKKα,IKKα 活化后使 p100 磷酸化而转化为 p52。此非经典途径的激活不依赖于 IKKβ 激活和 IκB 的降解。活化的 NF-κB 可上调细胞因子和黏附分子的表达,从而募集活化效应细胞,如中性粒细胞、巨噬细胞等其他淋巴细胞。NF-κB 通路也可在炎症部位促进抗炎效应分子的产生。细胞表面通过特异性的模式识别受体(pattern-recognition receptor, PRR)识别多种病原物质,如 LPS、脂蛋白、未甲基化的细菌 DNA 和双链 RNA。目前,研究最多的 PRR 是 Toll 样受体(Toll-like receptor, TLR),哺乳动物中 TLR 家族有 10 种(TLR1～TLR10),其中 TLR2 和 TLR4 在识别不同的细菌细胞壁成分中是必需的。TLR2 主要识别肽聚糖、脂蛋白和酵母多糖等,TLR4 主要是识别 LPS 和脂磷壁酸。

二、NF-κB 和免疫应答

1. **细胞因子诱导的 NF-κB 活化**　多数细胞因子能够激活 NF-κB,如 TNF 和 IL-1。这些细胞因子主要是由活化的巨噬细胞和单核细胞及部分活化的淋巴细胞产生的。TNF 和 IL-1 等活化信号引起的级联反应导致 AP1 和 NF-κB 的激活,从而引起炎症因子相关基因的表达。IL-1 活化 NF-κB 的途径与 LPS 类似,原因可能是 IL-1 受体(IL-1R)和 TLR 的信号激活域具有同源性。TNF 与其受体结合后导致衔接蛋白 TRADD 在受体胞质端聚合和募集,TRADD 与 TRAF2 的羧基端相互作用,衔接蛋白与下游多数信号分子都具有较强的亲和力。

2. **TCR 诱导的 NF-κB 通路活化**　TCR 诱导的外周淋巴细胞 NF-κB 通路活化需要共刺激分子 CD28 参与,还包括蛋白激酶 Cθ(PKCθ)和 IKK2。在抗原呈递细胞或抗 TCR-CD3 抗体的刺激下,PKCθ 快速转位至 T 细胞质膜。有研究证明，PKCθ 在 TCR 诱导的 NF-κB 通路激活中发挥关键作用，*PKCθ⁻ᐟ⁻* 小鼠中，TCR 不能诱导 NF-κB 通路激活，从而导致 IL-2 分泌缺失。但是 PKCθ 与 IKK2 的相互作用关系仍不十分清楚，可能与含 caspase 募集结构域的膜相关鸟苷酸激酶蛋白 1（caspase recruitment domain membrane-associated guanylate kinase protein 1，CARMA1）同系物、黏膜相关淋巴组织 1（mucosal-associated lymphoid tissue 1，MALT1）、淋巴瘤相关蛋白 BCL-10 三种蛋白有关，这三种蛋白组成的复合体称 CBM，能启动 K63 相结合的 IKKγ/NEMO 泛素化从而活化 IKK。

TCR/CD3 复合物能募集 Src 家族激酶 Fyn 和 Lck，后者能引起 CD3 亚单位保守的免疫受体酪氨酸活化基序（immunoreceptor tyrosine activation motifs，ITAM）磷酸化，从而募集 Syk 酪氨酸激酶 ZAP70，使衔接分子 LAT 和 SLP-73 磷酸化，随之经过 GADs 相互作用，募集更多衔接分子，如 Grb2、PI3K/PLCγ1 的 p85 亚基，Tec 家族酪氨酸激酶 Itk 和核苷酸交换因子 Vav1。磷酸化的 SLP-73 能与 Vav1 结合，从而活化由 TCR 引发的 NF-κB 通路。Vav1-SLP6-Itk 复合物也可以活化 PLCγ1，释放二酰甘油（diacylglycerol，DAG），从而活化 PKC。同时，共刺激分子 CD28 在活化 PI3K 中起重要作用，可诱导 PDK1 和 AKT 聚集，PDK1 进一步磷酸化引起 PKCθ 易位，在此基础上，PKCθ 构象变化，可与 IKK 相互作用。最终，多种信号分子的活化可引起 PI3K-AKT 和 Ras-MARK 信号通路的激活，这些信号通路都参与了 TCR 诱导的 NF-κB 通路活化。

3. **NF-κB 与适应性免疫**　NF-κB 经典途径参与急慢性炎症反应。它可对入侵的病原微生物快速诱导急性抗炎防御机制。通常来说，上皮组织的感染病灶或组织固有造血细胞（如肥大细胞或树突状细胞）通过 NF-κB 信号转导通路启动对炎症刺激的炎症反应。NF-κB 缺陷的小鼠和人对微生物引起的感染非常敏感。此外，NF-κB 在适应性免疫中也起关键作用。NF-κB 蛋白缺陷的小鼠，其 T 细胞、B 细胞增殖、活化、细胞因子表达都受抑制。有研究证明，IL-2 和 IL-4 可诱导转录活化因子 5α（STAT5α）从而促进 T 细胞增殖，如 T 细胞中导入 IκBαM（突变型 IκBα，不能被 IKK 降解），则可抑制 IL-2 和 IL-4 诱导的 T 细胞增殖，说明 NF-κB 在诱导 T 细胞活化增殖中发挥重要作用。T 细胞免疫应答大致可分为 Th1 细胞应答（以细胞免疫应答为主）及 Th2 细胞（以体液免疫应答为主）应答。其中，NF-κB 通路活化后的产物 IL-18 和 IFNγ 在 Th1 细胞应答中是必需的。研究发现，NF-κB 缺陷的 T 细胞在 TCR 刺激后，其 IFNγ 表达下调，可见，NF-κB 在 Th1 的应答中发挥重要作用。

第二节　免疫细胞分化、成熟信号通路

免疫细胞的分化成熟受多种信号转导通路的调节，包括 Notch、Wnt、Hedgehog、Hippo/YAP、MAPK、BMP 和 PTEN 等。

一、Notch 信号通路

Notch 基因于 1919 年在果蝇体内被发现，它在进化中高度保守，从胚胎发育到成年个体的多种系统中都发挥重要作用。Notch 信号途径通过膜表面受体介导细胞与细胞间相互作用，来调节前体细胞和干

细胞的分化方向,其在淋巴细胞发育分化过程中也发挥着举足轻重的作用。

1. **Notch 信号通路的组成**　Notch 信号通路由 Notch 受体、Notch 配体(DSL 蛋白)、CSL(CBF-1、Suppressor of hairless、Lag 的合称)DNA 结合蛋白和其他细胞内效应器分子及 Notch 调节分子组成。

Notch 受体分为 Notch1、Notch2、Notch3、Notch4 四种,其结构均由胞外区(NEC)、跨膜区(TM)和胞内区(NICD/ICN)三部分组成。Notch 编码的是一个 300kDa 蛋白的单次跨膜受体,由 180kDa(p180)和 120kDa(p120)多肽段构成的异二聚体。p180 包含大部分的胞外区,p120 则包含跨膜区和胞内区。Notch 受体的胞外区含有多个与配体结合有关的表皮生长因子(epidermal growth factor, EGF)样重复序列。EGF 样重复序列的下游是富含半胱氨酸的重复序列 LNR,它们的主要功能是和配体结合并启动 Notch。LNR 与跨膜区之间是一对保守的半胱氨酸,可能在受体聚合中起作用。Notch 受体的胞内部分由 5 个保守区域组成,依次为 RAM(RBP J kappa associated molecular)区、6 个锚蛋白重复序列(ankyrin repeats, ANK)、转录激活区(translational domain, TAD)、核定位信号(nuclear localization signal, NLS)和一个 PGST(praline, glutamate, serine, threonine-rich)序列,其中 RAM 结构域介导 ICN 与转录因子 RBP-J 的结合,ANK 重复区可与多种细胞内蛋白质结合,对信号转导起重要作用。

Notch 配体又被称为 DSL 蛋白,由 Delta like(DLL1、DLL3、DLL4)和 Jagged(Jagged1、Jagged 2)组成。细胞内效应器分子 CSL DNA 结合蛋白(C-promoter binding factor-1, CBF-1)在哺乳动物中叫 RBP-JK(recombination signal binding protein-Jk),是转录抑制因子,其在 Notch 信号通路中是关键的转录调节因子,识别并结合特定的 DNA 序列(GTGGGAA),这个序列位于 Notch 诱导基因的启动子上。

Notch 信号转导始自 Notch 配体(如 Delta)和相邻细胞的 Notch 结合,Notch 被蛋白酶体切割,释放出具有核定位信号的胞内区(intracellular domain of Notch, ICN),进入细胞核与 CSL 结合,调节基因表达。当配体的胞外段与邻近细胞表面的 Notch 受体的胞外段相互作用后,Notch 受体被激活,随之它的跨膜区依次在 ADAM 金属蛋白酶和具有 γ-Secretase 活性的 Presenilin 或 Nicastrin 的作用下从近膜处裂解,释放出胞内段。释放出的胞内段可直接进入细胞核,并通过其 RAM 结构域与转录因子 CSL 相互作用,使与 CSL 相结合的由 SMR、SHARP、CIR 和 HDAC 所组成的转录共抑制复合物解离,并为之募集 GCNS、P300、SKIP 和 MAML1 等组成的转录共激活复合物,使 CSL 由转录抑制作用转变为转录激活作用,从而调节下游基因的表达(图 17-2-1)。最常见的下游靶基因是 bHLH 类转录因子 Hairy/Enhancer of Split(Hes)和 HEY 等。值得注意的是,RBP-J 作为 CSL 在哺乳动物的同源物,四种 Notch 受体的活性都需要它来介导和转录激活。

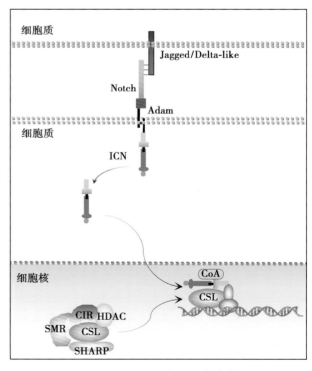

图 17-2-1　Notch 信号通路的激活

Notch 信号传导通路的特点：介导细胞与细胞之间的信息传导，不需要第二信号和蛋白激酶的参与，可直接接收邻近细胞的信号。此种传导方式虽然不能放大信号，但对于细胞分化起始过程中的精确调控却是必需的。

2. Notch 调节 T 细胞、B 细胞分化发育 研究发现，Notch1 在淋巴细胞发育的早期阶段即决定 T 细胞或 B 细胞的定向分化。在淋巴系干细胞分化成 T 细胞的过程中，Notch 信号是必不可少的。进入胸腺的淋巴样前体（common lymphoid precursor, CLP）细胞接受 Notch1 信号后可指令其向 T 细胞分化，缺乏 Notch1 信号，CLP 则发育为 B 细胞。也就是说，Notch1 信号可促进 CLP 向 T 细胞分化，抑制其向 B 细胞分化。在 B 细胞中表达的 Notch 受体主要是 Notch2 受体。而且，在 B 细胞发育阶段和外周 B 细胞亚群中均有表达。研究显示，Notch2 在脾边缘区 B 细胞的产生中起关键作用。

3. Notch 调节 T 细胞亚群分化 除了对 T 细胞、B 细胞的定向分化的影响，Notch 信号还对胸腺内细胞分化的其他进程产生影响，包括 αβT 和 γδT 细胞系定向分化以及 CD8$^+$ T 细胞和 CD4$^+$ T 细胞的发育。CLP 在向 T 细胞定向分化后，即形成原 T 细胞（proT），并进行 *TCRγ*、*TCRδ*、*TCRβ* 基因的表达与重排。ProT 细胞表达 γδTCR 后即形成 γδT 细胞，而 *TCRβ* 基因重排导致形成 PreTCR，Notch1 信号与 TCR 相互作用通过调节 pTA 链基因的表达促进 proT 细胞向 αβT 细胞发育，抑制其向 γδT 细胞发育。因此，Notch1 信号能促进 T 细胞向 αβT 细胞发育。

4. Notch 参与外周 T 细胞的活化和分化成熟 Notch 信号通路在外周免疫系统的分化和调节中发挥重要作用。有研究表明，成熟的淋巴细胞 APC 表面有 Notch 受体及配体的表达，不同的 Notch 配体对 T 细胞具有不同的生物学效应。在抗原刺激 CD4$^+$ T 细胞后，Notch1 受体被激活，能诱导调节性 T 细胞的出现，从而调节外周 T 细胞的免疫应答能力。动物实验也表明，Notch 在 T 细胞介导的免疫应答中能调节 CD4$^+$ T 细胞向调节性 T 细胞分化。

二、Wnt 信号通路

（一）Wnt 通路组成和激活

1. Wnt 通路组成 Wnt 信号通路因其启动蛋白 Wnt 而得名。Wnt 蛋白是一种富含半胱氨酸的糖蛋白，当其与细胞膜表面的 Frizzled 家族跨膜蛋白（FZD）受体结合后，即可激活 3 条细胞内信号通路：Wnt/β-catenin 信号通路、Wnt/Ca^{2+} 信号通路，以及由 c-Jun N 端激酶（c-Jun N terminal kinase, JNK）介导的细胞极性信号通路（planar cell polarity, PCP）。Frizzled 是 Wnt 的受体，位于细胞膜，由 *FZD* 基因家族编码。

β-连环蛋白（β-catenin）是 Wnt 信号通路中具有调控转录活性的关键分子，能在细胞核内与 Wnt 通路另一成员 TCF 结合，从而激活靶基因的转录。糖原合成激酶 3β（GSK-3β）是一种丝氨酸/苏氨酸蛋白激酶，起到破坏 APC 复合体的关键作用。β-catenin 的降解复合体主要由 APC、Axin、GSK-3β、CK1 等构成，而 Wnt 活化时，β-catenin 不再被降解，可进入细胞核，调节下游基因表达（图 17-2-2）。

2. Wnt 通路的激活 Wnt 信号转导途径可以分为决定细胞命运的经典途径和控制细胞运动及组织极性的非经典途径。

（1）经典 Wnt 信号转导通路：经典 Wnt 信号转导通路是 Wnt 蛋白通过与 Frizzled 家族特异受体和

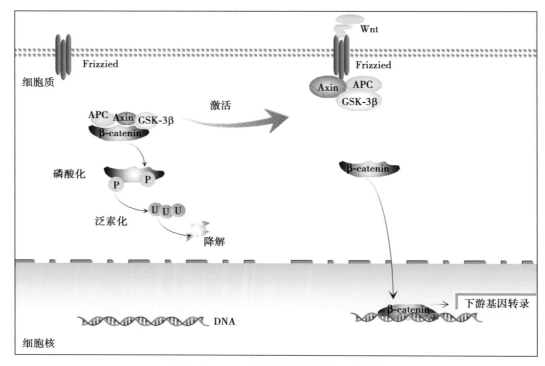

图 17-2-2　Wnt 信号转导通路静止和激活

LRP5/LRP6 辅助受体结合,触发细胞内的信号转导,使 β-catenin 聚集的级联反应过程。在经典 Wnt 信号转导缺乏时,β-catenin 与 Axin-APC-GSK-3β 等形成降解复合物,结合后的 β-catenin 发生磷酸化,进而与泛素化蛋白结合被泛素化降解。在经典 Wnt 信号活化时,β-catenin 将不再被 CK1α 和 GSK3β 磷酸化,而是在细胞质中聚积并进入细胞核。在核内形成复合物 TCF/LEF-β-catenin-Legless-PYGO,启动靶基因 FGF20、MYC 和 CCND1 等的转录。

（2）非经典 Wnt 信号转导通路:非经典 Wnt 信号是通过 FZD 家族受体和辅受体 ROR2/RYK 转导的。NLK 磷酸化 TCF/LEF 转录因子抑制经典的 Wnt 信号通路。

（二）Wnt通路和免疫细胞发育及分化成熟

Wnt 和胸腺细胞发育的关系:在胸腺细胞的发育过程中 Wnt 信号发挥了重要的作用。有实验表明,作为 Wnt 通路重要成员的转录因子 Tcf-1 和 Lef-1 在胸腺中表达,虽然 Tcf-1 的表达在胚胎期广泛分布,但出生后仅限于 T 细胞。β-catenin 也在胸腺中表达,但其寿命较短,随着分化的进行表达水平不断降低。Balcinunate 等证实 CD25$^+$CD44$^-$DN3、CD25$^-$CD44$^-$DN4、DP 和小鼠 SP 胸腺细胞表达几种 *Wnt* 基因,包括 *Wnt3*、*Wnt4*、*Wnt5b*、*Wnt10b*,同时还发现 *Wnt* 基因在未成熟和成熟的胸腺上皮细胞中有不同的转录水平。Wnt1 在胸腺上皮细胞中的表达最多。Wnt 的受体 FED 也在胸腺中表达。经典 Wnt 信号通路在胸腺中是活化的。研究表明,Wnt 信号可在胸腺细胞分化的不同阶段调控胸腺细胞的构成,如果缺失 Wnt 信号会导致胸腺细胞内含物严重减少。在 *Wnt1*、*Wnt4* 双敲除小鼠中,胸腺细胞的数目在妊娠 15～16 天减少 50%～60%,在 Tcf-1 缺陷小鼠中观察到了相似的结果,这种减少随着年龄的增长而加剧。来源于 *Tcf-1* 和 *Lef-1* 双敲除小鼠 FTOC 胸腺细胞从 DP 到 SP 细胞的分化被完全阻滞,而且也在 CD25$^+$CD44$^-$DN3 期发生了阻滞。Tcf-1 功能的行使需要 β-catenin 的参与,与 Wnt 信号密切相关。胸腺细胞的发育需要抗原受体和 IL-7 的介导，但 Wnt 信号在 T 细胞的定型中并不依赖这两条途径，*Tcf-1* 和 *Lef-1* 双敲除小鼠胸腺细胞的发育可被完全阻滞。

Wnt 信号途径的重要效应分子 β-catenin 可以调控 T 细胞的后期发育，转基因表达可以增加成熟胸腺细胞的产生，而且对于 $CD8^+$ 胸腺细胞的影响要大于 $CD4^+$ 细胞。这表明 Wnt-β-catenin-Tcf-1 信号级联在 T 细胞发育的不同时期起关键作用。

三、Hedgehog 信号通路

Hedgehog 基因于 1980 年在果蝇中被发现，编码高度保守的糖蛋白。因该基因突变的果蝇胚胎呈多毛团状，酷似受惊刺猬而得名。在果蝇中仅有 1 种形式的 Hedgehog，哺乳动物中则有 3 种同源形式：Shh（Sonic hedgehog），Ihh（Indian hedgehog），Dhh（Desert hedgehog）。它们的基因序列具有高度同源性，其中 Ihh 参与软骨发育；Dhh 在生殖细胞的发育中起关键作用；Shh 在 Hedgehog 家族中具有最广泛表达，在该信号转导通路上起主要作用。

Hedgehog 信号转导通路包括 Hedgehog、Patched、Smo（Smoothened）、Ci/Gli 二聚体等。Hedgehog 信号作为激活因子通过与细胞表面特殊受体 Patched 和 Smo 跨膜蛋白结合而被接收和传导，Smo 是激活 Hedgehog 转导通路的必要因子，可以与 Hedgehog 信号结合形成复合物。一般情况下，在没有 Hedgehog 信号时，Patched 抑制 Smo 的活性，Ci 被水解为 75kDa 的片段进入细胞核，抑制 Hedgehog 信号响应基因。当 Hedgehog 结合 Patched 后，Patched 即丧失对 Smo 的抑制，同时激活转录因子 Ci/Gli 二聚体的活性，激活的 Ci/Gli 二聚体转入细胞核，调控下游基因的表达，使 Hedgehog 信号通路激活。其中，Shh 信号通路调控的下游基因可能包括 *Ptc*、*Wnt*、*BMP*、*Msx* 等（图 17-2-3）。

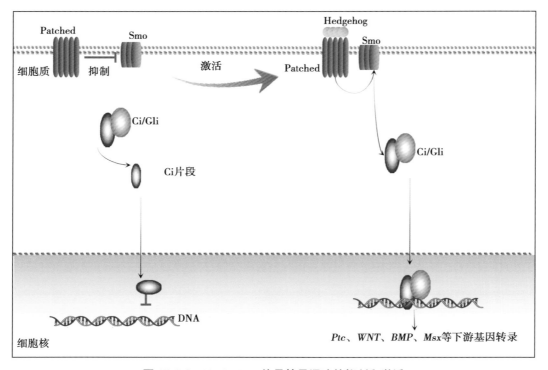

图 17-2-3　Hedgehog 信号转导通路的抑制和激活

Hedgehog 信号在胸腺细胞发育中扮演了重要角色,信号的终止对 CD4$^-$CD8$^-$ 双阴性细胞向双阳性胸腺细胞的分化是必需的。研究发现,HH 信号通路的成员 SHH、IHH、Ptc、Smo、Gli-1、Gli-2、Gli-3 在成年鼠和胚胎鼠的胸腺中均表达。SHH 由胸腺上皮产生,IHH 在胸腺髓质的血管周围表达,但没有检测到 DHH 的表达,Smo 在 DN 细胞中表达,Ptc 在 DN、DP 和 CD8$^+$ SP 细胞中均表达,Gli 基因在成年鼠和胚胎鼠胸腺的表达水平明显不同,说明 Shh 信号通路在胸腺中是活化的,但对胸腺发育的作用会随年龄的不同而有所变化。研究者通过对 Shh、Gli3 和 Smo 缺陷的胸腺深入研究,发现 Hh 信号转导通路在胸腺发育早期有正调控作用,调节 DN 祖细胞的内环境稳定和 DN1 向 DN2 的分化。Hh 信号通路在 TCR-β 基因重排后期,DN 细胞向 DP 细胞转变中也发挥作用。Hedgehog 调控 DN 细胞向 DP 细胞的分化进程,使胸腺细胞的发育停滞于 TCR-β 基因重排启始之后的 CD25$^+$ DN 期。但是,也有报道条件性沉默 Smo 并未观察到 DN2 后期 Hh 通路的抑制。此外,在胸腺细胞发育中,T 细胞 Hh 通路活化可抑制 TCR 选择、改变 SP 细胞的分化和 CD4/CD8 SP 细胞比率。活化的 Hedgehog 通路在胸腺细胞发育各个时期都发挥作用,主要表现在:①允许自我活化的 T 细胞逃避克隆选择;②降低转基因 TCR 调节的 CD8T 细胞的阳性选择;③减少胸腺中 CD4/CD8 SP 细胞比率;④抑制 DP 细胞向 CD4 SP 细胞分化。

四、Hippo/YAP 信号通路

Hippo 通路最早在果蝇中被发现,对该通路的分子功能、调控和治疗靶向性的研究证实,该通路在各种人类癌症和其他疾病中的功能失调,以及在发育和再生中均发挥重要功能。

1. **Hippo 通路的组成**　Hippo 通路由一个信号网络组成,最终影响转录调节因子 YAP 和 TAZ(果蝇中 Yorkie 的直系同源物)的功能(图 17-2-4)。这些同源因子(以下统称为 YAP/TAZ)共享保守的结构域和

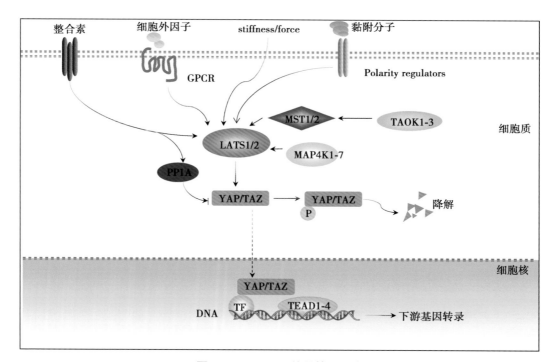

图 17-2-4　Hippo 信号转导通路

调控机制，并且当定位于细胞核时调控一系列转录因子的活化。YAP 和 TAZ 活性由 LATS1 和 LATS2 激酶调节，后者在保守的残基上磷酸化 YAP/TAZ。磷酸化的 YAP/TAZ（p-YAP/TAZ）与 14-3-3 蛋白结合，保留在细胞质中，通过蛋白酶体靶向降解，从而导致核低水平表达。LATS1 和 LATS2 激酶上游有多种效应子，包括磷酸化和激活 LATS1/2 的 MST、MAP4K 和 TAOK 激酶家族。此外，细胞外基质（ECM）、机械应力、细胞黏附、细胞极性、有丝分裂原、酪氨酸激酶受体、G 蛋白偶联受体（GPCR）和细胞代谢等变化激活的信号，都可促进肌动蛋白动力学和 Hippo 通路效应因子关联的改变，以促进 LATS1/2 介导的 YAP/TAZ 调控。低磷酸化的 YAP 和 TAZ 在细胞核中积累，并与各种转录因子（TF）结合，其中最主要的是 TEAD 家族，进而调控一系列靶基因表达变化。核 YAP/TAZ 可直接启动基因表达，促进细胞增殖和存活信号，并决定细胞的命运。

2. Hippo 通路在免疫中的作用　Hippo 通路在免疫调节中具有重要作用，其中研究最多的是 MST1（由 *STK4* 基因编码）。MST1 参与 T 细胞的发育、黏附和迁移以及树突状细胞功能。

MST1 和 MTS2（由 *STK3* 基因编码）在免疫应答中作用的早期证据来自淋巴组织中细胞黏附和极化调节因子（RAPL，又称为 Ras 关联域家族成员 5、RASSF5），它是免疫细胞运输所必需的。RASSF5 与 MST 相互作用并刺激 MST 活化。

MST1 在小鼠前 B 细胞系 BAF 中的过度表达刺激了细胞黏附，*MST1* 基因敲除抑制了细胞极化和黏附。生殖系 *STK4* 基因敲除小鼠在循环中表现为幼稚 T 细胞显著减少，效应或记忆 T 细胞未减少，说明 MST1 有维持循环中幼稚 T 细胞的作用。并且，MST 影响淋巴细胞的迁移和运输，CD8$^+$ 的选择性也需要 MST1/2，因此 MST1 在维持正常 T 细胞功能方面发挥重要作用。另外，Hippo 通路在树突状细胞的相关研究表明，通过 MST1/2 介导的传统 Hippo 信号通路，不参与树突状细胞调控，但可能在抗原呈递中发挥重要作用。也有研究发现，MST1/2 可磷酸化其他底物，激活非经典的 Hippo 信号来调节免疫应答。

YAP 和 TAZ 被认为是 T 细胞生物学的关键效应因子。TAZ 可促进 CD4$^+$ 辅助性 T 细胞向 Th17 细胞分化，Th17 细胞是产生 IL-17 的关键适应性免疫细胞。TAZ 促进 Th17 细胞的作用独立于 TEAD 转录因子。YAP 水平在 T 细胞活化后增加，抑制了 CD4$^+$ T 细胞和 CD8$^+$ T 细胞的活化信号并对 Th 细胞的分化过程产生抑制效应。YAP 也被认为是正常的 CD4$^+$CD25$^+$ 调节性 T（Treg）细胞功能维持所必需的。YAP1 特异性缺失的 T 细胞可导致 T 细胞抗肿瘤反应增强，包括 T 细胞肿瘤浸润数量增加。CD8$^+$T 细胞的激活可诱导多种 Hippo 通路效应分子的表达，如 MOB1A、LATS1 和 TEAD1/2。有研究发现，活化 T 细胞克隆扩增时的细胞-细胞接触导致 Hippo 活化和 YAP 抑制，是调整 CD8$^+$T 细胞终末分化与克隆扩增的重要机制之一。

YAP/TAZ 也与固有免疫有关。在 Hippo 激活条件下，细胞感知信号能力增强，其中包括机械信号、应激信号等。YAP/TAZ 可结合并直接抑制 TBK1 激酶，该激酶被激活并在固有免疫反应中起关键作用。YAP/TAZ 缺失或 Hippo 途径激酶的过度表达使其失活，从而解除对 TBK1 的抑制，增强固有免疫应答和抗病毒应答。另外，干扰素调节因子 IRF3 诱导细胞因子的表达，是免疫应答中的关键转录因子。YAP 可通过阻断 IRF3 的二聚化和核转位来抑制 IRF3 对病毒感染的反应。

Hippo 通路在肿瘤免疫及组织再生修复和器官重建中都发挥重要作用。癌细胞中 Hippo 途径的改变可能影响癌细胞与宿主免疫系统之间的相互作用。YAP 和 TAZ 都能刺激肿瘤细胞中程序性死亡受体配体 1（PD-L1）的表达，高 YAP 活性还可促进具有免疫抑制作用的 II 型巨噬细胞和髓源性抑制细胞的招募，从而促进免疫耐受和肿瘤免疫逃逸。因此，靶向 YAP/TAZ 可能改善抗肿瘤免疫治疗的效果。

Hippo 信号与免疫应答之间的联系密切，特别是淋巴细胞中以 MST1/2 激酶为中心的非经典/替代性 Hippo 信号通路。MST1/2 通过调节淋巴细胞的发育、运输、存活和它对抗原的识别来维持 T 细胞的稳态。此外，MST1/2 协调 Treg 细胞和效应性 T 细胞的功能，从而平衡免疫激活和耐受。在分子水平上，MST1/2 通过调节整合素、细胞骨架动力学、囊泡转运和转录因子影响免疫功能。研究证实，MST1 在人类免疫系统中的生理和病理意义，尤其是在维持正常 T 细胞功能方面发挥重要作用，如携带 MST1（STK4）功能缺失突变的患者，会出现以反复感染和自身免疫性疾病为特征的复杂免疫缺陷症状。

越来越多的证据表明，Hippo 信号在免疫细胞中具有维持免疫稳态的独特作用。因此，深入研究 Hippo 信号通路调控免疫应答和组织发育的机制，对于调节 Hippo 信号通路激活状态，用于特定疾病的治疗具有重要意义。

五、MAPK 信号通路

（一）MAPK 信号通路组成

丝裂原活化蛋白激酶（mitogen-activated protein kinase, MAPK）是细胞内信号蛋白网络中的主要一员，广泛分布在各类细胞的细胞质及细胞核内，参与基因表达调控、细胞功能活动（如增殖、分化、转化及凋亡等）及机体多种生理、病理过程。MAPK 在小 G 蛋白参与的信号转导中极为重要，它的激活依赖于 MAPKK，即 MAPK 的激酶，而 MAPKK 又依赖上游分子 MAPKKK，即 MAPKKK→MAPKK→MAPK 依次激活。

（二）MAPK 通路在免疫细胞发育和分化中的作用

研究发现，MAPK 信号转导通路在固有免疫和适应性免疫应答中发挥重要作用，也能诱导初始 CD4⁺ T 细胞向 Th1 或 Th2 分化，从而引发不同的免疫反应。

1. ERK1/2 调控 Th1/Th2 分化　ERK1/2 通路是由一个小 GTP 蛋白连接活化的受体酪氨酸激酶和胞质蛋白组成的级联反应，其活化中心使 Ras 进行鸟苷酸交换变成其活化形式 Ras-GTP，并需要 Ras、Raf-1 蛋白参与。静息状态下，ERK1/2 存在于细胞质中，可被多种生长因子等有丝分裂原激活，一旦活化，ERK1/2 转入细胞核，并通过磷酸化反应作用于 c-Jun、NF-AT、NF-κB 等转录因子，活化的转录因子可调节各种靶基因的转录，从而发挥生物学效应。已有报道，ERK1/2 信号通路在 T 细胞调控中发挥作用，如 ERK1/2 可抑制 T 细胞活化和 Th1 发育。还有研究发现，ERK/MAPK 通过调节依赖于环指结构的泛素化 E3 连接酶 MDM2，从而阻止 GATA3 蛋白降解，促进 Th2 细胞因子基因位点乙酰化，诱导 Th2 分化。

2. p38 在淋巴细胞分化中的作用　MAPK 家族中 p38 的研究最为广泛。已有报道，p38 与炎症、细胞周期的阻滞和凋亡、胚胎发育、细胞分化、衰老及肿瘤发生关系密切。在 Th1/Th2 分化中 p38 发挥双向调节的作用。有研究发现，抑制 p38 活性能够改变 CD4⁺ T 细胞 Th1/Th2 分化的平衡，诱导其向 Th1 分化，抑制其向 Th2 分化。NFATc 是 IL-4 和 IL-5 启动子活性的重要调节者，p38 能通过增强 NFATc 的转录活性,促进 IL-4 和 IL-5 分泌,从而诱导 Th2 分化。

3. JNK 在诱导淋巴细胞分化中的作用　在 TCR-CD3 复合体及共刺激信号 CD28-B7 激活后,Th0 细胞增殖并进一步向 Th1 或 Th2 分化。其分化过程部分由所处的细胞因子环境决定,IL-12 诱导 Th0 向 Th1 分化,IL-4 诱导 Th0 向 Th2 转化。与 JNK1 不同的是,$JNK2^{-/-}$ $CD4^+$ T 细胞接受刺激后 IL-12Rβ2 的表达水平降低,其向 Th1 分化受抑制,而 IL-4 产生无明显变化,Th2 分化不受影响。由此可见,JNK1 可以抑制初始 $CD4^+$ T 细胞向 Th2 细胞分化,但不影响其向 Th1 的分化。JNK2 可诱导初始 $CD4^+$ T 细胞向 Th1 细胞分化,且能促进 Th1 效应细胞的细胞因子 IFN-γ 的分泌,但不影响其向 Th2 分化。

第三节　免疫细胞死亡信号通路

细胞凋亡和细胞增殖都是生命的基本现象,是维持体内细胞数量动态平衡的基础。机体免疫系统受到抗原刺激后,静止的成熟 T 细胞接受抗原特异性 TCR/CD3 激活信号而发生活化、增殖,产生效应细胞和记忆细胞,有效清除抗原。与此相反,在相同特异性抗原的反复刺激下,已激活的 T 细胞高表达死亡受体及死亡配体,两者结合可激活 Caspase 级联反应,从而引起自身和邻近激活 T 细胞凋亡,此为活化诱导的细胞死亡(activation induced cell death,AICD)。

介导成熟 T 细胞 AICD 的主要机制是死亡受体与其相应死亡配体的相互作用,活化 T 细胞表面高表达死亡受体(Fas、TNFR1、DR4/DR5),与其相应死亡配体(FasL、TNFα、Apo-2/TRAIL)结合可导致受体多聚化,招募 FADD 或 TRADD/FADD,与 Caspase-8 结合并形成死亡复合体,继而激活效应 Caspase-3 等,作用于胞内相关底物,最终导致 T 细胞凋亡。

一、死亡受体和配体

能与配体结合并启动细胞死亡的细胞膜表面分子,称为死亡受体(death receptor,DR)。死亡受体属于 TNF 受体超家族,目前已发现的死亡受体有 TNF-R1、Fas(Apo1/CD95)、DR3、DR4、DR5 和 DR6。死亡受体与 TNF 受体超家族其他成员的不同就在于死亡受体在细胞质区内有一个死亡结构域(death domain,DD)。死亡受体与相应的配体结合后,活化 Caspase,引起细胞凋亡。

二、Caspase 信号通路及其他凋亡相关的基因和蛋白

细胞凋亡的调控涉及 caspase 等通路及许多基因,包括一些与细胞增殖有关的原癌基因和抑癌基因。其中,研究较多的有 ICE、Apaf-1、Bcl-2、Fas/APO-1、c-myc、p53 和 ATM 等。

1. Caspase 家族　Caspase 属于半胱氨酸蛋白酶,这些蛋白酶是引起细胞凋亡的关键酶,一旦被信号途径激活,能将细胞内的蛋白质降解,使细胞不可逆地走向死亡。最早发现人类中与线虫 CED-3 同源的基因是 *ICE*,即白介素 -1β 转换酶(interleukin-1β-converting enzyme)基因,因该酶能将白介素前体切割为活性分子。在人类细胞中已发现 11 个 ICE 同源物,分为 2 个亚族(subgroup):ICE 亚族和 CED-3 亚族,ICE 亚族包括 Caspase-1、Caspase-4 和 Caspase-5,调节细胞因子前体的活化,参与炎症反应;CED-3 亚

族包括 Caspase-2、Caspase-3、Caspase-6、Caspase-7、Caspase-8、Caspase-9 和 Caspase-10，参与细胞凋亡。Caspase 家族又分为两类：一类为执行者（executioner 或 effector），如 Caspase-3、Caspase-6、Caspase-7，它们可直接降解胞内的结构蛋白和功能蛋白，引起凋亡，但不能通过自催化（autocatalytic）或自剪接的方式激活；另一类为启动者（initiator），如 Caspase-8、Caspase-9，它们收到信号后，能通过自剪接而激活，引起 Caspase 级联反应，如 Caspase-8 可依次激活 Caspase-3、Caspase-6、Caspase-7。Caspase 家族中的成员可以切割活化另一些 caspases，有些成员还能活化它们自身的前体，如 Caspase-1，正是这种自身活化和相互活化，形成级联反应。

Caspases 的作用底物主要包括：核蛋白、信号蛋白、调节蛋白和细胞骨架蛋白等。大多数底物参与细胞调控、信号转导、DNA 修复、自身稳定和细胞存活，这些蛋白被切割和灭活与细胞凋亡的表型密切相关。

2. Apaf-1　Apaf-1 被称为凋亡酶激活因子-1（apoptotic protease activating factor-1），在线虫中的同源物为 ced-4，在线粒体参与的凋亡途径中具有重要作用。

3. Bcl-2 家族　Bcl-2 为凋亡抑制基因。是编码 229 个氨基酸的膜整合蛋白，主要存在于线粒体上，其功能相当于线虫中的 CED-9，在凋亡途径中起调控作用，能调节线粒体中细胞色素 C 等凋亡因子的释放。根据功能和结构可将 Bcl-2 家族分为两类：一类是抗凋亡类（anti-apoptotic），例如：Bcl-2、Bcl-X_L、Bcl-w、Mcl-1；一类是促进凋亡的（pro-apoptotic），例如：Bax、Bak、Bim，还有含 BH3 结构的促凋亡蛋白，如 Bid、Bad。

4. p53　p53 是一种抑癌基因，编码产生 393 个氨基酸残基的核磷酸蛋白。p53 广泛存在于各种正常组织和细胞中，在调控细胞周期、细胞凋亡、DNA 的完整性等方面发挥重要作用。丧失 p53 功能导致 DNA 损伤修复异常、遗传不稳定、突变累积、重排加快，最终导致细胞恶性转化。

三、Fas/FasL 信号通路介导的细胞凋亡

1. Fas 和 FasL　细胞表面的凋亡受体是属于肿瘤坏死因子受体（TNFR）家族的跨膜蛋白，它们包括 Fas（Apo-1/CD95）、TNFR1、DR3/WSL、DR4/TRAIL-R1 和 DR5/TRAIL-R2。其配体属于 TNF 家族，目前研究得比较清楚的是 Fas 介导的细胞凋亡途径。

Fas 又称 Apo-1/CD95，属于肿瘤坏死因子受体（tumor necrosis factor receptor，TNFR）超家族成员，其配体 FasL（Fas ligand）属于肿瘤坏死因子（tumor necrosis factor，TNF）超家族，被称为死亡因子。Fas 广泛分布于活化的 T 细胞、B 细胞、NK 细胞，也存在于粒细胞、巨噬细胞及 HIV、EBV 转化的淋巴细胞，非淋巴细胞如上皮细胞、肿瘤细胞也有不同程度的表达。

2. Fas/FasL 信号介导的凋亡　FasL 与 Fas 结合形成三聚体，使胞内的 DD 区构象改变，然后与接头蛋白 Fas 相关死亡结构域蛋白（fas-associated protein with death domain，FADD）的 DD 区结合，而后 FADD 的 N 端 DED 区就能与 Caspase-8（或 Caspase-10）前体蛋白结合，形成死亡诱导信号复合体（death-inducing signaling complex，DISC），引起 Caspase-8、Caspase-10 自身激活，启动 Caspase 级联反应，进而使 Caspase-3、Caspase-6、Caspase-7 激活，这几种 Caspase 可降解胞内结构蛋白和功能蛋白，最终导致细胞凋亡。

3. Fas/FasL 系统在免疫系统中发挥重要作用,参与胸腺选择、免疫豁免、协调平衡免疫反应等许多重要的生理过程。如在活化 T 细胞的凋亡过程中,抗原刺激后激活的 T 细胞可以表达 Fas 或 FasL,Fas/FasL 的结合活化了下游的级联信号转导,从而诱导活化的 T 细胞凋亡,清除体内部分活化的 T 细胞,防止 T 细胞过度增殖而在体内大量堆积,从而减轻免疫反应,防止自身免疫病的发生。另外,Fas/FasL 与一些肿瘤免疫、移植耐受和移植排斥反应、自身免疫病的产生以及感染、炎症等许多病理生理反应密切相关。

四、TNF-α 在淋巴细胞凋亡中的作用

TNF-α 是由激活的单核巨噬细胞、淋巴细胞等分泌的具有多种生物学活性的细胞因子,广泛参与机体的生理、病理过程,介导细胞凋亡和坏死,参与机体炎症反应,介导细胞增殖分化,发挥免疫调节作用。TNF-α 与 TNFRI 结合后,活化 NF-κB 和 AP-1,诱导促炎症和免疫调节基因的表达。但是,在某些细胞中,TNF-α 也可通过 TNFRI 诱导细胞凋亡。TNF-α 只在阻断蛋白质合成的条件下才能诱导细胞凋亡,一些细胞因子能抑制 TNF-α 诱导的凋亡过程,这些抑制蛋白的表达可能受 NF-κB 和 JNK/AP-1 的控制。

TNF-α 调节淋巴细胞凋亡的作用:①TNF-α/TNFR 在介导淋巴细胞凋亡过程中与 Fas/FasL 之间可能存在信号交叉传递;②Fas 突变的活化 T 细胞再次遇到 TCR 激活信号时,细胞凋亡的程度要比正常 T 细胞有所减弱,这时 T 细胞的凋亡可能是由 TNF-α 介导的;③CD4$^+$T 细胞的凋亡主要由 Fas/FasL 介导,而 CD8$^+$T 细胞的凋亡主要由 TNF-α/TNFR 介导,但也有研究发现 TNF-α/TNFR 也参与 CD4$^+$T 细胞的凋亡;④活化的 T 细胞表面 TNFR Ⅱ 明显上调,TNFR 通过 TRAF1 和 TRAF2 调控 TNFRI 的信号转导,放大 TNFR1 死亡信号,使细胞对 TNF-α 更加敏感;⑤也有证据表明,TNF-α 在 AICD 中不是必需的。

五、线粒体与细胞凋亡

线粒体凋亡途径是细胞凋亡的主要途径之一,是目前凋亡研究的热点。细胞应激反应或凋亡信号通过 BH3(Bcl-2 homology domain 3)-only 蛋白引起 Bax(Bcl-2-asslciated protein X)蛋白转移到线粒体外膜并多聚化,形成膜通道,刺激线粒体细胞色素 C 和 Smac(second mitochondrial derived activator of caspase)释放,作为凋亡诱导因子,细胞色素 C 能与 Apaf-1、Caspase-9 前体、ATP/dATP 形成凋亡体(apoptosome),召集并激活 Caspase-3,进而引发 Caspases 级联反应,导致细胞凋亡。线粒体细胞色素 C 可通过对凋亡信号的转导和放大作用调控细胞凋亡,凋亡信号转导有三个基本途径:①膜蛋白受体介导;②线粒体膜功能紊乱或损伤介导;③内质网应激介导细胞凋亡。研究证实,线粒体凋亡途径在免疫稳定过程中也发挥重要作用。另外,最新研究也发现线粒体凋亡在 NK 细胞介导的细胞杀伤中起着重要作用,调节线粒体凋亡启动状态能影响癌细胞对 NK 细胞的易感性。

参 考 文 献

[1] SANKAR G, HAYDEN M S. New regulators of NF-kappaB in inflammation. Nat Rev Immunol, 2008, 8(11): 837-848.

[2] SUN S C. The non-canonical NF-κB pathway in immunity and inflammation. Nat Rev Immunol, 2017, 17(9): 545-558.

[3] SUN S C. Deubiquitylation and regulation of the immune response. Nat Rev Immunol, 2008, 8(7): 501-511.

［4］VALLABHAPURAPU S, KARIN M. Regulation and function of NF-kappaB transcription factors in the immune system. Annu Rev Immunol, 2009, 27：693-733.

［5］陈万涛. 口腔临床免疫学. 上海：上海交通大学出版社, 2010.

［6］TALORA C, CAMPESE A F, BELLAVIA D, et al. Notch signaling and diseases：an evolutionary journey from a simple beginning to complex outcomes. Biochim Biophys Acta, 2008, 1782(9)：489-497.

［7］STAAL F J, LUIS T C, TIEMESSEN M M. WNT signalling in the immune system：WNT is spreading its wings. Nat Rev Immunol, 2008, 8(8)：581-593.

［8］MOR A, PHILIPS M R. Compartmentalized Ras/MAPK signaling. Annu Rev Immunol, 2006, 24：771-800.

［9］CROMPTON T, OUTRAM S V, HAGER-THEODORIDES A L. Sonic hedgehog signalling in T-cell development and activation. Nat Rev Immunol, 2007, 7(9)：726-735.

［10］HARWOOD S M, YAQOOB M M, ALLEN D A. Caspase and calpain function in cell death：bridging the gap between apoptosis and necrosis. Ann Clin Biochem, 2005, 42(Pt6)：415-431.

［11］KIM K S. Multifunctional role of Fas-associated death domain protein in apoptosis. J Biochem Mol Biol, 2002, 35(1)：1-6.

［12］CHEN W T. Fundamentals of oral biomedicine. Beijing：Science Press, 2014.

第十八章　调节性T细胞

除了效应细胞,还有一群T细胞称为调节性T细胞,它们参与机体细胞免疫和体液免疫的调节,在免疫应答过程中扮演着重要的角色。许多生物体系都存在精细的调控机制以维持一个相对稳定的状态,免疫系统也不例外。当病原微生物入侵时,机体免疫系统会产生快速而强大的免疫应答反应,这一高强度的应答反应势必将打破机体内环境的稳定,因此,免疫系统还必须具备相应的调控机制以及时终止过强的免疫应答。免疫学理论认为,免疫系统维持机体内环境稳定的主要机制是中枢耐受和外周耐受。中枢耐受是阴性选择造成克隆清除的结果。外周耐受可通过多种途径获得,如克隆无能、活化诱导细胞凋亡、免疫不识别和调节性T细胞(regulatory T cell, Treg)等。近年来,Treg这一群具有免疫抑制功能并能够阻止免疫病理损伤发生的T淋巴细胞越来越受到人们的重视。与传统的效应性T细胞(effector T cell, Te)不同,调节性T细胞通常不与刺激抗原进行直接应答,而是以效应细胞为作用对象,调控后者介导的免疫应答。调节性T细胞是机体以"主动"方式来维持自身稳定的重要途径。

第一节　概　　述

一、调节性T细胞的发现

1."抑制性T细胞"的提出　1970年,Gershon和Kondo等人在研究中发现,给予小鼠超高剂量的抗原刺激能够导致小鼠对该抗原的特异性无反应状态,即所谓的"高带耐受(high-zone tolerance)"。由于未能在小鼠体内检测到针对抗原相应抗体的产生,他们认为高剂量的抗原刺激造成了B细胞的无反应性。为进一步明确T细胞在这种B细胞耐受形成中的作用,他们分别给胸腺切除、辐照处理以及骨髓重建的小鼠注射高剂量的抗原,同时输注胸腺细胞作为辅助性T细胞的来源。结果发现,只有同时输注了胸腺细胞的骨髓重建小鼠能够表现出"高带耐受",而单纯的骨髓重建小鼠中并无"高带耐受"。由此,Gershon提出假设,认为特定抗原的刺激不仅能够激活辅助性T细胞和效应性T细胞,同时还能产生一群具有免疫抑制功能的抑制性T细胞(Ts cell)。随后,Ts细胞引起了免疫学家们的极大兴趣。当时,关于Ts存在多种观点:①存在抗原特异性Ts细胞和抗原非特异性的Ts细胞;②Ts细胞能够分泌抗原特异性抑制因子和抗原非特异性抑制因子;③不同类型的Ts及其产物形成网络,通过级联反应发挥抑制作用。根据细胞表面Lyt-1(CD5)和Lyt-2(CD8)分子的表达情况,多数Ts细胞为$CD5^-CD8^+$,作用于$CD8^+$效应T细胞;部分Ts细胞为$CD5^+CD8^-$,作用于$CD4^+$效应性T细胞。表达于$CD8^+$T细胞的I-J分子被认为是其发挥抑制效应的关键分子。然而,随着各种分子生物学技术手段的成熟,到20世纪80年代中期,研究人员发

现小鼠 *MHC* 基因中并不存在 I-J 分子的编码基因。这对免疫学家们来说无疑是一个致命的打击，导致 20 世纪 80 年代末到 90 年代初这段时间内，免疫学家们对 Ts 细胞的研究热情急转直下，甚至避免用"抑制性 T 细胞"这一名词来解释免疫学中见到的免疫抑制现象。

2. 具有自身免疫抑制活性的 CD4⁺T 细胞的发现　1969 年，Nishizuka 和 Sakakura 的研究发现，在正常小鼠出生后第 2～4 天给小鼠进行胸腺切除（neonatal thymectomy，NTx）将导致小鼠卵巢结构的破坏。推测其原因是胸腺切除导致某种促卵巢激素的缺失，从而造成卵巢发育不全（ovarian dysgenesis）。随后的研究发现，这种卵巢损伤其实是一种自身免疫性损伤，并且这种损伤可涉及机体的其他多种器官，如甲状腺、胃、睾丸、前列腺和唾液腺等。在小鼠外周循环中可检测到相应的组织特异性自身抗体的存在。1973 年，Penhale 等人报道，正常成年 PVG 大鼠胸腺切除（adult thymectomy，ATx）后，再给予四次亚致死剂量的辐照（2～2.5Gray，每 2 周一次）将导致大鼠产生抗甲状腺球蛋白自身抗体，从而引发自身免疫性甲状腺炎。随后，研究人员在其他品系的大鼠中发现，ATx 还能引发 1 型糖尿病（type 1diabetes，T1D）。但令人奇怪的是，无论是 NTx 小鼠模型还是 ATx 大鼠模型，只要给这些动物接种相同品系来源的正常 T 细胞均能有效地抑制自身免疫病的发生。并且，CD4⁺T 细胞以及 CD4⁺CD8⁻ 成熟胸腺细胞对疾病的抑制效果尤为明显。另外，若将从发病小鼠中获得的 CD4⁺T 细胞过继转移给 T 细胞缺陷同源小鼠，也将导致自身免疫病的发生。

以上实验证明，正常小鼠的胸腺能够产生一群具有免疫抑制功能的 CD4⁺T 细胞。在 NTx 小鼠出生后的短时间内将其胸腺摘除，会导致这群具有自身免疫抑制功能的 CD4⁺T 细胞产生受到影响，造成外周抑制性 CD4⁺T 细胞数量减少，从而使自身反应性 CD4⁺T 细胞对自身抗原进行攻击，最终导致自身免疫病的发生。与 NTx 类似，ATx 和 X 射线辐照阻断了大鼠 CD4⁺T 细胞从胸腺向外周转移，同样造成这群细胞在外周的数量减少。这些研究表明，在正常的未处理小鼠和大鼠体内可能同时存在 2 种 CD4⁺T 细胞：一种具有导致自身免疫病的能力；另一种则主要是对这群具有致病能力的细胞产生抑制作用。

3. CD4⁺CD25⁺ 调节性 T 细胞在自身耐受中的重要作用　上面提到过，正常未处理的小鼠和大鼠体内可能同时存在两种类型的 CD4⁺T 细胞，一种对机体存在潜在的致病能力，而另一种则能对其进行抑制。那么如何对正常小鼠体内的这两种 CD4⁺T 细胞进行区分？特异性清除小鼠体内的具有抑制功能的细胞能否打破自身耐受，继而引起与 NTx 小鼠或 ATx 辐照大鼠类似的自身免疫病？1985 年，Sakaguchi 等人从正常 BALB/c 小鼠脾脏分离得到的 CD4⁺T 细胞中将 CD25ʰⁱᵍʰCD4⁺T 细胞剔除，余下的 CD25ˡᵒʷCD4⁺T 细胞过继输入同源裸鼠中。结果发现，几个月后裸鼠能够发生多个器官的自身免疫病，这些器官包括胃、甲状腺、卵巢和睾丸等。而在给裸鼠输入 CD25ˡᵒʷCD4⁺T 细胞的同时，输入正常未处理的 CD4⁺T 细胞则能抑制这些自身免疫病的发生。类似的结果可见于 C3H 小鼠。1990 年，Powrie 和 Mason 从 PVG 大鼠脾脏分离而来的 CD4⁺T 细胞中将 CD45RCˡᵒʷCD4⁺T 细胞剔除后，再输入 PVG 无胸腺裸鼠体内，可引发裸鼠移植物抗宿主样消耗性疾病（graft-versus-host like wasting disease）以及多器官（甲状腺和胰岛等）的自身免疫病。Powrie 和 Morrisey 等人还发现，给 T 细胞和 B 细胞缺陷的 BALB/c SCID 小鼠输入同源的 CD45RBʰⁱᵍʰCD4⁺T 细胞，将导致 SCID 小鼠发生炎症性肠炎（inflammatory bowel disease，IBD）。

这些研究为确定这群自身免疫和炎症抑制性 CD4$^+$T 细胞表面特异的标记分子奠定了基础。1995 年，Sakaguchi 等人首次提出 CD25（IL-2 受体 α 链）分子作为这群 CD4$^+$ 抑制性 T 细胞的标记分子。在正常小鼠中，CD25$^+$T 细胞占外周 CD4$^+$T 细胞的 5%～10%、CD8$^+$T 细胞的 1% 左右，并且大部分 CD25$^+$T 细胞表现为 CD25^{high}CD45RB^{low}CD4$^+$。相对于过继输入 CD25^{low} 或 CD45RB^{high}T 细胞后受体小鼠产生的自身免疫病，BALB/c 裸鼠在接种同源小鼠的剔除 CD4$^+$CD25$^+$T 细胞的脾脏混合细胞后，自身免疫病的发生率和严重程度大为提高，累及的器官也增多（包括胃、甲状腺、卵巢、肾上腺和胰腺等）。而同时输入 CD4$^+$CD25$^+$T 细胞能够有效防止这些自身免疫病的发生。剔除 CD4$^+$CD25$^+$T 细胞不仅能够诱发自身免疫病，还能增强机体对非己抗原（可溶性异种抗原和同种异体移植物）的免疫应答能力，而 CD4$^+$CD25$^+$T 细胞重建则能够使机体的免疫应答能力恢复正常。此外，研究人员还发现，外周 CD4$^+$CD25$^+$T 细胞在正常小鼠出生后 3 天左右才能够检测到，3 周内迅速增加至接近成年水平（占 CD4$^+$T 细胞的 5%～10%）。在特定的时间内给 NTx 小鼠过继输入 CD4$^+$CD25$^+$T 细胞能够有效防止小鼠自身免疫病的发生。另外，CD4$^+$CD25$^+$T 细胞对抗原特异性的效应 T 细胞反应也具有抑制效应。

这群在胸腺内产生的能够维持机体对自身抗原的耐受，同时也能调控机体对非己抗原的免疫应答能力的 CD4$^+$CD25$^+$T 细胞即 Treg。

二、CD4$^+$CD25$^+$ Treg 细胞的分化发育

1. **CD4$^+$CD25$^+$ Treg 在胸腺中产生**　作为一个功能独立且成熟的 T 细胞亚群，机体内自然产生的 CD4$^+$CD25$^+$ Treg 细胞绝大部分来源于胸腺，数量占外周 CD4$^+$T 细胞数的 5%～10%。出生第 3 天行胸腺切除小鼠在过继输注正常外周 CD4$^+$T 细胞后，自身免疫病的发生被阻止，提示 Treg 从胸腺中发育而来。在小鼠和人类的胸腺中，3%～5% 的 CD4$^+$CD8$^-$ 胸腺细胞表达 CD25。这群 CD4$^+$CD25$^+$ 的胸腺细胞在过继转输模型和体外抑制实验中，都被证实具有抑制功能。这群细胞同样也具有外周 Treg 细胞的其他特征，即表达细胞毒 T 淋巴细胞相关抗原 4（cytotoxic T lymphocyte associated antigen-4，CTLA-4）、糖皮质激素诱导的肿瘤坏死因子受体家族相关受体（glucocorticoid-induced tumor necrosis factor receptor family related receptor，GITR）和 OX40（CD134）分子等，并具有免疫无能性，表现为对 IL-2、特异性抗原及抗原呈递细胞的刺激呈低反应状态。CD4$^+$CD25$^+$T 细胞在胸腺中的检出时间早于在外周的检出时间，进一步表明了它们来源于胸腺。体内荧光标记示踪技术则直观证明了 CD25$^+$T 细胞由胸腺向外周淋巴组织迁移。

2. **针对自身抗原肽的特异 TCR 和自身抗原肽参与胸腺中 CD4$^+$CD25$^+$ Treg 细胞的产生**　在小鼠和人中，CD4$^+$CD25$^+$ Treg 与 CD4$^+$CD25$^-$T 细胞一样，拥有多样的 TCR 受体库。表达针对血凝素（hemagglutinin，HA）的 TCR 转基因小鼠中，存在着一群表达针对 HA 的特异 TCR 的 Treg 细胞，而将这种 HA 特异性 TCR 转基因鼠与 RAG$^{-/-}$ 小鼠（因无 TCR 基因重排而无 T 细胞）杂交后，产生的后代小鼠却检测不到这群 Treg 细胞。这说明 TCR 在 Treg 发育中有着重要的作用。然而，将 HA 特异性 TCR 转基因小鼠与表达 HA（作为自身抗原）的转基因小鼠杂交后所产生的双转基因小鼠中，绝大部分的 HA 特异性 CD4$^+$T 细胞发育成

了 Treg,说明自身抗原肽和针对自身抗原肽的 TCR 的相互作用与 Treg 的产生有关。

经典的免疫学理论认为,在发育过程中与自身抗原肽相互作用的绝大部分胸腺细胞被克隆清除。在上面所提及的 TCR/自身抗原双转基因小鼠中,表达 HA 特异性 TCR 的 CD4⁺T 细胞的数量较 TCR 单转基因小鼠明显减少,说明 CD4⁺CD25⁺Treg 细胞的产生和与之表达相同 TCR 的自身反应性 CD4⁺T 细胞的清除有关。

3. **呈递自身抗原肽的不同类型的胸腺基质细胞参与了胸腺中 CD4⁺CD25⁺Treg 细胞的产生** CD4⁺CD25⁺Treg 细胞的体内分化发育需要胸腺中胸腺上皮细胞内自身抗原肽的表达,并不需要髓系来源的树突状细胞(dendritic cell,DC)的参与。其中,胸腺上皮细胞包括皮质胸腺上皮细胞(cortical thymic epithelium,cTEC)和髓系胸腺上皮细胞(medullary thymic epithelium,mTEC)。有研究报道,自身免疫调节因子(autoimmune regulator,AIRE)能使原先被限制在外周组织表达的抗原肽在 mTEC 上得以表达,并能介导自身反应性胸腺细胞的清除。然而在 AIRE⁻ᐟ⁻ 小鼠中,CD4⁺CD25⁺Treg 细胞的分化发育并未受到影响。Anderson 等的研究也认为 mTEC 对 CD4⁺CD25⁺Treg 细胞的分化发育作用并不大,但 Liston 的研究则认为减少 AIRE 的表达可以限制组织特异性蛋白在胸腺中的表达进而减少 Treg 细胞的产生。cTEC 在参与 CD4⁺或者 CD8⁺T 细胞阳性选择的同时,也参与了 CD4⁺CD25⁺Treg 的分化发育。有研究认为,cTEC 的 MHC 限制性对 CD4⁺CD25⁺Treg 细胞的发育是必需的。Watanabe 等人的研究发现,经胸腺基质淋巴细胞生成素(thymic stromal lymphopoietin,TSLP)活化的 DC 可在体外诱导人 CD4⁺CD25⁺Treg 细胞的分化发育。

4. **共刺激分子和细胞因子参与了胸腺中 CD4⁺CD25⁺Treg 细胞的产生** 既然 TCR 信号对胸腺 CD4⁺CD25⁺Treg 细胞的分化发育非常重要,也就不难理解共刺激信号对于 CD4⁺CD25⁺Treg 细胞的产生同样具有调节作用。在 CD80/CD86/CD28 共刺激信号缺陷小鼠中,CD4⁺CD25⁺Treg 细胞数量大大减少,原因可能是 CD80/CD86/CD28 共刺激信号缺陷对 Treg 细胞发育的直接影响;还可能是 CD80/CD86/CD28 共刺激信号缺陷,导致非调节性 T 细胞产生的 IL-2 减少,而 IL-2 对于 Treg 细胞的增殖非常重要。但 CD80/CD86/CD28 共刺激信号的缺陷并不影响 CD4⁺CD25⁺Treg 细胞的功能,说明 CD80/CD86/CD28 共刺激信号并不是 Treg 细胞发育必不可少的因素。同样,CTLA-4 对 Treg 的发育也有影响,但也不是其发育所必需的。

有研究报道,在体外高浓度的 TGF-β 可以诱导 Treg 细胞产生。在体内,TGF-β 对胸腺 Treg 细胞产生的必要性尚有争议,但对外周 Treg 细胞的诱导分化至关重要。另外,IL-2 或 IL-2R 缺陷小鼠会发生淋巴细胞增生性自身免疫病,伴随小鼠体内 Treg 细胞数量明显减少和功能异常,说明 IL-2 信号在外周 Treg 细胞的增殖过程中发挥重要作用。

5. **Foxp3 在 CD4⁺CD25⁺Treg 细胞分化发育中的作用** Foxp3(forkhead/winged helix transcription factor 3)是叉状头/翼状螺旋转录因子家族成员,编码基因位于 X 染色体。大量的实验证明,Foxp3 对 CD4⁺CD25⁺T 细胞的分化发育有着重要的意义。2001 年,Brunkow 等在 Scurfy 小鼠中发现了突变基因 *Foxp3*,由于两个碱基的插入,造成 *Foxp3* 基因的移码突变。Scurfy 小鼠中突变基因 *Foxp3* 与 X 染色体连锁,因此,仅见于 Xsf/Y 雄性(sf/Y)。sf/Y 小鼠发生自身免疫淋巴增殖性疾病,由 CD4⁺T 细胞介导,表现出严重皮炎、多器官淋巴细胞浸润及自身免疫性溶血性贫血等症状。人类同源的 *FOXP3* 突变引起 IPEX 综合征(免疫失调、多发内分泌病、肠道病变和 X 连锁)。IPEX 一般为男婴发病,表现为自身免疫内分泌疾病(1 型糖尿病和甲状腺炎)、炎症性肠病、严重的变态反应(湿疹样皮炎和食物过敏)以及致命的感染。Scurfy 小鼠的淋巴细胞增殖病和 *Foxp3* 基因敲除(*Foxp3$^{-/-}$*)小鼠引起的疾病与人类的 IPEX 综合征非常类似,并与 CTLA-4 和 TGF-β 缺陷小鼠的病理特征相似。更深入的研究发现,在 Scurfy 小鼠和 *Foxp3$^{-/-}$* 小鼠中均未检测到 CD4$^+$CD25$^+$Treg 细胞,而给这些小鼠的新生鼠过继输注同源的 CD4$^+$CD25$^+$ Treg 细胞,可以防止淋巴细胞增殖病的发生。Scurfy 小鼠和 *Foxp3$^{-/-}$* 小鼠体内虽能检测到 CD4$^+$CD25$^+$T 细胞,但这些细胞同时高表达 CD69,并且不具有正常 Treg 细胞的特性。因此,这两种小鼠体内的 T 细胞所表达的 CD25 是淋巴细胞增殖病中 T 细胞被激活的结果。

2003 年,Hori 和 Fontenot 等人证实了 *Foxp3* 在外周 CD4$^+$CD25$^+$ Treg 细胞和 CD4$^+$CD25$^+$CD8$^-$ 胸腺细胞中的表达。CD4$^+$CD25$^-$T 细胞不论是在静息状态下还是活化后均不表达 *Foxp3*。而通过逆转录病毒转染 *Foxp3*,正常 CD4$^+$CD25$^-$T 细胞可获得 CD4$^+$CD25$^+$Treg 样的表型和功能,包括高表达 CD25 和其他 Treg 相关分子(如 CTLA-4 和 GITR)、体内体外的抑制能力、低增殖能力以及产生极低的 IL-2。由此可见,转录因子 Foxp3 对 CD4$^+$CD25$^+$Treg 的发育起了关键的调控作用。没有 *Foxp3*,就没有 CD4$^+$CD25$^+$Treg 细胞的产生。

第二节　调节性 T 细胞的生物学特性

一、调节性 T 细胞的分类及特点

随着人们对调节性 T 细胞研究的不断深入,迄今为止已发现多种调节性 T 细胞参与了机体自身免疫耐受的形成和免疫应答的调控。

1. CD4$^+$CD25$^+$ Foxp3$^+$ Treg　这是最早被确认的一类调节性 T 细胞,也是目前研究最为广泛和深入的一类调节性 T 细胞亚群。在正常人和小鼠,CD4$^+$CD25$^+$ Treg 主要来源于胸腺,并且通过胸腺的阳性选择和亲和力成熟发育而来,也被称为自然调节性 T 细胞(natural regulatory T cells, nTreg)。CD4$^+$CD25$^+$ Treg 组成性表达许多细胞表面标志分子,包括 CD25、CD45RB^{low}、CD62L、CD103、CTLA-4 和 GITR 等,但这些标志都不具有特异性。目前认为 Foxp3 是 CD4$^+$CD25$^+$ Treg 最为特异的标志分子,因为它不仅对 CD4$^+$CD25$^+$ Treg 的产生发挥了决定性的作用,而且参与了 Treg 的分化和功能行使。也有文献报道,CD127^{low} 也可以作为 CD4$^+$CD25$^+$ Treg 细胞的一个特异性标志,因为 Foxp3 高表达和 CD127 低表达之间有很好的相关性,即 Foxp3$^+$ 的细胞群同时表现为 CD127$^-$。此外,CD4$^+$CD25$^+$Foxp3$^+$Treg 可分泌 TGF-β 和 IL-10,但其免疫抑制功能的发挥并不仅仅依赖于这两种细胞因子,还涉及多种作用机制。

CD4$^+$CD25$^+$Foxp3$^+$ Treg 根据其发育起源可分为两大类:①胸腺 Treg(thyums regulatory T cell, tTreg),即 nTreg,在 CD4 单阳性胸腺细胞阶段作为一个独立的谱系在胸腺中产生,富含 TCR,对自身肽具有高亲

和力；②外周 Treg(peripheral Treg, pTreg)，由常规的外周 CD4⁺ T 细胞被抗原激活并遇到某些促进 Foxp3 表达和抑制功能的环境信号而诱导产生，又称诱导性调节 T 细胞(inducible regulatory T cell, iTreg)。与稳定构成抑制细胞群体的 tTreg 不同，pTreg 具有可塑性，可以转化为以产生 IFN-γ 和 IL-17 为特征的效应 T 细胞，这一特性使得 pTreg 对特定组织部位的免疫状况作出不同反应。例如，肠道黏膜中有大量的 pTreg，它们促进肠黏膜对正常微生物群的耐受性。然而，在感染过程中，炎症环境可将 pTreg 转化为 Th1 或 Th2 以促进免疫应答。

2. 1 型调节性 T 细胞　体外以 IL-10 刺激抗原特异性的 CD4⁺ T 细胞，可以获得一群细胞因子表型区别于传统 Th1 和 Th2 细胞的 CD4⁺ T 细胞，表型为 CD4⁺CD25⁻Foxp3⁻，该群细胞分泌大量的 IL-10，中等量的 TGF-β、IFN-γ 和 IL-5，但不产生 IL-2 和 IL-4。这群细胞即被称为 1 型调节性 T 细胞(type 1regulatory T cell, Tr1)。在接受同种干细胞移植的重症免疫缺陷患者体内发现了 Tr1 细胞的存在。IFN-α 能够增强 IL-10 诱导产生 Tr1 的能力。抗原与 CD2 共刺激也可以以 IL-10 非依赖的方式产生抗原特异性的 Tr1。此外，Tr1 可以通过分泌 IL-10 和 TGF-β 抑制初始型 T 细胞和记忆性 T 细胞的增殖。当把 Tr1 细胞和 CD4⁺CD45RB^{high}T 细胞共同输入 SCID 小鼠后，可以防止小鼠 IBD 的发生。

3. Th3　Th3 型调节性 T 细胞是一群在口服耐受研究中发现的调节性 T 细胞。Th3 细胞在抗原特异性激活后可大量分泌 TGF-β 和数量不等的 IL-4 及 IL-10。通过这些细胞因子，Th3 可直接对 Th1 及 Th2 发挥抑制作用。预先给小鼠口服低剂量的髓磷脂碱性蛋白(myelin basic protein, MBP)，可抑制小鼠实验性过敏性脑脊髓炎(experimental allergic encephalopathy, EAE)的发生，并在小鼠的肠道相关淋巴组织中分离到 Th3 细胞。

以上三种调节性 T 细胞都为 CD4⁺，但它们三者之间是否存在某种内在的联系还不太清楚。有人认为 CD4⁺CD25⁺Treg 和 Tr1 可能是处于不同分化阶段的同一调节性 T 细胞亚型，而 Th3 和 Tr1 细胞则因组织定位不同而分泌不同的细胞因子。另有学者认为，Tr1 和 Th3 可能是初始 CD4⁺CD25⁺ Treg 细胞在接受抗原刺激后，因共刺激信号较弱分化而来。

4. CD8⁺CD28⁻ Treg　尽管目前关于调节性 T 细胞的研究主要集中在 CD4⁺ T 细胞群内(尤其是 CD4⁺CD25⁺ T 细胞)，但事实上，在抑制性 T 细胞这一概念提出的初期，CD8⁺ Ts 才是主要的研究对象。目前，研究人员已发现了多种 CD8⁺ 调节性 T 细胞，CD8⁺CD28⁻ Treg 即是其中之一。体外以供者外周血单个核细胞(peripheral blood mononuclear cells, PBMC)作为刺激细胞反复刺激受者 PBMC，可以产生具有同种或者异种抗原特异性的 CD8⁺CD28⁻ Treg。该 CD8⁺CD28⁻ Treg 可以促使单核细胞、DC 细胞和内皮细胞表达抑制性受体免疫球蛋白样转录物 3(immunoglubulin-like transcript 3, ILT3)和 ILT4。ILT3 和 ILT4 的胞质区域均含有免疫受体酪氨酸抑制模体(immunoreceptor tyrosine-based inhibitory motif, ITIM)。ILT3 和 ILT4 与配体结合后，胞内 ITIM 被磷酸化，继而活化含 SH2 结构域的蛋白酪氨酸激酶 SHP-1，从而对 APC 细胞起抑制性作用，使这些具有抗原呈递功能的细胞成为"致耐受性 APC"，不能刺激反应性 CD4⁺ T 细胞增殖。CD8⁺CD28⁻ Treg 细胞必须以 APC 作为"桥梁"才能实现其调节功能，即 CD8⁺CD28⁻ Treg 先作用于 APC，使其成为"致耐受性 APC"，后者通过诱导 CD4⁺ T 细胞无能而使其失去反应性。

5. **CD8⁺CD122⁺ Treg** 研究发现，高表达 CD122（IL-2R β 链）的 CD8⁺ T 细胞也具有免疫调节功能。*CD122⁻/⁻* 小鼠能产生自身免疫性疾病，而给 *CD122⁻/⁻* 新生小鼠输注 CD8⁺CD122⁺ T 细胞能够有效防止疾病的发生。*RAG⁻/⁻* 小鼠输入 CD8⁺CD122⁻ T 细胞后出现自身免疫病，而同时输入 CD8⁺CD122⁺ T 细胞能抑制疾病的发生。CD4⁺CD25⁺Foxp3⁺ Treg 细胞不能抑制 CD8⁺CD122⁻ T 细胞所致疾病的发生。此外，CD8⁺CD122⁺Treg 为 Foxp3⁻，以 IL-10 依赖的方式发挥对 CD8⁺T 细胞和 CD4⁺T 细胞的抑制作用。

6. **Qa-1 限制性 CD8⁺ Treg** 此类细胞可通过与活化的 T 细胞、B 细胞表面的 Qa-1 作用而发挥抑制效应。Qa-1 是 MHC I b 成员（在人类为 HLA-E），主要表达于激活的 T 细胞、B 细胞和 DC 表面，仅在细胞激活的很短时间内表达，并且可以呈递自身的 TCR Vβ 或者 BCR 肽段成分。Qa-1 限制性 CD8⁺ Treg 表达的 TCR 能够选择性识别激活的 T 细胞表面表达的与某些 TCR Vβ 肽结合的 Qa-1 分子，并被激活，激活的 CD8⁺ Treg 可以反过来识别其他的表达相应 TCR Vβ 的处于激活状态的 CD4⁺ T 细胞，并通过细胞毒作用将其杀伤，从而达到抑制 CD4⁺T 细胞反应的效应。

7. **CD3⁺CD4⁻CD8⁻ 双阴性** Treg 给器官移植的受体预先输入供者的淋巴细胞，可诱导受体的移植耐受。从这些耐受的动物体内可以分离和克隆出具有调节功能的 CD3⁺CD4⁻CD8⁻ 双阴性 Treg（double-negative treg, DN Treg）细胞。这群细胞以抗原特异性的方式抑制 CD4⁺ 和 CD8⁺ T 细胞介导的移植物排斥反应。在人类外周血中，同样也可以检测到该群 DN Treg 的存在。

8. **自然杀伤性 T 细胞（natural killer T cells，NKT）** NKT 细胞是一群独立的 αβT 细胞，不表达 CD4 或者 CD8，除了表达 TCRαβ，还表达 NK 细胞的受体 NK1.1 或 CD161。研究显示，NKT 细胞是一群具有双向调节功能的细胞：一方面，激活的 NKT 可以迅速分泌大量的 IL-4、IL-10 等 Th2 型细胞因子，参与诸如 1 型糖尿病、系统性红斑狼疮和炎症性肠病等多种自身免疫病的缓解；另一方面，通过迅速分泌 IFN-γ 和 TNF-α 等 Th1 型细胞因子，NKT 细胞又可以增强机体的抗肿瘤免疫。

二、调节性 T 细胞的作用机制

从前面的介绍中我们可以看到，调节性 T 细胞根据其表面标志、产生方式、激活产物以及发挥效应的方式等不同分为不同亚型。不同亚型的调节性 T 细胞共同作用，以维持机体自身耐受，避免自身反应病的发生；控制机体对病原微生物感染，以防止过强的免疫应答造成对机体的损伤；诱导移植耐受以及胎儿-母体耐受等。另外，调节性 T 细胞还参与了机体的抗肿瘤免疫抑制过程。明确调节性 T 细胞的效应机制，不仅有利于加深对各种调节性 T 细胞亚群的了解，还能为临床疾病的治疗提供潜在的治疗靶点。总的来说，调节性 T 细胞对效应细胞发挥抑制作用的效应机制可分为以下四种（图 18-2-1）。

1. **抑制性细胞因子所介导的抑制作用** 活化的调节性 T 细胞可以分泌多种抑制性细胞因子，如 TGF-β、IL-10 和 IL-35。对不同的自身免疫病动物模型的研究均证明，TGF-β 在调节性 T 细胞的功能发挥中起了重要的作用。Weiner 等则通过免疫缺陷的结肠炎模型证明了 TGF-β 在调节性 T 细胞功能发挥中的重要性。活化的调节性 T 细胞产生的 TGF-β 不仅可以分泌至胞外对效应细胞发挥抑制作用，还能整合于调节性 T 细胞膜上，通过细胞接触依赖的方式介导对效应细胞的抑制作用。IL-10 是一类强有力的抑制性细胞因子，在对抗炎症反应和 Th1/Th17 介导的免疫应答中作用十分突出。近年来发现，IL-10 对 Th2

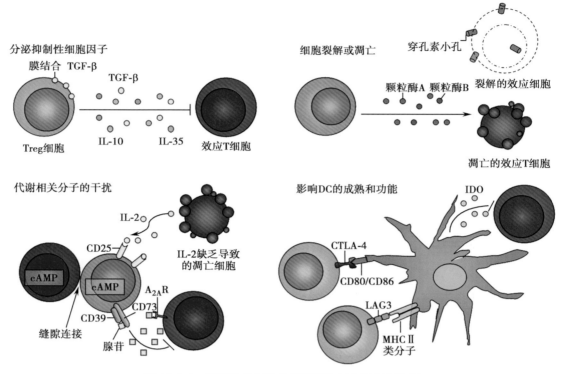

图 18-2-1　调节性 T 细胞发挥抑制作用的机制示意图

介导的超敏反应同样有良好的下调作用。调节性 T 细胞被认为是 IL-35 的主要来源,由调节性 T 细胞分泌的 IL-35 在其免疫抑制效应的发挥中也起了重要作用。IL-35 是 IL-12 异二聚体细胞因子家族的新成员,由 EB 病毒诱导基因 3 蛋白(epstein-barr virus-induced gene 3)(Ebi3 编码)和 p35(IL12a 编码)组成。Ebi3 和 IL12a 表达于小鼠 Foxp3$^+$ 调节性 T 细胞,而在静息或活化的效应细胞上不表达。并且,当调节性 T 细胞与效应细胞共培养时,活化的调节性 T 细胞中 IL-35 的表达明显上调。Ebi3$^{-/-}$ 或 IL12a$^{-/-}$ 小鼠的调节性 T 细胞丧失对效应 T 细胞的抑制能力,也不能有效缓解小鼠 IBD。可见,IL-35 对调节性 T 细胞抑制效应的发挥起着关键作用,是调节性 T 细胞发挥抑制效应所必需的。IL-35 被调节性 T 细胞分泌后,通过与 IL-12β2 和 gp130 组成的受体结合作用于靶细胞。一旦结合,信号将通过 STAT1 和 STAT4 转导,最终形成一个促进 IL-35 表达的正反馈回路。但目前尚不清楚 IL-35 对其他免疫细胞如 DC 和巨噬细胞等是否也具有抑制作用。此外,这些细胞因子还参与了肿瘤微环境中调节性 T 细胞的抗肿瘤免疫抑制效应。

2. **细胞裂解或凋亡造成的抑制效应**　调节性 T 细胞可以通过多种途径造成效应细胞的裂解或凋亡。人体内活化的天然调节性 T 细胞能够表达颗粒酶 A,部分调节性 T 细胞还能通过分泌穿孔素致使效应细胞发生裂解。颗粒酶 B 基因缺失小鼠调节性 T 细胞的体外抑制活性明显下降。研究发现,调节性 T 细胞能够以颗粒酶 B 依赖和穿孔素部分依赖的方式杀伤 B 细胞。并且,通过分泌颗粒酶 B 和穿孔素,调节性 T 细胞还能抑制 NK 细胞和 CTL 的活性,从而影响机体的肿瘤清除能力。尽管目前大量的研究主要关注颗粒酶 B 介导的调节性 T 细胞对效应细胞的裂解,但也有报道显示,调节性 T 细胞还能够通过激活肿瘤坏死因子相关凋亡诱导配体-死亡受体 5(tumor necrosis factor related apoptosis inducing ligand-death

receptor 5, TRAIL-DR5）信号途径诱导效应 T 细胞的凋亡。此外, 还有文献报道, 活化的调节性 T 细胞上半乳凝素 -1（galectin-1）的表达上升, 而 galectin-1 能够诱导 T 细胞的凋亡。

3. 代谢相关分子的干扰作用　IL-2 是 T 细胞的重要生长因子, 能维持 T 细胞的存活和刺激 T 细胞进入分裂周期。调节性 T 细胞高表达 CD25, 故有学者认为, 调节性 T 细胞能消耗更多的 IL-2, 致使效应细胞由于生长、分化所需的 IL-2 不足而发生凋亡。此外, 由于调节性 T 细胞表面可特异性的表达 CD39 和 CD73, CD39 具有胞外三磷酸腺苷（ATP）酶和二磷酸腺苷（ADP）酶活性, 可将 ATP 和 ADP 水解为单磷酸腺苷（AMP）, AMP 又可在胞外 -5' 核苷酸酶 CD73 的作用下代谢为腺苷, 调节性 T 细胞还可以通过代谢产物腺苷来抑制效应细胞活性。通过结合位于效应细胞表面的腺苷受体 2A（$A_{2A}R$）, 腺苷可以激活效应细胞内的抑制信号, 从而使其功能受到抑制。此外, 调节性 T 细胞还可通过缝隙连接直接将第二信使 cAMP 转移至效应细胞内, 造成效应细胞内 cAMP 浓度升高, 继而激活其下游的抑制信号。

4. 影响 DC 的成熟或功能从而间接导致的抑制效应　调节性 T 细胞除了能直接作用于效应 T 细胞, 还可通过影响 DC 的成熟和功能来间接发挥免疫抑制作用。调节性 T 细胞组成性高表达 CTLA-4, 能够下调 DC 表面共刺激分子 CD80 和 CD86 的表达, 从而使效应细胞活化所需的第二信号减弱或缺失, 造成效应细胞对抗原的应答能力减弱或表现为免疫无能。另外, 调节性 T 细胞还可以诱导 DC 表达吲哚胺 -2, 3- 双加氧酶（IDO）。IDO 在耗竭局部组织中色氨酸的同时, 增加了代谢产物犬尿氨酸的含量, 而犬尿氨酸具有促凋亡活性, 能够诱导活化的效应细胞发生凋亡。除此之外, 调节性 T 细胞还表达淋巴细胞活化基因 3（lymphocyte activation gene 3, LAG3）, 又称 CD223。LAG3 是 CD4 的同源物, 能够以极高的亲和力结合未成熟 DC 表面的 MHC Ⅱ类分子, 从而影响 DC 成熟和抗原呈递能力。最近研究发现, 纤维蛋白原样蛋白 2（fibrinogen-like protein 2, FGL2）是 CD4$^+$CD25$^+$Foxp3$^+$ 调节性 T 细胞的新型效应分子, 其通过与 DC 上表达的低亲和力 Fcγ 受体结合, 抑制 DC 成熟, 发挥免疫抑制作用。

近年来的研究发现, 部分调节性 CD4$^+$ T 细胞高表达 T 细胞免疫球蛋白和免疫受体酪氨酸抑制性基序结构域（T-cell immunoglobulin and immuno-receptor tyrosine-based inhibitory motif domain, TIGIT）可促进其免疫抑制功能。TIGIT 是新发现的 CD28 家族成员, 它由细胞外免疫球蛋白可变区（IgV）结构域、Ⅰ型跨膜结构域、ITIM 和免疫球蛋白酪氨酸尾（ITT）基序的细胞内结构域组成。TIGIT 作为一种共抑制受体, 在淋巴细胞上表达, 特别是在效应 T 细胞、Tfh 细胞、NK 细胞和部分调节性 CD4$^+$ T 细胞上高表达。与 TIGIT$^-$ Treg 相比, TIGIT$^+$ Treg 表现出更强的免疫抑制作用。在 Tr1 细胞中, TIGIT 的表达可诱导 IL-10 的分泌。TIGIT 可促进 Foxp3$^+$ Treg 表达更高水平的 Treg 特征基因, 如 Foxp3、CD25 和 CTLA-4, 并在 Treg 特异性去甲基化区域表现出增强的去甲基化, 从而导致更高的谱系稳定性。TIGIT 可诱导 Foxp3$^+$ Treg 分泌 IL-10 和 FGL2, 而后者介导的免疫抑制功能使得 Treg 选择性抑制 Th1/Th17 反应, 而不影响 Th2 介导的免疫反应。

最近研究还发现, 如果调节性 T 细胞具有共同的特异性, 但 TCR 亲和力不同, 其抑制机制也不同。表达低亲和力 TCR 的调节性 T 细胞更可能通过非 TCR 依赖的抑制机制, 如细胞表达更多的 Ebi3, 通过分泌 IL-35 发挥抑制作用; 而表达高亲和力 TCR 的调节性 T 细胞则优先上调 TCR 依赖的调节分子, 如 CTLA-4、TIGIT 和 IL-10, 发挥相应的抑制作用。

第三节　调节性 T 细胞与疾病

虽然调节性 T 细胞存在多种亚群，但只有 CD4$^+$CD25$^+$ Treg 细胞具有明确的特异性的标志性分子，能够进行分离和获得。因此，目前关于调节性 T 细胞与疾病的研究大多数是关于 CD4$^+$CD25$^+$ Treg 细胞在疾病中的作用。

一、调节性 T 细胞与自身免疫病

自身免疫反应是指免疫系统对自身抗原的免疫应答。如果这种应答达到很高水平，可导致自身组织和器官的损害，引发自身免疫病。调节性 T 细胞在维持机体的免疫耐受中发挥了重要的作用，其数量减少和功能减弱将引起自身免疫病，而增加机体内调节性 T 细胞的数量则可起到缓解和治疗自身免疫病的作用。

1. **调节性 T 细胞与自身免疫性胃炎**　Suri-Payer 等人将出生 3 天的 BALB/C 小鼠的胸腺去除，可导致小鼠外周血 CD4$^+$CD25$^+$ Treg 细胞明显减少，而发生自身免疫性胃炎（autoimmune gastritis, AIG）。发病小鼠体内可检测到针对胃壁细胞 H/K ATP 酶特异性的 CD4$^+$ T 细胞。而给小鼠输注同源小鼠来源的 CD4$^+$CD25$^+$ Treg 细胞，可显著抑制这群自身反应性 CD4$^+$ T 细胞所产生的炎症反应，从而缓解疾病。

2. **调节性 T 细胞与自身免疫性甲状腺炎**　应用小鼠实验性自身免疫性甲状腺炎（experimental autoimmune thyroiditis, EAT）动物模型研究发现，将 CD4$^+$CD25$^+$ 调节性 T 细胞和致病性 CD25$^-$ T 细胞共同注射裸鼠，可抑制致病性 T 细胞诱导的 EAT。

3. **调节性 T 细胞与类风湿性关节炎**　类风湿性关节炎（rheumatoid arthritis, RA）是一种以关节滑膜炎为特征、免疫紊乱为主的慢性全身性自身免疫病。对 RA 患者外周血中 CD4$^+$CD25$^+$ Treg 细胞进行检测，发现 RA 患者外周血 CD4$^+$CD25$^+$ Treg 细胞数量及其占总淋巴细胞的比例基本正常，但是在患者关节液中 CD4$^+$CD25$^+$ Treg 的数量却增多。研究还发现，关节液中的 CD4$^+$CD25$^+$ Treg 能抑制外周血及关节液中的 CD4$^+$CD25$^-$ T 细胞的过度增殖。

除此之外，在其他多种动物模型如系统性红斑狼疮、多发性硬化症中，均有报道 CD4$^+$CD25$^+$ Treg 对疾病的抑制作用。

近年来，对于调节性 T 细胞在自身免疫病最新的研究进展，颠覆了我们对调节性 T 细胞的传统认知。众所周知，CD4$^+$CD25$^+$ Treg 是一类具有免疫抑制功能的 CD4$^+$ T 细胞，在维持免疫稳态中起着关键作用。然而，在某些易感个体中，部分 CD4$^+$CD25$^+$ Treg 则表现出不稳定性和可塑性分化。不稳定性表现为转录因子 Foxp3 的稳定表达变得异常，出现 Foxp3$^-$Treg、Foxp3$^+$CD8$^+$ T 细胞及 Foxp3$^+$ B 细胞。部分研究者在 NOD 小鼠及 EAE 小鼠中，均观察到 Foxp3$^-$ Treg 的存在，Foxp3 缺失可直接或间接影响 Treg 的免疫抑制作用。可塑性分化的 CD4$^+$CD25$^+$ Treg 虽然 Foxp3 表达正常，但其表观遗传发生改变，使得 Treg 细胞分化出 Th 细胞的特征（Th 样 Treg），分泌促炎性细胞因子及表达 Th 细胞特异性转录因子。在 1 型糖尿病、多发性硬化病、干燥综合征及自身免疫性肝炎中观察到了 Th1 样 Treg，在哮喘、过敏及系统性硬化中发现

了 Th2 样 Treg，银屑病及类风湿性关节炎中则存在 Th17 样 Treg。这些 Th 样 Treg 可以分泌促炎性细胞因子，但它们与 Th 细胞共同存在，仍然具有很强的抑制特异性 Th 细胞反应的能力。有学者认为，Th 样 Treg 和 Th 细胞之间的平衡与免疫稳态有关。然而，在特定的自身免疫环境下，促进 Foxp3⁻ Treg 产生和驱动 Treg 细胞可塑性形成 Th 样 Treg 细胞表型的详细分子机制和环境因素仍不十分明确。自身免疫性组织中 Treg 细胞的可塑性和不稳定性在自身免疫性疾病的发展、进展和治疗过程中所起的作用仍需进一步证实。

二、调节性 T 细胞与肿瘤

肿瘤的免疫逃逸机制主要有免疫系统不能识别肿瘤抗原和免疫抑制造成的肿瘤特异性 T 细胞数量减少和功能缺陷。因此，肿瘤免疫治疗的关键在于打破免疫耐受和提高宿主的 T 细胞反应能力。1999 年，Sakaguchi 等人发现给无胸腺裸鼠输入去除 CD4⁺CD25⁺ 细胞的 T 细胞可以引发小鼠的抗肿瘤免疫反应。一些研究表明，肿瘤组织中 CD4⁺CD25⁺ Treg 的数量有不同程度的增加，且其数量与患者的肿瘤进展程度和预后呈负相关。以上结果均提示，Treg 可能与肿瘤的发生发展有关。Treg 数量增加的原因可能与肿瘤细胞和肿瘤微环境中巨噬细胞分泌的趋化因子 CCL22 有关，其通过与 Treg 表面 CCR4 作用将 Treg 募集至肿瘤部位。除此之外，肿瘤微环境中的其他因子也参与诱导 Treg，如 TGF-β、COX-2 和 PEG2。肿瘤局部 Treg 的大量聚集，抑制了肿瘤特异性 T 细胞的免疫效应，肿瘤得以持续生长。Treg 发挥肿瘤免疫抑制作用的机制可能包括：①诱导 APC 表达共刺激分子 B7-H4，后者与 T 细胞表面相应受体结合抑制其增殖；②诱导 APC 高表达 IDO，IDO 降解色氨酸，导致 T 细胞生长中蛋白质合成受阻；③释放穿孔素和颗粒酶直接杀伤效应 T 细胞和 APC；④分泌 IL-10 和 TGF-β；⑤竞争性结合 IL-2，Treg 组成性表达 IL-2Rα（CD25），其与 IL-2 的亲和力明显高于未被激活的效应 T 细胞（CD4⁺CD25⁻），从而影响效应 T 细胞的增殖。将肿瘤患者循环中的 CD4⁺CD25⁺ Treg 细胞清除，有利于机体恢复对肿瘤的免疫应答。因此，去除肿瘤患者体内，尤其是肿瘤微环境中的调节性 T 细胞，可能成为肿瘤治疗的一种有效途径。

三、调节性 T 细胞与移植物抗宿主病

移植物抗宿主病（graft-versus-host disease，GVHD）是异基因造血干细胞移植后，在受者体内存活的供者淋巴细胞对宿主器官发生的免疫性损伤。随着对调节性 T 细胞的认识，人们开始关注 CD4⁺CD25⁺ Treg 细胞在 GVHD 中的作用。研究发现，去除供体小鼠淋巴细胞中的 CD4⁺CD25⁺ Treg 细胞或在移植前去除受体小鼠体内的 CD25⁺ T 细胞将大大增加 GVHD 的严重程度；而给发生 GVHD 的受体小鼠过继输注新鲜分离纯化的供体同源小鼠 CD4⁺CD25⁺ Treg 细胞，能明显减轻 GVHD 严重程度。体外扩增培养获得的 CD4⁺CD25⁺ Treg 细胞也具有同样的功效。同样，临床上也可以将供者的调节性 T 细胞进行体外扩增，然后与供者造血干细胞共同移植以达到预防和治疗 GVHD 的目的。

四、调节性 T 细胞与器官移植

调节性 T 细胞在移植耐受中也起重要作用。去除移植物供体小鼠内的 CD4⁺CD25⁺ Treg 细胞可以增

强排斥反应,并降低移植物的存活时间;相反,给移植物受体小鼠接种同源 CD4⁺CD25⁺ Treg 细胞,移植物存活时间明显延长。在人类器官移植中也发现了调节性 T 细胞参与移植耐受的证据,调节性 T 细胞升高往往与移植器官功能良好、免疫耐受的出现成正相关。也有研究显示,CD8⁺CD28⁻ Treg 细胞的出现可以作为评价移植耐受出现的一个指征。在诱导移植耐受的大鼠体内,CD8⁺CD28⁻ Treg 细胞的数量明显升高,且过继输注该群细胞给同源的另外一只肝脏移植大鼠,其存活时间显著延长。同样,临床上通过体外诱导、回输调节性 T 细胞来诱导器官移植免疫耐受,受到该领域学者的关注。

五、调节性 T 细胞与口腔疾病

对 Treg 的不断深入研究发现,Treg 及其分泌的抑制性细胞因子不仅参与了自身免疫病、肿瘤免疫逃逸、移植免疫耐受等多种疾病,还参与了多种口腔疾病的发生和发展。

(一)Treg 与牙周炎

牙周炎是一种慢性免疫炎症性疾病,宿主和牙菌斑之间相互作用平衡的破坏在牙周炎的发生和发展中起着关键作用。尽管牙菌斑是牙周病的始动致病因子,但是牙周病的发病过程及严重程度主要取决于宿主的免疫反应。

多项研究表明,在慢性牙周炎患者病变区域的牙龈组织中可检测到大量 Treg 富集。此外,研究发现 CD4⁺CD25⁺ T 细胞向牙周炎病变区域的迁移似乎依赖于局部炎症浸润环境中 CCL17 和 CCL22 的表达,后者的表达可招募表达 CCR4 或 CCR8 的 Treg 向炎症病变区聚集。尽管在牙周炎过程中 Treg 数量明显增加,但炎性牙周环境中富含 IL-6,这会导致部分 Treg 可能失去抑制功能。例如,活动性牙周病变区 Foxp3、T-bet、RANKL、IL-17、IL-1β 和 IFN-γ 的 mRNA 水平显著高于非活动性牙周病变。而 TGF-β 和 IL-10 mRNA 则在非活动性牙周病变中的表达明显高于活动性牙周病变。与健康牙龈组织相比,牙周炎导致的骨吸收病变区中 CD25⁺Foxp3⁺ Treg 显著减少。在牙周炎组织匀浆中,RANKL 和 IL-10 呈负相关,而与促炎性细胞因子 IL-1β 之间则为正相关。此外,在牙周炎患者的牙周病损中发现有 Th17 样 Treg 聚集。然而,到目前为止,牙周炎症环境是否在一定程度上改变了浸润性 Treg 的表型或功能尚未得到证实。

(二)Treg 与根尖周炎

根尖周炎是一种常见的口腔炎症性溶骨性疾病,其特征性病理改变是炎症性肉芽组织形成和骨破坏,慢性根尖周炎可表现为肉芽肿、脓肿或囊肿。越来越多的研究表明,Th 及 Treg 参与了根尖周炎的进展。研究发现,根尖周肉芽肿和根性囊肿病变区细胞分布存在差异,Foxp3⁺ 细胞在肉芽肿中的数量远高于在囊肿中的数量;Th17 被认为有助于囊肿的生长,而囊肿不受 Treg 调控。因此,Th17/Treg 失衡被认为参与了根尖周炎的进展。然而,Th2 和 Treg 亚群之间的协同作用与根尖周炎病变稳定性有关。病变区的 Th2 能分泌大量 IL-4,这可以导致巨噬细胞极化为 M2,并触发局部趋化因子 CCL22 的表达,从而导致表达 CCR4 的 Treg 向炎症病变区聚集。Th2 和 Treg 分泌的抑制性细胞因子可抑制促炎性细胞因子和 RANKL 的活性,同时上调 OPG 的表达,从而抑制病变的进展。

(三)Treg 与口腔黏膜病

1. **Treg 与口腔扁平苔藓** 口腔扁平苔藓(oral lichen planus, OLP)是一种由 T 细胞介导的免疫性炎症性疾病,典型的病理表现为上皮过度不全角化、基底层液化变性坏死及固有层密集的淋巴细胞呈带状浸润。近年来的研究发现,OLP 患者外周血 CD4$^+$CD25$^+$CD127$^{low/-}$ Treg 数量明显增加,OLP 病变区中 Foxp3$^+$ Treg 细胞明显增加,Foxp3 mRNA 表达上调,且网纹/萎缩型 OLP 中 Foxp3$^+$ Treg 数量明显高于红斑/糜烂型,提示 Treg 浸润与 OLP 的严重程度和亚型有关。虽然 OLP 中 Foxp3$^+$ Treg 的比例经常升高,但 OLP 患者局部外周血中 TGF-β 和 IL-10 的表达下降,从而导致 Treg 免疫抑制功能障碍。此外,有研究发现 OLP 病变区 Th1 样 Treg 明显增加,OLP 患者外周血中 CD4$^+$CD25$^+$T 细胞抑制能力减弱。然而,Treg 在 OLP 发生发展中的作用及其免疫抑制功能障碍的机制仍有待深入研究和阐明。

2. **Treg 与复发性阿弗他溃疡**　复发性阿弗他溃疡(recurrent aphthous ulcer, RAU)是以周期性反复发作为特点的口腔黏膜灼痛性溃疡,发病原因至今不详。免疫功能异常被认为是疾病发生与复发的重要因素之一。有研究报道,RAU 患者溃疡急性期外周血 Foxp3$^+$ Treg 比例降低。有研究发现,RAU 患者外周血 CD4$^+$CD25^{high} Treg 比例明显增高,血清 IL-10 和 TGF-β 水平明显增高。关于 Treg 在 RAU 中的作用和机制有待进一步研究。

3. **Treg 与白塞病**　白塞病(Behcet's disease, BD)是一种慢性自身免疫病,可累及胃肠道、皮肤、心血管系统、中枢神经系统等全身多系统,以口腔黏膜溃疡、生殖器溃疡、眼炎及皮肤损害的反复发作为主要特征,又称为口-眼-生殖器综合征。尽管 BD 的发病机制尚不明确,有研究表明,免疫功能异常在 BD 的发生发展中起着重要作用,Th1 细胞、Th17 细胞、Th22 细胞、NK 细胞和 γδT 细胞及其相关的细胞因子在 BD 发病中的研究日益受到重视。对于 Treg 在 BD 患者中数量变化的研究仍然具有争议。部分研究发现,BD 患者外周血及脑脊液中 Treg 数量增加。有学者研究发现,BD 活动期 Treg 数量显著降低。还有研究发现,BD 患者的 Treg 相关细胞因子 IL-10、IL-35 明显降低,IL-35 水平与 Th17 细胞数量呈负相关。推测具有免疫抑制作用的 Treg 细胞及其细胞因子数量下降,而有促进免疫发生作用的 Th17 细胞及其相关因子数量增多,导致两者的平衡被破坏,从而发生炎症反应。

(四)Treg 与口腔鳞状细胞癌

口腔鳞状细胞癌(oral squamous cell carcinoma, OSCC)是常见的头颈部鳞状细胞癌之一,其晚期患者生存率低、预后较差。研究发现,OSCC 患者外周血、淋巴结及肿瘤组织中 Treg 数量显著增加。尽管 Treg 在 OSCC 中的作用仍存在争议,但多数观点认为,Treg 的免疫抑制功能促进肿瘤的生长和免疫逃逸。也有研究证明,Treg 数量增加与 OSCC 预后改善明显相关。Treg 在 OSCC 中的确切作用和机制,仍有待进一步研究。

IgG4 相关性疾病、舍格伦综合征等疾病虽在口腔表现出部分临床症状,但其系全身性系统性疾病,一般累及多个脏器,其主要致病机制及治疗方案的研究在全身自身免疫病专著中多有详细描写,此处不再详述。

参 考 文 献

[1] 周光炎. 免疫学原理. 4 版. 北京:科学出版社,2018.
[2] 陈万涛. 口腔临床免疫学. 上海:上海交通大学出版社,2010.

［3］PLITAS G, RUDENSKY A Y. Regulatory T cells：differentiation and function. Cancer Immunol Res, 2016, 4(9)：721-725.

［4］MURPHY K, WEAVER C. Janeway's immunology. 9th ed. London：Garland Inc, 2016.

［5］SCHREURS O, KARATSAIDIS A, SCHENCK K. Phenotypically non-suppressive cells predominate among FoxP3-positive cells in oral lichen planus. J Oral Pathol Med, 2016, 45(10)：766-773.

［6］LIU S, LIU D J, LI J, et al. Regulatory T cells in oral squamous cell carcinoma. J Oral Pathol Med, 2016, 45(9)：635-639.

［7］JOLLER N, KUCHROO V K. Tim-3, Lag-3, and TIGIT. Curr Top Microbiol Immunol, 2017, 410：127-156.

［8］TONG B N, LIU X L, XIAO J, et al. Immunopathogenesis of Behcet's disease. Front Immunol, 2019, 10：665.

［9］WING J B, TANAKA A, SAKAGUCHI S. Human FOXP3+ regulatory T cell heterogeneity and function in autoimmunity and cancer. Immunity, 2019, 50(2)：302-316.

［10］CAVALLA F, LETRA A. Determinants of periodontal/periapical lesion stability and progression. J Dent Res, 2021, 100(1)：29-36.

第十九章　外泌体和肿瘤免疫微环境

第一节　外泌体的定义和生物学特征

1980 年，Johnstone 等人在体外培养的绵羊红细胞上清液中发现了一种有膜结构的小囊泡，随后称之为外泌体（exosomes）。最初，外泌体被认为是一种细胞产生的废弃物而被忽视。直到后来的研究发现，B 细胞分泌的外泌体中携带了主要组织相容性复合体 II（major histocompatibility complex-II，MHC II）类分子，可激活 T 细胞并在机体的免疫应答中发挥重要作用，这才使得外泌体真正进入了人们的视线。近年来，外泌体与肿瘤免疫成为生命科学和医学领域研究的热点。

一、外泌体的定义和分子特征

外泌体是一种直径 30～150nm 的脂质包裹体结构，膜表面具有特定的分子标志物，如 CD9、CD63、CD81 和 ALIX 等。外泌体几乎存在于人体所有的体液中，包括血液、脑脊液、尿液、唾液等，并可以通过自分泌或旁分泌的途径对细胞进行功能调控。外泌体携带的生物活性分子如蛋白质、核酸（RNA、DNA、lncRNA 和 miRNA 等）及脂质等，可影响细胞的微环境，传递基因相关的信息，并促进恶性肿瘤的进展和侵袭。

二、外泌体的生物发生过程

目前研究普遍认为，外泌体是由内体途径生成。简而言之，细胞通过胞膜内陷的形式将膜蛋白内吞形成早期内体，早期内体逐渐成熟形成晚期内体。在此过程中，内体膜内陷，通过向内出芽的形式形成腔内小囊泡（intralumenal vesicle，ILV）。与此同时，在内吞体运输必需分选复合物（endosomal sorting complex required for transport，ESCRT）、液泡蛋白分选因子 4（vacuolar protein sorting 4，Vps4）、鞘脂神经酰胺以及其他功能性蛋白的辅助下，一系列组织或细胞特异性的蛋白、脂质、核酸会被分选进入 ILV 中。鉴于晚期内体包含许多小囊泡，也被形象地称为多泡体（multivesicular body，MVB）。MVB 是内体-溶酶体系统的重要组成部分，细胞中的 MVB 有两种不同的去向和结局：①在早期内体中，大多数膜蛋白被分拣进入 MVB，随后与溶酶体融合实现装载货物的降解；②在动力蛋白，又称为分子马达（molecular motor）的驱动下，MVB 沿着胞质内的微管或微丝快速移动，高效、精确地将内容物定向运输到细胞膜处，MVB 通过与细胞膜融合，将其中包含的囊泡（如外泌体）释放到细胞外环境中。因此，MVB 可看作细胞中的一种膜性分隔体，既可作为胞内物质被溶酶体降解前的分拣环境，也可作为细胞活性物质分泌的包装场所（图 19-1-1）。

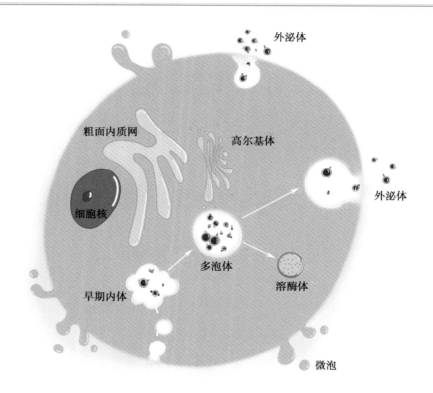

图 19-1-1 MVBs 与外泌体的生物发生过程

三、外泌体的分子组成

近期更新的外泌体数据库（ExoCarta）中列出了 9 769 个蛋白质、3 408 个 mRNAs、2 838 个 miRNA 和 1 116 种脂质。外泌体中发现的蛋白质包括膜转运和融合蛋白（如 GTPase、annexins、Rab2、Rab7、Rab11）、四磷酸蛋白（如 CD9、CD63、CD81）、热休克蛋白（HSP70、HSP90）、整合素、MHC Ⅰ类和Ⅱ类分子、细胞骨架蛋白（如肌动蛋白、微管蛋白）和多囊体合成蛋白（如 Alix、TSG101）等。其中 CD9、CD63、CD81、Alix、HSP70 和 TSG101 是一种在外泌体中高度富集的特异性蛋白，常被用作外泌体的特异性标记。除了蛋白质，外泌体中还富含 RNA，包括 mRNA、miRNA、lncRNA 和线粒体 DNA 等（图 19-1-2）。其中，miRNA 是外泌体中富集丰度最多的一类核酸分子。值得注意的是，部分基因组 DNA 片段也被发现存在于外泌体中。最近的一项研究认为，细胞外环境中的基因组 DNA 主要存在于微泡（microvesicle）中，而不是外泌体中。目前，对于细胞外囊泡（extracellular vesicle，EV）中 DNA 的存在仍有很多未解之谜，正确识别不同细胞外囊泡的基本特征和分泌机制具有重要意义。

四、外泌体与靶细胞的作用方式

大部分外泌体携带丰富的母体细胞膜表面蛋白，能与不同的靶细胞膜表面受体配对，在细胞之间没有直接接触的情况下，通过膜表面的受体-配体高效率结合，进行细胞间的信号转导。例如，树突状细胞来源的外泌体，通过其膜表面的蛋白（如热休克蛋白、四跨膜蛋白等）与靶细胞膜表面的相应受体相互作用，从而激活 T 细胞的免疫活性。另外，外泌体可以将所携带的具有生物活性的蛋白、mRNA 及 miRNA

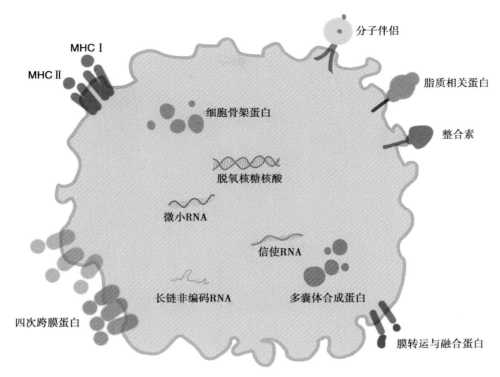

图 19-1-2　外泌体含载分子的组成

等,通过直接与靶细胞细胞膜融合后释放到靶细胞内,参与细胞的生理过程和调控。此外,外泌体亦可以通过胞吞的方式整体进入靶细胞内,从而进行细胞间的信息传递(图 19-1-3)。

五、外泌体的生物学功能

外泌体作为高效的信息传递工具,能够荷载包括酶、细胞因子、转录因子、脂质、mRNA 及非编码 RNA 等在内的多种信号分子,实现信息在各种器官和不同类型细胞间的有效通信,是肿瘤免疫微环境调控的关键执行者之一。外泌体介导的活性分子传递,在口腔癌、乳腺癌及肺癌等多种恶性肿瘤的发生和进展中发挥着重要的调控作用。研究证实,口腔癌细胞和肿瘤微环境中 NK 细胞经过长时程的相互作用后,癌细胞来源外泌体携带的 TGFβ 可抑制 NK 细胞表面激活性受体的表达,显著抑制 NK 细胞的杀伤活性,从而实现癌细胞的免疫耐受。口腔癌细胞来源的外泌体中富含 THBS1 蛋白,THBS1 可激活肿瘤相关巨噬细胞中 p38、Akt 和 SAPK/JNK 信号通路,活化肿瘤相关巨噬细胞,从而促进癌细胞侵袭和迁移。除癌细胞外,发挥促进肿瘤恶性进展作用的癌相关成纤维细胞(cancer-associated fibroblast, CAF)能够通过外泌体将 miR-196a 传递至口腔癌细胞中,靶向抑制 *CDKN1B* 及 *ING5* 基因表达,最终诱导口腔癌细胞对化疗药物产生抵抗。已有的研究充分证明,外泌体介导的信号交流对癌细胞及肿瘤微环境恶性表型的维持具有重要的调控作用。

六、细胞外囊泡不同亚群的基本特征

外泌体是细胞外囊泡家族的主要成员之一。EV 家族成员主要包括外泌体、微泡以及凋亡小体,成员

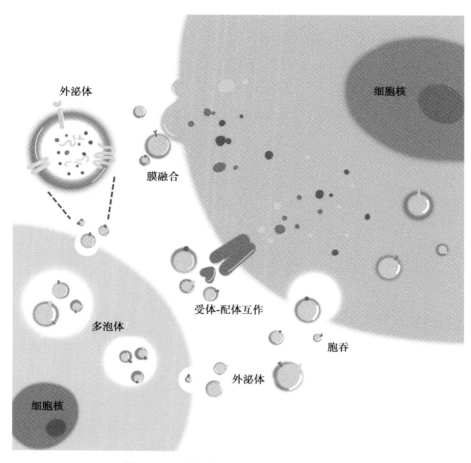

图 19-1-3　外泌体进入靶细胞的路径和方式

之间在大小及产生机制方面具有明显的差异性。其中，外泌体主要起源于内体系统中的多泡体，是直径为 30～150nm 的匀质小囊泡。微泡则是通过细胞膜向外出芽而直接生成，直径为 100～1 000nm。凋亡小体的形成可以通过两种方式：通过发芽脱落机制或通过自噬体形成机制，其直径为 100nm～5μm。在这些亚群的相互鉴别方面，一些蛋白质，如脂筏结构蛋白 1、HSP70、MHC Ⅰ类和Ⅱ类蛋白质等，可被作为区分不同 EV 亚群的标记物。新近的研究表明，尽管这些标记物并不具有特异性，但随着实验技术的迅速发展，特定的分子模式必将有助于对不同类型的囊泡进行有效认识和鉴别。

第二节　外泌体在肿瘤免疫环境中的作用

一、肿瘤微环境

肿瘤微环境（tumor microenvironment，TME）在恶性肿瘤的发生、发展中至关重要。TME 主要由肿瘤细胞、成纤维细胞、抗原呈递细胞（如巨噬细胞、肥大细胞、树突状细胞等）、免疫细胞（如淋巴细胞、嗜中性粒细胞、髓源性抑制细胞等）、细胞外基质、可溶性细胞因子等组成，与恶性肿瘤的发生、生长、转移、耐药性及免疫耐受等密切相关。

在肿瘤的发生发展历程中，免疫系统主要经历以下过程的演变：①免疫监视，肿瘤细胞被免疫细胞识别并清除；②免疫平衡，肿瘤细胞与免疫系统分庭抗礼，数量与活性处于均衡状态；③免疫摧毁，肿瘤细胞突破免疫防线，快速增殖并向远处转移。这其中免疫系统呈现出两面性，免疫细胞在肿瘤入侵的最初阶段发挥抗肿瘤作用，但是在肿瘤进展过程中演变为促肿瘤表型，协助肿瘤免疫逃逸及远处转移。TME中免疫细胞广泛浸润并分泌炎症介质，形成免疫微环境。免疫细胞成分复杂多样，包括适应性免疫系统的 T 细胞和 B 细胞，固有免疫防御系统的巨噬细胞、NK 细胞和发挥抗原呈递作用的 DC 等。浸润在肿瘤局部的淋巴细胞通常称为肿瘤浸润淋巴细胞（tumor infiltration lymphocyte，TIL）。在与肿瘤细胞的相互影响中，以调节性 T 细胞（regulatory T cell，Treg）和肿瘤相关巨噬细胞（tumor-associated macrophage，TAM）为代表的肿瘤免疫微环境组分介导了免疫抑制，对肿瘤的发展起到了促进作用。

二、外泌体对免疫细胞的双重调控作用

大多数细胞都能够分泌外泌体，如免疫细胞、间充质干细胞、内皮细胞、神经细胞和恶性肿瘤细胞等。其中，肿瘤细胞来源的外泌体（tumor-derived exosomes，TDEX）通过传递免疫刺激或免疫抑制信号分子，从而调节目标免疫细胞的发育、成熟和抗肿瘤能力（图 19-2-1）。在肿瘤微环境中，TDEX 被认为是介导免

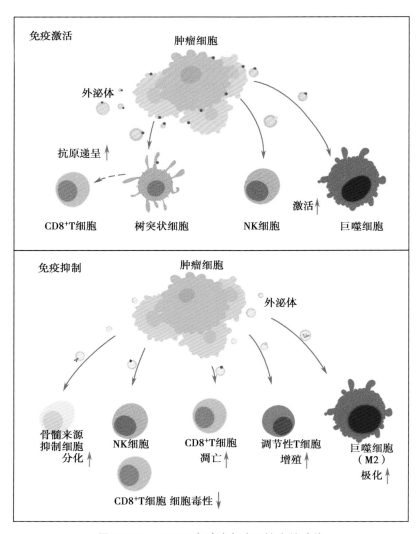

图 19-2-1　TDEX 在肿瘤免疫环境中的功能

疫抑制的启动子。从癌症患者血浆中获得的 TDEX 负载多种免疫抑制分子，包括死亡受体配体（如 FasL、TRAIL）、免疫检查点受体配体（如 PD-L1）、抑制性细胞因子（如 IL-10、TGF-β1）、前列腺素 E2 以及参与腺苷途径的胞外酶（如 CD39、CD73）等，这些可溶性因子广泛参与了肿瘤免疫逃逸。研究证实，口腔癌细胞来源的外泌体包含高浓度的 CD73，外泌体中的 CD73 能激活 TAM 的 NF-κB 通路，增加 IL-6、IL-10、TNF-α 和 TGF-β1 等细胞因子的分泌，导致口腔癌发生免疫逃逸。除了免疫抑制分子，TDEX 还携带有肿瘤相关抗原、共刺激分子和 MHC 成分，这些成分使利用 TDEX 的免疫增强作用来进行疫苗接种成为可能。此外，TDEX 也包含特定的受体或配体，从而可以被树突状细胞内化，实现肿瘤抗原的有效传递。这些载有肿瘤抗原的树突状细胞可以增强细胞毒性 T 淋巴细胞（CTL）的活性，从而增强抗肿瘤免疫反应。

在大多数情况下，TDEX 的作用主要表现为促进免疫抑制和促肿瘤进展。在肿瘤微环境中，携带肿瘤相关抗原（TAA）的 TDEX 可能无法将这些抗原"有效地"转移到 DC 进行加工和呈递。例如，来自前列腺癌细胞的 TDEX 高表达 FasL，可以诱导 T 细胞凋亡。同样，携带 TRAIL 的 TDEX 也可以诱导细胞毒性 T 淋巴细胞凋亡。有研究表明，表达 NKG2A 受体的 TDEX 可以降低 NK 细胞的毒性。TDEX 还可以通过抑制髓样前体细胞向 DC 的分化来抑制树突状细胞的成熟。表达 HSP72 的 TDEX 以 TLR2/MyD88 依赖性的方式激活 MDSC 中的 STAT3，从而介导 MDSC 的免疫抑制功能。同样，富含 miR-21-3p、miR-125b-5p 和 miR-181d-5p 的外泌体，可有效诱导 M2 型巨噬细胞的极化。如上所述，TDEX 可以通过多种途径调控肿瘤微环境中的免疫细胞，促进免疫抑制和肿瘤进展。

TDEX 在肿瘤微环境中具有双重调控作用。研究证实，在肿瘤微环境中广泛浸润 DC 的情况下，载有特定抗原的 TDEX 可将肿瘤抗原呈递给 DC，进而激活细胞毒性 T 淋巴细胞，发挥抗肿瘤免疫的活性。HSP70 表面阳性的 TDEX 可刺激 NK 细胞和巨噬细胞活化，促进肿瘤细胞溶解。

在大多数情况下，口腔肿瘤微环境中的 TDEX 发挥免疫抑制作用。例如，含有 Fasl 或 PD-L 的 TDEX 可诱导 T 细胞凋亡或促进免疫抑制；含有 TGF-β 的 TDEX 会促进 Tregs 细胞增殖并抑制 NK 细胞活性，从而抑制免疫反应；表达 NK 细胞抑制性表面受体的 TDEX 可以抑制 NK 细胞的细胞毒性；表达 HSP72 的 TDEX 能触发 MDSC 中的 STAT3 激活，增强 MDSC 的免疫抑制功能；包含 miR-21、miR-342-3p 和 miR-1246 等 miRNA 的 TDEX 可将巨噬细胞重塑为促肿瘤发展的表型。

由于 TDEX 在肿瘤微环境中具有双重调控作用，关于其生物学作用的争论还在不断进行。新的证据表明，TDEX 的免疫刺激或免疫抑制功能主要取决于负载货物的类型和肿瘤微环境中免疫细胞的状态。重要的是，在癌症以外的其他领域，包括炎症、自身免疫、移植和妊娠，不仅认识到了外泌体的免疫调节潜力，而且还在积极探索开发新的治疗靶点和策略。

第三节　外泌体介导的免疫抑制机制

显然，肿瘤驱动的细胞间通信主要趋向于有利于肿瘤免疫逃逸和免疫耐受的方向。为了抑制抗肿瘤免疫反应，TDEX 负载的货物分子以不同的方式影响免疫细胞的功能。TDEX 携带的配体可以被淋巴细胞上的同源受体识别，通过受体介导的作用，直接激活/抑制免疫细胞，如 TDEX 与 T 细胞表面受体相互作用,传递信号并激活下游信号分子,导致免疫细胞活性改变;或者 TDEX 与靶细胞膜融合并将负载分子释放到免疫细胞中。如巨噬细胞和树突状细胞等吞噬细胞可迅速内化 TDEX,并将肿瘤抗原进行呈递,调控细胞毒性 T 淋巴细胞的活性。

一、肿瘤细胞来源的外泌体向免疫细胞传递耐受信号

TDEX 携带可与免疫细胞同源受体相结合的抑制性配体,诱导抑制性信号转导。免疫细胞上的两个关键受体,T 细胞受体(TCR)和 IL-2 受体(IL-2R),受 TDEX 的负调控。研究提出,携带 MHC-肽复合物和免疫抑制物质的 TDEX 可优先抑制肿瘤特异性 T 细胞。TDEX 携带的 MHC-肽复合物与 TCR 相互作用导致免疫反应抑制。即使这些相互作用能诱导 T 细胞活化,但因缺乏共刺激信号,也会抑制 T 细胞增殖。TDEX 传递的信号会触发 NF-κB 和 STAT3 激活,改变 T 细胞表达的细胞因子谱,使 T 细胞向 Th2 表型漂移。TDEX 向单核细胞发出信号,诱导促炎性细胞因子如 IL-6、TNF-α、IL-1β 和 G-CSF 的分泌。腺苷是一种众所周知的免疫抑制因子,通过腺苷 A2A 受体(A2AR)向效应 T 细胞(Teff)发出信号,上调 cAMP 水平并抑制 Teff 功能。TDEX 携带的 CD39 和 CD73 是调节腺苷产生的关键外核苷酸酶,TDEX 作为载体将这些酶输送到靶细胞,抑制 Teff 功能。鉴于 TDEX 在 TME 中普遍存在,向浸润的免疫细胞传递耐受性信号可能是其主要功能之一。

二、肿瘤细胞来源的外泌体抑制免疫细胞增殖

研究表明,TDEX 对人 CD8⁺T 细胞增殖有抑制作用,如 TDEX 能抑制黑色素瘤特异性 CD8⁺T 细胞的增殖,相反,TDEX 对 CD4⁺T 细胞增殖有促进作用。研究显示,正常上皮细胞产生的外泌体容易诱导所有 T 细胞增殖。这些研究表明,TDEX 通过调控 T 细胞增殖,抑制细胞毒性 T 淋巴细胞的活性,促进肿瘤进展。

三、肿瘤细胞来源的外泌体诱导活化 CD8⁺ 效应 T 细胞凋亡

癌症患者血液中几乎所有的 CD8⁺T 细胞表面都表达 CD95 或 PD-1。因此,分别携带 FasL 和 PD-L1 的 TDEX 可诱导 CD8⁺T 细胞发生凋亡。循环中 CD8⁺T 细胞的自发凋亡与疾病分期和预后有显著相关性。PI3K/AKT 通路是活化 CD8⁺T 细胞中 TDEX 的关键靶点之一。可调节 PI3K/AKT 信号转导的 PTEN 蛋白是 TDEX 货物的重要组成部分。活化的 CD8⁺T 细胞与 TDEX 共孵育可引起 T 细胞 AKT 去磷酸化,下调抗凋亡蛋白 Bcl-2 和 Bcl-xL 的表达水平,上调促凋亡蛋白 Bax 的表达水平。因此,TDEX 通过参与外源性和内源性凋亡途径,诱导活化的 CD8⁺T 细胞凋亡。

四、肿瘤细胞来源的外泌体抑制自然杀伤细胞活性

癌症患者 NK 细胞的数量和活性通常较低。此外,NK 细胞表面的激活受体 NKp30、NKp46、NKG2C 和 NKG2D 在癌症患者中的表达水平较低。TDEX 可以下调 NKG2D 的表达,降低 NK 细胞的细胞毒性。从急性髓系白血病(AML)患者血浆中分离的 TDEX 高度负载 MHC Ⅰ类多肽相关序列 A 和 B(MICA 和

MICB），可抑制 NK 细胞的细胞毒性，并降低正常 NK 细胞中 NKG2D 的表达。TDEX 的抑制作用还可归因于 TGF-β1 的存在。TGF-β1 是一种已知的抑制 NK 细胞活性的细胞因子。用中和单克隆抗体抑制 TGF-β1，可部分消除 TDEX 介导的对 NK 细胞活性的抑制。研究证实，AML 患者血浆中的 TDEX 以不同比例携带前 TGF-β1、成熟 TGF-β1 和潜伏期相关肽（LAP），TDEX 诱导的 NKG2D 表达下调程度依赖于其携带的成熟 TGF-β1 的水平。

五、肿瘤细胞来源的外泌体干扰单核细胞分化

TDEX 可诱导外周血单核细胞（PBMC）分化为 DC，DC 随后分泌前列腺素 E2（PGE2），干扰细胞毒性 T 淋巴细胞的产生。TDEX 诱导分化的 DC 可表达低水平的共刺激分子，对 T 细胞增殖呈现剂量依赖性抑制，这些体外研究的结果在小鼠体内实验中同样得到证实。研究显示，肺癌细胞来源的 TDEX 能够将活化的表皮生长因子受体（EGFR）转移至宿主巨噬细胞，其中外泌体-EGFR 与巨噬细胞内在信号转导途径结合，从而降低了巨噬细胞 I 型干扰素的产生及其抗病毒免疫活性。

六、肿瘤细胞来源的外泌体诱导髓样前体细胞向髓系抑制性细胞分化

TDEX 可诱导髓样前体细胞分化为髓系抑制性细胞（myeloid-derived suppressor cell，MDSC），这些细胞在小鼠肿瘤组织、淋巴器官和血液中积聚。TDEX 诱导 MDSC 扩增主要依赖于其负载的 TGF-β 和 PGE2。MDSC 的积累对免疫反应有两方面的影响：第一，引起 DC 缺乏，抗原的处理和呈递受到负面影响；第二，MDSC 产生许多免疫抑制因子，包括 NO 和 ROS，导致 TCR 硝化或 T 细胞凋亡。此外，MDSC 消耗精氨酸和半胱氨酸，而这是 T 细胞活动所必需的成分。从癌症患者的体液中分离出的 TDEX，能将人单核细胞系（THP-1）的细胞因子谱转化为一种强烈的促炎症类型，这可能驱动这些细胞分化为 MDSC 表型。

七、肿瘤细胞来源的外泌体驱动 Treg 的分化和增殖

癌症患者血液循环中 CD4$^+$CD25^{high}FOXP3$^+$ Treg 的数量通常显著升高。TDEX 以 TGF-β1 依赖的方式增加人 CD4$^+$CD25$^-$ T 细胞中 SMAD2/3 和 STAT3 的磷酸化水平，诱导 CD4$^+$CD25$^-$ T 细胞转化为 CD4$^+$CD25^{high}FOXP3$^+$ Treg，并促进 Treg 的增殖。TDEX 诱导的 Treg 上调了 FasL、TGF-β、IL-10、CTLA4、颗粒酶 B 和穿孔素的表达水平，显示出增强的免疫抑制功能。

第四节　外泌体在癌症诊疗中的用途

与其他纳米载体相比，外泌体在循环中具有很高的稳定性，可高丰度负载生物活性分子，并且毒性和免疫原性较低。因此，在临床实践中将外泌体用作药物载体的方法有前途，效果令人鼓舞。

一、作为化疗药物及生物活性分子的运输载体

紫杉醇被广泛用作多种肿瘤的化疗药物。由于紫杉醇的水溶性差，迫切需要开发新的方法来增加

溶解度和改善治疗效果。使用外泌体作为药物传递载体制备溶液,观察到负载紫杉醇的外泌体可有效杀死肿瘤细胞。同样,负载了诸如姜黄素、甲氨蝶呤和顺铂等化学治疗药物的外泌体在治疗肝癌中具有良好的抗肿瘤效果。除了递送药物,外泌体还可作为 siRNA 的递送载体,用来沉默肿瘤细胞中的癌基因。GTPase KRAS 的致癌激活通常发生在多种肿瘤中,但是靶向 KRAS 的 siRNA 在血液循环中稳定性较差,因此,开发靶向 KRAS 的有效疗法,仍然是一个巨大挑战,而外泌体作为 siRNA-KRAS 的高效载体,可显著抑制胰腺癌的进展,增强小鼠模型的总体存活率。

二、作为调控肿瘤免疫的介导者

工程化改造的外泌体可以在其表面表达特定跨膜蛋白,从而参与肿瘤免疫治疗。肿瘤细胞广泛表达整合素相关跨膜蛋白 CD47,CD47 能与巨噬细胞的配体信号调节蛋白 α(SIRPα)相互作用,从而抑制巨噬细胞的吞噬作用。基于这一发现,设计携带 SIRPα 变异体的外泌体,可作为免疫检查点阻断剂,从而拮抗 CD47 与 SIRPα 之间的相互作用,增强巨噬细胞对肿瘤的吞噬作用。此外,基于外泌体的肿瘤抗原-佐剂共递送系统是提高免疫原性的另一种工程策略。例如,构建含有内源性肿瘤抗原(gp100 和 TRP2)和免疫诱导性 CpG DNA 的工程化黑色素瘤细胞来源外泌体,可以诱导有效的抗肿瘤作用。同样,表达内源性 P1A 肿瘤抗原和 HSP70 的工程化骨髓瘤细胞分泌的外泌体,也能够刺激 DC 成熟和 T 细胞的免疫反应。

此外,使用免疫细胞来源的外泌体来增强抗肿瘤免疫作用,是另一个研究热点。多项研究表明,在动物模型和人体临床试验中,来自载有肿瘤抗原的 DC 的外泌体,能够激活 CTL 的细胞毒性并增强抗肿瘤反应。NK 细胞来源的外泌体可直接发挥细胞毒活性。活化的 $CD8^+$ 细胞的外泌体,通过消耗间充质中的基质细胞来阻止肿瘤的进展。将免疫细胞来源的外泌体用于癌症免疫治疗,也非常值得期待。

三、作为液体活检的分子标志物

当前,液体活检已成为一种无创且方便的疾病诊断和预后监测方法。由于在循环系统中稳定性高并有足够的浓度,与循环肿瘤细胞(circulating tumor cell,CTC)和循环肿瘤 DNA(circulating tumor DNA,ctDNA)相比,外泌体在液体活检中具有明显优势。此外,外泌体还包含多种蛋白分子,例如,$GPC1^+$ 循环外泌体是胰腺癌早期阶段的非侵入性诊断生物标志物。外泌体含有高水平的 miRNA,TDEX 中负载的 miRNA 可作为多种恶性肿瘤中潜在的预测生物标志物,例如胶质母细胞瘤、卵巢癌、前列腺癌等。除 miRNA 外,环状 RNA(circRNA)在癌症患者血清的外泌体中含量更高,这是一类新的、基于外泌体的癌症生物标志物。

四、作为肿瘤基因治疗的直接靶点

TDEX 倾向于促进肿瘤进展,阻断 TDEX 生物发生和释放似乎是一种潜在的抗肿瘤策略。已发现 nSMase2 抑制剂 GW4869 可以阻断神经酰胺的合成,抑制外泌体释放。用 GW4869 治疗荷瘤小鼠可减少肿瘤肺转移,将其与顺铂和吉非替尼联合使用可提高抗肿瘤作用。作为最常用的遗传靶点,下调 Rab27a 可抑制外泌体分泌,从而抑制肿瘤的生长。TSG101 是一种涉及内体运输的关键蛋白质,也被认为是靶向干扰外泌体治疗癌症的潜在靶点。此外,作为内吞作用的抑制剂,细胞松弛素 D 可以抑制外泌体的摄取,同时下调外泌体的生物发生。总之,干预肿瘤外泌体的合成、释放和摄取可能有益于癌症的治疗。

五、作为干扰肿瘤免疫治疗的负性调控者

值得注意的是,TDEX 同样会干扰肿瘤免疫治疗效果。由于 TDEX 携带各种抗原蛋白,它们能有效地结合和隔离肿瘤反应性 Ab,并显著减少这些 Ab 与肿瘤细胞的结合。TDEX 的这一特点已经被证明,它是曲妥珠单抗在乳腺癌治疗中发生耐药的机制之一。从乳腺癌患者血浆中分离出与曲妥珠单抗结合的 HER2$^+$ 外泌体。HER2$^+$ 外泌体阻断了曲妥珠单抗对 HER2$^+$SKBR3 细胞增殖的抑制作用。在侵袭性 B 细胞淋巴瘤的模型中,TDEX 被证明可结合并消耗补体,从而保护肿瘤细胞免受补体依赖性细胞溶解。总之,对 TDEX 负载分子的现有研究表明,TDEX 可能在调节肿瘤细胞对免疫治疗的敏感性和免疫效应细胞的抗肿瘤活性方面发挥重要作用。

第五节　未来展望

一、多泡体分选的分子机制探索

外泌体的功能取决于运送的特定货物。尽管已在外泌体中鉴定出许多蛋白质和 RNA 分子,但是对于内体系统如何将这些特定分子选择性包装到外泌体内知之甚少,蛋白质翻译后修饰以及 RNA 包含的特殊基序,可能在外泌体对货物的选择性包装过程中发挥作用,但是相关机制仍需进一步研究和阐明。此外,多泡体(MVB)在细胞中存在两种不同的结局,一是被分选进入溶酶体途径,将其包含的货物分子进行降解;一是向细胞膜迁移,与细胞膜融合并释放外泌体。尽管在过去的十多年中,已经部分阐明了将 MVB 分选为溶酶体途径的基本机制,但如何将 MVB 分选转换为外泌体生成途径,目前仍然不明确。将 MVB 分选到细胞膜和溶酶体的分子机制尚不清楚,但在这两种命运之间存在一个决定点,表明对一种途径的抑制,必然会增强另一种途径。未来对 MVB 命运决定机制的深入研究,将会促进当前对细胞内体生成系统的阐明和应用。

二、外泌体 DNA 的来源及功能探索

外泌体包含少量 DNA,包括单链 DNA、双链 DNA、基因组 DNA 和线粒体 DNA,甚至反转录互补 DNA。外泌体中的 DNA 来源是否为细胞核、线粒体或者细胞质仍然未知。与其他外泌体货物不同,尚不清楚是否存在将特定 DNA 选择性包装到外泌体中的分子机制。外泌体 DNA 的功能也需要进一步解释。例如,受辐射的小鼠乳腺癌细胞产生的 TDEX,可将 dsDNA 转移至 DC,刺激 STING 依赖的 I 型干扰素激活,从而引发肿瘤特异性 CD8$^+$ T 细胞反应。最近的研究表明,源自 T 细胞的外泌体包含基因组和线粒体 DNA(mtDNA),该基因组和线粒体 DNA 从 T 细胞传递至 DC 以诱导抗病毒反应。外泌体 mtDNA 的转移可作为致癌信号,促进肿瘤干细胞从休眠状态中唤醒。此外,衰老细胞衍生的外泌体多含有染色体 DNA

片段。这些研究结果表明,外泌体可能通过从细胞中去除有害的细胞质 DNA,进而在维持细胞稳态中发挥一定作用。

尽管关于外泌体 DNA 的研究很多,但外泌体的异质性以及纯化策略的差异化,使外泌体的分析结果不理想。最近的一项研究表明,外泌体中不存在双链 DNA 和与 DNA 结合的组蛋白。因此,迫切需要更加标准化的外泌体分离和纯化技术,甚至需要对当前细胞外囊泡的分类和术语进行必要修订。

三、免疫捕获肿瘤细胞来源的外泌体的方法探索

迄今为止进行的大多数研究都使用从培养的肿瘤细胞上清液中分离得到的 TDEX。在这些上清液中,肿瘤细胞是外泌体的唯一来源。为了研究患者体液中存在的 TDEX,有必要将 TDEX 与更大的微泡以及非恶性细胞衍生的外泌体区分开。这就需要开发用于捕获及定量回收 TDEX 的方法。幸运的是,TDEX 带有膜嵌入的分子,它们在一定程度上模仿了母本肿瘤细胞中的分子特征。因此,可以将识别 TAA 的 Ab 包被在磁珠上,并用于 TDEX 捕获。使用免疫捕获技术从早期胰腺癌患者血浆中分离出 GPC1$^+$ 外泌体,或者从前列腺癌患者外周血中捕获带有前列腺特异性膜抗原的外泌体都取得了成功。目前,从其他实体肿瘤患者的血浆中免疫捕获 TDEX 的方法也正处于研发阶段。

四、基于外泌体疗法的挑战

尽管外泌体在应用方面取得了一定的结果,但挑战仍然存在且任务艰巨。由于外泌体可用作临床生物标志物、疫苗或药物递送系统,因此,迫切需要更准确和标准化的外泌体纯化方法。此外,为了实现基于外泌体的更好的免疫疗法或疫苗接种的应用,还必须提高外泌体的抗原装载效率。另一个挑战是,要为临床应用大规模生产外泌体。已有研究报道,一种从间充质干/基质细胞产生良好生产规范(GMP)级外泌体的生产方法,但该技术仍需要扩展到其他不同的细胞类型。此外,什么是最适合临床生产的靶细胞?GMP 级外泌体产业化应用仍需要进一步研究。总之,基于外泌体的疗法可与免疫治疗、化疗等其他抗肿瘤疗法相结合,将具有广阔的临床应用前景。

参 考 文 献

[1] RAPOSO G, NIJMAN H W, STOORVOGE W, et al. B lymphocytes secrete antigen-presenting vesicles. J Exp Med, 1996, 183(3): 1161-1172.

[2] KALLURI R, LEBLEU V S. The biology, function, and biomedical applications of exosomes. Science, 2020, 367(6478): eaau6977.

[3] KOWAL J, TKACH M, THÉRY C. Biogenesis and secretion of exosomes. Curr Opin Cell Biol, 2014, 29: 116-125.

[4] KALLURI R. The biology and function of exosomes in cancer. J Clin Invest, 2016, 126(4): 1208-1215.

[5] XIAO M, Zhang J J, CHEN W J, et al. M1-like tumor-associated macrophages activated by exosome-transferred THBS1promote malignant migration in oral squamous cell carcinoma. J Exp Clin Cancer Res, 2018, 37(1): 143.

[6] QIN X, GUO H Y, WANG X N, et al. Exosomal miR-196a derived from cancer-associated fibroblasts confers cisplatin resistance in head and neck cancer through targeting CDKN1B and ING5. Genome Biol, 2019, 20(1): 12.

[7] XU R, GREENING D W, ZHU H J, et al. Extracellular vesicle isolation and characterization: toward clinical application. J Clin Invest, 2016, 126(4): 1152-1162.

［8］GAJEWSKI T F, SCHREIBER H, Fu Y X. Innate and adaptive immune cells in the tumor microenvironment. Nat Immunol, 2013, 14(10): 1014-1022.

［9］WOLFERS J, LOZIER A, RAPOSO G, et al.Tumor-derived exosomes are a source of shared tumor rejection antigens for CTL cross-priming. Nat Med, 2001, 7(3): 297-303.

［10］CHALMIN F, LADOIRE S, MIGNOT G, et al. Membrane-associated Hsp72from tumor-derived exosomes mediates STAT3-dependent immunosuppressive function of mouse and human myeloid-derived suppressor cells. J Clin Invest, 2010, 120(2): 457-471.

［11］WHITESIDE T L. Immune modulation of T-cell and NK(natural killer)cell activities by TEXs(tumour-derived exosomes). Biochem Soc Trans, 2013, 41(1): 245-251.

［12］LU T W, ZHANG Z, ZHANG J J, et al. CD73in small extracellular vesicles derived from HNSCC defines tumour-associated immunosuppression mediated by macrophages in the microenvironment. J Extracell Vesicles, 2022, 11(5): e12218.

［13］WIECKOWSKI E U, VISUS C, SZAJNIK M, et al.Tumor-derived microvesicles promote regulatory T cell expansion and induce apoptosis in tumor-reactive activated CD8[+] T lymphocytes. J Immunol, 2009, 183(6): 3720-3730.

［14］KIM J W, WIECKOWSKI E, TAYLOR D D, et al. Fas ligand-positive membranous vesicles isolated from sera of patients with oral cancer induce apoptosis of activated T lymphocytes. Clin Cancer Res, 2005, 11(3): 1010-1020.

［15］MINCHEVA-NILSSON L, BARANOV V. Cancer exosomes and NKG2D receptor-ligand interactions: impairing NKG2D-mediated cytotoxicity and anti-tumour immune surveillance. Semin Cancer Biol, 2014, 28: 24-30.

［16］VALENTI R, HUBER V, IERO M, et al. Tumor-released microvesicles as vehicles of immunosuppression. Cancer Res, 2007, 67(7): 2912-2915.

［17］XU R, RAI A, CHEN M S, et al. Extracellular vesicles in cancer- implications for future improvements in cancer care. Nat Rev Clin Oncol, 2018, 15(10): 617-638.

［18］鲁婷玮, 张建军, 陈万涛. 恶性肿瘤细胞来源的外泌体调控自然杀伤细胞活性的相关机制. 上海交通大学学报（医学版）, 2021, 41(5): 659-664.

第二十章　细胞外囊泡与口腔免疫相关疾病

真核细胞和原核细胞均会向周围环境中释放磷脂包裹的细胞外囊泡（extracellular vesicles，EV）。最初的研究认为，细胞外囊泡是细胞清除胞内废物的载体。但随着研究的逐渐深入，越来越多的证据表明，细胞外囊泡是细胞之间交换跨膜受体、遗传信息等生物分子的载体，且很有可能是细胞间一种高效、稳定和经济的信息交换方式。同时，细胞外囊泡更是凭借可以通过血脑屏障的特性被认为是天然存在的功能性脂质体。此外，由于细胞外囊泡可保护细胞免受代谢废物或药物的堆积，有助于改善细胞的病理或生理状态，因此，其在作为诊断标记物和抗癌治疗药物载体等方面具有潜在的临床应用价值。但与此同时，细胞外囊泡本身及其释放途径也被肿瘤、传染病等用以逃避免疫监视，进而促进肿瘤转移或疾病传播。

得益于以上诸多独特的生物学特性，细胞外囊泡在治疗疾病（包括恶性肿瘤、免疫缺陷病、心血管病等）、作为诊断标记物检测疾病（包括癌症、自身免疫疾病、阿尔茨海默病等）及预后评估（如预测癌症患者发生静脉血栓的风险）等方面已经取得了一定的进展。具体到口腔领域，细胞外囊泡与口腔疾病的关系主要分为以下三个方面：①细胞外囊泡与口腔颌面部肿瘤的发病机制、进展、耐药性密切相关；②细胞外囊泡可作为牙周炎、口腔黏膜病、颌面部肿瘤（口腔鳞癌、唾液腺癌）等多种口腔疾病的诊断标记物；③细胞外囊泡可用于牙周炎、颞下颌关节骨关节炎、颌面部肿瘤等多种口腔疾病的治疗，尤其是来自多能干细胞的外泌体有助于血管、皮肤/黏膜、牙髓、骨/软骨等多种颌面部软硬组织的再生。

需要明确的是，细胞外囊泡主要分为外泌体（exosomes）、微囊泡（microvesicles，MV）及凋亡小体（apoptotic bodies，AB），其中在疾病诊断与治疗中研究较为深入、应用较为广泛的主要是外泌体。因此，本章继续将外泌体作为细胞外囊泡的代表，从上述三个方面依次阐述细胞外囊泡（外泌体）与口腔疾病发生、发展的关系，及其应用于口腔疾病诊断、治疗方面的进展，同时探讨现阶段细胞外囊泡临床应用的局限性与可能的潜在应用价值，期望对细胞外囊泡与口腔疾病之间的关系进行较系统性的阐述。

第一节　细胞外囊泡与口腔疾病的发生和进展

口腔癌 90% 以上为鳞状细胞癌（包括舌癌、颊癌、牙龈癌、上颌窦癌等），其次为腺性上皮癌（包括黏液表皮样癌、恶性多形性腺瘤、腺样囊性癌、腺泡细胞癌等）。鳞癌和腺癌的癌细胞均向其周围的微环境中分泌大量外泌体，通过肿瘤与周围间质组织之间的沟通来促进肿瘤的进展。因此，外泌体是肿瘤微环境的重要组成部分，且被认为是肿瘤进展和转移的主要因素之一。此外，由免疫细胞和非免疫细胞释放的外泌体中包含的 miRNA，也被发现在免疫调节中发挥一定作用，与舍格伦综合征等自身免疫性疾病的发生有关。

一、细胞外囊泡与肿瘤发生发展的关系

研究表明，外泌体存在并参与肿瘤发生发展过程的多个阶段。这些阶段可以划分为：肿瘤发生、肿瘤生长、肿瘤内部新血管生成、免疫逃避、肿瘤对化疗药物产生耐药性及最终转移。

（一）肿瘤发生

2015年，有研究通过使用高分辨率图像和 Cre-loxP 系统的体内技术证明，恶性程度较高的癌细胞释放的外泌体会被邻近或远处的正常细胞/恶性程度较低的癌细胞摄取，而这些携带参与肿瘤迁移和转移 mRNA 的外泌体则会使邻近的上皮细胞转化为癌细胞。而在此之前，已有大量的体外证据表明癌细胞可以通过外泌体交换信息。因此，外泌体被定义为肿瘤转移的"启动子"。

肿瘤相关成纤维细胞（cancer-associated fibroblast，CAF）是肿瘤微环境中含量最丰富的细胞，它能够释放外泌体以转移 miRNA 和各种蛋白质，从而加速肿瘤的生长。此外，外泌体携带的转化生长因子-β1（transforming growth factor-β1，TGF-β1）能够对肌成纤维细胞产生强大的激活作用，这解除了对肿瘤生长和侵袭的限制。

（二）肿瘤生长

研究证实，胶质母细胞瘤释放的外泌体中富含 mRNA、miRNA 和血管生成相关蛋白，这些外泌体被大脑微血管内皮细胞和胶质瘤细胞等宿主细胞吸收后，刺激肿瘤生长并增强其侵袭性。肝癌细胞释放的外泌体中，不仅含有支持肿瘤生长的 Met 癌蛋白，其内包含的 miRNA 更是细胞间通信的关键分子，可通过调节蛋白激酶的表达影响肿瘤的生长。

（三）血管生成

病理性血管生成与肿瘤的生长密切相关，可为肿瘤提供血管滋养并使其具备向其他组织扩散的能力。癌细胞缺氧会促进外泌体的产生，内皮细胞摄取这些外泌体后会刺激病理性血管的生成。此外，这些外泌体还具有改变血管脆性的能力，使其更易穿透肿瘤组织，从而影响肿瘤的转移能力。

（四）免疫逃避

近期，已有研究证明，单次静脉注射癌细胞来源的外泌体足以使小鼠口腔癌前病变加速进展为癌症，同时能减少免疫细胞向肿瘤组织的迁移。有证据表明，肿瘤与免疫细胞之间的交互通信具有双重作用：一方面，癌细胞通过外泌体释放的癌胚抗原（carcinoembryonic antigen，CEA）和间皮素等蛋白，可对免疫系统进行正向刺激和调节；另一方面，一些癌细胞通过外泌体释放的蛋白质和核酸，可对肿瘤的免疫反应产生抑制等负向调节作用。癌细胞分泌的外泌体对免疫系统的常见影响主要有以下几方面。

1. **抗原呈递缺陷** 携带 NKG2D 配体的外泌体通过充当诱饵来削弱 NKG2D 介导的 NK 细胞的细胞毒作用，从而促进免疫逃避。

2. **抑制抗原呈递细胞和细胞毒性 T 细胞** 通过在外泌体表面表达 TGF-β 抑制 T 细胞的增殖和功能。

3. 通过受体介导途径诱导 T 细胞凋亡。

4. **调控 T 细胞 mRNA 转录** 通过癌细胞外泌体携带的 miRNA 调控免疫功能相关基因的表达。

5. 由外泌体表面 CD39 和 CD73 介导生成的免疫调节因子腺苷，可以保护肿瘤细胞、组织免受免疫

介导的损伤,并对肿瘤局部免疫反应进行抑制性调节。

(五)化疗耐药性

癌细胞对化疗药物的耐药性是肿瘤药物治疗面临的最大挑战之一。在异质的肿瘤环境中,外泌体携带的 miRNA、mRNA 和蛋白质能够在癌细胞之间自由转移,可以改变侵袭性较弱的细胞表型并使其具有更强的侵袭能力和抗药性。外泌体也在药物外排中发挥重要作用,它可将药物封装并运输到胞外,从而降低胞内药物浓度、减弱药物的治疗效果。此外,外泌体还可调节抗体与癌细胞的结合,降低抗癌药物的治疗效果。

(六)肿瘤的转移

研究显示,细胞外囊泡和特殊的外泌体可能改变原发肿瘤的微环境,从而有利于选择具有转移行为的癌细胞。例如,口腔鳞癌低氧微环境可能刺激癌细胞释放富含 miR-21 的外泌体,并将其传递给癌细胞以增强其转移能力;而来自高侵袭性口腔鳞癌细胞系细胞外泌体中的 miR-200c-3p,可以在非侵袭性 OSCC 细胞中诱导类似的表型。还有研究结果表明,早在癌细胞到达转移部位之前,其外泌体就在转移生态位的准备过程中发生了关键作用。

二、细胞外囊泡在口腔鳞癌和唾液腺癌中的作用

1. **血管生成** 口腔鳞癌和唾液腺癌分泌的细胞外囊泡可以加速肿瘤血管生成,从而促进肿瘤生长的观点已得到越来越多证据的支持。如口腔鳞癌细胞分泌的含有 miR-142-3p 的细胞外囊泡,可以通过诱导供体癌细胞中 TGF-β 受体 I(TβRI)的过度表达及增强受体内皮细胞中 TβRI 的活性,共同促进肿瘤血管的生成。除了 TβRI,TGF-β 通路的跨膜受体及 TGF-β 受体 II(TβR II)也被证实参与细胞外囊泡介导的肿瘤血管生成。

2. **迁移、侵袭和转移** 越来越多的证据表明,细胞外囊泡参与调节肿瘤转移前微环境(pre-metastatic niche)的形成,从而促进肿瘤的发展和转移。转移前微环境是指在癌细胞转移之前,环绕肿瘤的基质和其他非恶性细胞产生的一种促进肿瘤生长和侵袭的支持性微环境。例如,腺样囊性癌癌细胞分泌的外泌体可以通过靶向几种紧密连接蛋白促进肿瘤迁移、侵袭及血行转移。

此外,癌细胞来源的细胞外囊泡还可通过转移促癌 miRNA 来调节受体细胞中抑癌基因的表达,从而将侵袭潜能转移到非侵袭性受体细胞中。例如,高侵袭性口腔癌来源外泌体装载的 miR-1246,能够提高非侵袭性和低侵袭性癌细胞的侵袭能力。

3. **免疫调节** 大量研究发现细胞外囊泡相关的免疫抑制是导致肿瘤免疫逃逸的重要机制之一。例如,来源于口腔鳞癌细胞外泌体的 miR-29a-3p 可以通过增加巨噬细胞抗炎表型,来促进口腔鳞癌细胞的增殖和侵袭能力。这些由癌细胞招募和诱导的巨噬细胞也被称为肿瘤相关巨噬细胞(tumor-associated macrophages,TAM),能产生多种生长因子[血管内皮生长因子(VEGF)、血小板衍生生长因子(PDGF)]、细胞因子和细胞外基质重塑分子(如 MMP),以促进肿瘤血管生成、肿瘤生长及转移。当口腔鳞癌细胞分泌的包含 *THBS1* 基因的外泌体被促炎表型的巨噬细胞摄取后,也可将其转化为 TAM。此外,TAM 还可通过抑制效应 T 细胞的增殖、募集辅助 T 细胞和调节性 T 细胞到肿瘤微环境中,直接抑制 T 细胞对肿瘤

的免疫反应。细胞外囊泡（外泌体）与肿瘤微环境关系的详细内容请参阅第十九章。

需要强调的是，目前已发表的关于外泌体及其他细胞外囊泡在口腔鳞癌和唾液腺癌发生进展中的作用，大多是基于体外实验获得的，即便是最严格的体外实验也难以完全模仿体内环境，细胞外囊泡在口腔鳞癌及唾液腺癌发生和进展中的确切作用还需要进一步研究和阐明。

三、细胞外囊泡在其他口腔疾病中的作用

舍格伦综合征是一种病因不明的慢性自身免疫病，其特征是存在多种直接针对器官和非器官特异性自身抗原的自身抗体。研究发现，唾液腺外泌体含有 E3 泛素化蛋白连接酶 TRIM21、Ro（SS-A）、狼疮 La 蛋白（SS-B）和史密斯抗原（Sm）等多种自身抗原，它们是与舍格伦综合征和系统性红斑狼疮有关的主要抗原。与健康对照组相比，这些自身抗原在唾液外泌体中显著表达。因此，外泌体被认为参与了胞内自身抗原（如核糖核蛋白）向免疫系统的呈递，从而促进舍格伦综合征等自身免疫病的炎症进展。

口腔扁平苔藓（oral lichen planus，OLP）是一种常见的 T 细胞介导的慢性炎症性疾病，是口腔潜在恶性疾病之一。该病的病理过程主要为 T 细胞抗原呈递，T 细胞活化、增殖、凋亡、迁移和分化以及 T 细胞介导的角质形成细胞凋亡。研究显示，口腔扁平苔藓来源的外泌体可被 T 细胞以时间和剂量依赖的方式摄入，从而显著促进 T 细胞增殖、迁移并抑制其凋亡，进而调节 T 细胞介导的炎症反应来促进 OLP 病程的进展。

当然，由于舍格伦综合征和口腔扁平苔藓的发病机制尚不完全明确，外泌体在这些口腔疾病中的作用也还处于初步研究阶段，因此，外泌体与这些疾病的具体关系与确切机制还需要进一步研究。

第二节　细胞外囊泡作为口腔疾病诊断标记物

细胞外囊泡广泛存在于各种体液中，且其分子组成与亲代细胞的生理或病理状态密切相关。例如，当细胞处于氧化应激、转化或异常分裂状态时，其分泌的细胞外囊泡的数目、组成也会发生变化。因此，细胞外囊泡逐渐被认为是疾病理想的非侵入性诊断标记物。目前，在口腔领域，使用细胞外囊泡，尤其是外泌体作为诊断标记物的疾病，主要包括牙周炎、口腔扁平苔藓、口腔癌及舍格伦综合征，相比常规的检查手段，其具有无痛、易获得、成本低等优点。

目前，用于诊断口腔疾病研究的外泌体主要来源于血浆、血清和唾液。与血浆、血清相比，唾液具有成分简单、易于获得等特点，使得其外泌体的分离、纯化更为容易。因此，对于口腔疾病来说，唾液是更为理想的液体活检的标本来源。

一、细胞外囊泡作为牙周炎的诊断标记物

牙周炎是一种以牙齿周围附着丧失为主要特征的复杂感染性疾病，有多种病因和致病因素，因此，牙周炎的诊断目前主要基于临床而非病因学诊断标准。由于诊断不足或诊断过度是目前牙周炎面临的主要

问题之一,探索快速、经济、有效预测活动性牙周炎的方法,在临床实践中是一个重要的研究课题。使用不同细胞来源的细胞外囊泡对牙周炎进行诊断已被较广泛地研究。目前已发现,牙周炎患者龈沟液中大中型细胞外囊泡的总浓度相对于健康对照组显著升高,但龈沟液也存在可用容量有限,容易被唾液、血液和牙菌斑污染等缺点。理论上,血浆外泌体也可作为牙周炎的诊断标记物,但目前尚缺乏这方面的报道。相比之下,唾液是诊断牙周炎更为理想的外泌体来源。

研究显示,外泌体相关的核酸可能作为评估牙周炎状态的潜在诊断标记物。例如,唾液外泌体中PD-L1mRNA在牙周炎中表达明显升高,且含量与牙周炎的严重程度相关。相比健康对照组,牙周炎患者唾液外泌体中hsa-miR-140-5p、hsa-miR-146a-5p和hsa-miR-628-5p三种miRNA显著升高。

同样地,唾液中外泌体的蛋白含量也可作为牙周炎的诊断标记物。一项应用质谱技术的研究比较了年轻的重度牙周炎患者和健康对照组唾液外泌体蛋白的差异,结果显示26个免疫相关蛋白在重度牙周炎中的表达显著升高。此外,唾液外泌体中CD9/CD81水平降低也提示与牙周炎的发病相关。

二、细胞外囊泡作为口腔扁平苔藓的诊断标记物

口腔扁平苔藓作为一种顽固性口腔潜在恶性疾病,通常需要长期监测和治疗。目前,对口腔扁平苔藓的明确诊断主要依靠组织活检,而对于需要长期反复随访的患者来说,非侵入性的诊断方法则更易被接受。早在2015年,便有研究通过比较分析口腔扁平苔藓患者与健康对照组唾液中外泌体miRNA的表达谱,来确定使用外泌体诊断口腔扁平苔藓的可行性。结果显示,唾液外泌体中的miR-4484在糜烂型/萎缩型口腔扁平苔藓中的表达显著升高。也有研究报道,通过比较口腔扁平苔藓患者与健康人血浆中外泌体miRNA的表达差异,发现口腔扁平苔藓患者血浆外泌体中miR-34a-5p表达明显升高,且与疾病的严重程度正相关。这提示血浆外泌体中miR-34a-5p表达水平可作为评估口腔扁平苔藓病程进展的候选标记物。由于该类研究样本量不够大,且缺乏更多同类研究的支持,因此,通过唾液外泌体诊断口腔扁平苔藓尚须进一步研究和证实。

三、细胞外囊泡作为口腔癌的诊断标记物

癌症的诊断一般以组织活检作为金标准,但同时,人们也致力于寻找非侵入性的癌症诊断方法,其中,就包括基于循环肿瘤细胞、循环肿瘤DNA、循环肿瘤RNA和外泌体的液体活检。

研究显示,通过检测外泌体装载蛋白质、脂质和核酸构成的细微变化,口腔癌细胞来源外泌体可以准确地与正常细胞外泌体区分,同时具有对口腔癌进行辅助诊断的潜力。应用液相色谱-串联质谱的研究结果显示,口腔鳞癌患者唾液中外泌体有8个蛋白与健康对照存在显著差异,提示唾液外泌体中蛋白组成可作为口腔鳞癌诊断的候选生物指标。MiR-302b-3p和miR-517b-3p仅在口腔鳞癌患者唾液外泌体中高表达,同时还发现,miR-512-3p和miR-412-3p在口腔鳞癌患者唾液中的表达也高于健康对照组,提示唾液外泌体中miRNA组成可作为口腔鳞癌诊断的候选生物指标。还有研究显示,伴有淋巴结转移的口腔鳞癌患者血浆外泌体中层粘连蛋白-322含量显著高于无淋巴结转移患者,提示其可用于口腔鳞癌淋巴结转移的预测。

根据液体活检和唾液分析的现状和前景,外泌体作为口腔癌诊断标记物具有很好的应用前景,且其将有助于建立一致性强的癌症早期诊断策略,助力早期诊断和预防,改善口腔癌患者的诊治效果。

第三节 细胞外囊泡与口腔疾病的治疗

与来源细胞相比,细胞外囊泡具有纳米级微小尺寸、良好的免疫相容性、可被快速内吞、可通过血脑屏障等生物屏障的优点,这使得细胞外囊泡有可能成为一种新型的无细胞生物治疗药物。而细胞外囊泡(尤其是外泌体)在动物模型和临床试验中的直接应用,为基于细胞外囊泡的治疗提供了必要的证据。目前,口腔颌面部应用细胞外囊泡进行无细胞治疗研究领域,主要包括口腔颌面部骨再生、颞下颌关节再生、牙周与牙髓再生以及肿瘤治疗等方面。

一、细胞外囊泡与口腔颌面部骨再生

口腔颌面部新骨形成方式主要为骨膜成骨,该过程依赖于骨髓间充质干细胞向成骨细胞分化。骨再生需要骨髓间充质干细胞、成骨细胞、破骨细胞、骨细胞和软骨细胞之间的协同作用来维持骨代谢平衡,同时免疫细胞与内皮细胞也参与其中,再加上颌骨复杂的形态结构,使得口腔颌面部骨再生成为一个具有挑战性的临床问题。

大量体外实验证明,外源性骨髓间充质干细胞(bone marrow mesenchymal stem cell, BMMSC)的细胞外囊泡可被内源性 BMMSC 或成骨细胞内化并进入高尔基体,进而启动内源性 BMMSC 和成骨细胞的分化。并且,无论有无成骨诱导,来自 BMMSC 的外泌体均能促进 BMMSC 和成骨细胞的成骨分化。而当 BMMSC 来源的细胞外囊泡与骨支架联合应用时,可以促进骨组织再生和血管再生。除此之外,骨祖细胞或成骨细胞分泌的外泌体也可以促进 BMMSC 的成骨分化。

除 BMMSC 外,脂肪干细胞(adipose derived stem cell, ADSC)、脐带间充质干细胞(umbilical cord mesenchymal stem cell, UCMSC)、多能干细胞源性间充质干细胞(mesenchymal stem cells derived from induced pluripotent stem cell, iPSC-MSC)等其他间充质干细胞也能分泌丰富的细胞外囊泡,为无细胞骨再生提供了广泛的选择。例如,来源于人 ADSC 的外泌体即能促进人 BMMSC 的成骨分化。同时,牙源性间充质干细胞也可作为用于促进成骨的细胞外囊泡的来源。研究证明,从人牙周韧带干细胞(human periodontal ligament stem cells, hPDLSC)和人牙龈间充质干细胞(human gingival mesenchymal stem cell, hGMSC)中提取的细胞外囊泡,也可以有效地促进颅骨缺损的愈合。

二、细胞外囊泡与颞下颌关节骨关节炎的治疗

颞下颌骨关节炎(temporomandibular joint osteoarthritis, TMJOA)是一种退行性疾病,除慢性疼痛外,还具有进行性软骨破裂、髁突骨重塑和滑膜炎等特征。由于髁状软骨的自愈能力欠佳,传统的临床治疗在修复受损软骨和其他颞下颌关节组织方面作用有限。近年来,再生医学在骨科领域的发展为解决颞下颌关节再生问题提供了新的思路。然而,由于颞下颌关节的独特性和复杂性,其解剖、结构和功能的再生

并不容易,具有挑战性。

近期,一项在TMJOA大鼠模型的研究发现,间充质干细胞(mesenchymal stem cell,MSC)外泌体在炎症反应的调节、髁突软骨和软骨下骨的愈合以及疼痛改善中发挥一定作用。MSC外泌体可以通过控制炎症反应达到治疗效果,即在减轻炎症反应的同时激活外泌体介导的TMJOA的恢复。随后的基质表达、细胞增殖和骨结构等方面的逐渐改善,可促进关节的整体再生和恢复。除此之外,在生物材料支架中使用软骨细胞和/或成骨细胞来源的外泌体,可以为颞下颌关节组织再生提供一种新的无细胞治疗范式。

三、细胞外囊泡与牙髓再生

牙髓感染坏死是最常见的牙髓病变,目前经典的治疗方式主要为根管治疗,即去除病变的牙髓组织,并用无机材料充填根管。但牙髓组织的缺失会导致牙齿变色、硬组织活力丧失等后果。因此,牙髓再生一直是牙髓相关疾病的研究热点。

实际上,在外泌体受到关注之前,就已经有研究通过细胞共培养或应用条件培养基,来研究MSC旁分泌系统对牙髓再生的可能作用。随着研究的深入,越来越多的证据表明,细胞外囊泡(尤其是外泌体)才是牙髓MSC的促血管生成和再生效应的有效成分。近年来不少研究表明,牙髓MSC来源的外泌体具有促进牙髓血管生成,调节细胞增殖、迁移、分化,以及神经保护功能等多种作用。因此,牙髓MSC来源的外泌体是再生牙髓治疗中理想的生物制剂。

四、细胞外囊泡与牙周组织再生

牙周炎是口腔中较为常见的一种牙周组织疾病,其特点是深牙周袋的形成及牙周附着的丧失。由于牙周组织是一种复杂的结构,具有多种细胞类型,牙周再生被认为是一种相当困难的治疗模式。

在不同来源的间充质干细胞中,牙周韧带干细胞是被研究最多,也被认为是牙周再生最合适的细胞来源。研究证实,培养PDLSC获得的条件培养基具有重建大鼠牙周骨缺损并抑制炎症的潜力。此外,牙龈间充质干细胞来源的条件培养基、ASC及MSC来源的细胞外囊泡也被证实有相同作用。而应用ASC来源的外泌体作为牙周炎的辅助疗法已经进入临床试验阶段,这是第一个也是唯一一个涉及外泌体在口腔领域应用的临床试验。

五、细胞外囊泡与口腔癌治疗

越来越多的证据表明,外泌体可将不同的药物(包括siRNA、miRNA和靶向药物)作为治疗剂有效转移到靶细胞中,从而抑制口腔鳞癌细胞生物学功能。在肿瘤治疗中,干细胞来源的外泌体则表现为抑制肿瘤的血管生成,但其具体机制尚不清楚。应用外泌体治疗口腔癌的临床前和临床研究,与其他癌症相比还十分有限。

在过去的十年中,细胞外囊泡的研究和应用都取得了较大的进步。使用细胞外囊泡作为诊断和预测标记物,具有以下优点:细胞外囊泡广泛存在于各种体液之中,获得容易,基于细胞外囊泡的诊断创伤小;细胞外成分的多样性能提供多项诊断参数,组合应用可提高敏感性和特异性;作为治疗载体和药物,细胞外囊泡则拥有良好的免疫相容性、较低的毒性、无伦理问题、可跨越生物屏障等多个优点。此外,由于其独特的结构和理化特性,细胞外囊泡可以被修饰(包括内部负载和表面修饰)以满足特殊的载药和改性需求。由于细胞外囊泡目前缺乏可靠和标准化的大规模生产方法、稳定的储存方式以及准确的计数方法,其临床应用道路上仍然有许多限制、障碍和挑战需要克服。不可否认的是,细胞外囊泡作为诊断和治疗工具,具有很好的前景。相信在不久的将来,这些限制和挑战都会被逐一解决和克服。

参 考 文 献

[1] VAN DER POL E, BÖING A N, HARRISON P, et al. Classification, functions, and clinical relevance of extracellular vesicles. Pharmacol Rev, 2012, 64(3): 676-705.

[2] YU S J, CHEN H, GAO B. Potential therapeutic effects of exosomes in regenerative endodontics. Arch Oral Biol, 2020, 120: 104946.

[3] LV L W, SHENG C H, ZHOU Y S. Extracellular vesicles as a novel therapeutic tool for cell-free regenerative medicine in oral rehabilitation. J Oral Rehabil, 2020, 47: 29-54.

[4] ZHAN C N, YANG X J, YIN X M, et al. Exosomes and other extracellular vesicles in oral and salivary gland cancers. Oral Dis, 26(5): 865-875.

[5] LU T W, ZHANG Z, ZHANG J J, et al. CD73 in small extracellular vesicles derived from HNSCC defines tumour-associated immunosuppression mediated by macrophages in the microenvironment. J Extracell Vesicles, 2022, 11(5): e12218.

[6] CHEN W Z, JIANG J X, XIA W J, et al. Tumor-related exosomes contribute to tumor-promoting microenvironment: an immunological perspective. J Immunol Res, 2017, 2017: 1073947.

[7] LÓPEZ-COBO S, CARMEN-SILVA C, VALÉS-GÓMEZ M. Glycosyl-phosphatidyl-inositol (GPI)-anchors and metalloproteases: their roles in the regulation of exosome composition and NKG2D-mediated immune recognition. Front Cell Dev Biol, 2016, 4: 97.

[8] DAI S M, WAN T, WANG B M, et al. More efficient induction of HLA-A*0201-Restricted and carcinoembryonic antigen (CEA)-specific CTL response by immunization with exosomes prepared from heat-stressed CEA-positive tumor cells. Clin Cancer Res, 2005, 11(20): 7554-7563.

[9] PEINADO H, ALEČKOVIĆ M, LAVOTSHKIN S, et al. Melanoma exosomes educate bone marrow progenitor cells toward a pro-metastatic phenotype through MET. Nat Med, 2012, 18(6): 883-891.

[10] RIBEIRO M F, ZHU H Y, MILLARD R W, et al. Exosomes function in pro-and anti-angiogenesis. Curr Angiogenes, 2013, 2(1): 54-59.

[11] SKOG J, T WÜRDINGER T, VAN RIJN S, et al. Glioblastoma microvesicles transport RNA and proteins that promote tumor growth and provide diagnostic biomarkers. Nat Cell Biol, 2008, 10(12): 1470-1476.

[12] TAN L, WU H J, LIU Y, et al. Recent advances of exosomes in immune modulation and autoimmune diseases. Autoimmunity, 2016, 49(6): 357-365.

[13] RoDRÍGUEZ ZORRILLA S, GARCÍA GARCÍA A, BLANCO CARRIÓN A, et al. Exosomes in head and neck cancer. Updating and revisiting. J Enzyme Inhib Med Chem, 2019, 34(1): 1641-1651.

[14] LEE Y H, PARK H K, AUH Q S, et al. Emerging potential of exosomes in regenerative medicine for temporomandibular joint osteoarthritis. Int J Mol Sci, 2020, 21(4): 1541.

[15] XING X, HAN S, LI Z, et al. Emerging role of exosomes in craniofacial and dental applications. Theranostics, 2020, 10(19): 8648-8664.

第二十一章　口腔颌面部创伤免疫

　　口腔颌面部是人体的暴露部位,不论在平时或在战时,这个部位的外伤都是比较常见的。口腔颌面部外伤包括工伤、交通事故伤、火器伤、烧伤和冻伤等。其中,部分严重创伤可以同时涉及严重的软硬组织伤或内脏器官损伤。口腔颌面部严重创伤可以对机体免疫功能产生严重影响。创伤后机体的反应极其复杂多样,包括由于直接损伤而导致的局部器官损害,或者由各类不同创伤以及大型手术等医源性因素导致的全身"应激反应",以及机体免疫功能的变化等。这些反应可波及全身各个系统,在组织、细胞及分子水平形成创伤后机体的保护性反应。很多研究都指出创伤能引起机体免疫系统产生复杂的变化,一方面,炎症因子如 IL-1、IL-6 等明显升高,往往造成过度炎症;另一方面,抗原呈递功能下降,又导致 T 细胞、B 细胞免疫功能受到明显抑制,往往导致严重感染,这种双向性改变共同作用的结果,导致了严重创伤后机体免疫功能紊乱,甚至引起多器官衰竭。创伤免疫学是研究创伤后机体全身及局部炎症反应与创伤愈合过程中免疫器官、细胞、分子变化规律的新兴临床基础研究学科,应用免疫学方法和技术手段探讨包括口腔颌面部创伤在内的机体各部位创伤的发生、发展及转归过程中的免疫学变化规律。目前,创伤免疫研究主要集中于免疫与炎症反应、免疫与创伤愈合两方面。

第一节　创伤免疫与炎症反应

　　现代创伤研究证实,创伤后适度的免疫炎症反应对机体恢复与创伤愈合是十分重要的,但是,过高的免疫炎症反应或者创伤后的免疫炎症反应抑制对于创伤愈合都是不利的。本节将就一些常见的免疫活性细胞及免疫相关体液介质与创伤后炎症反应关系进行介绍。

一、与创伤炎症反应相关的免疫活性细胞

　　1. 中性粒细胞　中性粒细胞是机体非特异性免疫的直接效应细胞,是机体抵御外源性异物入侵的首道屏障。组织损伤后,从损伤和坏死细胞中释放的损伤相关分子模式(damage-associated molecular pattern, DAMP)分子,是最早期诱导中性粒细胞募集的信号。这些 DAMP 分子包括 DNA、组蛋白、高迁移率族蛋白 B1、N-甲酰基肽、三磷酸腺苷、IL-1 等。在这些趋化信号的作用下,活化中性粒细胞表面整合素高亲和力构象形成,与内皮整合素配体的结合增加,使得中性粒细胞与血管内皮细胞紧密黏附。与此同时,活化中性粒细胞释放炎性因子使血管内皮通透性增加,中性粒细胞通过变形挤出毛细血管内皮细胞间隙,向损伤部位移动,即趋化作用,对于清除入侵病原微生物、启动急性期炎症反应、提高宿主防御能力都发挥至关重要的作用。

创伤后中性粒细胞的数量及功能变化对疾病的预后有重要影响。因疾病或治疗的副作用而发生中性粒细胞数量减少、功能异常甚至缺失，会导致慢性炎症持续，组织损伤修复延迟，甚至发生严重的反复感染，危及生命。通常，当损伤程度较轻时，中性粒细胞的趋化作用在创伤 24 小时后明显增高，创伤后 7～10 天恢复正常，这对于控制伤口感染和局部炎症有着十分重要的意义。而在严重创伤或大手术后，中性粒细胞的功能会受到影响，甚至会因其异常的功能变化而导致自身组织与器官的损害。

在严重创伤或感染灶未被及时清除的情况下，中性粒细胞失去运动能力，其趋化作用可明显受到抑制，这种抑制表现在两方面：一是中性粒细胞移行的方向性差，无方向的随机运动明显增加；二是中性粒细胞移动的速度降低。这类患者大多伴随严重感染和并发成人呼吸窘迫综合征。资料表明，中性粒细胞膜上趋化因子受体的活性及数量可因创伤而下降，尤其是 CD11b/CD18 分子表达水平的不足可能是趋化作用减弱的原因之一。严重创伤患者中性粒细胞的吞噬作用在 1～2 天即下降。外周血中性粒细胞的吞噬活性主要通过 IgG 重链及补体片段与其表面受体结合而得以调理和加强，这些受体主要包括 CD64、CD32、CDl6、CD11b/CD18 等。创伤后 CD64、CD32 及由 CD11b/CD18 构成的 β2 整合素等表达水平降低，可能与细胞吞噬作用受抑制有关。中性粒细胞的细胞内杀菌作用是其主要功能。中性粒细胞杀菌能力下降与创伤后并发严重感染关系密切，也是感染发生的主要原因之一。另一方面，如果中性粒细胞过量浸润，则会通过放大炎症反应和直接释放毒性效应物质促进组织损伤，如产生活性氧（超氧化物和过氧化氢）、非氧化机制（如蛋白水解酶和抗菌蛋白）以及形成细胞外陷阱等，妨碍炎症消除引起慢性炎症，限制损伤修复甚至导致器官功能丧失。中性粒细胞的反应结果与环境有关，包括炎症反应的触发、组织环境和其他与中性粒细胞相互作用的细胞类型等。这些因素共同作用决定了炎症反应是否充分有效，是负反馈自我限制进程还是正反馈放大进程。

2. 单核巨噬细胞系统　组织损伤后，巨噬细胞衍生的基质金属蛋白酶进一步破坏了基底膜，这有助于促进炎症细胞向组织损伤部位移动。它们还产生诱导炎症细胞初始募集的趋化因子。创伤发生后，第 1～2 天内组织创面和坏死组织周围即发生中性粒细胞浸润，第 3 天起开始有巨噬细胞进入，巨噬细胞可充当清除细胞，吞噬细胞碎片、入侵的微生物、凋亡的嗜中性粒细胞和组织损伤后出现的其他凋亡细胞。全身性感染、组织创伤等都可引起巨噬细胞激活、表达和释放多种炎症介质，除产生和中性粒细胞相同的炎症介质以外，还产生更多的细胞因子和生长因子，其中研究较多的细胞因子有 TNF-α、IL-1、IL-6、IFN-γ 等。因此，创伤后巨噬细胞的功能变化对机体免疫活性有重要作用。创伤后早期外周血中常出现大量幼稚型单核细胞，其数量可达平时的数倍到数十倍，而腹腔或肺泡内的巨噬细胞数量却明显减少。这种异常分布可能是由于创伤后应激反应导致骨髓提前释放幼稚型单核细胞，以及循环血中单核细胞成熟、定向分化障碍所致。严重创伤可以导致巨噬细胞趋化能力减弱、吞噬能力降低、杀菌活性受抑、分泌能力下降、抗原呈递功能以及抗体形成反应下降，从而为细菌的侵入和感染提供了条件。

3. 淋巴细胞　创伤后外周血中 T 细胞数量及功能下降，T 细胞减少的程度与随后发生感染或死亡的风险增加有关，如继发败血症的患者，第 3 天 CD4$^+$T 细胞明显降低。近年来的研究显示，创伤后 T 细胞亚群会发生明显变化，创伤早期外周血中的 T 细胞数量以 CD4$^+$T 细胞减少为主，而 Ts 细胞数量明显增加，进而使 CD4$^+$/CD8$^+$ 比值下降，这种改变可以直接影响其他 T 细胞亚群及巨噬细胞的功能，最终导致广泛的免疫抑制。创伤发生后，Th1 与 Th2 平衡遭破坏，出现以 Th2 诱导反应占优势的克隆转移，也是造成细胞免疫功能降低的原因之一。一般创伤发生时，B 细胞的数量与功能保持正常水平，但在创伤后 2～3 周 B 细胞的数量有所下降。

4. **红细胞**　红细胞不仅具有携带和交换氧气的功能，而且还具有多种免疫功能。红细胞膜上表达补体受体 CR1，借助补体活化产生的 C3b 与血液循环中的免疫复合物结合，供巨噬细胞吞噬清除。创伤对红细胞有损害作用，也就不可避免地影响红细胞的免疫功能。

二、与创伤免疫相关的体液介质

1. **补体系统**　创伤后患者血清中各种补体成分的含量均发生不同程度的变化，补体激活产物 C3a、C5a 等水平明显增高，黏附于中性粒细胞表面的受体明显增多。C3a 与 C5a 在伤后的增高程度与创伤严重程度分类（ISS）评分直接相关，这也提示了创伤发生后补体系统的变化与机体免疫功能及机体防御能力密切相关。

2. **急性期蛋白**　在机体发生组织损伤后的短时间（数小时至数日）内，即可出现血清成分的某些变化，称为急性期反应，参与急性期反应的物质称为急性期反应物。急性期反应物大多数是蛋白质，称为急性期蛋白（acute-phase protein，APP）。最早发现的 APP 是 C 反应蛋白，因为它能与肺炎双球菌的荚膜成分 C 多糖体起反应，故而得名。C 反应蛋白含量在创伤后迅速增多，且与伤情的轻重以及有无严重感染关系密切，被作为创伤后判断病程及预后的生物学指标。

3. **纤连蛋白**　纤连蛋白的主要功能是介导细胞黏着。在创伤过程中其作用是：①促进细胞迁移，创伤修复时可促进巨噬细胞迁移到创伤部位；②参与血凝反应，血凝过程中参与血小板、红细胞凝聚，促进血小板附着在血管受损部位；③对于巨噬细胞有功能激活和调理作用。创伤后纤连蛋白常常迅速减少。当损伤不严重，机体恢复的同时，血中纤连蛋白的含量与活性迅速恢复。如其含量与活性持续降低，往往提示有感染等并发症发生。

三、与创伤免疫相关的细胞因子

创伤后细胞活化可以产生、释放许多细胞因子，它们不仅各自拥有独特的对组织细胞功能的调控活性，相互之间还存在着复杂的协同、制约关系，在创伤免疫系统中发挥重要作用。重度创伤的发展以及全身炎症反应综合征（systemic inflammatory response syndrome，SIRS）、多器官功能障碍综合征（multiple organ dysfunction syndrome，MODS）等并发症的发生，与机体的一些炎症介质在受伤后的变化密切相关，特别是同 TNF-α 及一些白细胞介素等细胞因子的产生密不可分。

（一）肿瘤坏死因子

肿瘤坏死因子-α（tumor necrosis factor，TNF-α）是一种细胞毒性蛋白，机体受到创伤或感染刺激后，TNF-α 是机体应激反应产生最早的、起核心作用的炎症介质，它来源于腹膜和内脏的单核细胞、巨噬细胞和 T 细胞，人体内最大的巨噬细胞群——Kuffer 细胞在 TNF-α 的生成中发挥了重要作用。尽管 TNF-α 半衰期很短，为 14～18 分钟，但它的短暂出现即可诱发机体代谢和血流动力学的明显变化。TNF-α 具有广泛的生物效应，它可以激活中性粒细胞、巨噬细胞等多种炎症细胞，刺激其他炎症介质和细胞因子如 IL-1、IL-6 等的释放，引发一系列细胞因子级联反应，扩大其生物学效应，产生所谓"瀑布效应"，可以对机体多器官造成严重的继发性损伤。可见，TNF-α 是反映机体炎症与组织损伤严重程度的重要敏感指标。

（二）IL

1. IL-1　IL-1 在循环中的半衰期大约 6 分钟，作为局部炎症介质，它的作用远不及 TNF-α 明显。但在创伤时，IL-1 通过刺激下丘脑而诱导典型的炎症发热反应。另外，IL-1 还可通过垂体释放 β-内啡肽和增加中枢阿片类受体发挥作用。

2. IL-6　IL-6 来源于所有经过 TNF-α 和 IL-1 诱导的组织细胞。创伤 60 分钟内即可见循环中 IL-6 升高，4～6 小时后达高峰，持续 10 天左右。IL-6 既有致炎作用又有抗炎作用。它是机体创伤和修复过程中一种重要的急性期反应介质，在创伤和炎症过程中，IL-6 不仅激活中性粒细胞，还能延迟巨噬细胞对衰老和丧失功能的中性粒细胞的吞噬，从而加剧了创伤后炎症介质的产生。此外，IL-6 也能通过促进可溶性肿瘤坏死因子受体（soluble tumor necrosis factor receptor, sTNFR）和白细胞介素 1 受体 2（type 2 IL-1 receptor, IL-1R2）的释放，抑制 TNF-α 和 IL-1 的作用，并起到抗炎症作用。IL-6 的大量释放对患者是一个危险信号。

3. IL-10　IL-10 是由 Th2 分泌的具有多种生物学活性的强免疫抑制因子。在正常人体内检测不到 IL-10，而在创伤和大型手术后患者血中 IL-10 水平升高。感染后发生休克的患者血中的 IL-10 可为无休克患者的数倍。IL-10 能改变机体的免疫应答和 MHC Ⅱ类抗原的表达，并介导 Th1 和 Th2 两类细胞之间的调节。创伤后早期应用抗 IL-10 治疗，可防止 T 细胞免疫抑制并提高脓毒血症患者的生存率。

（三）IFN-γ

IFN-γ 在创伤 6 小时内由 Th 细胞经激活而产生，维持 8 天左右。它可增强内毒素对抗巨噬细胞的作用，增强抗原呈递细胞的抗原识别能力，激活巨噬细胞向 M1 促炎表型转化，增加 TNF-α、IL-1、IL-6 的释放和黏附分子的表达，诱导 IL-2、IL-12、IL-18R 产生。此外，IFN-γ 还可促进中性粒细胞和巨噬细胞的吞噬活力。其产生的炎症细胞因子有助于维持 Th1 反应，抑制调节性 T 细胞、Th2 细胞和 Th17 细胞的分化，促进炎症反应。

四、与创伤相关的免疫紊乱综合征

创伤后免疫活性细胞和体液介质的变化，既可以导致免疫功能低下，引起机体防御能力下降，使机体对于外源性侵入的易感性增加，也可以产生过强的免疫反应造成自身组织损伤。

全身炎症反应综合征（SIRS）这一新的临床概念是近年来的研究热点。其基本病理变化是机体内促炎-抗炎自稳失衡所致的，伴有免疫防御功能下降、持续不受控制的炎症反应。SIRS 指的是由感染、烧伤、创伤、手术、胰腺炎以及缺血-再灌注等多因素引起的一种全身性炎症反应。它不一定均由致病菌引起，包括严重创伤在内的许多非感染因素也可以引起 SIRS，SIRS 伴有严重感染时称为脓毒症。

目前，已知内毒素是全身性炎症反应（SIR）的触发剂。多种细胞因子参与了 SIR 的启动，其中

TNF-α、IL-1、IL-6、IL-8 为最有影响力的介质，这些介质也被称为前炎症介质（pre-inflammatory factor），其中 TNF-α、IL-1 既为原发性前炎症介质，又是激发继发性炎症介质的趋化因子。炎症启动后激发机体产生众多的继发性炎症介质，加重 SIR 的瀑布效应，这种持续高水平的细胞因子可进一步发展为多器官功能障碍综合征（MODS）。同时，体内存在一种与之对抗的抗炎机制，称之为代偿性抗炎反应综合征（compensatory anti-inflammatory response symdrome，CARS）。参与抗炎反应的重要介质包括 IL-4、IL-10、IL-13、TGF-β、CSF、sTNFR、IL-1RA 等。如果抗炎细胞因子产生过多，往往会造成免疫功能受抑制，促使感染和其他并发症增加。

为了控制创伤后 SIRS，人们提出了多种免疫治疗方案，着重于阻断炎症瀑布反应和稳定细胞介导的免疫功能。其总体策略是：①用多价抗体和补体受体中和内毒素或外毒素，避免过量巨噬细胞受刺激而激活；②下调中性粒细胞和巨噬细胞的活性，阻止炎症因子的大量产生；③恢复创伤应激后严重受损的细胞免疫功能。

第二节　创伤免疫与创伤愈合

一、创伤愈合过程及细胞的作用

创伤后组织修复过程从凝血开始，由多种组织细胞参与，协同完成。每种细胞又可分泌多种细胞因子，细胞之间、细胞因子之间、细胞和细胞因子之间存在复杂的交互影响关系，涉及细胞运动、黏附、通信、增殖和分化等细胞生物学过程。现代创伤学将创面愈合过程基本分为三个阶段：①止血和炎症反应；②细胞增殖；③成熟和创面重塑，这三个阶段存在互相交叉，难以截然分开。

（一）止血和炎症反应阶段

创伤后首先启动的是止血过程。血凝块不仅可起止血、防止细菌侵入的作用，更重要的是其内部激活的血小板不断分泌各种趋化因子和生长因子，可引发进一步的炎性反应并影响参与创伤愈合的其他细胞。在止血过程的同时，创伤区血管内皮细胞的细胞间黏附分子（intercelluar adhesion molecule，ICAM）、E-选择素、P-选择素等黏附分子大量表达，血液中中性粒细胞、单核细胞、淋巴细胞受创伤区趋化因子的趋化作用以及细胞因子、生长因子、缺氧环境等刺激，膜表面黏附分子 CD11b/CD18、L-选择素表达也显著升高，这些细胞与内皮细胞黏附分子互相作用后，运动减慢，滚动、聚集并黏附于内皮层，进而穿过血管内皮间隙到达创伤区。

（二）细胞增殖阶段

细胞增殖阶段主要表现为角质细胞、内皮细胞、成纤维细胞的迁移、增殖和分化，达到再上皮化，形成肉芽组织。

1. 角质细胞的再上皮化　很多因素可调控再上皮化过程。TGF-β、TGF-α、EGF、HB-EGF、KGF 等生长因子主要促进角质细胞的增殖。细胞外间质如胶原基质、纤维蛋白、层粘连蛋白等在再上皮化过程的不同阶段促进或抑制角质细胞的迁移。

目前对创伤如何启动角质细胞迁移,细胞如何适时停止迁移转而增殖和分化,又适时停止增殖的机制尚不清楚。

2. 内皮细胞与新生血管化　在创伤愈合过程中创伤部位可能产生新生血管,新生血管为创伤部位提供氧、营养物质和生物活性物质,因此,对创伤修复发挥重要作用。与胚胎中血管形成起源于成血管细胞不同,创伤后新生血管直接由内皮细胞形成,随后内皮细胞迁移,形成毛细血管的过程两者较相似。

（三）成熟和创面重塑阶段

创伤愈合的最后一个阶段是基质的成熟和重塑期,这一阶段需经历相当长的时间,伤口外观可能出现瘢痕。

二、淋巴细胞在创面愈合中的免疫调节作用

创面愈合过程中,T细胞发挥着重要的免疫调理作用,不仅通过直接杀伤微生物和激活单核巨噬细胞共同参与特异性宿主免疫反应,而且能够分泌淋巴因子影响其他免疫细胞的免疫活性,调控创面愈合过程。多数学者认为创面愈合的启动过程并不需要淋巴细胞,但创伤后淋巴细胞免疫功能受损,细胞数量减少、表型和活力改变都会影响创面组织的修复能力。

第三节　调控免疫促进创伤愈合与组织再生

免疫系统对创伤后组织修复与再生而言是把双刃剑,既可发挥正性作用,又可产生负性影响。因此,调控免疫反应成为促进创伤愈合和实现组织再生的新方向。近年来,众多研究基于生物材料、干细胞和分子信号等调控免疫反应促进创伤愈合和组织再生。

在基于生物材料的研究策略中,生物材料可以为移植细胞或宿主细胞提供物理支持和/或调节免疫成分,抑制不良的免疫反应。在基于细胞的研究策略中,干细胞可以快速增殖和分化,以弥补失去的组织细胞,同样可以通过旁分泌细胞因子、细胞外囊泡等发挥免疫调节作用。生长因子可以通过分子信号路径促进血管生成和组织重构,抗炎因子等可以调控炎症微环境以利于创伤修复与再生。此外,上述这三种策略可以联合应用,提高治疗效果。

一、调控中性粒细胞促进创伤愈合与组织再生

中性粒细胞是炎症反应起始、放大、消退过程的效应细胞,对免疫系统的激活、调节发挥重要作用。随着对中性粒细胞生物学特性的认识,其行为和功能的调控成为组织工程和生物材料领域的一个新兴研究方向。生物材料设计以中性粒细胞为中心,以调节中性粒细胞的激活和反应为重点,诱导其他效应细胞(包括单核细胞、巨噬细胞等)随后的免疫反应,以达到有利于创伤修复和组织再生的目的。

二、调控巨噬细胞极化促进炎症消除和创伤愈合与组织再生

促炎型巨噬细胞的促炎功能是触发创伤愈合过程所必需的,然而过长的炎症反应会加剧组织损伤,

抑制组织修复,因此炎症的及时消除对于愈合过程非常重要。此外,抗炎型巨噬细胞 M2 具有促进组织重塑的作用。因此,利用巨噬细胞表型的极化来促进组织修复和再生是一种极具应用前景的治疗策略。

三、诱导 Treg 形成促进炎症消除和创伤愈合与组织再生

相对于巨噬细胞,调控 T 细胞亚群用于促进创伤愈合及组织再生的研究有限。T 细胞亚群如 CD8$^+$ T 细胞和 Th1 细胞具有抗再生特性,其他细胞亚群如 Th2 和 Treg 细胞具有促再生特性。然而,目前 Th 细胞亚群转换和抑制 CD8$^+$ T 细胞在创伤愈合过程中的应用较少,可能与对 T 细胞功能及相关机制认识不足有关。对 T 细胞的调控研究主要集中在调节 Treg 细胞活性以促进再生。

Treg 细胞在创伤愈合过程中发挥至关重要的作用,诱导 Treg 细胞形成是组织修复和再生的有效途径。可以通过生物材料递送细胞因子、生长因子和应用 MSC 来实现 Treg 的诱导转化。IL-2 和 TGF-β 在 Treg 细胞的诱导和调控中发挥重要作用。因此,通过生物材料递送 IL-2 和 TGF-β 可诱导 Treg 细胞形成。MSCs 抑制 T 细胞反应并诱导 Treg 细胞转化。例如,MSC 可诱导 T 细胞凋亡,MSC 来源细胞外囊泡可以抑制 T 细胞增殖,降低 CD4$^+$ 和 CD8$^+$ T 细胞亚群比例,上调 Treg 细胞数量,从而促进创伤部位骨组织再生。此外,体外培养的 Treg 细胞可被直接输送到损伤部位,以达到促进创伤愈合和组织再生的目的。

参 考 文 献

［1］SELBY J. Conscious healing: visualizations to boost your immune system.America: Watkins Pub Ltd, 2002.

［2］GAEDDERT A. Healing immune disorders: natural defense-building solutions. Berkeley: North Atlantic Books, 2005.

［3］王正国, 付小兵, 周元国. 分子创伤学. 福州: 福建科技出版社, 2004.

［4］李朝品, 孙新, 孟繁平. 临床免疫学. 北京: 人民军医出版社, 2004.

［5］穆尔. 创伤学. 5 版. 高建川, 朱敬民, 崔晓林, 等译. 北京: 人民军医出版社, 2007.

［6］陈万涛. 口腔临床免疫学. 上海: 上海交通大学出版社, 2010.

第二十二章 口腔颌面头颈部
免疫组织、器官及其特点

第一节 概 述

口腔颌面头颈部的淋巴系统非常丰富,主要由淋巴结、淋巴样组织和淋巴管组成,淋巴结分布在淋巴管汇行至静脉的路径中,与淋巴管相通,它们共同组成了该部位严密的免疫防御系统。与身体其他部位的淋巴结相似,口腔颌面头颈部淋巴结常聚集成群,每一解剖区域都有相对固定数目的淋巴结群,部分个体淋巴结个数和大小变异较大,淋巴结常被脂肪组织和结缔组织包裹,是粉红色的扁圆形或肾形结构,正常情况下直径 0.5~1cm。根据淋巴结所在位置,以深筋膜为界,分为浅、深两群分布,分布常沿血管走行方向排列。

口腔颌面头颈部组织内的毛细淋巴管非常密集,多吻合成网,由网发出的淋巴管又合成淋巴管丛,再由丛汇集形成集合淋巴管。各解剖区域的淋巴直接回流到相应区域的淋巴结,这些淋巴结命名为区域淋巴结(regional lymph nodes)。淋巴液经过区域淋巴结后向心性回流,通过一级或数级淋巴结回流至淋巴干或淋巴导管。鉴于口腔颌面头颈部每组淋巴结都有固定的收集范围和淋巴液的流向,当淋巴结收集范围内有微生物感染时,该区域的淋巴结就会肿大或出现疼痛;当口腔颌面头颈部组织发生肿瘤时,如果癌细胞转移到引流区域的淋巴结,则淋巴结持续性增大、变硬和固定。此外,通过该区域的淋巴结转移灶,也可追寻口腔颌面头颈部隐匿肿瘤的原发灶。

淋巴结和软组织的质地相近,正常淋巴结一般很难触及,在临床上即使触及肿大的淋巴结,也并不意味着其一定就是病理状态,原因是在很多生理或病理情况下,均可导致淋巴结肿大,而当原发病灶痊愈后,肿大的淋巴结并不能完全消退。临床上如需要判断肿大淋巴结的性质,必须综合参考患者的主诉,病史,淋巴结的质地、周界、大小和数目等指标,来评价是否为病理性淋巴结肿大,以协助疾病的诊断。淋巴结和淋巴组织在口腔颌面头颈部相关组织器官的免疫防御中发挥着十分重要的作用。掌握口腔颌面头颈部淋巴结所在位置、收集范围、淋巴流向,特别是淋巴结的大小、质地等状态,对炎性疾病的诊断以及对肿瘤性疾病的诊断、转移预测、治疗和预后判断都具有重要的临床价值。

第二节 口腔颌面头颈部淋巴结

一、口腔颌面头颈部淋巴结

为方便学习和检查口腔颌面头颈部淋巴结,口腔解剖学把这一区域的淋巴结分为环行链与纵行链两大淋巴结群。

（一）环行链淋巴结群

环行链淋巴结群一般包括面淋巴结、腮腺淋巴结、耳前淋巴结、耳后淋巴结、枕淋巴结、下颌下淋巴结、颏下淋巴结、颈浅淋巴结及颈前淋巴结等淋巴结（图 22-2-1）。环行链淋巴结群除腮腺深淋巴结和部分下颌下淋巴结之外，大多数淋巴结位置表浅，其淋巴输出管多连接纵行链淋巴结群。

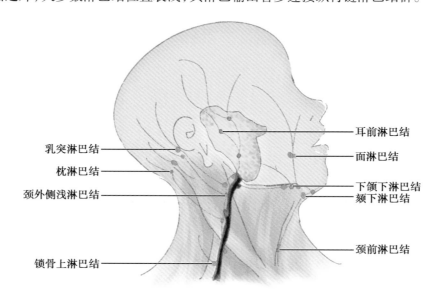

图 22-2-1　口腔颌面头颈部淋巴结环行链（解剖示意图）

1. **面淋巴结**　面淋巴结位于面部皮下、表情肌浅面，1～4 个不等，收集眼睑、结膜、鼻、颊等部位的淋巴引流；注入下颌下淋巴结、腮腺及颈深淋巴结上群。面淋巴结按部位不同可分为：①眶下淋巴结，亦称鼻唇淋巴结，位于眶下孔附近；②颊淋巴结，位于颊肌表面，口角之后；③颌上淋巴结，位于咬肌前缘，面动脉附近；④颧淋巴结，位于眼外眦下方，颧部表面。

面深淋巴结位于面侧深区，下颌支内侧，沿颌内动脉排列。面深淋巴结收集颞下区、面深区、腭和上咽等区域淋巴引流，注入颈深淋巴结上群。

2. **腮腺淋巴结**　腮腺淋巴结主要指腮腺包膜内的淋巴结，亦称腮腺深淋巴结。主要分布在腮腺浅叶，位于腺体小叶之间，数目变异较大，一般为 2～22 个。深叶的淋巴结较少，一般 14 个，甚至缺如，多在面后静脉的深面。收纳耳前、睑外侧、颊部、外耳道、鼓室和颞区皮肤等处的淋巴引流，注入颈深淋巴结上群。

除腮腺深淋巴结外，尚有在腮腺下极，沿面后静脉分布的淋巴结，称为耳下淋巴结或腮腺下极淋巴结，此淋巴结有时被归入腮腺浅淋巴结。耳下淋巴结除收纳外耳、鼓室、面颊部淋巴引流外，还收纳来自腮腺、鼻咽及腭后部的淋巴引流。腮腺下极淋巴结常可成为腮腺及鼻咽部恶性肿瘤的首发淋巴转移部位。

3. **耳前和耳后淋巴结**　耳前淋巴结亦称腮腺浅淋巴结。位于耳前皮下、腮腺咬肌筋膜浅面，一般有 1～4 个，通常为 1～2 个。收纳颞、额以及睑外侧、耳郭前上部等处的淋巴引流，注入腮腺深淋巴结或颈深淋巴结上群。耳后淋巴结亦称乳突淋巴结。位于胸锁乳突肌乳突附着的浅面，可有 1～3 个。收纳头皮、颞部、耳郭及外耳道的淋巴引流,注入颈深淋巴结及脊副淋巴结。

4. **枕淋巴结** 枕淋巴结按部位不同分为浅、深两群,枕浅淋巴结位于枕部皮下,于胸锁乳突肌止点与斜方肌起始交界处的浅面,一般 1～3 个不等,收纳头皮淋巴管引流,向下注入脊副淋巴结及枕深淋巴结。枕深淋巴结位于头夹肌的深面,沿枕动脉排列,通常为 1～2 个。除收纳枕浅淋巴结输出管的引流外,还收纳来自枕部肌肉及骨膜的淋巴引流,注入脊副淋巴结。

5. **下颌下淋巴结** 下颌下淋巴结位于下颌下三角区内,与下颌下腺、面横(颌外)动脉、面前静脉关系密切。通常有 2 个以上淋巴结,多者可达 10 个。根据下颌下腺与面动脉、面前静脉血管束的关系,可将下颌下淋巴结分为 3 组;前组:下颌下前淋巴结;中组:下颌下中淋巴结;后组:下颌下后淋巴结。前组淋巴结位于下颌下三角前角,面动脉之上前方;中组淋巴结位于面动脉、面前静脉血管束的前方或上方;后组淋巴结则位于下颌下三角后,下颌下腺的后上方。下颌下淋巴结几乎可收纳所有口腔颌面部组织器官的淋巴回流。下颌下淋巴结的输出管直接通向颈深淋巴结上群,有时亦注入颈浅淋巴结与肩胛舌骨肌淋巴结。

6. **颏下淋巴结** 颏下淋巴结位于颏下三角内,在颈阔肌之下易于触及。一般有 1～8 个淋巴结。亦可将颏下淋巴结分为前、后两群;前群靠近三角尖的颏部;后群靠近三角底的舌骨部。颏下淋巴结主要收纳下唇、颏部、口腔及舌前部的淋巴引流,注入下颌下淋巴结及颈深淋巴结上群。

7. **颈浅淋巴结** 也称颈外侧浅淋巴结。位于颈阔肌深面,沿颈外静脉排列分布。其上部与腮腺下极(耳下)淋巴结相延续,下部则位于胸锁乳突肌浅面。淋巴结多有 1～5 个。收纳枕、乳突以及耳下淋巴结的输出管,注入颈深淋巴结。

8. **颈前淋巴结** 颈前淋巴结位于颈前中线及两侧,在颈阔肌、颈浅筋膜深面。颈前淋巴结分浅、深二组。浅组淋巴结在胸骨舌骨肌表面,沿颈前或正中排列,淋巴结数不多,一般 1～2 个。深组淋巴结则在胸骨舌骨肌深面,颈部器官浅面或外侧。颈前深淋巴结又按邻近器官的不同,分别命名为喉前淋巴结、气管前淋巴结和甲状腺淋巴结,分别位于喉、气管及甲状腺的浅面。按位置上下又分为两组:上群,又称舌骨下淋巴结或甲舌淋巴结;下群,亦称环甲淋巴结。喉前淋巴结下群的出现率较高,淋巴结数一般为 1～3 个。喉前淋巴结上群收纳喉的淋巴引流,汇入下群;下群除收纳上群输出管外,还收纳声门以下及甲状腺的淋巴引流。喉前淋巴结的输出管注入气管前及气管旁淋巴结。甲状腺淋巴结位于甲状腺峡部浅面,多为 1 个,有时缺如,收纳甲状腺的淋巴管,注入气管前、气管旁或颈深淋巴结。气管前淋巴结位于甲状腺峡部至胸骨颈静脉切迹之间的气管前外侧面,包裹于气管前的脂肪结缔组织中。气管前淋巴结可有 1～6 个,收纳喉前淋巴结及甲状腺的淋巴引流,向外侧可注入气管旁或颈深淋巴结群,向下则注入前纵隔淋巴结。气管旁淋巴结位于气管旁,气管与食管之间,故亦称气管食管沟淋巴结。此淋巴结常沿喉返神经排列,淋巴结数多为 1～7 个。气管旁淋巴结除收纳气管前淋巴结的淋巴输出外,还收纳甲状腺、甲状旁腺、喉下部,以及颈部气管、食管的淋巴引流,注入颈深淋巴结下群或直接注入颈淋巴干。

(二)纵行链淋巴结群

纵行链淋巴结群包括咽后淋巴结和颈深淋巴结,颈深淋巴结沿脊副神经排列的淋巴结又称为副链淋巴结,锁骨上淋巴结亦称为横链淋巴结(图 22-2-2)。

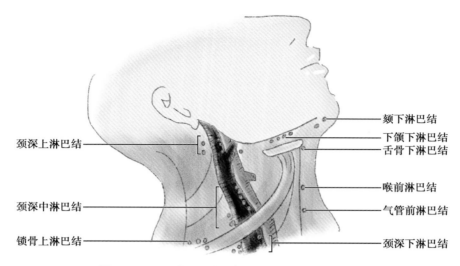

图 22-2-2　口腔颌面头颈部淋巴结纵行链（示意图）

1. **咽后淋巴结**　咽后淋巴结位于咽后壁黏膜下，咽缩肌与椎前筋膜之间的咽后间隙内。咽后淋巴结根据其分布位置可分为咽后外侧淋巴结与咽后内侧淋巴结两组。前者最多见，淋巴结数多为 1～2 个。后者出现率较低，一般只有 1 个。咽后淋巴结主要收纳鼻腔、鼻咽、口咽的淋巴引流，注入颈深淋巴结上群或脊副淋巴结。

2. **颈深淋巴结**　颈深淋巴结包括颈内侧群及颈外侧群。颈内侧群亦称颈内静脉淋巴结，沿颈内静脉排列分布，可按较恒定的解剖结构将其分为上、中、下三群。颈外侧群包括沿脊副神经排列的脊副淋巴结和沿颈横动脉排列的颈横淋巴结。

（1）颈深淋巴结上群：淋巴结数较多，通常在 10 个左右，主要集中在二腹肌下、面总静脉及颈内静脉近颅端。这些淋巴结也被称为颈静脉二腹肌淋巴结或角淋巴结。口腔颌面头颈部淋巴引流大多可经各级淋巴结的输出管注入颈深淋巴结上群。颈深淋巴结上群还直接收纳鼻腔、鼻咽、舌根、咽、喉的淋巴引流。颈深淋巴结上群的淋巴输出管可注入颈深淋巴结中群，有时也可直接注入颈淋巴干。

（2）颈淋巴结中群：在肩胛舌骨肌与颈内静脉交汇处或其稍上方，是一组较恒定的淋巴结群，称为颈静脉肩胛舌骨肌淋巴结，颈淋巴结中群数目一般较少。此淋巴结主要收纳舌尖部的淋巴管引流，成为一个特征性淋巴结群。该群淋巴结除收纳颈深淋巴结上群的输出管外，还直接收纳来自咽、喉、甲状腺及颈部气管、食管的淋巴引流，注入颈深淋巴结下群，有时也可直接注入颈淋巴干。

（3）颈深淋巴结下群：大部分由胸锁乳突肌覆盖，临床上触诊比较困难。通常有 2～7 个淋巴结。主要收纳淋巴结中群、脊副淋巴结、颈横淋巴结、颈浅淋巴结、颈前淋巴结输出的淋巴引流，也收纳胸壁及乳房上部的淋巴引流。输出淋巴管最终注入左胸导管与右淋巴导管。

3. **脊副淋巴结**　位于沿脊副神经排列的枕三角区内。淋巴结数一般为 4～7 个。收纳枕淋巴结、乳突淋巴结的输出管，并直接收纳枕、颈、肩部的淋巴引流，输出管注入颈横淋巴结及颈深淋巴结下群。

4. **颈横淋巴结**　位于沿颈横动静脉走行的锁骨上三角区内，亦称为锁骨上淋巴结，一般为 1～4 个。收纳脊副淋巴结及锁骨下淋巴结的输出管和胸上部的淋巴引流，注入颈深淋巴结下群或直入左胸导管或右淋巴导管。

二、口腔淋巴样组织

口腔的免疫淋巴样组织主要包括扁桃体淋巴组织、唾液腺淋巴组织、黏膜下淋巴组织、牙龈淋巴组织等。在口腔局部免疫反应中，扁桃体、唾液腺、口腔黏膜淋巴组织发挥重要的免疫防御作用。

1. **扁桃体淋巴组织**　扁桃体有腭扁桃体、咽扁桃体和舌扁桃体。其结构与淋巴结类似，和淋巴结的主要区别表现是：淋巴结有输入淋巴管和输出淋巴管，而扁桃体没有；扁桃体的内表面被覆复层鳞状上皮，形成许多隐窝，隐窝内有许多小孔和间隙，各种抗原通过隐窝内的小孔间隙进入扁桃体内。另外，覆盖扁桃体表面的上皮很薄，抗原也可穿过上皮层进入扁桃体组织内。扁桃体在口咽部呈环状分布排列，起着检查进入口腔内各种抗原物质的作用。扁桃体隐窝深部的复层扁平上皮内含有许多 T 细胞、B 细胞、浆细胞、少量巨噬细胞与朗格汉斯细胞，称为上皮浸润部。上皮内还有一些毛细血管后微静脉，是淋巴细胞进出上皮的主要通道。扁桃体淋巴组织中的 B 细胞占淋巴细胞总数的 60%，T 细胞占 38.5%，还有少量 NK 细胞和 K 细胞。弥散淋巴组织中的 T 细胞较多，T 细胞一方面将抗原侵入的信息传递给巨噬细胞；另一方面与抗原接触后，诱导分布在扁桃体中心淋巴滤泡内的 B 细胞产生抗体。B 细胞多分布于扁桃体中心部位的淋巴滤泡内以及淋巴滤泡周围，受到抗原刺激及 T 细胞诱导后，便开始增殖、分化，产生抗体。与末梢血和淋巴结比较，扁桃体 B 细胞的比例较高，它们产生的免疫球蛋白，以 IgG 为主，IgA 较少，IgM、IgD、IgE 更少。扁桃体内产生的 IgA 不含 J 链，而且扁桃体上皮中也无分泌型蛋白质成分。

2. **唾液腺淋巴组织**　口腔内的唾液腺为分泌唾液的腺体，共有 3 对大的唾液腺，分别是腮腺、下颌下腺和舌下腺。小的唾液腺分布于唇、舌、口底、颊、腭等处的黏膜固有层和黏膜下层。唾液腺（salivary gland）分浆液性、黏液性和混合性 3 种。唾液主要具有湿润口腔黏膜、初期消化食物、杀菌、调和食物使之便于吞咽等作用。

唾液腺淋巴组织指分布在大唾液腺、小唾液腺导管周围、腺泡之间、唾液腺小叶之间的淋巴细胞群。这些淋巴细胞中既有 T 细胞，也有 B 细胞。唾液腺的免疫球蛋白主要以分泌型 IgA 为主，主要由腮腺、下颌下腺、舌下腺等大唾液腺分泌，口腔黏膜也有少量分泌。腮腺分泌的唾液中水分多、免疫球蛋白的浓度较低，且几乎都是 IgA，IgG∶IgA 为 1∶1000；全唾液中 IgG∶IgA 为 1∶13.9。

分泌型 IgA 覆盖于口腔黏膜表面，可以凝集各种外来入侵的微生物，并能阻止异物在口腔黏膜吸附，还能中和微生物所产生的毒素以及病毒等，以发挥保护口腔黏膜、预防感染的作用。在全唾液中补体成分 C3 浓度仅为 0.5μg/mL，这些微量补体成分对于免疫防御，特别对口腔黏膜的保护有积极意义。

3. **口腔黏膜淋巴组织**　口腔黏膜覆盖在整个口腔表面，前与唇部皮肤相连，后与咽部黏膜相接，并与牙龈形成极为重要的牙龈结合。口腔黏膜能够保护其深层器官，并能接受和传递外界刺激。口腔黏膜固有层内有许多淋巴细胞、巨噬细胞和组织细胞，以及数量不等的肥大细胞、多形核白细胞等。淋巴细胞中有 T 细胞和 B 细胞。固有层中的防御细胞，如巨噬细胞和淋巴细胞等都是流动性的，生理状态下局部很少,在异物侵入等情况下,上述免疫相关细胞数量能够快速增加,参与免疫反应。

4. 牙龈淋巴细胞与龈沟液 牙龈是覆盖在牙槽突边缘和环绕牙颈部的口腔黏膜。牙龈淋巴组织由于经常受到各种刺激而比较发达。牙龈淋巴组织中 T 细胞与 B 细胞的比例为 1∶3,B 细胞占明显优势,有助于牙龈受到抗原刺激后产生足够的抗体进行免疫应答。这种 B 细胞产生的免疫球蛋白是以 IgG 为主,其次是 IgA。牙龈淋巴结输入颈淋巴结,抗原信息通过淋巴细胞传入颈淋巴结,免疫应答是以 IgG 抗体为主的免疫反应,而不是以分泌型 IgA 为主。

龈沟液中的免疫球蛋白几乎都是 IgG,在牙周炎时 IgG 在血清中的浓度显著升高。龈沟液中针对牙龈卟啉单胞菌、放线菌、变异链球菌、黏性放线菌的特异性抗体有较高的活性,并与补体和中性粒细胞等共同发挥防御作用。龈沟液的补体成分不仅能活化免疫系统发挥局部防御作用,而且与变态反应有密切关系,还有抗菌和增强牙龈免疫的能力。

龈沟液中的中性粒细胞对龈下细菌有防御作用。中性粒细胞向龈沟液内游走主要是由 C5a、趋化因子引起的。由于细菌来源趋化因子的关系,牙周炎时,1 分钟内约有 100 万个中性粒细胞向牙周袋内游走。中性粒细胞为了抑制牙周袋中的细菌释放胶原酶,对牙周组织造成一定损伤。健康人群龈沟液中淋巴细胞含量很低,仅占 2%~3%,几乎都是 B 细胞,牙周炎时牙龈组织中的 B 细胞增加,并不断产生成熟的抗体。

第三节 口腔黏膜的屏障作用

消化系统、呼吸系统等直接与外环境接触的黏膜组织都具有防御外来抗原异物刺激的组织结构和免疫反应功能。口腔黏膜(oral mucosa)覆盖于口腔表面,前面借唇红和唇部皮肤相连,后于咽部黏膜相延续。口腔黏膜的防御屏障包括物理、化学屏障,以及黏膜表面和黏膜内的特异性、非特异性体液和细胞免疫作用。口腔上皮的机械防御和物理化学屏障功能很重要,许多口腔疾病与抗原和毒素的进入及吸附有关。这种屏障和防御与上皮表面层组织细胞的正常更新有关,还与各种大分子物质屏障有关,如附着黏蛋白的表面层、细胞间渗透层和上皮结缔组织间基板屏障。

一、屏障保护功能

1. 唾液屏障 所有大小唾液腺的导管开口于口腔黏膜,分泌的唾液保持口腔黏膜湿润,并形成了口腔黏膜的第一道屏障。唾液对口腔黏膜的机械冲洗作用,一方面排除了有毒物质,另一方面使微生物不致附着于黏膜表面形成克隆。

黏蛋白是唾液中黏液的主要成分。黏蛋白形成一层薄的、具有黏弹性的膜覆盖于整个口腔黏膜的表面,起着润滑抗干燥和保护作用,并阻止外源性酸、降解酶等进入黏膜内。唾液中的乳铁蛋白具有与铁结合的高活性,竞争性抑制了细菌对必需铁元素的利用,从而发挥抗菌作用。来自唾液腺的溶菌酶是一种具有溶解细菌细胞壁糖脂的酶,它可解聚链球菌链,使其生长能力下降。

2. 黏膜屏障 口腔黏膜上皮的保护作用是通过以下两个途径来实现的:①上皮更新,导致表层不断脱落,使上皮表面保持清洁,使微生物不易定居;②化学屏障,限制许多物质向上皮内渗透。上皮表层内细胞间的相互渗透屏障限制了许多成分的进入。口腔不同区域的渗透性也不同,这与屏障层的化学性质有关。在角化部位,屏障层由中性脂质组成,而在非角化部位,屏障层可能由糖脂或糖蛋白组成。在上皮-结缔组织交界处致密的基板区,能够限制许多物质包括内毒素和免疫复合物进入。

被覆上皮的一个基本特性是可以不断自我更新。组织的生发层细胞分裂产生新的细胞,通过增殖和分化,最终到上皮表面并脱落,上皮表面细胞的脱落使其不断代谢、更新,从而影响了微生物寄宿和侵入上皮的能力。表面更新率与细胞通过上皮层的速率有关,在稳定状态下与生发层新细胞生成的速率有关。口腔黏膜的更新速度比皮肤快,但比肠黏膜慢。在口腔内,非角化上皮比角化上皮更新快。

微生物的侵袭能力取决于微生物侵入速度和表皮表面细胞更新率。如微生物侵入速度快于上皮的更新速度,结果是微生物成功侵入上皮。所以,生理状态下上皮表面更新速度通常超过多数微生物渗入其表面的速度,阻止了绝大部分微生物的侵袭和感染。除微生物以外,口腔内还有许多有害成分,如常见的致癌物质,一般是来自饮食、饮酒、吸烟、咀嚼槟榔等。

角化上皮较非角化上皮具有更有效的屏障作用,它可以限制大分子如蛋白的渗透。研究发现,一些口腔黏膜相关疾病的发生可能是组织对致病因子的渗透所致,如复发性阿弗他溃疡、扁平苔藓、各种癌前病变及鳞状细胞癌常常发生在非角化衬里区域。口底衬里上皮很薄,癌的发生率较高,可能显示了不同部位屏障性质的不同。

增生和过度角化的口腔上皮屏障功能下降。研究表明,牙基托覆盖后的炎症区黏膜对水的渗透性较正常的非角化的颊部黏膜增加了2倍,黏膜厚度增加及炎症情况下可导致渗透性增加。此外,黏膜萎缩和年龄的变化都会影响黏膜的渗透性。除了表面上皮存在渗透屏障,一些物质的扩散可以被上皮结缔组织间的基板限制。在一些缺乏表面屏障的区域,如牙龈上皮的结合上皮区,基板起到了非常重要的保护作用,它限制了免疫复合物和内毒素的通过。

总之,口腔黏膜上皮发挥保护作用的屏障功能,是综合不同机制协同实现的,包括黏膜表面层更新、表层细胞间渗透屏障及分化的渗透基板层。它们都有助于限制毒素、微生物等抗原,甚至是致癌物质进入黏膜深层,从而阻止或减缓了相关疾病的发生。

二、免疫屏障作用

1. **免疫细胞屏障**　黏膜上皮内的淋巴细胞如T细胞、调节性T细胞、B细胞等,在受到抗原刺激后发生增殖性反应,产生淋巴因子,发挥免疫功能。前述的朗格汉斯细胞,表面有IgA样抗原,Fc、C3受体,具有巨噬细胞样的作用,它能呈递抗原给T细胞,使T细胞活化产生IL-2。

2. **免疫球蛋白屏障**　免疫球蛋白分泌型IgA在该类型屏障中发挥重要的作用,它能保留在上皮细胞或细菌表面,形成一种抗菌层,具有很强的抗菌作用和水解酶的蛋白降解作用。它的特点是不需要补体活化,不引起组织细胞溶解,不增加局部组织的进一步损伤。

口腔黏膜免疫的种类、特点和调节等内容,请参阅第二十三章。

参 考 文 献

［1］牛忠英.口腔免疫学基础与临床.西安：世界图书出版公司，2001.

［2］朱友家，王继华.口腔黏膜皮肤病学.武汉：湖北科学技术出版社，2003.

［3］张震康，邱蔚六，皮昕.口腔颌面外科临床解剖学.济南：山东科学技术出版社，2001.

［4］皮昕.口腔解剖生理学.6版.北京：人民卫生出版社，2011.

［5］邱蔚六.口腔颌面外科学.4版.北京：人民卫生出版社，2001.

［6］陈万涛.口腔临床免疫学.上海：上海交通大学出版社，2010.

［7］柏树令.系统解剖学.6版.北京：人民卫生出版社，2010.

［8］于世凤.口腔组织病理学.6版.北京：人民卫生出版社，2011.

第二十三章 口腔黏膜免疫系统

第一节 口腔黏膜免疫系统的特点

口腔黏膜（oral mucosa）是指覆盖在口腔内的湿润衬里，是黏膜免疫系统的重要组成部分。口腔黏膜主要有三大屏障功能：①上皮屏障功能，口腔黏膜由复层鳞状上皮组成，完整的黏膜上皮是抵御病原微生物入侵的天然生理屏障，这与毗邻的皮肤和消化道黏膜具有相似之处。②化学屏障功能，唾液是口腔黏膜免疫系统中主要的化学屏障，对于维护口腔黏膜健康具有重要作用，一方面，唾液的冲刷作用有利于清除附着于口腔黏膜表面的病原微生物或异物，防止病原微生物入侵；另一方面，唾液所含的黏液素、防御素和溶菌酶等也能清除部分病原微生物或溶解感染的细胞。③免疫屏障功能，口腔黏膜组织中还有 T 细胞、B 细胞、巨噬细胞等各类免疫效应细胞及免疫分子发挥免疫屏障功能。

口腔黏膜免疫系统（oral mucosal immune system）是机体免疫系统的重要组成部分，作为黏膜免疫屏障的门户，其主要功能是清除入侵口腔黏膜表面的病原微生物或异物，是局部特异性免疫应答的主要场所。口腔黏膜病如复发性阿弗他溃疡、白塞病、口腔扁平苔藓、天疱疮、干燥综合征等的发生及转归与免疫反应密切相关。在免疫应答过程中，口腔黏膜的免疫细胞对病原体或抗原进行识别、呈递、产生局部免疫应答。

尽管口腔黏膜免疫系统和全身免疫系统有相似之处，但也独具特点：①解剖位置，口腔是人体消化道的起始部位，位置较表浅，口腔黏膜免疫反应引起的症状或损害较易早期发现和处理，如干燥综合征引起的口干症状、天疱疮患者早期出现的黏膜糜烂等；②疾病病程，口腔黏膜是消化道黏膜的第一道防线，且病原微生物或异物在口腔停留的时间较长，因此，口腔黏膜免疫反应在发生时间上常早于消化道黏膜，如药物过敏性口炎和多形红斑等；③唾液成分，唾液主要来源于三对大唾液腺，其中含有大量的免疫球蛋白、补体、酶、细胞因子等成分，也影响口腔黏膜免疫系统的抗原识别和呈递等应答过程。

对口腔黏膜免疫系统特点的了解，有利于从免疫学角度阐明口腔疾病的发病机制、临床表现，也为临床诊疗策略的制订提供免疫学相关的理论依据。

第二节 口腔黏膜免疫相关解剖结构

口腔黏膜是抗原进入机体的重要部位，根据部位及功能将其分为咀嚼黏膜、被覆黏膜和特殊黏膜三个类型。从组织学角度，口腔黏膜可分为上皮层、固有层和黏膜下层。从免疫学角度，口腔黏膜则可分为黏液层、上皮层、固有层及黏膜下层。

一、黏液层

与呼吸道和胃肠道黏膜不同的是,口腔黏膜表面的黏液层除来源于上皮层的黏液腺外,主要来源于三对大唾液腺,即腮腺、下颌下腺及舌下腺。黏液层含有黏性的黏蛋白和其他唾液混合物。黏蛋白主要有可溶性黏蛋白和膜相关上皮黏蛋白,可形成一层具有黏弹性的薄膜覆盖在整个口腔黏膜表面,发挥润滑保护黏膜、有效捕获异物及化学屏障的功能,能阻断外源性酸、降解酶等进入黏膜。同时,唾液中含有多种杀菌成分和抗体,能阻止病原微生物吸附于口腔黏膜表面。其他唾液混合物包括龈沟液、黏膜渗出液、支气管和鼻分泌物、微生物及其产物、脱落的上皮细胞、其他细胞成分和食物残渣等。

二、上皮层

上皮层按角化类型可分为完全角化、不全角化及无角化三型。以角化上皮为例,由浅至深可分为角化层、颗粒层、棘细胞层和基底细胞层四层:①角化层,为上皮的最表层,位于黏液层下方,有增强黏膜强度、保持黏膜完整性的作用;②颗粒层,位于角化层的下方,该层中的颗粒增多,并沿细胞膜内聚集与膜融合,有助于细胞间的黏合;③棘细胞层,位于颗粒层的下方,细胞之间通过桥粒结构彼此连接,桥粒之间有间隙,可在此进行物质交换,抗体在此与抗原可形成复合物。在病理情况下,通透性可发生改变;④基底细胞层,上皮的最底层,结构较为致密。

三、固有层及黏膜下层

固有层由致密的结缔组织组成,其中伸入上皮部分的乳头为乳头层,包含胶原纤维和毛细血管网,其他部位为网状层。血管和神经可通过网状层进入乳头层。固有层的细胞成分主要是可产生胶原的成纤维细胞,还有免疫细胞,如树突状细胞、单核巨噬细胞、中性粒细胞、淋巴细胞、NK细胞及肥大细胞等。固有层细胞可参与调控固有免疫应答和适应性免疫应答,也能调控上皮细胞的分化。

黏膜下层有丰富的血管、神经、淋巴管和淋巴细胞,免疫反应活跃,同时也为固有层提供营养和支持作用。但牙龈、硬腭等部位的黏膜无黏膜下层,这些黏膜的固有层被直接锚定于骨膜上,使其更好地发挥咀嚼等功能。

四、口腔黏膜相关淋巴组织

口腔黏膜相关淋巴组织(mucosa associated lymphoid tissue,MALT)根据分布状态可分为非弥散MALT和弥散MALT。非弥散MALT的标志是淋巴滤泡,与口腔免疫应答有关的非弥散MALT是口咽部的咽淋巴环(Waldeyer's ring)。弥散MALT可分为两个区域,即上皮内淋巴细胞(intraepithelial lymphocyte,IEL)与固有层淋巴细胞(lamina propria lymphocyte,LPL)。

非弥散MALT与弥散MALT主要在以下三个方面存在差异:①分布位置,非弥散型位于固有层或黏膜下层,弥散型的IEL位于基底膜与上皮层之间,LPL则位于上皮层下方的结缔组织;②细胞构成,非弥散型的淋巴滤泡由未成熟的B细胞和滤泡树突状细胞组成,而滤泡间区域由T细胞和树突状细胞组成;

弥散型的 IEL 由 CD4$^+$T 和 CD8$^+$T 细胞组成，LPL 由数量基本相等的 T 细胞和 B 细胞组成；③细胞功能，非弥散型参与口腔免疫应答、发挥免疫防御功能，弥散型的 IEL 可能参与上皮免疫监视和修复过程。LPL 可防止微生物穿越上皮屏障并杀死病原体和被感染细胞。

第三节　口腔黏膜免疫细胞及功能

一、口腔固有免疫细胞种类

黏膜固有免疫细胞包括树突状细胞、单核巨噬细胞、中性粒细胞、肥大细胞、NK 细胞、γδT 细胞、NKT 细胞及嗜酸性粒细胞等（图 23-3-1）。其中，单核细胞、巨噬细胞和中性粒细胞被称为"专职"吞噬细胞。树突状细胞由于其对微粒摄取的应答方式与"专职"吞噬细胞有所不同，而被称为"副专职"吞噬细胞。近年的研究发现，上皮细胞、成纤维细胞及间充质干细胞等细胞也具有调控固有免疫应答的能力。

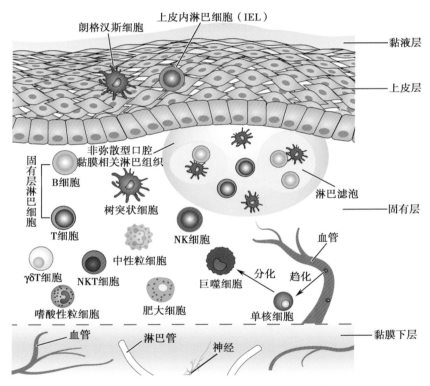

图 23-3-1　口腔黏膜免疫系统中的免疫细胞成分

二、口腔黏膜中固有免疫细胞的特点

在口腔黏膜组织中，DC 可依据解剖位置、功能和表达进行亚群分类：位于口腔黏膜上皮层的 DC 称为朗格汉斯细胞（Langerhans cell，LC）。不同部位 LC 的数量有一定差异，如舌腹黏膜组织的 LC 数量远低于颊部黏膜组织。其他 DC 可位于固有层，如 CD83$^+$ 成熟 DC 定位于健康口腔黏膜组织的固有层。

单核细胞来源于髓样干细胞，经外周血循环被单核细胞趋化蛋白 -1 等趋化因子趋化迁移至口腔黏膜组织，在微环境刺激下分化为巨噬细胞，发挥识别和杀死病原体、引发和消除炎症、启动适应性免疫应答等多种重要的生物学功能。巨噬细胞根据表型和分泌的细胞因子可分为两种极化类型：M1 型和 M2 型，前者具有促炎作用，后者有抗炎作用。研究发现，健康口腔黏膜固有层中的巨噬细胞亚群倾向于 M2 型。

在健康状态下，中性粒细胞通过外周血循环迁移至口腔黏膜组织，然后经龈沟迁移至黏液层，在黏液层可被其中的微生物菌群激活，随即发挥吞噬病原体、释放抗菌物质的作用。如果中性粒细胞的吞噬功能受损，则可能导致病原体清除延迟，从而影响口腔微生态平衡。此外，其还能够以中性粒细胞胞外诱捕网（neutrophil extracellular traps，NETs）形式将细胞核 DNA 排至胞外以捕获和杀死细菌。

肥大细胞与口腔黏膜组织中的朗格汉斯细胞形成免疫网络。另外，肥大细胞还可将抗原呈递给 T 细胞。有学者认为，肥大细胞是一种能在组织内迁移的可移动细胞群体。

在口腔黏膜相关淋巴组织中存在分泌 IL-22 的 NK22 和分泌 IL-17 的 NK17 两个细胞亚群。NK 细胞亚群在炎症或免疫反应的早期阶段，可通过分泌各种细胞因子参与调节固有和适应性免疫反应，还可通过细胞毒性和炎症因子释放来调节自身免疫病。

口腔黏膜组织中还存在 γδT 细胞、NKT 细胞、嗜酸性粒细胞等细胞成分。γδT 细胞主要在黏膜和皮肤组织调控口腔黏膜免疫的稳态。NKT 细胞同时具有 NK 细胞受体和 T 细胞受体，具有免疫调节和细胞毒性作用。嗜酸性粒细胞通过特异性趋化因子迁移至口腔黏膜组织中，与药物过敏性口炎、多形红斑等疾病相关。近年有学者发现，嗜酸性粒细胞还可参与调节固有免疫应答。

三、适应性免疫细胞

适应性免疫细胞包括 T 细胞和 B 细胞。

1. T 细胞　　T 细胞最早也来源于胸腺，按 TCR 表达类型可分为 αβT 细胞和 γδT 细胞。αβT 细胞占 T 细胞总数的 95%，即一般所指的 T 细胞，主要参与适应性免疫应答。αβT 细胞又可分为 $CD4^+$ T 细胞和 $CD8^+$ T 细胞。$CD4^+$ T 细胞识别 MHC Ⅱ类分子所呈递的外源性抗原肽，活化后主要分化为 Th，Th 则包括 Th1、Th2、Th9、Th17、Th22、Tfh 和 Treg 等多个细胞亚群。$CD8^+$ T 细胞则可识别 MHC Ⅰ类分子所呈递的内源性抗原肽，活化后主要分化为 CTL。

2. B 细胞　　B 细胞属于黏膜相关淋巴组织，主要是分泌 IgA 的 B 细胞，但亦有分泌 IgM、IgG、IgE 的 B 细胞。B 细胞最终可分化为浆细胞。

第四节　口腔黏膜免疫分子机制

一、模式识别受体

模式识别受体（pattern recognition receptor，PRR）是指固有免疫细胞表面能识别细菌、病毒、真菌等病原体及其产物，从而介导免疫反应的一类受体。PRR 可分为多个家族，其中，Toll 样受体、C 型凝集素受体等与口腔黏膜免疫密切相关。

1. Toll 样受体　　Toll 样受体（Toll-like receptor，TLR）是一种信号转导型 PRR，在固有免疫细胞、角质形成细胞表面均有表达。当 TLR 和口腔病原微生物配体结合后可上调炎症前转录因子（如 NF-κB、AP-1）或分泌炎性细胞因子及趋化因子（如 TNF-α、IL-1β、IL-8、CCL2、CCL3 和 CCL5），从而促进炎症细胞的迁移和浸润。

2. C 型凝集素受体 C 型凝集素受体（C-type lectin receptor, CLR）在 DC 细胞表面呈高表达，能识别多种微生物，尤其真菌表面的糖类，可分为 17 个亚群。其中，典型代表为 Dection-1 和 Dection-2，可分别识别真菌的葡聚糖和甘露聚糖，启动细胞因子产生的级联信号，参与针对真菌的防御反应。

3. 甘露糖受体 甘露糖受体（mannose receptor, MR）是一种内吞型 PRR，主要表达于 DC 细胞和巨噬细胞表面，通过内吞作用将结合的抗原摄入胞内呈递抗原参与适应性免疫应答。研究发现，口腔黏膜中巨噬细胞的 MR 数量较皮肤少，有利于减少创伤愈合后的瘢痕形成。

4. 核苷酸寡聚结合域样受体 核苷酸寡聚结合域样受体（nucleotide-binding oligomerization domain-like receptor, NLR）广泛分布在口腔角质形成细胞、巨噬细胞、DC 细胞和中性粒细胞的细胞质基质内，能通过激活 NF-κB 信号通路释放炎症因子，参与口腔扁平苔藓、白塞病、干燥综合征等疾病的发生发展进程。

二、免疫球蛋白

免疫球蛋白（immunoglobulin, Ig）是口腔黏膜体液免疫中重要的效应分子，在口腔黏膜免疫平衡和口腔黏膜病的发生发展中发挥着重要作用。

（一）SIgA

分泌性 IgA（secretory immunoglobulin A, SIgA）是指主要存在于唾液中的 IgA，参与局部免疫应答。SIgA 能和口腔病原微生物结合，减少其在口腔黏膜表面的黏附和定植，并能中和微生物产生的毒素，在抵御微生物感染中发挥重要作用。当唾液 SIgA 分泌减少时，易致口腔菌群失调及口腔念珠菌病的发生。

（二）IgG

IgG 占总血清 Ig 的 75%～90%，具有抗感染及免疫调节作用，是再次免疫应答中最主要的抗体。如复发性单纯疱疹发作时，血清中清除病毒的抗 HSV-1 抗体常升高。婴儿从母体获得的 IgG 有助于预防单纯疱疹病毒感染。唾液中也存在 IgG，在复发性阿弗他溃疡、口腔扁平苔藓、口腔念珠菌病、干燥综合征等患者的唾液中 IgG 浓度可明显增高。此外，某些自身抗体，如天疱疮抗体 Dsg1 和 Dsg3、类天疱疮抗体 BP180 等也属于 IgG。

（三）其他

1. IgM IgM 占总血清 Ig 的 5%～10%，参与初次体液免疫应答。单纯疱疹、手-足-口病患者的血清特异性 IgM 常呈阳性，可辅助早期诊断。

2. IgD IgD 占总血清 Ig 的 0.3%，约 75.3% 新生儿在出生后第 1 天的唾液中可检测出 IgD，提示 IgD 可能参与新生儿的口腔免疫反应。

3. IgE IgE 占总血清 Ig 的 0.02%，在口腔黏膜免疫中主要参与介导 I 型超敏反应，如药物过敏性口炎、血管神经性水肿等。

三、细胞因子

细胞因子（cytokine）是一类调控细胞间信息传递的蛋白质，各类免疫细胞和口腔角质形成细胞均可分泌，如 IL-6、IL-8、TNF-α 和 CXCL10 等。细胞因子是一把"双刃剑"，在免疫细胞的分化及免疫防御中发挥重要作用，也参与多种口腔黏膜病的发生发展（表 23-4-1）。

表 23-4-1　细胞因子的功能及其相关的口腔黏膜病

细胞因子	细胞来源	主要功能	相关口腔黏膜病
IL-1	单核巨噬细胞、角质形成细胞、内皮细胞	活化 CD4$^+$T 细胞/中性粒细胞/单核细胞/巨噬细胞/嗜酸粒细胞，促进创面愈合	口腔扁平苔藓、盘状红斑狼疮、干燥综合征、白塞病
IL-2	单核/巨噬细胞、T 细胞、成纤维细胞	诱导 T/NK/单核/巨噬细胞增殖；促进 B 细胞分泌抗体；维持 Treg 细胞活性。	口腔扁平苔藓、口腔黏膜下纤维性变、复发性阿弗他溃疡、口腔念珠菌病
IL-4	T 细胞、肥大细胞、成纤维细胞	刺激 Th0 细胞向 Th2 细胞分化；刺激 B 细胞分化和增殖；抑制 Th1 和 Th17 介导的免疫反应	寻常型天疱疮、黏膜类天疱疮、口腔扁平苔藓、干燥综合征、放射性口腔黏膜炎
IL-6	T 细胞、单核/巨噬细胞、树突状细胞、B 细胞、角质形成细胞、成纤维细胞、内皮细胞、星形胶质细胞	促进 B 细胞分化和产生抗体；促进 Th0 细胞向 Th2 细胞分化；抑制 CD4$^+$T 细胞凋亡	口腔扁平苔藓、干燥综合征、白塞病、放射性口腔黏膜炎
IL-8	巨噬细胞、角质形成细胞、成纤维细胞、内皮细胞	趋化、激活中性粒细胞	口腔扁平苔藓、放射性口腔黏膜炎
IL-10	单核/巨噬细胞、CD4$^+$T 细胞、成纤维细胞	抑制 Th1 细胞释放 IL-2 和 IFN-γ	口腔扁平苔藓、干燥综合征、盘状红斑狼疮、复发性阿弗他溃疡、白塞病
IL-12	单核/巨噬细胞、树突状细胞、B 细胞、T 细胞、角质形成细胞	诱导 CTL 和 NK 细胞分泌 IFN-γ；增强 CTL 的杀伤能力；促进 Th0 细胞向 Th1 细胞分化	口腔扁平苔藓、干燥综合征、白塞病
IL-17	Th17 细胞、树突状细胞、巨噬细胞、NK 细胞	免疫监视；促进抗菌因子产生；招募中性粒细胞	口腔念珠菌病、白塞病、口腔黏膜下纤维性变、干燥综合征
IL-18	巨噬细胞、树突状细胞、T 细胞、B 细胞、角质形成细胞、星形胶质细胞	诱导 IFN-γ 产生，平衡 Th1 和 Th2 细胞免疫应答，招募树突状细胞	口腔扁平苔藓、干燥综合征
IFN-γ	T 细胞、NK 细胞、树突状细胞、NKT 细胞	活化巨噬/NK 细胞，增强固有免疫应答反应，抑制 Th2/Th17 细胞功能和分化	口腔扁平苔藓、干燥综合征、盘状红斑狼疮、复发性阿弗他溃疡、白塞病、口腔念珠菌病
TNF-α	T 细胞、B 细胞、树突状细胞、NK 细胞、中性粒细胞、角质形成细胞、成纤维细胞	增强 T 细胞增殖杀伤能力，提高中性粒细胞吞噬能力，增强固有免疫，抑制肿瘤细胞	口腔扁平苔藓、干燥综合征、盘状红斑狼疮、复发性阿弗他溃疡、白塞病

细胞因子	细胞来源	主要功能	相关口腔黏膜病
TGF-β	T细胞、单核/巨噬细胞、树突状细胞、NK细胞、成纤维细胞	促进M1型巨噬细胞向M2型转化，诱导B细胞凋亡，抑制T细胞增殖、分化	口腔黏膜下纤维性变、口腔扁平苔藓、干燥综合征、复发性阿弗他溃疡、放射性口腔黏膜炎
CXCL10	单核/巨噬细胞、角质形成细胞、成纤维细胞	促进T细胞的趋化及黏附	口腔扁平苔藓
G-CSF	单核/巨噬细胞	刺激粒细胞增殖，促进血管新生和创面愈合	口腔扁平苔藓、放射性口腔黏膜炎、口腔念珠菌病

四、其他

口腔黏膜免疫分子机制不仅包括PRR、免疫球蛋白和细胞因子，还有较多其他抗微生物成分，可通过直接或间接途径发挥作用。溶菌酶(lysozyme)可溶解细菌细胞壁。抗菌肽LL37可破坏真菌细胞膜。乳铁蛋白可竞争性剥夺革兰氏阳性菌、革兰氏阴性菌和真菌生长所需要的铁元素。富组氨酸蛋白作用于真菌线粒体呼吸通路，产生活性氧导致真菌死亡。防御素(defensin)可增加细菌和真菌生物膜的通透性，对疱疹病毒等各类病毒具有抑制作用。

参 考 文 献

[1] GROEGER S, MEYLE J. Oral mucosal epithelial cells. Front Immunol, 2019, 10: 208.

[2] MEGHIL M M, CUTLER C W. Oral microbes and mucosal dendritic cells, "spark and flame" of local and distant inflammatory diseases. Int J Mol Sci, 2020, 21(5): 1643.

[3] MOLERO-ABRAHAM M, SANCHEZ-TRINCADO J L, GOMEZ-PEROSANZ M, et al. Human oral epithelial cells impair bacteria-mediated maturation of dendritic cells and render T cells unresponsive to stimulation. Front Immunol, 2019, 10: 1434.

[4] MOONEN C G J, HIRSCHFELD J, CHENG L, et al. Oral neutrophils characterized: chemotactic, phagocytic, and neutrophil extracellular trap(NET)formation properties. Front Immunol, 2019, 10: 635.

[5] HOVAV A H, WILHARM A, BAREL O, et al. Development and function of γδT cells in the oral mucosa. J Dent Res, 2020, 99(5): 498-505.

[6] LI H, LIMENITAKIS J P, GREIFF V, et al. Mucosal or systemic microbiota exposures shape the B cell repertoire. Nature, 2020, 584(7820): 274-278.

[7] MOUTSOPOULOS N M, KONKEL J E. Tissue-specific immunity at the oral mucosal barrier. Trends Immunol, 2018, 39(4): 276-287.

[8] GAFFEN S L, MOUTSOPOULOS N M. Regulation of host-microbe interactions at oral mucosal barriers by type 17immunity. Sci Immunol, 2020, 5(43): eaau4594.

[9] 陈万涛. 口腔临床免疫学. 上海：上海交通大学出版社，2010.

第二十四章 龋病与免疫

第一节 龋病与微生物

龋病是一种最常见的发生于牙齿硬组织的细菌感染相关性疾病。口腔内的温度、湿度以及物理、化学、生物条件有利于各种类型微生物的生长与繁殖,口腔是微生物生存的适宜环境。

一、龋病与口腔微生物

尽管目前对于导致龋病的具体微生物种类及其致龋过程仍有争议,学界普遍认同龋病的发生离不开细菌等微生物的参与。

(一)龋病作为微生物感染性疾病的证据

1. **Orland 无菌动物实验**　在 1954 年,Orland 等发现即使饲以高致龋性食物,无菌大鼠也不会发生龋病,但当向无菌大鼠接种了从龋坏部位分离培养的细菌后,龋齿很快就会形成。之后的很多研究都证实了这一点,并发现了一些细菌有着很强的致龋特性,如变异链球菌、乳酸杆菌、放线菌等,但不同的菌致龋毒力不同,即使同一种属内,其致龋能力也差别很大。

2. **抗生素应用于口腔可显著降低患龋率及龋损的严重程度**　早在 1946 年,McClure 和 Hewitt 在动物龋实验中发现,给实验动物饲以青霉素可明显减少龋病的发生及其严重程度。流行病学调查也发现,长期使用抗生素的患者,龋病的发病率明显较未接受抗生素治疗者低。

3. **未萌出牙不发生龋坏**　牙齿在萌出前,未与口腔环境中微生物接触,是不会发生龋病的,一旦牙齿萌出并暴露于口腔环境及微生物中,即可能患龋。

4. **口腔细菌在体外实验中可使牙釉质与牙本质脱矿并复制出龋样病损**　早在 19 世纪,Miller 就在体外将牙齿、唾液和面包一起孵育,而使牙齿脱矿,但将唾液煮沸后再加入孵育,则不会有脱矿。这表明唾液中的细菌发酵碳水化合物产酸而脱矿,煮沸唾液,则杀灭了其中的细菌,没有细菌的作用就不会产生龋。

5. **龋损部位能检出微生物,并可被分离培养**　组织学研究发现,在龋损的釉牙本质内有细菌存在,扫描电镜和透射电镜的观察发现,在龋损牙釉质和牙本质小管内有大量细菌存在。

自从证明了龋病与细菌感染相关后,大量研究关注于寻找龋病发生过程中"特异性"致病菌,众多学者开始对龋坏部位、病变好发部位进行采样,许多与龋病的发生发展有着密切关联的菌群被分离鉴定。尽管对健康与疾病状态下的菌斑进行了大量的采样与培养工作,以及从无菌动物上进行了多次感染模型的研究,直到目前,菌斑中还没有任何一种微生物被证明完全符合郭霍法则。

（二）变异链球菌的作用

变异链球菌（*Streptococcus mutans*）在最早的研究中是作为一个单一菌种提出的，但随着生化与分子生物学鉴定技术的发展，研究者们逐渐认识到，变异链球菌其实是一组菌，在这一组菌中包括了7个菌种（*S.mutans*、*S.sobrinus*、*S.cricetus*、*S.ferus*、*S.rattus*、*S.macacae*与*S.downei*）与8个血清型（a～h）。变异链球菌（*Streptococcus mutans*）血清型c、e、f和远缘链球菌（*Streptococcus sobrinus*）血清型d、g多见于人类口腔。其中，血清型c最为常见，其次分别是血清型d与e。

变异链球菌致龋的证据主要有几点：①在唾液与菌斑生物膜中变异链球菌计数与龋病的患病率与发病率呈正相关；②在对龋病发病的队列研究中，变异链球菌常在龋病发生前的牙齿表面被分离出；③在龋患牙齿上，龋病进展与变异链球菌群计数呈正相关；④在动物实验（啮齿类动物与非人类灵长动物）中，变异链球菌是致龋能力最强的一组菌；⑤变异链球菌代谢糖类后能够快速地产生乳酸等有机酸；⑥相比其他菌斑内微生物而言，变异链球菌群能更快地使菌斑内pH降到临界之下；⑦在低pH环境中，变异链球菌仍可以维持生长并继续产酸；⑧变异链球菌可以代谢蔗糖产生胞外多糖（extracellular polysaccharide，EPS），而胞外多糖作为生物膜的基质有助于微生物之间的聚集以及对牙面的黏附；⑨变异链球菌能产生如糖原（glycogen）等胞内多糖（intracellular polysaccharide，IPS），而这些可作为储备能量在外源性糖类不足的情况下供细菌利用；⑩利用变异链球菌免疫动物，可在动物体内产生特异性抗体，并能显著降低实验动物的龋病发病率。

（三）乳酸杆菌的作用

乳酸杆菌在过去曾被认为是龋病的主要致病菌，当时的依据在于：①它们可在大多数龋病样本中被分离出，且为优势菌（但其中许多研究现在认为与根面龋有明显的相关性）；②在牙面上健康部位所分离的乳酸杆菌在菌落中均不占优势；③在菌斑与唾液样本中乳酸杆菌菌落计数值与龋活性存在正相关；④乳酸杆菌可在低pH环境中生存（pH＜5），并能继续产生乳酸；⑤乳酸杆菌可代谢蔗糖，并产生细胞外与细胞内多糖；⑥乳酸杆菌的某些菌株在感染无菌动物后可致龋。然而，从大量队列研究的资料中发现，乳酸杆菌很少在龋病发生前从菌斑中被分离，而在早期龋样本中，乳酸杆菌所占比例也很少。

（四）放线菌的作用

现有的证据表明放线菌是与根面龋的发展显著相关，主要表现于：①体内实验发现，根面龋样本中放线菌所占比例显著增高；②采用体外纯培养的放线菌可导致牙骨质脱矿；③在啮齿类动物实验中，利用放线菌可引发龋病。

（五）其他有助于抑龋的微生物

在对龋病相关菌的研究过程中，微生物的产酸与耐酸能力成为其致龋的主要毒力因子，但在菌斑生物膜这样一个稳定的生态系统内，同样存在着许多有助于维持环境稳定的其他细菌，例如韦荣球菌与血链球菌、唾液链球菌等。韦荣球菌是一类革兰氏阴性球菌，其在龈上菌斑中大量存在，由于韦荣球菌在生长过程中需要乳酸（lactate），但该菌无法代谢饮食来源的糖类，它们就需要利用其他菌产生的乳酸，并将之转化为相对致龋能力较弱的其他有机酸，如丙酸（propionic acid）等，从而减少了菌斑中乳酸的含量。唾液链球菌与血链球菌等则能在相对较低的pH环境下，利用自身的尿素酶（urease）或精氨酸脱亚氨酶

（arginine deiminase）产生氨等碱性物质，从而减缓菌斑 pH 降低的幅度，以维持环境的稳定。因此，这些口腔微生物被认为有助于抑制龋病的发生，而这一保护作用目前也已在体外研究与动物实验中得到了验证。

二、口腔生态系统

人类与许多细菌保持着长久而亲密的联系，人体皮肤与黏膜表面寄居着数以亿万计的细菌，这些寄生在人体各部位的生物群被称为正常菌群（normal flora）或固有菌群。正常菌群中的成员被称为常居菌或固有菌。迄今尚无关于人体内，固有菌群精确数量的报道，据保守估计，其总数多于人体细胞总数，人体总细胞数约为 10^{14} 个，而其中真核细胞即真正意义上的人体细胞数仅约 10^{13} 个，其余约 90% 的细胞为寄生于人体的各种固有菌细胞。

现代研究已证实，口腔是寄居的微生物密度和种类最密集的部位之一，口腔微生物可以在口腔软硬组织表面定植。其中，细菌的种类和数目很多，目前已从口腔中分离培养出 1 000 多种细菌，还有更多的未获培养的细菌存在于口腔内，并与口腔健康息息相关。除了种类繁多的细菌，还有真菌、支原体和病毒等存在于口腔内不同的生态聚集区。这些微生物在口腔内不同的部位共栖、竞争或拮抗，与宿主口腔组织共同构成了复杂的口腔生态系统。

一般正常菌群对机体有双重作用，在一定环境中，当机体与正常菌群之间保持平衡时，正常菌群对机体有许多有益的作用。

1. **对外源微生物的抑制**　由于正常菌群的存在，其他具有强致病性的微生物难以在口腔中找到合适的定植部位，而被唾液排除。

2. **对宿主免疫系统的刺激**　在无菌环境中饲养动物的淋巴样组织往往发育不良，血清抗体水平很低。正常菌群能刺激新生儿的免疫系统发育。同时，在人体血清中可以检出许多口腔常居菌的抗体，它们的抗原接触途径可能是咀嚼创伤或由吞咽后经肠道刺激所致。

3. **刺激组织和器官的正常发育**　无菌动物的肠道、网状内皮系统及淋巴系统等组织器官，往往由于缺乏正常菌群的刺激而得不到正常的发育。

4. **营养功能**　正常菌群可以对宿主行使营养功能，如提供微生物 K、生物素、维生素 B_6、维生素 B_2 等。有研究表明，人类可以通过吞咽唾液而获得微生物代谢产生的营养物质，而长期使用抗生素治疗，又不及时补充维生素时，则可造成患者维生素严重缺乏。

当口腔环境中的某些因素干扰了这一平衡时，如放射线照射、过量激素的应用、抗生素的长期使用等而导致菌群失调，也可给宿主带来一定损害，主要表现在下述方面。

1. **内源性感染**　原来无致病性的或毒力很弱的微生物数量急剧增加，超过了宿主的防御能力，成为机会致病菌而引起内源性感染疾病。目前认为龋病和牙周病均属此类疾病。

2. **为外源性感染提供条件**　正常菌群可以通过改变生态环境如 pH 和氧化还原电势（Eh），提供碳和能源，而在生态失衡时利于外源性菌群的植入与生存。

3. **使宿主致敏**　正常菌群可使宿主对抗原致敏，再遇到这种抗原时便发生反应。免疫反应的发生虽常能保护宿主，但有时也能造成对宿主的损害。

三、口腔生态系统的动力学

在口腔内,不仅不同部位生态系统中细菌的组成不一样,即使在同一位置的细菌组成随时间的不同也有差异。这是由于整个口腔生态系统不是静止的,而是经常处于变动状态,受到机体内、外环境的影响。正常情况下,口腔生态系统维持着一种动态平衡的状态,这种平衡对于保持宿主的健康极为重要。口腔内存在着调节和维持这一平衡的内在环境因素。

1. **口腔卫生**　良好的口腔卫生对于维持微生态系统的生态平衡很重要。口腔卫生习惯良好者,口腔内细菌总量相对较少,且主要是需氧菌。口腔卫生不佳者,牙菌斑量增加,氧化还原电势下降,口腔内细菌增多,且很多是厌氧菌和腐败性细菌。而用机械的菌斑控制方法将菌斑中的多数细菌和细胞外基质移去时,细菌的数量下降,且细菌的定植过程和菌斑的成熟也需要重新开始。因而,定期进行刷牙、口腔洁治等良好的口腔卫生护理,有利于口腔健康的维持。

2. **唾液分泌**　口腔内细菌的量在一天中变化很大,这与唾液的分泌有关。入睡后,唾液的分泌减少或停止,细菌大量增殖。进食时,唾液分泌增加,加上咀嚼和吞咽作用,口腔内细菌暂时减少。因此,在人类口腔内清晨起床前细菌最多,餐后口腔内细菌最少。

口干症患者由于唾液分泌减少,导致口腔内产酸菌和耐酸菌大量增殖,从而引发猛性龋,也说明了唾液分泌对口腔生态有影响。

3. **食物**　宿主摄入食物的种类、频率和方式都会引起口腔生态的改变。如增加碳水化合物的摄入时,会使口腔内变异链球菌属的数量明显增加,限制蔗糖的摄入可减少变异链球菌属、乳酸杆菌和其他糖原合成细菌的数量。改变其他食物成分也同样会影响口腔生态,如给鼠饲以高蛋白食物,其兼性革兰氏阳性杆菌增加2倍多。

4. **微生物间的相互作用**　口腔微生物与体内其他微生态系的微生物一样,各种不同的微生物间都存在不同的相互关系。在正常的生态平衡中,口腔微生物之间的共生占主要地位,它们之间可以相互提供营养,这一现象称为交叉饲养(cross feeding)。在这一过程中,一种微生物的营养可由共生菌种的代谢产物提供。而微生物间的相互拮抗在调节和维持口腔生态平衡中也有着重要的意义,除了通过竞争营养物质和空间位置,微生物还产生一些抗菌物质,如 H_2O_2、酸和细菌素(bacteriocin),这些抗菌物质不仅可对抗外来细菌的侵入,而且对于同一生态环境的微生物也有一定的抑制能力。

5. **口腔中的物理化学因素**　所有环境均有其物理和化学特征,这些特征包括温度、氧张力、氧化还原电势、pH 和营养物质的可利用性等。口腔环境的特点之一就是各种因素在很短的一段时间内,能够从一个小的生态环境过渡到另一个,呈现明显的变化,甚至在同一生态环境中物理、化学因素经过相对短暂的时间也可出现意想不到的变化,这些特征均增加了口腔环境的复杂性。

第二节　免疫学防龋的研究

机体在受到病原体抗原刺激后可以产生免疫应答,生成特异性抗体和致敏淋巴细胞以及细胞因子,使机体对相应病原体的免疫力增强。根据这一原理,可采用人工免疫的方法使机体产生或增强免疫力,以达到防治疾病的目的。自从人们认识到龋病是一种细菌感染性疾病,学者们便致力于探索用免疫学的方法来预防龋病。20世纪中期,Canby 与 Bernier(1942)、Williams(1944)曾经探索针对乳酸杆菌的免疫防龋疫苗,却未能获得预防龋病发生的效果。

人们又发现,变异链球菌群是龋病的主要相关细菌,并开始以变异链球菌或其组成部分作为抗原,进行了一系列龋病的免疫预防实验。龋病的免疫学研究一度成为口腔医学研究领域中的主要课题之一,探索应用免疫制剂或免疫调节药物调整机体的免疫功能,对龋病进行预防与治疗。在免疫学防龋方面,由初期的利用全菌细胞到当前的基因疫苗的研究经历了近半个世纪,但到现在还未实现临床应用和推广,还有很多问题有待解决。

现将几种常用的免疫方法介绍如下,主要包括主动免疫和被动免疫两大方面。

一、免疫防龋的机制

龋病的免疫预防是机体的免疫系统在免疫原刺激下产生特异性抗体,经由唾液发挥作用,干扰细菌定植或促进细菌凝聚而便于被机体排除的过程,无论主动免疫还是被动免疫都是如此。Taubman 与 Nash(2006)认为,抗体的作用是在细菌尚未定植到牙面时将其凝聚起来,然后唾液再将其清除。抗体也可能阻断细菌黏附或凝聚的受体,使之难以在牙面黏附形成菌斑。实验中也发现,抗体也可钝化葡糖基转移酶(glucosyltransferase,GTF)等酶活性或改变细菌生长代谢所需要的酶,而干扰细菌的代谢,从而清除口腔内的细菌感染。

二、人工主动免疫防龋的研究

人工主动免疫(artificial active immunization)是指用人工接种的方法给机体输入抗原性物质,刺激机体免疫系统产生免疫应答,从而提高抗病能力。主动免疫防龋研究的重点是选择免疫原,这包括经过适当处理的全菌细胞、细菌的毒力分子、毒力分子的有效组分或毒力分子基因等。

(一)细菌全细胞免疫防龋

全细胞免疫主要采用完整的病原体细胞制备免疫原,包括使用灭活死疫苗与减毒活疫苗等方法。灭活死疫苗是收集经培养增殖的标准病原菌株,用物理或化学失活剂将其杀死或灭活后,加入弗氏不完全佐剂制成的预防制剂。这种疫苗的感染性已破坏,在体内不能增殖,却保留有一定的免疫原性,其免疫效果较活疫苗差,接种量大,需反复多次,且不持久,但简单易行,较为安全。Oslon 等人(1972)采用 0.6%甲醛混悬液,内含变异链球菌 6 715 株,在新西兰兔的下颌下腺 5cm 附近作皮下注射或对腺体注射,以达到免疫效果。结果证明,两种途径免疫后收集的兔血清或唾液均有抑制细菌黏附和凝聚的作用,其中,下颌下腺体注射后获得的血清或唾液的抑制效果更为明显。

用人工定向变异的方法,从自然界中筛选出来的毒力高度减弱或基本无毒的、活微生物制成的预防制剂称为活疫苗,也称减毒活疫苗。接种活疫苗后,菌苗在机体内仍有一定的生长、繁殖能力,可使机体发生类似隐形或轻症感染,更接近于自然感染,从而持续刺激机体产生更强的获得性体液免疫与细胞免疫。此外，其还可刺激局部黏膜产生 SIgA，发挥局部免疫的作用。其接种量少，免疫效果可靠、持久，可达 3～5 年之久。

全细胞免疫的主要问题是这一疫苗有引起心脏交叉反应的可能性。抗变异链球菌的抗体能与机体组织蛋白，特别是心脏组织发生交叉反应，产生免疫复合物介导的疾病如细菌性心内膜炎。全菌疫苗虽经灭活处理，其引发交叉反应的成分不一定会被钝化，因而交叉反应仍然可能发生，有时此种反应甚至是相当危险的。因此，人们将防龋疫苗的免疫原转向化学组成较单纯的毒力因子分子或分子中的"活性"部分。目前，研究集中于两种候选疫苗，变异链球菌细胞表面抗原 I/II 和葡糖基转移酶蛋白抗原。

（二）亚单位疫苗和化学疫苗

去除病原体中对激发保护性免疫无用的甚至有害的成分，保留其有效的免疫原成分所制的疫苗，称为亚单位疫苗。用化学方法从微生物体中提取的有效免疫成分制成的化学疫苗也已推广使用。

1. **葡糖基转移酶亚单位疫苗**　GTF 是变异链球菌合成的一种胞外酶，可催化蔗糖水解，合成葡聚糖以形成菌斑。GTF 的致龋能力在离体实验中受到抗 GTF 抗体的抑制。Smith 等人（1979）用分离出的 GTF 粗制品饲养田鼠，使田鼠血清内的抗 GTF 抗体水平升高，而牙齿表面的变异链球菌数量减少，龋发生率降低。Smith 与 Taubman（1982）在 25 名青年男性志愿者身上用远缘链球菌 6715 的 GTF 制品口服免疫，每天 0.5mg，连续 13 天。第一次免疫后，唾液中特异性抗 GTF 抗体 IgA 水平明显增加，腮腺唾液内抗 GTF 抗体 IgA 水平也增加，但血清 IgG 抗体却未见明显变化。结果提示，GTF 疫苗可以产生 SIgA 抗体反应，这种反应影响变异链球菌再聚集，将 GTF 疫苗局部用于口腔黏膜，变异链球菌的集聚也明显减少。所有受试者均未出现其他毒副作用。这些研究提示，GTF 在预防变异链球菌致龋中是一种候选疫苗。

2. **变异链球菌表面蛋白抗原及疫苗**　变异链球菌的表面蛋白 P1 是一类结构和功能都十分相似的蛋白质家族。其在细菌对牙面的初始黏附中起重要作用，并且具有良好的免疫原性，可诱导机体的保护性免疫应答。Lehner 等人（1980—1986）先后用抗原 I/II 和其一段分子量为 3 800 的肽段免疫猴，均取得了良好的防龋效果，他们还首次报道了牙龈免疫的方法。Russell 等人（1982）从变异链球菌分离出胞壁蛋白质抗原 A，皮下注射免疫猴，实验期为 30 个月。结果显示，猴血清内出现抗胞壁蛋白质的 IgG 抗体，被免疫猴的龋损发生率也明显下降。Sato、樊明文等人在田鼠和 BALB/c 小鼠用变异链球菌表面蛋白质皮下注射免疫，也均获得了防龋效果。

3. 在龋病的亚单位和化学疫苗研究过程中，人们认识到变异链球菌胞外蛋白具有高度免疫原性和保护性。参与的胞外蛋白主要包括：①参与蔗糖依赖性附着的葡糖基转移酶、果糖基转移酶和葡聚糖连接蛋白；②抗原 I/II，位于变异链球菌属胞壁的一种分子量为 185kDa 的蛋白质，为非蔗糖依赖性附着。

（三）基因工程重组疫苗

利用基因工程技术将选定的免疫抗原或抗原决定簇的基因编码片段，引入细菌、酵母或能连续转化的哺乳动物细胞的基因中，从而大量制备出不含感染性物质的亚单位疫苗、稳定的减毒疫苗等。

与生化方法纯化的亚单位疫苗相比，重组疫苗是采用基因克隆的方法从病原体中分离并表达关键性的免疫原，而不含其他有害的细胞产物或感染因子，副作用少，安全性高。重组疫苗的研究关键在于克隆的基因产物的安全性，这取决于该基因产物在宿主细胞内的稳定性、分子间的聚合、氨基酸残基的糖化等复杂过程。为达到这一目的,国内外已进行了大量的研究工作,包括变异链球菌表面蛋白抗原基因的分子克隆、变异链球菌 *GTF* 基因在大肠杆菌中的表达等工作。

(四)多肽疫苗

多肽疫苗是以化学合成技术制备高纯度的精炼肽抗原并配以适当的载体和佐剂制作的人工合成疫苗。它的优点在于选择并确定了病原菌独特的抗原决定簇,避免因变异链球菌疫苗与心肌之间存在共同抗原而引起的交叉反应。

自从 1976 年,变异链球菌抗原与人类心肌发生交叉反应的报道被提出,防龋疫苗的研究一度陷入低谷,而多肽疫苗在理论和实践上取得的进展为解决这一问题提供了可能性。多肽疫苗可以在抗原决定簇的水平上对病原微生物抗原进行分析,找到病原微生物独特的抗原决定簇,避免因病原微生物与机体组织之间存在共同抗原而引发免疫病理反应。

目前,对于变异链球菌表面蛋白 Pac 及 *gtf* 基因的核酸序列信息已明确,对抗原的分子结构及其有效活力部位的分布研究已取得一定进展,这对选择更为有效的抗原具有重要意义。候选的理想多肽包括:表面蛋白 Pac 分子的唾液黏附区(saliva binding region,SBR)、黏附功能区(816~1 161 位残基)、免疫反应激发区(816~1 213 位残基)、黏附表型位(1 025~1 044 位残基)、A 区的 T 细胞和 B 细胞抗原决定簇,葡糖基转移酶 GTF 的催化结构域(catalytic domain,CAT)和高度保守的酶活性片段(GGY 和 AND)等。

为了增强免疫应答效果,研究者将两种抗原联合或融合进行免疫。常采用霍乱毒素 B 亚单位(CT-B)及大肠杆菌的热不稳定毒素 B 亚单位(LT-B)等作为佐剂,增强多肽的免疫效果。Dertzbaugh 与 Macrina(1990)用变异链球菌 GS5 的抗原性 15- 氨基酸序列(gtfB1)与霍乱毒素 B 亚单位融合,将此融合蛋白免疫兔,所得兔抗血清能抑制变异链球菌 GTF 的活性,抑制不溶性多糖的合成达 90%,抑制水溶性多糖的合成达 40%,这种抗血清还能抑制果糖基转移酶的活性。而将变异链球菌表面蛋白 SBR 区与 CT-B 嵌合,经鼻黏膜免疫大鼠,结果能诱导产生抗 SBR 的唾液 IgA 抗体和血清 IgG 抗体,同时嵌合免疫的大鼠变异链球菌附着减少,患龋率明显降低。Childers 等人(1994,1999)先后报道了用变异链球菌的 GTF 与 P I/II 的混合物对人进行鼻腔内免疫,结果显示鼻腔分泌物和/或唾液内的分泌型 IgA1、IgA2 抗体明显增加。

(五)核酸疫苗

核酸免疫(nucleic acid immunization)是 20 世纪 90 年代初发现的一种新型免疫应答方法。将外源基因直接导入动物细胞内,诱导动物免疫系统对目的基因所表达的蛋白发生免疫反应,从而达到预防疾病发生的作用。核酸抗原具有共同的理化特性,为联合免疫提供可能,采用嵌合质粒载体技术可将编码不同抗原蛋白的基因构建在同一嵌合质粒内,使之具有多种免疫功能。只要载体质粒选择恰当,便不会整合到宿主染色体中,因此较重组疫苗或减毒活疫苗更为安全。

核酸疫苗的研究中最重要的环节是保证目的基因能在细胞中正确表达,因此一个成功的 DNA 疫苗必须首先能在真核细胞中表达目的抗原蛋白。在对变异链球菌表面蛋白及葡糖基转移酶遗传学研究的基础上,可以选出编码免疫活性肽段的 DNA 片段,经体外重组,制备出只激发有效的抗龋免疫反应而无严重副作用的核酸疫苗。还可将 GTF 与 Pac 的全基因或各自编码免疫活性肽段的 DNA 片段构建在共同的质粒载体中,制备有效的核酸防龋疫苗。

樊明文等人(2002)用变异链球菌表面蛋白抗原的两个保守区构建 DNA 疫苗 pCIA-P,将其注射到定菌鼠的唾液腺内,鼠唾液和血清内的特异性抗体水平均明显上升。贾荣(2002)、郭继华等人(2004)用 SD 大鼠做实验证明,GTF-Pac 融合防龋疫苗 pGLUA-P 能有效诱导鼠血清和唾液的特异性抗体反应,并有效抑制动物龋的发生。

三、人工被动免疫防龋的研究

人工被动免疫(artificial passive immunization)是向机体输入由他人或动物产生的免疫效应物质。近年来,人工被动免疫防龋研究中,多克隆抗体(polyclonal antibody)的被动传递和单克隆抗体(monoclonal antibody,McAb)的局部应用,成功地控制了实验对象龋病的发生。

龋病的被动免疫方式有多种,被动免疫的安全性大,但缺乏免疫记忆力。研究表明,被动免疫所用的抗体在体内仅能保留几小时,最多也只能存留 3 天。

(一)单克隆抗体

随着基因工程技术的不断发展,杂交瘤技术与基因工程技术相结合,现代单克隆抗体的研究获得了很大的进展。利用小鼠骨髓瘤细胞和免疫的小鼠脾脏细胞融合无限增殖传代形成的单克隆抗体,具有高度单一性和均一性,有着高效价、产量高的优点和广阔的应用前景,逐步成为免疫防龋研究的一个热点方向。

单克隆抗体防龋的研究始于 20 世纪 80 年代,目前研制的单克隆抗体包括抗变异链球菌 GTF 单抗,抗变异链球菌表面蛋白单抗,抗变异链球菌胞壁多糖抗原的单抗,抗黏性放线菌 Ⅰ、Ⅱ 型菌毛的单抗等。在抗变异链球菌表面抗原 Pac 的 McAb 成功应用于恒河猴的基础上,临床试验应用 McAb 进行局部被动免疫,成功抑制了变异链球菌在牙面的聚集,预防了龋病的发生。Lehner 等人(1990)用 McAb 涂擦受试者牙面 3 个星期,虽然单抗只在牙面存留 3 天,但其免疫效果却持续 2 年,作者认为这是由于单抗改变了口腔菌群间的平衡所致。

McAb 既能阻止外源性变异链球菌在牙面附着,又能抑制自身变异链球菌在牙面集聚。单抗局部被动免疫防龋的机制可能是 McAb 附着于牙面形成获得性膜,识别变异链球菌表面蛋白上的抗原位点,最终导致吸附在牙面的变异链球菌被 McAb 调理、趋化,被牙龈来源的中性粒细胞和补体吞噬、杀死或移走。

而抗黏性放线菌菌毛的单抗阻止细菌黏附的机制,可能是单抗占据了牙面获得性膜中的受体,使得放线菌不能通过菌毛黏附至牙面上,而被口腔中的唾液所清除。

(二)多克隆抗体

多克隆抗体的被动传递防治龋病的方法是通过静脉注射变异链球菌或其他致龋菌的抗原制剂,然后提取纯化免疫球蛋白制剂注射至非免疫个体,使这些抗体到达口腔而产生防龋效果。目前的研究包括牛奶抗体和鸡蛋黄抗体(IgY)等的被动传递。

1. **牛奶免疫** 牛血清及乳液中含 IgG、IgM 及 IgA,牛初乳可用作针对各种致病抗原的被动免疫。将变异链球菌全细胞对牛进行免疫使动物体内产生抗体,然后将含有抗体的牛奶等供人食用,人体也就获得相应的免疫能力。

Filer 等人（1991）在人身上证明免疫牛奶可以明显减少牙面生物膜内的变异链球菌数量。Loimaranta 等人（1998）证明免疫牛奶有抑制变异链球菌在 SHA 上黏附和促进这些细菌凝集的作用。樊明文等人（2001）的研究也证明免疫牛乳清有明显抑制变异链球菌黏附的作用。

Shimaza 等人（2001）用变异链球菌 Pac 和 GTF 的功能区片段耦联后免疫奶牛，在牛初乳中检测到特异性抗体，并且研究在志愿者身上证实，这些特异性抗体可减少唾液和牙面上变异链球菌与总链球菌的比值，抑制了变异链球菌在口腔中的定植。

2. **鸡蛋黄抗体** Hamada 等人（1991 年）的研究证明，从灭活的变异链球菌免疫母鸡所产的鸡蛋蛋黄中提取 IgG（IgY），能明显抑制不溶性多糖的合成、细菌黏附和积聚。以之饲养定植菌鼠，可使菌斑中的变异链球菌数量显著降低，并有效抑制龋病的发生。此后，也有研究者分别在实验室、动物和志愿者身上验证了 IgY 抗体对龋病的免疫效果。

3. **转基因植物免疫防龋** 随着转基因植物工程技术的渐趋成熟，利用基因工程技术将抗原基因转移到植物中，使植物产生抗致龋菌抗原的抗体，人们食用这种植物食品后，也可获得防龋的免疫力。

植物具有合成和组装各类抗体分子的能力，从很小的抗原结合区域或片段到整个抗体，甚至到多价抗体。植物又具有经济、易于规模化的优点，是理想的表达系统。近年来，将抗变异链球菌表面蛋白单抗的重链与轻链基因克隆并表达于烟草、番茄、盐藻等植物中，发现转基因植物能高水平地表达单抗全长抗体分子。将其用于志愿者并观察后发现，使用后牙面上 SIgA-G 活性可保持 3 天，用其刷牙 2 周后，抗变异链球菌定植的效果可维持 4 月余。将变异链球菌表面蛋白唾液黏附区（184～1946）及其与霍乱毒素 B（CTB）的嵌合体，构建植物表达质粒，转入番茄基因中，经动物实验证实有一定的免疫保护作用，且具有食用安全性，由此产生的番茄可以供人们食用，以获得防龋效果。

四、免疫防龋途径和时间的研究

（一）免疫途径的研究

防龋免疫主要依赖黏膜免疫反应，即黏膜表面及腺体分泌液中分泌性 IgA 的产生。抗原通过接触肠、鼻腔、支气管或泌尿生殖道等部位的黏膜相关淋巴组织，不仅可以在诱导部位产生免疫反应，而且能够在远离诱导部位的局部黏膜产生免疫反应。机体不同部位的黏膜构成了一个相互联系的免疫网络，称为共同黏膜免疫系统（common mucosal immune system，CMIS），机体的黏膜免疫通过 CMIS 实现。在防龋疫苗的应用方面，人们对免疫途径也进行了一些探索。

1. **皮下或非经肠道的免疫** 通过皮下注射的途径可以刺激机体产生免疫应答，但全身免疫预防龋病的安全性受到质疑，这种免疫在人类有诱发自身免疫病的可能，如细菌性心内膜炎。另外，还可能产生组织中 IgG 应答的炎症反应。

2. **口服或经肠道的免疫** 口服免疫途径从理论上被认为更具安全性，受试者服用抗原后的免疫应答表现为唾液和乳液等分泌液中抗体升高，排除了自身免疫性疾病的可能，且 IgA 不诱发炎症，但免疫应答较弱且持续时间较短。目前，核酸疫苗口服免疫途径的研究日益得到重视，并将口服接种作为理想的核酸疫苗应用途径之一。

3. **鼻腔内免疫**　鼻腔内淋巴组织是产生黏膜免疫反应的主要诱导区，由于肠道较鼻腔/扁桃体区域抗原易稀释或快速裂解，所以鼻腔/扁桃体诱导的 IgA 抗体水平较肠相关淋巴组织高。Smith 等人（2001）认为鼻腔内免疫能诱导显著的原发性和继发性唾液和血清免疫反应。

4. **局部免疫**　有学者采用龈-黏膜免疫的途径实施免疫防龋，利用二甲基硫酸以增强龈缘上皮的渗透性，在龈沟液中检测到特异的 IgG 抗体，唾液中也有 SIgA 的生成，说明该途径诱导免疫应答也是可行的。

（二）免疫时间的选择

什么时间进行龋病免疫预防最好？Caufield 和 Smith 等人对变异链球菌的定植进行研究后发现，在正常的饮食、环境条件下，婴儿出生后 18～32 个月是变异链球菌稳定定植的高峰期，即感染窗口期，此后的定植将会变得困难。最佳的免疫时段应该在致龋菌稳定定植前，在婴幼儿 1 岁左右。6～9 月龄时，大多数婴儿已具有了类似成人的 IgA1 和 IgA2 亚型的分布，提示婴幼儿 1 岁左右黏膜免疫系统已趋于成熟。

而 Hajishengallis 与 Michalek（1999）根据变异链球菌在婴幼儿口腔内定植的时间和唾液分泌抗体的时相，也认为在婴幼儿 1 岁时进行龋病的免疫预防，能有效地阻止变异链球菌在牙面的定植和防止龋病的发生。

参 考 文 献

［1］TAUBMAN M A, NASH D A. The scientific and public-health imperative for a vaccine against dental caries. Nat Rev Immunol, 2006, 6(7): 555-563.

［2］RUSSELL M W, CHILDERS N K, MICHALEK S M, et al. A Caries Vaccine？ The state of the science of immunization against dental caries. Caries Res, 2004, 38(3): 230-235.

［3］SMITH D J. Dental caries vaccines: prospects and concerns. Crit Rev Oral Biol Med, 2002, 13(4): 335-349.

［4］ABIKO Y. Passive immunization against dental caries and periodontal disease: development of recombinant and human monoclonal antibodies. Crit Rev Oral Biol Med, 2000, 11(2): 140-158.

［5］樊明文. 防龋疫苗研究的现状和思考. 中华口腔医学杂志, 2009, 44(2): 65-68.

［6］岳松龄. 现代龋病学. 北京：科学技术文献出版社, 2009.

［7］樊明文. 口腔生物学. 2 版. 北京：人民卫生出版社, 2003.

［8］TAGG J R, DIERKSEN K P. Bacterial replacement therapy: adapting 'germ warfare' to infection prevention. Trends Biotechnol, 2003, 21(5): 217-223.

［9］HILLMAN J D, BROOKS T A, MICHALEK S M, et al. Construction and characterization of an effector strain of Streptococcus mutans for replacement therapy of dental caries. Infect Immun, 2000, 68(2): 543-549.

［10］陈万涛. 口腔临床免疫学. 上海：上海交通大学出版社, 2010.

［11］CHEN W T. Fundamentals of oral biomedicine. Beijing: Science Press, 2014.

第二十五章　牙髓病与免疫

　　牙髓有着完善而有效的免疫防御能力,牙髓内的细胞除主体的牙髓细胞外,还有防御细胞,包括组织细胞、未分化间叶细胞和免疫细胞。这些细胞在牙髓受到刺激时就活跃起来,可吞噬细菌并清除炎症产物。但是,牙髓的免疫防御能力是有限的,有限的防御并非牙髓组织本身的缘故,而在于它所处的特殊解剖环境和过少的组织量。当牙髓感染后发生不可逆性炎症时,往往是受到相对于自身组织量而言过量病原微生物侵袭的结果。过量病原微生物的侵入加剧了牙髓的免疫应答,其免疫应答表现为消除病原微生物而终止感染。同时,伴有对组织的免疫损伤。病原的刺激以及机体组织的影响,这两方面因素决定免疫保护与免疫损伤之间的平衡。因此,牙髓免疫学的研究意义在于明确牙髓免疫的机制,最终达到预防和治疗牙髓病的目的。

第一节　牙髓免疫系统

一、牙髓的免疫活性细胞

(一)牙髓中的淋巴细胞

　　1. 正常牙髓中的免疫细胞　多项研究证实,正常的牙髓中具有与免疫防御系统有关的各种细胞,主要是 T 细胞,多数分布在牙髓基质中,且发现 $CD4^+/CD8^+T$ 细胞的比值与外周血相反,平均为 $1:1.6\sim$ $1:3.1$,正常的外周血比值大于 $1.7:1$。T 细胞在正常牙髓中只是一种常规防御细胞,只有在抗原侵入时才会激发免疫应答,产生免疫防御效应。$CD8^+T$ 细胞占优势的情况在全身组织中较为特殊,这说明这类免疫活性细胞在抵御外界抗原刺激时,起到了提供免疫应答物质基础的作用,其意义更可能在于牙髓的免疫保护和免疫监视。

　　关于正常牙髓中是否存有 B 细胞仍有争议,有研究报道,在正常牙髓中检测出了 B 细胞。但随后的研究报道,采用流式细胞术对正常牙髓的 T 细胞、B 细胞进行定量研究,并未发现 B 细胞的存在。这提示在正常状态下牙髓中可能不存在体液免疫应答。

　　2. 炎症反应中的免疫细胞　炎症牙髓中 T 细胞明显增加,并以 $CD4^+T$ 细胞增加最为显著,使 $CD4^+/CD8^+T$ 细胞比值逆转,平均可达 $1.15:1$。因此,炎症牙髓中 $CD4^+T$ 细胞明显增加,表明在牙髓炎的免疫应答过程中,Th 起着主导作用。

　　炎症牙髓中同样也有 B 细胞,在受到外界抗原刺激后可分化为浆细胞,产生各种特异性抗体,发挥体液免疫防御功能。多数研究发现,正常牙髓中缺乏 B 细胞,而当炎症发生时,抗体产生细胞显著增多,其中 IgG、IgA 和 IgM 细胞之间的比例约为 23∶7∶1，提示在炎症状态下，牙髓中的体液免疫反应才被激发。并且，在炎症急性发作的牙髓组织中，B 细胞数量明显较慢性炎症时多，这可能是由于抗原的突然大量入侵或机体免疫应答调节的突然改变，导致 B 细胞分化、增殖，以及记忆性 B 细胞向炎症部位聚集，从而增强了炎症牙髓区域的体液免疫应答。

（二）牙髓中的免疫辅佐细胞

抗原呈递细胞（antigen presenting cell，APC）不仅分布于机体的免疫系统组织内，而且也广泛存在于全身非免疫系统组织内，实验研究证实 APC 同样存在于正常人、大鼠的牙髓中。吴海珍等人发现，正常人牙髓中有较多的 APC，主要位于成牙本质细胞层和血管周围。炎症牙髓中可见 APC 显著增多。目前认为，牙髓中 APC 具有 Ia 抗原表达的细胞有两种：一种是 Mφ 样细胞，另一种为树突状细胞样细胞。

（三）牙髓中的其他免疫细胞

牙髓中的其他免疫细胞主要指肥大细胞、各种粒细胞和血管内皮细胞，它们在免疫应答中某些环节的作用也是不可忽视的。

1. 肥大细胞　目前的研究发现，正常牙髓组织中的肥大细胞数量少，由于牙髓所处的特殊环境和增龄变化，肥大细胞的存在很可能与牙髓组织的某个时期有关。而在炎症牙髓中，肥大细胞增多多分布于小血管周围。

2. 中性粒细胞和嗜酸粒细胞　中性粒细胞和嗜酸粒细胞都有着活跃的吞噬功能，主要作为效应细胞参与到免疫反应中。同时，活化的中性粒细胞还可以通过释放多种细胞因子参与免疫应答。

3. 血管内皮细胞　大量的血管内膜是一个巨大的免疫反应场所。血管内皮细胞（vascular endothelial cell，EC）是体内重要且活跃的炎症细胞，有研究证实它在牙髓炎症反应中的作用主要有：①调节血管通透性；②调节血液凝固功能；③调节血管舒缩功能；④与白细胞黏附从而激活白细胞的趋化、游走和吞噬功能；⑤分泌炎症介质，生成细胞保护剂；⑥作为抗原呈递细胞，表达 MHC Ⅱ类抗原；⑦刺激 T 细胞活化和分泌效应分子。

二、牙髓中的细胞因子

细胞因子是在免疫应答、炎症反应和创伤修复中有多种生物学功能的一类低分子量蛋白质。

1. 白细胞介素　D'souza 等人首先对牙髓中的白细胞介素 -1（interleukin-1，IL-1）进行研究，发现有临床症状的龋病牙髓中 IL-1 的活性明显增强。由于 IL-1 可由微量的抗原刺激而大量产生，有效诱导机体产生防御反应，炎症局部的中性粒细胞是 IL-1 的主要产生细胞，有症状的龋病牙髓中的 Mφ 为 IL-1 阳性。这表明作为慢性炎症的龋源性牙髓炎中的牙髓组织在龋病抗原的持续作用下，在 IL-1 的介导下，逐渐出现以防御为主的免疫应答。研究还发现，IL-1 中的 IL-1β 等细胞因子与根尖周病、牙髓病的病变程度、临床症状密切相关。

IL-6 在正常牙髓中表达很少，而炎症牙髓组织中单核巨噬细胞、T 细胞、成纤维细胞、内皮细胞、B 细胞等的 IL-6 mRNA 染色阳性，且主要集中于 B 细胞、浆细胞丰富的区域，说明与诱导 B 细胞成熟并分泌 Ig 有关。

IL-8 是由单核细胞产生的一种中性粒细胞趋化因子。正常牙髓组织中的 IL-8 可能担负着防御外来抗原入侵的功能,而牙髓炎症中的 IL-8 则参与早期的炎症反应过程,并可能影响炎症病变的程度和转归。

2. 转化生长因子 -β 在牙髓组织中,作为牙髓细胞的丝裂原,转化生长因子 -β(transforming growth factor-β, TGF-β)在牙髓细胞的分化中发挥了诱导作用,其可能通过牙髓细胞增殖分化参与牙髓组织修复。在动物牙髓细胞培养中发现,TGF-β 可促进牙髓细胞的 DNA 和骨钙素合成,也可诱导牙髓细胞极化,发生成牙本质细胞样功能分化。在正常牙髓中,成牙本质细胞并无 TGF-β 的合成,但当存在慢性刺激时,成牙本质细胞,特别是反应性牙本质下方的成牙本质细胞呈明显的 TGF-β 阳性反应,表明成牙本质细胞在受到外界刺激后具有合成和分泌 TGF-β 的能力,并可进一步影响牙髓的防御和修复反应。此外,在邻近龋洞底部的牙本质小管和新沉积的反应性牙本质基质中也有 TGF-β 的阳性染色。很可能这些牙本质基质中的 TGF-β 由成牙本质细胞分泌,或由钙化牙本质释放而来,通过刺激成牙本质细胞的基质合成,促进反应性牙本质沉积,从而参与牙髓的防御反应。TGF-β 在牙髓修复过程中也具有双向的调节作用,除了能与其他内源性活性物质一起进行组织修复,它还能介导逆转炎症反应的负反馈机制。TGF-β 在牙髓修复中可以抑制过强的炎症反应,阻止因抗原刺激所造成的免疫损伤,而保护牙髓。

3. 肿瘤坏死因子 研究表明,在内毒素血症致牙髓病变中,牙髓组织不仅出现血管扩张、充血,还有炎症细胞着边、浸润和广泛微血栓形成等现象,而且肿瘤坏死因子 -α(tumor necrosis factor, TNF-α)被发现广泛分布于牙髓组织和牙周组织的血管内皮细胞中,这说明 TNF-α 对髓内微血栓形成起重要的作用。研究还发现,大鼠磨牙正常牙髓组织中有 TNF-α 阳性细胞的表达,大鼠内毒素性炎症牙髓中也有 TNF-α 的表达,且参与了早期的炎症反应过程。在牙髓组织中的 TNF-α 阳性细胞主要是单核巨噬细胞、中性粒细胞和血管内皮细胞。

4. 血小板衍生生长因子 正常牙髓组织中的牙髓细胞、微血管内皮细胞均表达血小板衍生生长因子 -β(platelet derived growth factor, PDGF-β)受体,提示这两种细胞是 PDGF 的靶细胞,PDGF 可能在牙髓组织的生长、发育等正常生理过程与创伤过程中起重要作用。Matsuki 等人发现 PDGF 可诱导人牙髓成纤维细胞、牙周膜和牙龈成纤维细胞的 DNA 合成增加。PDGF 也可对体外培养的人牙髓细胞产生明显的促进增殖作用,降低 I 型胶原的合成,提示 PDGF 有可能调节牙髓细胞向成牙本质细胞分化。

5. 表皮生长因子 表皮生长因子(epidermal growth factor, EGF)主要来源和贮存于下颌下腺,由下颌下腺导管系统的颗粒曲管细胞产生,经导管进入口腔成为唾液成分。

研究发现,EGF 能显著促进人牙髓成纤维细胞(human dental pulp fibroblast, HDPF)的 DNA 合成,EGF 在一定的浓度范围和作用时间内,对 HDPF DNA 合成的刺激作用具有时效 - 剂量依赖效应,对 HDPF 的蛋白质合成也具有明显的促进作用。牙髓细胞是一种具有成纤维细胞特性的多潜能细胞,而在牙髓损伤后,牙髓细胞的再生潜能是牙髓修复的生物学基础,因此 EGF 积极参与到牙髓的损伤修复中。对牙髓炎症及修复过程的研究发现,EGF 在牙髓中的分布随修复反应的进程而变化,在修复反应中期,组织中的 EGF 含量最为丰富,而在修复反应的早期和后期其含量有所减少。

6. 成纤维细胞生长因子 研究发现,成纤维细胞生长因子(fibroblast growth factor, FGF)可刺激牙髓细胞 DNA 合成。在盖髓实验中发现,FGF 不能诱导管样牙本质,但能刺激骨样基质的形成。这些研究结果都表明,FGF 在牙髓损伤修复过程中也发挥一定的作用。

7. 凝血因子Ⅷ 对凝血因子Ⅷ的研究发现,炎症牙髓中的凝血因子明显增多,认为凝血因子Ⅷ对牙髓的自身稳定和修复方面有一定的作用。通过免疫组织化学的研究方法比较了正常和炎症牙髓中的内皮细胞和凝血因子,人们发现在炎症牙髓中的血管内皮细胞显著增生,血管扩张,可增加局部氧供给,维持细胞代谢。在病原物质的持续刺激下,内皮细胞可介导粒细胞、巨噬细胞和淋巴细胞聚集,使炎症处于慢性状态,而凝血活性的亢进有助于避免血液成分的过量渗出而引起组织内压过度升高。

三、牙髓神经肽

神经肽(neuropeptide)是体内传递信息的多肽,主要分布于神经组织内。研究证实,牙髓中有多种神经肽的存在,它们可能参与牙髓血供调节、疼痛传导、免疫调节、炎症介导和修复等过程。

牙齿是具有活力和新陈代谢的器官,因此在龋病的发生、发展过程中,始终存在着破坏和修复的交替过程。其中,牙髓内的 P 物质(substance P, SP)、降钙素基因相关肽(calcitonin gene-related peptide, CGRP)在牙髓中起双相调节作用。在受到刺激后,其可以从神经终末端释放出来,将信息传递到中枢,启动或调节免疫过程,同时又可直接参与组织修复。

四、牙髓中的淋巴系统

淋巴管具有使组织液在血管内再循环的功能,并能辅助输送细胞的代谢产物。由于牙髓组织的血液循环被牙体硬组织包绕,血液容积变化的幅度极低,因此淋巴管在输送组织液等方面可能起重要的补偿作用。牙髓组织内是否存在淋巴管,目前仍有争议,这是由于淋巴管与血管在形态上极为相似而导致难以鉴别。推测在牙髓组织受到刺激出现急性炎症时,淋巴管内可贮存炎症渗出物,而起到循环代偿的作用。

第二节 感染牙髓中的抗原

抗原的来源繁多,分类不一,感染牙髓中的抗原物质主要有病原微生物及其毒素、异嗜性抗原和修饰的自身抗原。

一、病原微生物

大多数牙髓病都是细菌感染性疾病,致病菌都是口腔环境中的天然菌群,这些细菌一般是在牙釉质、牙骨质和牙本质破坏后进入髓腔,使牙髓组织产生病变。1890 年,Miller 就从病变的人牙髓组织中分离鉴定出细菌的存在。之后,许多学者研究了微生物与牙髓病的关系,将猴牙分为两组,暴露牙髓后,一组牙的髓腔被即刻无菌封闭,而另一组则暴露在口腔环境 1 周后再行封闭,半年后检查发现前者未见明显病理变化,而后者则有明显的炎症反应,且根管内厌氧菌的检出率达 85% 以上,优势厌氧菌为类杆菌属。还有实验将无菌鼠和普通鼠牙髓分别暴露于各自的口腔中,发现无菌鼠仅发生轻微炎症,而普通鼠则发生了牙髓的坏死与根尖周病。这些实验都证明了细菌感染是引起牙髓病变的前提条件,在发病过程中有着重要的作用。

牙髓病的感染绝大多数是混合感染，每个感染灶中，一般有5～6种微生物，其中1～2种为优势菌。在这些混合感染菌中，绝大多数来自口腔正常菌群，其他部位来源的细菌少见。最常见的优势菌是类杆菌，特别是产黑色素类杆菌群，它们与牙髓、根尖周和牙周疾病的关系最大，是混合菌群中的重要病原菌。产黑色素的类杆菌群主要通过内毒素和荚膜破坏机体组织。这些毒力因子能显著抑制成纤维细胞、内皮细胞和间质细胞的生长，还能增强破骨细胞的活性，抑制巨噬细胞的吞噬作用，促进肥大细胞脱颗粒和激活补体系统。

但当在根管内只接种类杆菌时，并不能大量增殖，它们更需要细菌间的协同作用，类杆菌的生长需要特殊的厌氧环境，并从其他微生物中获取营养成分。纯培养的黑色素类杆菌本身无致病性，当与其他细菌混合时，其致病力可由于其他细菌的存在而增强。非致病共生菌提供了生长因子，如产黑色素菌所必需的血素与萘醌等，同时也通过它们的代谢产物降低了氧化还原电位，给感染创造了一个更为适宜的环境。因此，微生物间的协同作用可能是牙髓感染的关键因素。

二、内毒素

G⁻菌是感染根管内的优势菌，G⁻菌菌体抗原的有效成分为内毒素，因此，感染根管内病原微生物的抗原性主要体现为内毒素的作用。内毒素是菌体的结构成分，是一类具有高度生物活性的物质，其化学成分为磷脂-多糖-蛋白质复合物。胞壁中的脂多糖（lipopolysaccharide，LPS）是内毒素的主要成分。产黑色素类杆菌产生的脂多糖在结构上不同于其他G⁻兼性厌氧菌产生的脂多糖，它们更具有毒性和免疫活性。

内毒素的生物学活性主要是它的毒性与免疫活性。在内毒素进入血液后可立即与体液成分和细胞成分产生作用，产生有毒的中间产物并损伤细胞，导致机体出现一系列的病理改变，如发热反应、内毒素血症、内毒素休克及弥散性血管内凝血。作为异质性大分子的内毒素还有着很强的免疫原性，它的免疫活性主要表现在刺激机体免疫系统、激活补体和各种巨噬细胞，并诱导靶细胞释放各种细胞因子而发挥作用。

内毒素对机体免疫系统的影响有双重性。一方面，其可以激活机体局部和整个免疫系统参与清除细菌感染；另一方面，如果细菌感染严重，大量细菌在血中繁殖，导致循环血中堆积大量的LPS，并与机体各部位的单核巨噬细胞接触，引起细胞因子大量产生，则有可能发生感染性休克。

研究发现，感染根管中可以检出内毒素活性，且内毒素的活性与牙髓病的发病和临床症状密切相关。进一步的研究发现，低浓度内毒素对牙髓成纤维细胞的合成和基质合成均有刺激作用，可促进细胞分裂与基质合成；但在高浓度下，则表现出对细胞明显的毒性作用，引起细胞坏死。侯本祥等的相关研究发现，在单核细胞介导下，LPS对牙髓细胞的作用不仅与单核细胞产生的细胞因子有关，而且受到LPS自身和其他因素的影响。

三、异嗜性抗原和修饰的自身抗原

异嗜性抗原（heterephile antigen）是与种属特异性无关的，存在于人、动物、植物或微生物之间的可引起交叉反应的共同抗原。通过牙髓感染的病原微生物也可在其他组织中出现异嗜性抗原的交叉反应。

修饰性自身抗原是正常情况下的自身组织在感染、药物、电离辐射等因素作用下，结构发生变化，形成新的抗原决定簇而产生的抗原，这种抗原也能引起免疫应答，造成免疫损害。健康的牙髓对机体本身不具有抗原性，但变性的牙髓则可能成为抗原的一种来源，不仅可诱发根尖周组织的免疫反应，还可诱发全身性的免疫应答。某些药物也可变更或修饰牙髓组织，使其具有抗原性。其中甲醛甲酚（FC）是最有代表性的药物，许多研究均证实了 FC 是半抗原，牙髓组织可作为蛋白载体以适当的方式与 FC 结合，最终导致牙髓组织变性而具有抗原性。

第三节　牙髓对细菌感染的免疫反应

细菌侵入牙髓组织，引起局部免疫反应。虽然牙髓的解剖位置特殊，但其反应与体内其他部位相同，包括固有免疫反应和获得性免疫反应。

一、固有免疫反应

牙髓组织在直接接触到感染微生物之前就可以发生炎症反应。细菌的代谢产物可以通过龋洞底部牙本质小管侵入而刺激牙髓，引起多种免疫细胞进入牙髓组织。早期渗出的细胞有巨噬细胞、淋巴细胞和浆细胞。随着龋坏的加重，这些炎性细胞增多，当接近修复性牙本质时，牙髓中就可出现慢性炎症，而一旦牙髓穿通，细菌侵入牙髓，则可在露髓部位见到大量白细胞浸润，形成脓肿。

炎症过程中，升高的炎症介质主要有组胺、5-羟色胺、前列腺素、白三烯、激肽以及神经肽等。组胺等血管活性胺能增加血管通透性。前列腺素、白三烯是花生四烯酸的衍生物，除了增加血管通透性，还能趋化白细胞，促进骨吸收和致痛作用。神经肽等参与了炎症过程和疼痛的传导，并与免疫反应、变态反应的产生及调节有密切关系。

补体系统在牙髓炎症时发挥着重要的防御作用，同时也参与了牙髓炎症的病理变化。在获得性免疫建立前，补体可被细菌内毒素激活，发挥溶菌作用以及调理吞噬的功能；另一方面，也能受抗原抗体复合物的激活，而参与Ⅱ、Ⅲ型变态反应，引起组织损伤。

二、获得性免疫反应

感染牙髓内的抗原物质能刺激牙髓组织发生获得性免疫反应。整个免疫应答就是从抗原分子侵入，被抗原呈递细胞识别、摄取并处理后，将抗原片段呈递给 Th 细胞，活化 T 细胞与 B 细胞，分别激活体液免疫与细胞免疫的过程。

1. **体液免疫应答**　许多研究表明，炎症牙髓中有许多抗体形成细胞，产生 IgG、IgA、IgM、IgE 等抗体。这些抗体形成细胞随炎症的出现和发展而消长。产生的各类免疫球蛋白可发生抗体介导的免疫反应，从而使牙髓具有防御性或超敏性的反应能力。但是，牙髓组织在对抗原分子的反应中，其渗出物的引流和牙髓的正常恢复又受到牙髓组织所处特殊解剖结构的限制。

2. 细胞免疫应答　牙髓免疫反应中也有细胞免疫的发生。T细胞介导的免疫应答主要通过释放的淋巴因子引起单核细胞对抗原分子的吞噬作用,也可通过特异性的细胞毒作用来清除抗原。

三、变态反应

抗体的产生虽可保护牙髓,但随即出现的抗原抗体复合物可引起一系列与多形核白细胞浸润和溶酶体释放有关的反应,由此造成组织损伤。

免疫反应可作为牙髓的防御机制,也可介导组织损伤。变态反应是异常的免疫反应,由于牙髓内有抗原物质、抗体分子和一些生物活性成分,因此牙髓内可能出现抗体介导的 I 型变态反应,或者细胞介导的 II 型变态反应。同样,抗原抗体复合物的存在,也可通过激活补体或其他细胞成分,造成以中性粒细胞浸润为主的炎症性 III 型变态反应。由此产生组织损伤、血管变化、水肿、牙髓体液容积增加,使疼痛随牙髓炎的发展而加剧,甚至导致血管破坏、牙髓组织坏死。

参 考 文 献

[1] GOLDBERG M, FARGES J C, LACERDA-PINHEIRO S, et al. Inflammatory and immunological aspects of dental pulp repair. Pharmacol Res, 2008, 58(2): 137-147.

[2] HAHN C L, LIEWEHR F R. Update on the adaptive immune responses of the dental pulp. J Endod, 2007, 33(7): 773-781.

[3] 陈万涛. 口腔临床免疫学. 上海: 上海交通大学出版社, 2010.

[4] 文玲英, 吴海珍. 现代牙髓免疫学. 合肥: 安徽科学技术出版社, 1998.

[5] WALSH L J. Mast cells and oral inflammation. Crit Rev Oral Biol Med, 2003, 14(3): 188-198.

[6] 樊明文. 口腔生物学. 北京: 人民卫生出版社, 1996.

[7] JONTELL M, OKIJI T, DAHLGREN U, et al. Immune defense mechanisms of the dental pulp. Crit Rev Oral Biol Med, 1998, 9(2): 179-200.

[8] 凌均棨. 牙髓病学. 北京: 人民卫生出版社, 2001.

[9] JONTELL M, BERGENHOLTZ G. Accessory cells in the immune defense of the dental pulp. Proc Finn Dent Soc, 1992, 88: 344-355.

[10] HAHN C L, LIEWEHR F R. Relationships between caries bacteria, host responses, and clinical signs and symptoms of pulpitis. J Endod, 2007, 33(3): 213-219.

[11] NAIR P N R. Pathogenesis of apical periodontitis and the causes of endodontic failures. Crit Rev Oral Biol Med, 2004, 15(6): 348-381.

[12] CHEN W T. Fundamentals of oral biomedicine. Beijing: Science Press, 2014.

第二十六章　根尖周病与免疫

　　根尖周组织是指位于根尖周围的牙骨质、牙周膜和牙槽骨组织,根尖孔有血管、神经出入牙髓腔,根尖周组织存在血管及淋巴组织。根尖周病是指发生在根尖周组织的炎症性疾病,主要由根管系统内细菌感染继发而来,同时细菌代谢产物、变性坏死的牙髓组织、根管治疗的药物及充填物,以及局部组织释放的免疫分子,也会刺激根尖周组织细胞,引发根尖周病。当根管内感染物质通过根尖孔到达根尖周组织,就会发生局部免疫应答,根尖周炎是机体在根尖周局部的一种重要保护性防御的反应。一方面,宿主通过免疫应答阻止细菌等外来抗原扩散到相邻的颌骨骨髓及远处组织器官,保护机体免受进一步损害。但由于根管内因牙髓坏死或治疗而缺少血供,以至于根尖周免疫防御机制不能有效作用于根管内感染,故根尖周病免疫应答只能作用于根尖坏死组织的边缘,而不能清除位于根管内的感染源。另一方面,在防御的过程中,免疫应答同时也会造成组织损伤和破坏。根尖周局部骨吸收是最常见的慢性根尖周炎的临床表征,也是根尖周免疫防御的后果,即根尖周局部免疫防御系统与细菌感染博弈后,建立起的感染 - 免疫平衡的结果。

　　根尖周病的发生、发展以及转归和根尖周免疫应答密切相关。当局部感染因素作用强,而机体免疫力较弱时,临床表现为急性根尖周炎(acute apical periodontitis, AAP),以疼痛、肿胀为主;局部根尖周组织相应地表现为渗出、变性等病理变化;当外界感染刺激弱而机体免疫力较强时,则临床表现为无症状根尖周炎(asymptomatic apical periodontitis),无明显的临床症状,或长期不适的慢性炎症,局部根尖周组织则以慢性根尖周肉芽肿、根尖周脓肿和根尖周囊肿为主。当机体免疫力降低或细菌毒力增强时,慢性炎症又可急性发作。因此,了解根尖周病免疫应答过程,对于临床症状分析、选择治疗方案及判断预后均有重要意义。

第一节　根尖周病的免疫防御物质基础

　　根管内及根尖周病损区的细菌所携带的内毒素、菌体表面物质、细胞代谢产物及分泌的水解酶等作为细菌的毒力因子,构成了根尖周病免疫防御性反应的主要物质基础。除此之外,根管治疗的药物或充填物、根管或根尖周病受损的组织细胞等引起的免疫反应,构成根尖周病的免疫防御性反应的次要物质基础。

一、细菌因素

　　正常情况下,健康的牙体及牙周组织可以保护根尖周组织不被细菌侵犯,一旦牙体硬组织及牙周组织发生破坏,细菌就可能有机会感染根尖周组织。临床上,根尖周病感染最主要的途径是龋病造成牙体缺损,导致细菌感染牙髓造成牙髓病变,并经根尖孔经感染扩散至根尖周组织,形成根尖周炎。根尖周病的免疫反应和根管内和根尖周的微生物关系密切。微生物及其毒力因子作为根尖周病变组织中的主要抗原物质,是造成根尖周组织免疫损伤的主要刺激物和重要致病因素。

（一）根尖周感染的优势菌

厌氧菌是根尖周感染的优势菌,其中,革兰氏阴性专性厌氧占90%以上,其次是兼性厌氧菌和需氧菌,主要为卟啉单胞菌属、链球菌属、普氏菌属、普雷沃菌属、拟杆菌属、放线菌属和乳酸杆菌属等。

（二）细菌致病的物质基础

根管及根尖周病损组织内的细菌所携带的毒力因子、代谢产物、菌体成分等,是细菌诱导机体产生免疫防御性反应的物质基础。

1. **内毒素** 内毒素是革兰氏阴性细菌细胞壁中的脂多糖,具有较强的免疫原性及致炎性,且比细菌本身更容易进入根尖周组织,是根尖周病重要的致病因子。内毒素不但可以通过与细胞表面的 Toll 样受体（TLR）结合,激活炎症通路,释放炎症因子,诱发炎症,导致局部组织肿胀、疼痛以及牙槽骨吸收;还可以激活巨噬细胞、T 细胞、B 细胞及补体系统,引起宿主免疫反应,导致根尖周免疫损伤。内毒素对宿主细胞有直接损害作用,可以影响细胞活性及功能,诱导细胞死亡。在坏死牙髓、根尖周肉芽肿和根尖周脓肿中均能检测出内毒素的存在,其含量与慢性根尖周病的病损范围、骨质破坏的程度和预后密切相关。

2. **细菌菌毛和荚膜** 细菌菌毛可以促进细菌黏附于宿主细胞,而细菌对宿主组织/细胞的黏附是细菌发挥致病作用的重要条件。荚膜是细菌的表层结构,在细菌的自身防御和侵袭破坏宿主组织中发挥重要作用。荚膜具有保护菌体不被宿主免疫系统攻击、抑制机体溶酶体等非特异性保护功能。有荚膜的细菌毒力更强。

3. **细菌酶** 根管内的细菌可以产生多种组织水解酶,包括透明质酸酶、神经氨酸酶、蛋白酶、DNA 酶、RNA 酶、纤维蛋白溶解酶、胶原酶、激酶、凝固酶和硫酸酯酶等,这些酶都与细菌的致病性和根尖周病的进展有关。根尖周病损组织中的透明质酸酶和胶原酶等可以促使组织崩解,链激酶可以溶解血凝块,凝固酶（coagulase）可以保护细菌不被吞噬或免受抗体的作用。蛋白水解酶可通过破坏免疫球蛋白、补体C3、C5、血浆蛋白和水解酶抑制剂等来削弱宿主的抵抗力。

4. **细菌代谢产物** 细菌的代谢产物,如有机酸、硫化氢、氨和吲哚等也具有一定的毒性作用。丙酸、丁酸和异丁酸是感染根管中厌氧菌的常见代谢产物,它们可影响中性粒细胞的趋化、脱颗粒和吞噬功能。此外,丁酸还可以降低细胞活力,诱导牙龈上皮及成纤维细胞发生凋亡,并刺激炎症因子释放,影响机体防御及疾病进展。

二、药物因素

临床上根管治疗的过程中会使用一些消毒药物和根管充填材料,研究表明,一些牙科材料和药物如氧化锌丁香油粘固粉、复合树脂、硅酸盐粘固粉等充填材料,过氧化氢、次氯酸钠等根管冲洗药物,糊剂等根管充填材料,甲醛甲酚和三聚甲醛等根管药物,都可能成为半抗原。这些药物或充填材料若与蛋白质结合则可能成为抗原,进而与根尖周组织发生免疫反应,导致根尖周病急性发作或慢性迁延不愈。根尖周病治疗过程中的一些临床现象也表明，根尖周炎与药物的半抗原性免疫因素有关。

三、根尖病损区受损宿主组织细胞因素

患根尖周病时会导致根管及根尖病损区的组织细胞受损，释放炎症因子参与免疫应答。受损的组织细胞崩解释放损伤相关分子模式（damage associated molecular pattern, DAMP），例如腺苷三磷酸（adenosine triphosphate, ATP）、胆固醇结晶和宿主 DNA 等，这些 DAMP 与细胞表面的模式识别受体（pattern recognition receptor, PRR）结合，导致细胞内线粒体活性氧（ROS）增加而激活 NLRP3、NLRP6、NLRP1、NLRC4 等介导的炎症小体，激活机体的免疫应答。细菌的微生物病原相关分子模式（pathogen associated molecular pattern, PAMP），如 DNA 和鞭毛与细胞膜受体 PRR 结合而激活 NF-κB 通路，进而释放炎症因子激活免疫。胞外 ATP-P2X7 耦联炎症小体活化以及随后分泌的炎症因子 IL-1β、IL-18 等，能够募集巨噬细胞和中性粒细胞等免疫细胞，在根尖周病微环境中发挥关键的免疫调节作用。

第二节　根尖周病变组织中的免疫细胞

一、根尖周病变组织中的免疫细胞类型

绝大部分免疫细胞参与根尖周病变的非特异性免疫、特异性细胞免疫及体液免疫应答。这些免疫细胞包括中性粒细胞、嗜酸性粒细胞、嗜碱性粒细胞、巨噬细胞、T 细胞、B 细胞、肥大细胞、NK 细胞以及补体成分等。

1. **中性粒细胞和单核巨噬细胞**　中性粒细胞和单核巨噬细胞是根尖周组织抵御细菌入侵的第一道防线，通过吞噬作用可杀死大量细菌及清除相关抗原，是根尖周组织固有免疫的主要参与者。

2. **T 细胞**　根尖周病变组织中存在大量 T 细胞，特别是在慢性根尖周炎中 T 细胞更多。感染根管中的抗原物质刺激持续存在，通过根管系统刺激根尖周组织，使根尖周组织中 T 细胞不断增殖、活化，释放一系列具有生物活性的淋巴因子，使巨噬细胞活化，并吸引大量巨噬细胞和中性粒细胞吞噬、消除抗原物质，释放溶酶体酶造成组织细胞损伤。

3. **B 细胞**　病原微生物及抗原成分进入机体后可以诱导 B 细胞活化、增殖并最终分化成浆细胞，产生特异性抗体进入体液，通过抗体的中和、调理作用及补体活化作用，阻止病原体吸附和感染。根尖周病发生过程中，有 B 细胞介导的体液免疫反应的参与。对浆细胞的研究发现，根尖周病变组织中产生 IgG 的浆细胞最多。

4. **肥大细胞**　研究发现根尖周病变组织中有肥大细胞，肥大细胞在抗原刺激下可脱颗粒，释放组胺、5-羟色胺等介质，从而导致根尖周炎症及损伤。

5. **抗原呈递细胞**　以巨噬细胞和树突状细胞为主的抗原呈递细胞可以调节特定的免疫反应。在根尖肉芽肿中存在激活的巨噬细胞（HLA-DR+，CD14+）和成熟的树突状细胞（HLA-DR+，CD83+）细胞，提示在根尖肉芽肿内可发生抗原呈递。

二、不同类型根尖周病中的免疫细胞

1. **急性根尖周炎**　炎症早期，根尖周牙周膜血管扩张充血、浆液渗出、少量中性粒细胞游出血管，引起组织水肿。随着炎症进一步发展，在炎症介质趋化作用下，大量中性粒细胞游出，浸润至根尖周牙周膜中形成小脓肿。脓肿周围伴大量中性粒细胞浸润，边缘可见淋巴细胞、浆细胞、巨噬细胞等浸润。细菌及其产物进一步损害牙周膜，中性粒细胞在大量聚集、吞噬细菌及其产物的同时，释放溶酶体酶等，使根尖周牙周膜坏死并形成脓肿。

2. **根尖周肉芽肿**　根尖周组织在根管内病原刺激物的持续作用下，血管扩张、组织水肿、毛细血管和纤维母细胞增生以及慢性炎症细胞浸润。若病原刺激持续存在，炎症范围逐渐扩大，根尖周组织结构破坏，代之以炎性肉芽组织，毛细血管和成纤维细胞增生，淋巴细胞、浆细胞和巨噬细胞等散在浸润。在接近细菌进入的组织前沿，通常会发现数量不等的中性粒细胞存在。大约50%的病例可以发现上皮细胞增生，上皮细胞可能来源于Malassez上皮剩余。

3. **根尖周脓肿**　急性根尖周炎或根尖周肉芽肿可以动态转归成根尖周脓肿。中性粒细胞大量进入病损组织区域，其吞噬病原菌、死亡及释放组织水解酶和氧自由基等成分的速度，远大于巨噬细胞清理和修复组织损伤的速度，导致病损中央的结缔组织被胶原酶和透明质酸酶降解，而液化形成脓液，在其周围依然存在根尖肉芽肿组织。病理表现为根尖区牙周膜内脓肿形成，脓肿形成的中央为坏死、液化组织和脓细胞，脓肿周围为炎性肉芽组织，其中，可见中性粒细胞、淋巴细胞、浆细胞、巨噬细胞和毛细血管等散在分布。

4. **根尖周囊肿**　根尖周囊肿是带有上皮衬里的囊性病变，囊腔内含液体或半固体物，囊肿外被覆致密的结缔组织。纤维组织囊壁内炎症明显，炎性浸润细胞主要为单核白细胞和中性粒细胞。囊腔内含液体中常有胆固醇结晶。

第三节　根尖周病的免疫应答

免疫应答在根尖周病的发生、发展过程中发挥着重要作用。根尖周病变的发展及转化是细菌感染和宿主防御两者平衡的结果，根尖免疫应答既可以保护机体、防御疾病发展，又能导致组织损伤和破坏。

根尖周局部的防御能力与宿主全身状态密切相关，其局部病变的转归可能会影响相邻组织，甚至宿主全身。如宿主抵抗力较强，而根管/根尖病损组织内病原刺激较弱，根尖周组织表现为病变局限，无明显牙槽骨吸收和临床症状。如果宿主抵抗力较弱，而根管/根尖病损组织内病原刺激较强时，根尖周组织表现为根尖周组织破坏、牙槽骨吸收，严重时感染可能会向邻近组织扩散，形成颌骨骨髓炎、软组织蜂窝织炎等，临床表现为累及的局部组织充血、肿胀和疼痛，并可能伴有全身感染症状。若根尖周组织局部防御与根管/根尖病损组织内病原刺激处于一种平衡状态，则根尖周组织处于慢性炎症状态，可表现为根尖周肉芽肿、根尖周囊肿或慢性根尖周脓肿。

另外，根尖周组织与牙髓组织的修复能力不同。髓腔解剖结构的特殊性导致牙髓组织自身修复能力

弱,一旦受到外界病原刺激容易发生坏死。根尖周组织自身修复能力较强,即使根尖周病变较严重,牙槽骨吸收较多,经过恰当的治疗后感染如能得到有效控制,根尖周组织可以逐渐修复。因此,了解根尖周病变过程中的免疫反应,有助于临床治疗与预后评估。

一、固有免疫

根管中的感染物质要对根尖周组织发生作用,首先必须穿过根尖孔进入根尖周组织,刺激根尖周组织诱发炎症反应。固有免疫是根尖周组织应对感染物质的第一道防线,也是适应性免疫的基础。

中性粒细胞在根尖周组织防御根管入侵病原体的固有免疫中起到重要作用。在感染物质的作用下,根尖周组织中的血管扩张,渗透性增加,大量中性粒细胞从血管游出,聚集到邻近细菌及其产物侵犯的组织前沿吞噬细菌,同时释放水解酶和细胞因子。水解酶使局部根尖周组织液化坏死,形成脓肿。细胞因子等炎症产物又可以趋化巨噬细胞,NK 细胞等到达炎症反应部位清除病原体。同时,细菌抗原通过巨噬细胞和树突状细胞分解及抗原呈递作用,激发 T 细胞、B 细胞活化,进而启动适应性免疫应答。

二、适应性免疫

根尖周组织适应性免疫是指机体启动特异性免疫反应,抵抗根管及根尖周病损区侵入的抗原。抗原在组织中被抗原呈递细胞摄取、加工成抗原肽呈递给 T 细胞,并使其活化、增殖分化为 Th 细胞。Th 细胞释放一些可溶性介质或细胞因子,或通过 Th 和 B 细胞的相互作用,激活 B 细胞发育成浆细胞分泌抗体,调节特异性细胞免疫和体液免疫。Th 细胞释放的介质和细胞因子不仅对宿主起保护作用,也会导致根尖周组织破坏。一些细胞因子对巨噬细胞、中性粒细胞、嗜酸性粒细胞、嗜碱性粒细胞有趋化作用,可以抑制巨噬细胞和白细胞移动,活化巨噬细胞,通过丝裂原样作用介导非致敏的淋巴细胞分化增生,IL-1β、IL-1α、TNF-β 和 TNF-α 可以激活破骨细胞。激活的 B 细胞除发育成浆细胞分泌针对抗原的特异抗体外,还能产生发挥免疫作用的细胞因子。抗原抗体相互作用激活血清补体,通过溶菌作用和噬菌作用起到防御保护功能,也可能发生免疫复合物疾病或速发型超敏反应,对根尖周组织产生破坏作用。侵入根尖周组织的抗原与肥大细胞表面的 IgE 交联,促进肥大细胞释放组胺和其他活性物质,发生速发型超敏反应,组织中的巨噬细胞则扮演了根尖周病损组织中的淋巴细胞和吞噬细胞处理抗原的角色。

三、超敏反应

在根尖周病的发生发展过程中,根管内的抗原不断地通过根尖孔进入根尖周病损组织,可能引起根尖周组织超敏反应。超敏反应是机体在再次接触相同抗原后产生的免疫反应。它与一般免疫应答的本质区别在于应答的结局。一般,免疫应答为机体提供保护;超敏反应却造成损害,产生临床疾病。超敏反应按抗原与抗体或抗原与细胞反应方式,以及补体系统是否参与,一般分成四型:Ⅰ型,速发型;Ⅱ型,溶细胞反应或细胞毒性反应;Ⅲ型,免疫复合物型或血管炎型;Ⅳ型,迟发型。

第四节 根尖周病变中的骨吸收与免疫

根尖周骨吸收是慢性根尖周病的常见临床表现,组织学表现为炎症性肉芽组织形成和牙槽骨破坏。根尖周骨破坏是根管/根尖周病变组织内病原刺激物攻击与机体局部免疫防御动态平衡的结果。这种损害是可以被修复的,一旦清除了根尖周病损组织内的病原刺激物,根尖部的炎症肉芽组织就会转化成纤维结缔组织及新生骨组织,修复已破坏的牙槽骨及根尖周软组织。根尖周病变处的骨组织改建是破骨细胞吸收损伤骨、成骨细胞形成新骨的动态平衡的结果。成骨细胞和破骨细胞分化和功能的调控,影响根尖周病变处骨组织的形成和吸收。有研究表明,在根尖周炎免疫应答及骨吸收过程中,激活的巨噬细胞而不是激活的 T 细胞发挥重要作用。

一、影响根尖周病骨吸收的免疫相关因素

1. **细菌来源的毒力因子** 内毒素是细菌来源的主要毒力因子,对根尖周骨质的吸收起着十分重要的作用。内毒素是导致根尖周骨质吸收的主要致病因子。一方面,内毒素可以趋化单核细胞分化成破骨细胞,直接引起骨吸收;另一方面,通过诱导炎症区域的炎症细胞,如多形核白细胞、T 细胞和 B 细胞产生 IL-1β、TNF-β 和 PGE2 等细胞因子,激活破骨细胞导致骨吸收。

2. **细胞因子等生物活性因子** 抗原刺激宿主细胞可以释放一些与根尖周骨吸收相关的生物活性物质,如 IL-1α、IL-1β、IL-6、IL-8、TNF-β、PGE2 和甲状旁腺激素等。巨噬细胞分泌的 IL-1β 和 T 细胞分泌的 TNF-β 是 2 种最重要的促破骨细胞因子。PGE2 可以促进破骨细胞分化和骨吸收。甲状旁腺激素也可以促进破骨细胞分化和骨吸收。

3. **补体** 补体系统活化产生的 C3a、C4a 及 C5a 刺激炎症细胞释放炎症介质,导致骨吸收或抑制骨形成。

4. **其他因素** 如活化中性粒细胞和巨噬细胞等宿主细胞释放细胞因子和水解酶,可以参与降解骨基质,促进骨吸收。活化的 T 细胞可以分泌 RANKL,促进破骨细胞分化及骨吸收。

二、影响根尖周病骨组织修复的免疫相关因素

根尖周病损的愈合过程主要表现为根尖周局部由以破骨信号为主导转向以成骨信号为主导。根尖周病损区的核因子 κB 受体活化因子配体/骨保护素(RANKL/OPG)比值,决定着骨组织改建的走势。RANKL/OPG 比值变大倾向于破骨作用占主导地位,反之则以成骨作用为主导。骨髓间充质干细胞分化的成骨细胞是根尖周病损愈合过程中形成骨组织的功能细胞。因此,调控骨髓间充质干细胞向成骨细胞分化的免疫因素将影响根尖周病损的愈合过程。

1. **细菌来源的毒力因子** 细菌来源的毒力因子通常会影响骨髓间充质干细胞的活力,抑制其分化成成骨细胞并影响其成骨功能。因此,彻底清除根管/根尖周病损组织内的病原刺激物,有利于骨髓间充质干细胞分化和成骨,促进根尖周病损处骨组织的修复和改建。同时,清除局部病原微生物也可以减少免

疫细胞的浸润和激活,减少补体的激活和促破骨作用炎症因子的释放,抑制破骨细胞分化。

2. **骨形成蛋白等生物活性因子**　骨基质中有大量的生物活性物质,在骨组织吸收时释放出来,如骨形成蛋白(bone morphogenetic proteins,BMP)、胰岛素样生长因子(insulin-like growth factor,IGF)、转化生长因子-β(transforming growth factor-β,TGF-β)、骨衍生生长因子(bone derived growth factor,BDGF)等。BMP 促进骨髓间充质干细胞分化并诱导其形成骨组织。BDGF、IGF 和 TGF-β 可以促进成骨前体细胞增殖并趋化至病损区,分化成骨细胞,连同 BMP 一起在体内促进成骨细胞发挥成骨作用,修复根尖周骨组织缺损。

3. **巨噬细胞极化**　根尖周激活的巨噬细胞会发生极化,成为具有可塑性的多功能细胞群体。在不同的体内微环境影响下,可以分化成 M1 型和 M2 型巨噬细胞,发挥不同的功能。M1 型巨噬细胞分泌促炎性细胞因子和趋化因子,专职呈递抗原,起免疫防御和免疫监视作用。M2 型巨噬细胞的抗原呈递能力较弱,主要分泌抗炎细胞因子 IL-10 和 TGF-β 等,起抑制免疫应答和促进组织损伤修复的作用。因此,根尖周病损处的 M1/M2 型巨噬细胞比值变化,会影响病损区骨组织的修复状态。

第五节　根尖周病免疫学因素在临床实践中的意义

一、根管 / 根尖周病损区细菌种类与根尖周病临床症状的关系

1. 急性根尖周炎是由口腔正常菌群失调所致的内源性感染,需氧菌与厌氧菌及其不同菌属、种之间的协同作用参与了急性根尖周炎的发生。

2. 厌氧菌数量的变化与根尖周炎急性症状无明显关系。

3. 厌氧菌的属种分布与根尖周病的临床症状有明显关系。普氏杆菌、卟啉单胞菌、梭形杆菌、真细菌和消化链球菌等菌属与根尖部肿胀、叩痛、瘘管形成和恶臭气味等有关。其中,产黑色素类杆菌群是较恒定的优势菌,可以与其他菌协同发挥作用,一般认为是死髓牙症状发展的重要致病菌。

4. 牙髓卟啉单胞菌与感染根管可能有特殊关系。

5. 放线菌与顽固性根尖周病和瘘管经久不愈等有关。

二、感染根管中内毒素活性与临床症状的关系

感染根管中内毒素与临床症状间存在密切关系。根尖周肉芽肿的内毒素活性与炎症程度、根尖周骨吸收范围和疼痛症状等呈正相关,即内毒素含量越高,则病变范围越大,叩痛和自发痛越明显。这提示在根尖周炎症组织中内毒素引起的免疫可能与慢性根尖周病变程度、急性发作及长期不愈密切相关。

综上所述,细菌感染是根尖周病的主要病因,根尖周组织的免疫反应是机体抵抗细菌入侵的主要手段。宿主通过免疫反应可以杀灭、清除细菌,同时,免疫反应也会造成根尖周组织破坏。目前还很难确切评价免疫反应在根尖周病发病过程中的作用。因此,在根尖周病的临床治疗中,彻底清除感染根管中的

抗原物质,才可能终止根尖周组织的免疫反应,使破坏的根尖周组织得到修复。

参 考 文 献

［1］周学东.牙体牙髓病学.5版.北京:人民卫生出版社,2020.

［2］陈万涛.口腔临床免疫学.上海:上海交通大学出版社,2010.

［3］LARS BJORNDAL,LISE-LOTTE KIRKEVANG,JOHN WHITWORTH. Textbook of endodontology.3rd ed. Hoboken:Wiley-Blackwell,2018.

［4］CHEN WT. Fundamentals of oral biomedicine. Beijing:Science Press,2014.

第二十七章 牙周病与免疫

牙周病（periodontal diseases）是发生在牙周支持组织（牙龈、牙周膜、牙槽骨和牙骨质）的各种疾病的统称。病变既可仅累及牙龈（牙龈炎），也可累及其余牙周支持组织（牙周炎）。本章节就牙周病的基本临床特点、免疫病理机制和各自的免疫特征等加以论述。

第一节 牙周病概述

牙周病包括牙龈病和牙周炎两大类疾病。牙龈病中以菌斑性牙龈病较为常见，而菌斑性牙龈病中最多见的是牙菌斑引起的慢性炎症，即慢性龈炎，因其发病率高，且有可能发展为牙周炎而受到重视，在本章中所讨论的牙龈炎也均为慢性龈炎。牙菌斑生物膜（dental plaque biofilm）是菌斑性牙龈病和牙周炎最主要的致病因素，细菌及其代谢产物是引发牙龈炎和牙周炎必不可少的始动因子。菌斑生物膜在牙周病发生发展中直接或间接地参与了全过程，同时也与局部刺激因素和全身因素相互联系、互相影响。牙周病大多数的组织损害是由宿主对感染源的免疫应答引起的，牙周炎症的发生部位和疾病进展，与入侵细菌的成分及其引发的免疫反应有明显关联，牙周病变表现为细菌和宿主之间炎症性免疫反应的结果。

一、慢性龈炎

慢性龈炎是一种由堆积在龈缘或龈缘下的菌斑刺激引起的牙龈炎症性疾病。牙龈炎的临床特征包括牙龈颜色变红、轻度水肿，无牙周附着丧失，通常不伴有疼痛和自发性出血。牙龈炎是导致结缔组织附着向牙根方向移动的主要因素，因此，积极控制牙龈炎也是预防牙周炎发生的有效手段。

二、牙周炎

牙周炎（periodontitis）是与微生物相关的宿主介导的慢性多因素炎症性疾病，可以导致牙周支持组织的渐进性破坏。其主要特征包括牙龈出血、探及牙周袋、牙周附着丧失，影像学上表现出牙槽骨吸收，甚至晚期出现牙齿的松动和移位。在 2018 年牙周与种植体周围疾病与状况新分类中，基于病理生理学，将牙周炎分为 3 种不同类型：牙周炎、反映全身性疾病的牙周炎与坏死性牙周病。

1. **牙周炎** 牙周炎是最常见的类型，其始动因子为菌斑生物膜，尤其是以龈下菌斑为主，龈下菌斑内的细菌又以革兰氏阴性厌氧菌或兼性厌氧菌为主。咬合创伤、不良修复体、牙解剖异常和食物嵌塞等局部因素，糖尿病、吸烟和 HIV 感染等全身因素对牙周炎的进展有促进作用。

2. **反映全身性疾病的牙周炎** 反映全身性疾病的牙周炎是指一组以牙周炎作为突出表征之一的全

身性疾病,例如掌趾角化-牙周破坏综合征、白细胞黏附缺陷症、Down 综合征、先天性免疫缺陷病、周期性白细胞减少症等,通常在这些疾病早期就会发生严重的牙周炎。

3. 坏死性牙周病　坏死性牙周病(necrotizing gingivitis, NG)是指发生于龈缘和龈乳头的急性炎症和坏死。其特征是龈乳头逐渐坏死或出现溃疡,呈"虫噬状",局部有牙龈出血、疼痛、口臭等临床特征,可伴有假膜形成、淋巴结肿大、发热等全身症状。

第二节　牙周病的免疫特征

牙周组织具有天然的免疫防御系统,口腔微生物与宿主通常存在动态的平衡关系。微生态的平衡对宿主维护牙周健康具有重要作用,微生物-宿主之间的平衡是维系牙龈健康的必要条件。一旦平衡被打破,会引起牙龈或牙周组织的慢性炎症。细菌微生物与宿主之间的相互作用决定了牙周病变的程度和范围。微生物既可直接破坏组织,也可通过刺激、调节宿主免疫反应间接造成牙周组织的病理损伤。宿主的免疫反应通常具有保护作用,可阻止细菌感染由局部向全身扩散。然而,在某些情况下,免疫反应也会对组织造成损伤和破坏。目前已证实,牙周病导致的大多数组织损害是因宿主对微生物感染的免疫应答,而不仅仅是由感染的微生物直接作用引起的,宿主对微生物的免疫应答包括固有免疫反应和适应性免疫,而这些免疫反应由微生物的特点和宿主身体状况和免疫特征所介导,并受环境因素的影响,因此,具有明显的个体化差异。

一、牙周微生物

牙菌斑中的大多数细菌为口腔正常菌群,对宿主无致病影响,仅有少数细菌与牙周病发生和发展密切相关,它们具有显著的毒力或致病性,能通过多种机制干扰宿主防御能力,具有引发牙周组织破坏的潜能。这些细菌被称为牙周致病菌,如牙龈卟啉单胞菌、伴放线菌团聚杆菌和福赛斯坦纳菌等。

1. 牙龈卟啉单胞菌　牙龈卟啉单胞菌是一种革兰氏阴性口腔厌氧菌,是牙周炎病变区或活动区最主要的优势病原体,是口腔微生物组的重要组成部分,它的存在与牙周炎治疗后复发或病情持续加重有关。牙龈素又称卟啉素,它可破坏降解非常广泛的蛋白质或多肽底物,促进其他细菌生长和毒力发挥,促进牙龈卟啉单胞菌在牙周组织黏附定植,干扰宿主免疫反应。这是目前牙龈卟啉单胞菌研究的热点。

2. 伴放线菌团聚杆菌　伴放线菌团聚杆菌是一种革兰氏阴性短杆菌,为微需氧菌。在口腔中定植和附着后,伴放线菌团聚杆菌通过细胞致死性膨胀毒素(CDT)、白细胞毒素(LTX)和脂多糖(LPS)逃避宿主的先天防御机制,并加重病理性炎症反应。伴放线菌团聚杆菌能分泌白细胞毒素,损伤人牙龈内和外周血中的中性粒细胞、单核细胞和淋巴细胞的细胞膜,导致白细胞死亡,并最终造成牙周组织破坏。此外,其还能够通过上调 TNF-α、IL-1β、IL-6、IL-8 促炎性细胞因子的产生,可通过间接方式提高牙周局部炎性微环境中 RANKL 的表达水平。

3. 福赛斯坦纳菌　福赛斯坦纳菌是厌氧革兰氏阴性梭形球杆菌,已有证据表明,它是重要的牙周致病菌之一,不容易培养,常与牙龈卟啉单胞菌和齿垢密螺旋体或具核梭杆菌同时检出。

二、牙周微生物与宿主的相互作用

一般正常情况下，牙周微生物以错综复杂的共栖方式，保持着微生物之间的相对平衡，同时保持着微生物与宿主之间的动态平衡，这种平衡对于维持牙周健康非常重要。寄居在牙周部位的微生物具有三种主要的相互关系：一是互利的共生关系；二是竞争关系，如竞争营养物质和空间位置；三是拮抗关系，如血链球菌合成的血链素能抑制牙龈卟啉单胞菌、具核梭杆菌和中间普氏菌的生长。当正常菌群失去相互制约或微生物与宿主间失去平衡时，微生物对宿主而言便会变得有害，它们可以导致内源性感染，为外源性感染提供条件或致敏宿主等，从而导致牙周组织破坏。

（一）牙周微生物对宿主的直接作用

通常致病菌毒力特征主要表现在两个方面：逃避宿主防御并在其特定组织中存活的能力和致病菌定植后对宿主组织造成破坏的程度。牙周致病菌必须选择性黏附、定植于宿主适当部位，才能对牙周组织造成破坏。因此，病原菌在宿主牙周组织中的成功定植是其作为病原微生物的必要特性，是逃避宿主防御、防止其被从牙周组织中清除的重要手段。

1. **定植、存活和繁殖**　对大多数口腔微生物而言，唾液、龈沟液和牙周组织内有足够的营养供它们生长。由于牙周各部位的生态环境特性、生化条件各不相同，对各类细菌繁殖的影响也不同，加上各种细菌对组织的选择性也不一样，牙周各部位的菌群组成存在着明显的差异。细菌对宿主组织的黏附不仅与其在宿主体内的定植能力有关，更可能与细菌的侵入有关。牙龈卟啉单胞菌对其他细菌、上皮细胞和结缔组织成分如纤维蛋白原、纤连蛋白（fibronectin）等的附着能力可能是其毒力的重要特征。

2. **侵入宿主组织**　细菌附着后，其抗原成分和/或毒性产物引发白细胞趋化、吞噬以及炎症过程，造成表面组织损伤，细菌及其产物通过上皮细胞或细胞间隙入侵表层下组织。细菌可穿过龈沟或牙周袋内壁的上皮溃疡侵入宿主组织，也可通过牙龈细胞间隙侵入组织。细菌侵入组织的另一方式是直接穿透上皮或结缔组织细胞。

3. **逃避或抑制宿主防御**　致病菌的生长和繁殖必须逃避宿主的防御机制，其主要逃避宿主的非特异性免疫反应。其中，细菌的黏附和侵入是逃避宿主防御的对应策略。

4. **微生物损害宿主牙周组织**　细菌微生物对宿主的损害，根据造成宿主组织降解和引发宿主细胞释放免疫介质导致组织破坏而分类。细菌的某些产物可以抑制或改变宿主组织细胞的代谢。细菌来源的酶可促进组织破坏和促进细菌侵入宿主组织。由细菌引起组织损伤的另一个机制是，间接导致宿主组织产生胶原酶、弹性蛋白酶和基质金属蛋白酶等酶类。宿主对细菌及其毒性产物刺激的免疫炎症反应产物，如白细胞、补体、抗体、细胞因子、前列腺素等均可以导致牙周组织破坏。

（二）宿主对牙周微生物的作用

宿主对微生物的免疫应答作用可分为固有免疫和适应性免疫。牙周病变过程中，免疫系统对细菌感染反应的作用模式可能是：①固有免疫中的补体、常驻免疫细胞将信号传导至内皮细胞，从而在炎症启动中发挥重要作用；②急性炎症细胞通过将牙周微生物控制在龈沟和结合上皮内，使局部组织得到保护；③慢性炎症细胞、巨噬细胞和淋巴细胞在与病变相邻的结缔组织中保护宿主整体，尽一切可能（包括牺牲局部组织)防止感染由局部扩展至全身。

这一作用模式表明,牙周炎症反应(牙周病)是一种受到宿主免疫系统的炎症细胞调控、针对细菌迁延感染产生的,经过有序组织的免疫反应。中性粒细胞主要作为抗菌细胞发挥作用,可通过吞噬和杀灭作用控制细菌侵袭,也可能通过释放组织降解酶参与局部组织损伤。慢性炎症细胞对获得性反应有调控作用,慢性炎症细胞、淋巴细胞和单核细胞对结缔组织损伤有明显的调控作用,故与牙周组织的感染及其修复、愈合过程均相关。这些细胞还可形成特异的调理抗体,在中性粒细胞控制细菌感染过程中发挥辅助作用。宿主结缔组织中的炎症反应可能造成局部组织破坏,这是牙周病变的特征。

1. **固有免疫反应** 中性粒细胞在控制牙周微生物过程中发挥重要作用,且是首先到达炎症部位的白细胞,并且始终是结合上皮和龈沟液中主要的免疫细胞。随着牙周炎症的加剧,龈沟液补体水平相应增加,其中 C3、C4 的水平可分别增加至血清含量的 25% 和 85%。增加的补体达到了募集急慢性炎症细胞、调理及中和病原微生物或其产物所需的水平。牙周病原菌的毒力特征之一是其能逃避宿主细胞的吞噬作用。有研究证实,TLR 可在牙周炎中高表达,而 TLR 引起的慢性刺激可能会导致牙周组织破坏。

2. **适应性免疫反应** 早期牙周病变持续存在而没有消退,细菌抗原会被 T 细胞、巨噬细胞和树突状细胞处理并呈递。在牙周疾病中,由 Th 细胞产生的细胞因子能影响获得性细胞免疫的防御程度。牙周炎患者的血清和龈沟液中常显示很高的抗牙周致病菌的特异性抗体,表明其行使的功能有利于宿主清除牙周致病菌。

第三节 牙周病的免疫病理学

牙周病变是由细菌引发的慢性炎症反应,当宿主产生的免疫炎症反应过度或不足时,平衡打破,造成牙周组织损伤;当菌斑生物膜等危险因素以及炎症得到控制、平衡恢复,牙周组织得到修复或再生。事实上,正是由于炎症牙周组织在病变期间发生的这种损伤、破坏和修复、重建相互交叉而并存的特征,才使得牙周组织得以将细菌刺激导致的炎症反应成功限制在局部组织范围,牙周病变过程中,炎症和修复并存的现象是牙周炎典型的临床表现。

一、牙周病变过程中的组织破坏

在牙周稳定状态,局部免疫反应与微生物群之间存在微妙的平衡。然而,在一些"关键"病原体定植后,微生物群的组成及其总数发生了变化,提高了整个群落的致病性,破坏了组织的动态平衡,导致免疫反应被过度激活,最终破坏软组织和硬组织。牙龈炎转化为牙周炎的基本表现是软组织失去对牙体组织的附着和随之发生的牙槽骨丧失。此外,由于局部微生物群的持续刺激和破坏,相关免疫细胞将受到招募和聚集,并分泌炎症相关细胞因子,宿主在对细菌产生免疫防御过程中,也对组织造成了一定的破坏。

牙周炎严重程度与 IL-1 浓度呈正相关,而与 IL-1 受体的竞争配体浓度呈负相关。牙周组织中,存在于炎症和附着丧失部位的巨噬细胞、成纤维细胞能促进 PGE_2 产生,进而诱导 MMP 产生和破骨细胞导致的骨吸收。

二、牙周病变过程中的组织修复

免疫系统在由再生和修复组成的牙周组织愈合过程中发挥重要作用。在血管化、纤维化期间发挥作用的 IL-1β 和 TNF-β 等细胞因子,既参与炎症反应,也参与牙周组织的愈合过程。在牙槽骨愈合过程中,免疫系统可通过阻止破骨细胞形成、激活成骨细胞而促进骨的再生。通过阻止破骨细胞的形成和增加破骨细胞的死亡,也可明显降低破骨细胞的活性和功能。成骨细胞和牙周膜细胞的活化对促进牙周组织再生、愈合特别重要。IGF-1 和 PDGF 有促进牙周组织修复的作用。胰岛素样生长因子可引起成骨细胞生长、分化和胶原合成。IGF-1 和 PDGF 联合应用可有效增加新骨、新牙本质等牙周组织的再生。

第四节　各类牙周病变的组织免疫

牙周组织炎症的初期,机体针对微生物做出了生理性防御反应。在这一阶段,通常表现为龈上及龈下菌斑堆积,伴牙石形成及牙龈炎症。当菌斑去除后,牙周组织恢复至稳态;反之,则发展为病理性改变,炎症细胞浸润被认为是针对菌斑的反应。在健康个体,宿主防御能有效控制细菌入侵,补体、中性粒细胞和抗体的产生均对控制龈沟内的微生物起重要作用。牙周病变的不同阶段,固有免疫和适应性免疫在牙周病变组织中表现出不同状态。

一、慢性龈炎

早期阶段的慢性牙龈炎在病理学上的主要变化是中性粒细胞浸润和血管的炎症,继而是淋巴细胞浸润。病变发展到确立期的特征是牙龈结缔组织中有较多的 B 细胞转化为浆细胞,位于近冠方的结缔组织内,沟内上皮可见白细胞浸润,而中性粒细胞自上皮向龈沟移出,这一时期由固有免疫应答转变为适应性免疫应答,临床上常表现为中、重度慢性牙龈炎。

二、牙周炎

牙周炎在牙龈组织的临床及病理表现上与慢性龈炎相似,但牙周炎存在附着丧失、牙周袋形成和牙槽骨丧失等牙周组织的破坏特征。牙周炎的病理改变较牙龈炎更进一步,由确立期进展至病损晚期,此时浆细胞为主要浸润细胞,并有牙周袋形成。

细菌表面的抗原可引起宿主的免疫反应,大多是针对感染过程的反应,而非针对特定病原菌本身。很多免疫反应都是病理性的。尽管牙周炎局部存在病原特异性抗体,但由抗原抗体结合激活补体的经典途径并不占优势,多数经由旁路途径激活。在龈沟液中存在 C_{3b} 补体裂解物,这表明在牙周炎的免疫反应中,补体的激活很可能是由细菌酶在龈沟液中形成特殊裂解产物造成的。牙龈卟啉单胞菌来源的酶可裂解 C5,形成其活性代谢物 C5a。此外,在牙周炎的病变部位可检测出大量 Th17 细胞及其相关的细胞因子。有研究表明,Th17 细胞在拮抗宿主的炎症反应中起效应器作用,能促进病损位点的成骨作用。而Treg 细胞对于炎症引起的牙周组织破坏可起到保护作用,它分泌的转化生长因子 -β 等可下调炎症反应。

而在牙周病损较为严重的位点,B 细胞作为主要的抗原呈递细胞,可进一步激活及克隆增殖已经活化的 T 细胞。

牙周组织的破坏包括牙槽骨及细胞外基质的破坏。炎症信号通路及细胞因子网络可通过 RANKL 信号通路、IL-1β、肿瘤坏死因子 α 及前列腺素 E_2,调节牙周组织内破骨细胞的生成。脂多糖激活诱导的 TLR2 及 TLR6 可通过髓样分化蛋白依赖的信号通路,上调 RANKL 的表达水平。脂多糖诱导的 IL-1β 不仅能通过 TLR 通路上调 RANKL 的表达,还能抑制成骨细胞骨保护素的表达。

三、坏死性牙周病

坏死性牙周病的主要致病菌为中间普氏菌、月形单胞菌属、梭杆菌属和密螺旋体属。电镜下观察发现,在坏死的牙龈组织内部多存在螺旋体侵入造成的炎症细胞浸润区域。坏死性牙周病与宿主免疫系统损伤密切相关,免疫抑制和营养不良等导致宿主免疫能力低下,与坏死性牙周病的发生存在明显关联。坏死性牙周病多见于 HIV 感染、严重营养不良、生存环境恶劣或有严重感染的患者。

四、牙周脓肿

由牙周炎发生而来的牙周脓肿,表明牙周组织炎症反应处于活动期,牙龈和骨组织的破坏可能更为明显。牙周脓肿内可检出牙龈卟啉单胞菌、中间普氏菌、产黑普氏菌、具核梭杆菌、福赛斯坦纳菌、密螺旋体属、弯曲菌属、二氧化碳噬纤维菌属和伴放线菌团聚杆菌等微生物。脓肿内部主要是死亡的白细胞和组织碎片,周围可见中性粒细胞和巨噬细胞呈灶性分布。

参 考 文 献

［1］NEWMAN M G, TAKEI H, CARRANZA F A, et al. Carranza's clinical periodontology. 10th ed. Philadelphia:Elsevier, 2006.

［2］MURAKAMI S, MEALEY B L, MARIOTTI A, et al. Dental plaque-induced gingival conditions. J Periodontol, 2018, 89:17-27.

［3］CEKICI A, KANTARCI A, HASTURK H, et al. Inflammatory and immune pathways in the pathogenesis of periodontal disease. Periodontol 2000, 2014, 64(1):57-80.

［4］孟焕新. 牙周病学. 5 版. 北京:人民卫生出版社, 2020.

［5］HAJISHENGALLIS G. Immunomicrobial pathogenesis of periodontitis:keystones, pathobionts, and host response. Trends Immunol, 2014, 35(1):3-11.

［6］BUNTE K, BEIKLER T. Th17 Cells and the IL-23/IL-17 axis in the pathogenesis of periodontitis and immune-mediated inflammatory diseases. Int J Mol Sci, 2019, 20(14):3394.

［7］PAN W Y, WANG Q X, CHEN Q M. The cytokine network involved in the host immune response to periodontitis. Int J Oral Sci, 2019, 11(3):30.

［8］EBERSOLE J L, DAWSON D 3RD, EMECEN-HUJA P, et al. The periodontal war:microbes and immunity. Periodontol 2000, 2017, 75(1):52-115.

［9］CHEN W T. Fundamentals of oral biomedicine. Beijing:Science Press, 2014.

第二十八章 口腔黏膜疾病与免疫

第一节 复发性阿弗他溃疡

复发性阿弗他溃疡（recurrent aphthous ulcer，RAU）又称复发性阿弗他口炎（recurrent aphthous stomatitis，RAS），是最常见的口腔黏膜溃疡类疾病，以周期复发的"红、黄、凹、痛"圆形或椭圆形溃疡为其特点。该病患病率为5%～25%，青壮年人群多发，无明显性别差异。

一、免疫发病机制

1. **固有免疫** 对 RAU 固有免疫的研究较少，有对中性粒细胞、NK 细胞及 γδT 细胞进行的研究报道。研究发现，RAU 患者外周血中性粒细胞/淋巴细胞数目比显著升高，中性粒细胞呈活化状态和高反应性，可能与上皮细胞分泌的 IL-8 作用有关。NK 细胞和 γδT 细胞均为效应细胞，两者数量增多，可对口腔黏膜上皮细胞进行攻击，导致溃疡形成。

2. **适应性免疫** 多数学者认为 RAU 是一种以 Th1 免疫反应为主导的疾病。Th1 细胞分泌的 IL-2、IFN-γ 和 TNF-α 在患者外周血中含量升高，可致机体效应细胞如 CD8$^+$ T 细胞和 NK 细胞数目增加，CD4$^+$/CD8$^+$ T 细胞比例下降，杀伤效应增强，最后攻击口腔黏膜上皮细胞造成黏膜损伤、溃疡形成。

此外，Th2 细胞可通过产生 IL-4、IL-5、IL-10 和 IL-13 等引起 Th2 型免疫效应，即抗炎效应。研究发现，RAU 患者的 Th2 型免疫反应较正常人降低。RAU 患者的 Treg 细胞功能下降，TGF-β 和 IL-10 含量减少，促使 Th1 型细胞介导的免疫杀伤效应增强，从而使上皮细胞受损致溃疡发生。

B 细胞在 RAU 患者的外周血中数量增加，免疫球蛋白如 IgG、IgA、IgE，补体 C3、C4 也有所增加，提示体液免疫在 RAU 的发生发展中也起一定作用。

二、免疫诊断

1. **诊断标准** 主要根据典型的周期性复发病史及"红、黄、凹、痛"溃疡病损进行诊断。

2. **免疫相关辅助诊断** 对免疫细胞及其分泌的细胞因子进行检测，将有助于选择免疫调节药物。如 RAU 患者存在中性粒细胞/淋巴细胞比例显著升高，CD4$^+$/CD8$^+$ T 细胞比例下降，IFN-γ 和 TNF-α 含量升高，从中不仅可了解患者的免疫功能状态，还有助于临床选择用药。

三、免疫治疗

如果 RAU 病情轻微，则以局部治疗为主。若复发频繁或溃疡病损严重则需要联合全身免疫治疗。

本节主要介绍全身用药的免疫学机制。

（一）传统免疫疗法

1. **糖皮质激素**　如泼尼松、地塞米松、泼尼松龙等。一方面，可通过聚集抑制性细胞，抑制吞噬作用及炎症介质的合成，减轻组织炎症反应；另一方面，可通过减少 T 细胞数量，减少补体成分及免疫球蛋白的浓度，达到抑制免疫反应的目的。

2. **其他免疫抑制药**　如沙利度胺、雷公藤总甙、昆明山海棠等。一方面，可抑制炎症细胞的聚集及炎症介质的合成，从而减轻组织炎症反应；另一方面，可降低 TNF-α 活性，抑制 Th1 型免疫效应，抑制病损形成。

3. **免疫增强药**　如胸腺肽、转移因子、卡介菌多糖核酸等。可调节 CD4$^+$/CD8$^+$ T 细胞及 Th1/Th2 型免疫细胞的比例，并可上调 Treg 的数量，从而达到调节免疫、减轻组织损伤的作用。

（二）新型免疫疗法

新型免疫疗法主要为 TNF-α 抑制剂，可通过抑制 TNF-α 的作用从而降低 Th1 型免疫反应，对重型或频繁发作的 RAU 患者有一定疗效。

第二节　白　塞　病

白塞病（Behcet's disease，BD）又称口-眼-生殖器三联征，是一种系统性血管炎性疾病，以慢性复发性口腔溃疡、眼部病损、生殖器溃疡和皮肤病损为特点。该病病因不明，与遗传易感性、免疫异常等密切相关。我国白塞病的发病率为 14/100 000，好发于青壮年，男性发病率略高于女性。

一、免疫发病机制

（一）固有免疫

1. **中性粒细胞**　中性粒细胞在 BD 发病中扮演着重要角色。组织病理学检查发现，BD 累及的动静脉血栓及炎症病损中存在活化的中性粒细胞。这些活化的细胞有较强的趋化性、吞噬性和氧化性能，并通过分泌 TNF-α、IFN-γ、IL-8 和 IL-12 促进血管炎的发生，从而导致血栓形成及血管内皮细胞受损。活化中性粒细胞的氧化应激产物可作为检测 BD 疾病严重程度的标志物。

2. **NK 细胞**　BD 患者血液中 NK 细胞数目减少，这可能是由于大多数 NK 细胞被募集到炎性病损局部。NK 细胞通过分泌细胞因子如 IL-1、IL-6、TNF-α 和 IFN-γ 等促进炎症反应及 Th1 型免疫效应，从而导致血管或其他部位损伤。

3. **γδT 细胞**　γδT 细胞在 BD 患者中增殖活跃，其数量增多与病损活跃期相关。γδT 细胞可通过分泌 IFN-γ 和 TNF-α 增强 Th1 型免疫反应。

（二）适应性免疫

1. **Th1 细胞**　BD 也被认为是一种以 Th1 免疫反应为主导的疾病。Th1 细胞和 Th1 细胞因子在活跃期 BD 患者的外周血中有所增加。Th1 细胞可产生 IL-2、IL-12、IL-18 和 IFN-γ 等细胞因子，可激活巨噬细胞的吞噬作用，增强 CD8$^+$ T 细胞及 NK 细胞介导的细胞杀伤作用，从而引起血管内皮细胞或病损部位的炎症反应损伤。

2. **Th17 细胞**　活跃期 BD 患者外周血中 Th17 细胞显著升高。研究显示，IL-6、TGF-β、IL-21 和 IL-23 可促使 Th0 细胞向 Th17 细胞分化。Th17 细胞可产生 IL-17、IL-21、IL-22 和 IL-23 等细胞因子调节炎症反应和免疫反应。

3. **Th22 细胞**　从活跃期 BD 患者眼部病损中可分离培养出 Th22 细胞。该细胞主要分泌 IL-22 和 TNF-α 等，还可表达 CCR4、CCR6 和 CCR10 等受体，从而促进炎症反应。

4. **Treg 细胞**　Treg 细胞可通过分泌 IL-10、IL-35 和 TGF-β 等抑制免疫炎症反应。处于缓解期的 BD 患者和健康人外周血中的 IL-10、IL-35 和 TGF-β 含量均高于活跃期患者。

二、免疫诊断

1. **诊断标准**　目前以 2014 年白塞病国际标准（ICBD）为诊断标准：复发性阿弗他溃疡、复发性生殖器溃疡、眼部损害各评 2 分；皮肤损害、血管损害、中枢神经系统受累各评 1 分；皮肤针刺反应阳性评 1 分。若上述评分累计≥4 分者即可确诊。

2. **免疫相关辅助诊断**　目前尚无特异的实验室检查指标，但基于上述固有免疫细胞和适应性免疫细胞及其相关细胞因子的检测，将有助于免疫调节药物的选择。

三、免疫治疗

（一）传统免疫疗法

1. **糖皮质激素**　如泼尼松、地塞米松、泼尼松龙等。常用于治疗较严重黏膜皮肤损害或伴有全身系统损害的患者。可通过抑制炎症细胞的集聚和吞噬、溶酶体酶的释放及炎症介质的合成等发挥抗炎作用。也可通过减少 T 细胞的数目从而抑制细胞免疫反应。

2. **其他免疫抑制药**　如沙利度胺、硫唑嘌呤、雷公藤多甙、昆明山海棠等。一方面，可通过抑制炎性细胞的聚集及炎症介质的合成发挥抗炎作用；另一方面，可减少 T 细胞的数量，减弱活化 T 细胞的杀伤作用。此外，这些药物还可降低 TNF-α 的活性，抑制 Th1 型免疫效应，从而抑制病损形成和进展。

（二）新型免疫疗法

1. **IFN-α**　是首个应用于治疗 BD 的生物制剂，可促进 IL-10 和 IL-17 的产生，抑制炎症反应，获得长期稳定的疗效。

2. **TNF-α 拮抗剂**　如英夫利西和阿达木单抗等，可抑制 Th1 型免疫反应，对重型和反复发作的 BD 患者有效。

3. **IL-1 阻断剂**　如阿那白滞素（anakinra）和卡那单抗（canakinumab），可通过抑制固有免疫细胞分泌的 IL-1 型细胞因子抑制炎症反应。对顽固反复的皮肤黏膜病损有效。

4. **IL-6 阻断剂**　如托珠单抗（tocilizumab），抑制 IL-6 发挥促炎作用。

5. **IL-12/IL-23 拮抗剂**　如优特克单抗（ustekinumab），可抑制 Th1 及 Th17 免疫炎症反应，对顽固反复的皮肤黏膜病损有效。

6. IL-17 阻断剂　如苏金单抗(secukinumab),可抑制 Th17 炎症反应。

第三节　天疱疮与黏膜类天疱疮

一、天疱疮

天疱疮(pemphigus)是一类严重的、慢性皮肤黏膜自身免疫病,以皮肤和黏膜的大疱和糜烂为其特点。该病病因尚不明确,目前认为与 *HLA* 等位基因、某些药物、电离辐射、病毒感染、精神压力、肿瘤、环境污染等因素有关。其好发于 40~60 岁人群,高龄老人和儿童少见,无明显性别差异。天疱疮可分为寻常型天疱疮(pemphigus vulgaris, PV)、落叶型天疱疮(pemphigus foliaceus, PF)、副肿瘤性天疱疮(paraneoplastic pemphigus, PNP)等类型。本节以常累及口腔黏膜的 PV 和 PNP 为介绍重点。

(一)免疫发病机制

目前认为,在遗传及环境因素刺激下,机体产生针对桥粒蛋白的自身抗体,自身抗体可引发相关病理性自身免疫反应,最终致棘层松解、上皮内疱形成。

1. 自身免疫靶抗原　天疱疮自身抗体结合的靶抗原是桥粒芯糖蛋白(desmoglein, Dsg),分别为 desmoglein 3(Dsg3)和 desmoglein 1(Dsg1)。Dsg3 和 Dsg1 属于桥粒钙粘素家族的跨膜糖蛋白,在角质形成细胞的桥粒中起黏附支持作用,具有将相邻细胞紧密连接的功能。抗 Dsg3 和抗 Dsg1 抗体在天疱疮患者的外周血和皮肤黏膜的角质形成细胞间均能检测到。Dsg3 和 Dsg1 在口腔黏膜和皮肤的表达分布存在差异。在黏膜中,Dsg3 和 Dsg1 表达于上皮全层,但 Dsg3 的表达水平远高于 Dsg1;在皮肤中,Dsg1 表达于表皮全层,在浅层更丰富,而 Dsg3 几乎只表达于基底层和副基底层。Dsg 在皮肤黏膜的分布可较合理地解释 PV 的大疱损害在皮肤中的分布,黏膜主导型的 PV 患者几乎都有抗 Dsg3 抗体,而黏膜皮肤型的 PV 患者同时具有抗 Dsg3 和抗 Dsg1 抗体(图 28-3-1)。致病单克隆抗体诱发小鼠水疱的实验也支持抗 Dsg3

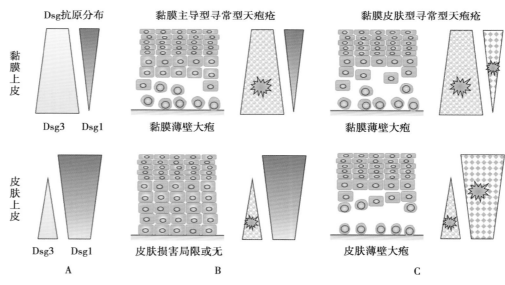

图 28-3-1　Dsg 抗原在黏膜皮肤的分布及寻常型天疱疮病损类型
A. Dsg 抗原分布　B. 黏膜主导型 PV　C. 黏膜皮肤型 PV

和抗 Dsg1 自身抗体的直接干扰作用。

在一些天疱疮患者中也检测到抗 desmocollin（另一种桥蛋白）抗体，特别是包括 PNP 在内的非典型天疱疮，其体外致病作用已被证实。PNP 患者还可产生针对包斑蛋白（envoplakin）和周斑蛋白（periplakin）的自身抗体，但病理相关性尚不清楚。

2. **病理性自身免疫反应** 除了自身抗体对桥粒组装的直接干扰（空间位阻），研究发现，干扰细胞黏附的信号分子事件、自身反应性 B 细胞和自身反应性 T 细胞也与天疱疮棘层松解相关。

p38 丝裂原活化蛋白激酶（p38 MAPK）及其下游的 MAPK 激活蛋白激酶 2、表皮生长因子受体等信号通路也可能参与了棘层松解。如 p38 MAPK 的抑制剂可阻止体外自身抗体介导的 Dsg3 聚集和内化，但该信号激活事件不能单独引发天疱疮水疱。另外，不同于其他自身免疫性疱病，如大疱性类天疱疮和获得性大疱性表皮松解症等，在天疱疮水疱形成过程中无须补体的激活。

研究发现，天疱疮皮肤病变中存在异位淋巴样结构（ectopic lymphoid-like structure），在皮损中检测到 Dsg3 和 Dsg1 特异性 B 细胞，异位淋巴样结构可能支持皮肤中 B 细胞分化和克隆扩增，但需要进一步研究来确定异位淋巴样结构对自身抗体产生的作用。PNP 的界面皮炎（interface dermatitis）是由自身免疫性 CD4$^+$T 细胞和细胞毒性 CD8$^+$T 细胞直接浸润介导的。Dsg3 特异性 CD4$^+$T 细胞诱导小鼠界面皮炎，提示自身免疫性 T 细胞对副肿瘤性天疱疮表皮抗原的重要致病作用。自身免疫性 CD4$^+$T 细胞也可能通过诱导 B 细胞产生自身抗体而在 PV 中发挥作用。界面皮炎可能导致自身抗原暴露于免疫系统，从而产生自身抗体。

（二）免疫病理学诊断

天疱疮最具特征的病理变化为棘层松解和上皮内疱。固有层可见以淋巴细胞为主的炎症细胞浸润，也可见嗜酸性粒细胞。PNP 是天疱疮的一个独特亚型，与其他类型天疱疮的区别主要在于隐匿肿瘤的存在，组织病理学表现还可有界面皮炎和口腔黏膜基底细胞层的液化变性等。

免疫病理学诊断是诊断天疱疮的金标准，包括直接免疫荧光（direct immunofluorescence，DIF）和间接免疫荧光（indirect immunofluorescence，IIF）。天疱疮患者的 DIF 表现为棘细胞间有 IgG 和/或伴 C3 沉积，呈网状分布。PNP 还可同时出现 IgG 和/或 C3 在基底膜带的沉积。IIF 则可发现患者血清中抗 Dsg 的 IgG 抗体在猴食管黏膜上皮细胞或正常人皮肤表皮细胞间呈网状沉积。

免疫相关的辅助检查也为诊断提供依据。酶联免疫吸附测定法可检查天疱疮患者血清中的特异性抗 Dsg3 抗体和抗 Dsg1 抗体。免疫印迹实验或免疫沉淀实验发现，PNP 患者血清中的抗体能与人角质形成细胞提取物（底物）中的各种靶抗原（尤其是包斑蛋白和周斑蛋白）相结合。

（三）免疫治疗

1. **糖皮质激素** 糖皮质激素是治疗天疱疮的一线用药。糖皮质激素对细胞和体液免疫均有抑制作用，可抑制巨噬细胞对自身免疫靶抗原的吞噬和处理，干扰淋巴细胞的识别能力，从而发挥抗炎及免疫抑制作用。

2. **其他免疫抑制药** 常用的一线药包括硫唑嘌呤和吗替麦考酚酯。二线药有环磷酰胺、甲氨蝶呤和环孢素，这类药能抑制免疫相关细胞的增殖和功能、降低机体免疫反应。

3. 生物制剂　利妥昔单抗(rituximab)是人鼠嵌合抗 CD20 单克隆抗体,能促进 B 细胞溶解及凋亡。2018 年,天疱疮诊断和管理全球专家共识建议将利妥昔单抗作为中重度天疱疮的一线治疗药物。另外,第二代抗 CD20 单克隆抗体也被开发用于天疱疮治疗,其中,奥法木单抗(ofatumumab)处于临床试验阶段。

二、黏膜类天疱疮

黏膜类天疱疮(mucous membrane pemphigoid,MMP)是一类自身免疫大疱性疾病,黏膜皮肤张力性水疱、糜烂、瘢痕形成为其特点。其好发于老年人,男女比例约为 1∶2。

(一)免疫发病机制

黏膜类天疱疮也表现为黏膜皮肤抗粘接的抗原抗体反应,但不同于天疱疮的是,其自身抗体所针对的自身靶抗原是位于基底膜带区的半桥粒蛋白。

1. 自身免疫靶抗原　半桥粒是上皮细胞与基底膜的黏附复合体。半桥粒蛋白包括大疱性类天疱疮抗原 180(BP180)、大疱性类天疱疮抗原 230(BP230)、α6β4 整合素等。基底细胞通过半桥粒的 BP180、α6β4 整合素与基底膜中的层粘连蛋白 332 以受体和配体相结合。

目前发现的 MMP 分子靶抗原包括 BP180(存在于约 75% 的患者)、BP230(存在于 25% 的患者,常与 BP180 同时出现)、层粘连蛋白 332(存在于 25% 的患者)、层粘连蛋白 311、α6β4 整合素的两个亚基以及Ⅶ型胶原等。

2. 病理性自身免疫反应　目前认为针对基底膜区抗原的体液自身免疫和继发性炎症可能导致类天疱疮。抗 BP180 抗体主要结合 BP180 的 NC16A 结构域,随后 Fc 受体介导的作用对水疱的形成至关重要。人源化 BP180 小鼠模型为抗 BP180NC16A 自身抗体的致病性提供了证据。动物模型研究表明,补体激活可致皮肤肥大细胞脱颗粒和多形核中性粒细胞浸润,最终导致水疱形成。最近的研究也支持嗜酸性粒细胞的致病作用,它被认为是抗 BP180IgE 介导的皮肤水疱发生所必需的。

(二)免疫病理学诊断

黏膜类天疱疮最具特征的组织病理学变化为上皮下疱、剥脱的上皮全层完整,无棘层松解现象。免疫病理学是诊断黏膜类天疱疮的金标准。常用的检测方法有直接免疫荧光法(DIF)、间接免疫荧光法(IIF)、盐裂皮肤试验、ELISA 检测(表 28-3-1)。

表 28-3-1　黏膜类天疱疮和寻常型天疱疮的免疫病理学诊断鉴别要点

类型	分子靶抗原	组织病理学	DIF	IIF	盐裂皮肤试验	ELISA 检测
黏膜类天疱疮	BP180、BP230、层粘连蛋白 332、α6β4 整合素的两个亚基、Ⅶ型胶原	无棘层松解,上皮下疱	病损组织中 IgG 和/或 C3 沿基底膜带呈线状沉积	血清中 IgG 线状沉积于底物的基底膜带,但阳性率低	血清中 IgG 沉积于盐裂皮肤的表皮侧或真皮侧	血清中存在特异性抗 BP180、BP230 和Ⅶ型胶原等分子靶抗原的抗体
寻常型天疱疮	Dsg3、Dsg1	棘层松解,上皮内疱	病损组织中 IgG(或伴有 C3)网状沉积于棘细胞间	血清中 IgG 网状沉积于底物上皮或表皮细胞间	—	血清中存在特异性抗 Dsg3、Dsg1 的抗体

（三）免疫治疗

和天疱疮相比，继发性炎症在类天疱疮中更为明显。因此，治疗既要关注其自身抗体的产生，也要关注炎症反应。需根据 MMP 患者病情轻重（高低风险）确定相应的治疗方案。病情轻微者以局部糖皮质激素治疗为主；病情较重者须局部联合全身用药，但糖皮质激素并非黏膜类天疱疮的首选全身用药。

由于氨苯砜可抑制中性粒细胞溶酶体释放，减轻粒细胞趋化和黏附，所以，常用于治疗低危险型 MMP。此外，沙利度胺、雷公藤多甙、昆明山海棠、利妥昔单抗等也被应用于 MMP 的治疗。

第四节　口腔念珠菌病

口腔念珠菌病（oral candidiasis）是由念珠菌属感染引起的口腔黏膜急性或慢性炎症性疾病，是人类最常见的口腔真菌感染，以口腔黏膜充血、白色凝乳状假膜为特点。当宿主原发和继发免疫功能下降时易罹患该病。

一、免疫发病机制

（一）念珠菌生物学概述

念珠菌是常见的真菌感染病原体之一，属于真核细胞型微生物，其细胞核高度分化，有核膜、核仁和完整的细胞器。细胞壁的主要成分是多糖。多糖有两种存在形式：①组成细胞壁骨架的微细纤维，以甲壳质和葡聚糖为主；②填入骨架的基质大多与蛋白质形成复合物，其中甘露聚糖复合物含量最高。这些细胞壁成分作为真菌的病原体相关分子模式（pathogen-associated molecular patterns，PAMP），是诱导宿主免疫应答的重要环节。

念珠菌感染需要一定的致病条件，其致病性与表型转换相关。如引起人类念珠菌病的主要病原体为白念珠菌，可引起机会性感染，当菌群失调或宿主防御功能降低后，原本非致病性念珠菌转化为致病性念珠菌，由酵母态转为菌丝态，释放分泌型蛋白，破坏并入侵宿主细胞，引起宿主免疫应答。念珠菌致病包括黏附、入侵、血管内播散和组织定植等步骤。

（二）模式识别受体

宿主与念珠菌相互作用的第一步是宿主细胞表面的模式识别受体（pattern recognition receptors，PRR）对入侵念珠菌 PAMP 进行识别。主要涉及多个 PRR 家族，包括 C 型凝集素受体（C-type lectin receptor，CLR）、Toll 样受体（Toll-like receptor，TLR）等胞外 PRR，NOD 样受体（NOD-like receptor，NLR）等胞内 PRR。PRR 经识别作用后启动复杂的信号级联，介导炎症细胞因子和趋化因子的产生，促进吞噬细胞募集、吞噬，促进 Th 细胞激活。

（三）固有免疫

固有免疫在口腔念珠菌感染中起着至关重要的作用，它通过多种非特异性机制抵御念珠菌，如彻底消灭病原微生物或限制感染，直至获得性免疫的产生。中性粒细胞、巨噬细胞和单核细胞是主要的固有免疫细胞。此外，DC、NK 细胞等也发挥作用。中性粒细胞募集到感染部位对念珠菌进行清除，尤其是在感染早期，中性粒细胞通过吞噬、脱颗粒、产生活性氧、形成中性粒细胞胞外诱捕网（neutrophil extracellular trap，NET）等多种方式发挥杀菌作用。单核细胞和巨噬细胞在全身感染的后期起着更为关键的作用，单核细胞在感染部位分化为炎性巨噬细胞和炎性 DC。活化巨噬细胞能分泌多种促炎性细胞因子并上调炎症反应，通过直接杀伤或募集其他免疫细胞协同清理病原性念珠菌。DC 通过识别念珠菌抗原并将其加工、呈递给 T 细胞，并调节 T 细胞的增殖和分化，激活宿主的适应性免疫应答。NK 细胞被单核细胞分泌的白介素刺激活化，进一步识别并通过穿孔素脱颗粒直接杀伤念珠菌。此外，口腔黏膜组织中的成纤维细胞也能通过分泌 CX3CL1 阻止念珠菌入侵及黏附。正常体液中的抗菌物质（如 TNF、IFN-γ等）也能发挥一定的抗真菌作用。

（四）适应性免疫

1. **细胞免疫**　目前普遍认为，细胞免疫在抗念珠菌感染中起关键作用。主要以 CD4$^+$ T 细胞亚群的免疫反应为主，其中 Th1 和 Th17 细胞发挥抵御念珠菌侵袭的作用，而 Th2 和 Treg 细胞则与免疫逃逸相关。真菌感染刺激特异性 T 淋巴细胞增殖，释放 IL-2 和 IFN-γ 等细胞因子，通过增强固有免疫和微生物抗菌肽的作用，参与对念珠菌的杀伤。因此，恶性肿瘤或长期应用免疫抑制药导致细胞免疫功能低下以及艾滋病患者易发生念珠菌感染。

2. **体液免疫**　念珠菌是完全抗原，深部感染时可刺激机体产生相应抗体。体液免疫的确切机制尚不清楚，可能通过激活补体、抗体依赖的细胞介导的细胞毒作用和调理吞噬作用，将念珠菌转变为菌丝相、干预念珠菌黏附等，但由于念珠菌细胞壁厚，体液免疫的保护作用有限。

二、免疫诊断

临床常用的念珠菌检测方法包括涂片法、分离培养法、组织病理学检查、免疫学检查和基因诊断等。常用直接镜检法检测念珠菌，而分离培养法是目前诊断口腔念珠菌病的"金标准"。深部念珠菌感染可采用血清学检查作为辅助诊断。可用 ELISA 双抗体夹心法、免疫斑点试验检测患者血清中的抗原或抗体，用间接免疫荧光测定标本中的抗念珠菌 IgA 荧光抗体。此外，还可通过薄层层析法、酶联免疫吸附法和免疫胶体金层析技术等进行真菌毒素的检测。

三、免疫治疗

（一）传统疗法

传统的抗念珠菌治疗包括局部和全身抗念珠菌药物的应用。浅表念珠菌感染治疗以局部用药为主，如 2%～4% 碳酸氢钠溶液、制霉菌素混悬液、咪康唑制剂等。全身抗念珠菌药物临床常用三唑类或三唑类衍生物（如氟康唑和伊曲康唑）、多烯类（如两性霉素 B）及棘球白素类（如卡泊芬净）。

（二）新型免疫疗法

由于念珠菌感染的诱因主要为宿主免疫功能减弱和对病原体的抵抗力下降，所以，新型免疫疗法以调节宿主免疫功能为主。

1. **细胞因子疗法**　使用重组细胞因子和生长因子是真菌免疫疗法的重要策略。集落刺激因子主要针对髓系细胞和中性粒细胞,是第一种在临床中被使用的抗真菌辅助治疗因子。IFN-γ 作为一种抗真菌免疫分子也被广泛研究。

2. **真菌疫苗** 真菌疫苗可应用于等待器官移植或早期 HIV 感染的患者,主要包括菌体疫苗、亚单位疫苗和 DNA 疫苗等。念珠菌相关蛋白或细胞壁特异性多糖均可作为抗原用于疫苗的研制,其中 PEV7 和 NDV-3A 已作为复发性念珠菌性阴道炎的治疗性疫苗,并分别开展了 I 期及 II 期临床试验。

3. **细胞免疫疗法** 增强重要免疫细胞的效能,包括过继性 T 细胞疗法和嵌合抗原受体 T 细胞工程。

真菌免疫治疗有可能成为现有抗真菌疗法的有效替代,但目前能用于临床的真菌免疫疗法有限,未来需要更多的体内外实验及大规模临床试验进行验证。

第五节 口腔白斑病

口腔白斑病(oral leukoplakia,OLK)是指发生在口腔黏膜上的一类白色病损,其临床和病理学特征均不符合其他任何可定义损害,世界卫生组织(WHO)将其归入口腔潜在恶性疾患(oral potentially malignant disorder,OPMD)的范畴。该病病因不明,可能与局部因素的长期刺激以及某些全身因素有关。好发于中老年男性,近年女性患者有增多趋势。

一、免疫发病机制

1. **口腔白斑病的发生与免疫相关** 有研究提示,OLK 的发生可能有免疫介导的途径参与。Fantozzi 等人报道了 2 例伴有口腔增殖性白斑的同种异体造血干细胞移植病例,他们在接受伊布替尼(ibrutinib,可抑制 B 细胞和 T 细胞趋化、黏附和存活等)免疫治疗后口腔白斑消退。但 OLK 的具体发病机制还需要进一步阐明。

2. **口腔白斑病的癌变与免疫相关** 有关 OLK 的癌变机制是目前的研究热点之一。研究发现,OLK 癌变与免疫细胞的密度和功能、细胞因子水平(如 IL-33)以及上皮细胞免疫检查点(immune checkpoints)的表达改变相关。慢性炎症可能会致 DNA 损伤、基因组不稳定甚至碱基错配修复酶失活,进而使组织细胞内基因改变、发生癌变。

二、免疫诊断

须结合临床表现和病理学变化对 OLK 进行诊断,上皮异常增生程度被公认为 OLK 最重要的癌变预判指标。有学者采用人工智能整合无创检测结果及患者个体化信息,达到更精准预测癌变危险性的目的。但目前尚无用于辅助诊断 OLK 的免疫学检测指标。

唾液、血清的免疫学检查结果在一定程度上可辅助判断 OLK 的癌变风险。研究发现,OLK 和口腔鳞癌患者唾液中 IL-6、CST5 和 MMP12 的水平均有明显变化。血清 IL-18/IL-37 比值的升高可作为口腔癌前病变癌变风险的评估指标之一,其平衡可能调节 CD19$^+$ B 细胞和 CD3$^+$/CD8$^+$ T 细胞在口腔鳞癌进展中的作用。但目前还缺乏足够的支持证据。

三、免疫治疗

1. 传统疗法　目前 OLK 的管理目标是缓解症状、监测和预防癌变,包括去除刺激因素、维 A 酸类和 β 胡萝卜素等药物治疗、手术、光动力等治疗措施。但目前尚无根治疗法,无论选择哪种治疗策略,都须定期随访。

2. 免疫疗法　免疫治疗是通过激活机体自身免疫系统来治疗白斑等癌前病变,具有良好的安全性及耐受性,PD-1/PD-L1 抑制药是其中的代表药物。有学者认为,PD-1/PD-L1 通路介导的免疫变化发生在 OLK 癌变之前,PD-L1 阳性的上皮异常增生细胞具有免疫逃逸可能,这为 PD-1/PD-L1 抑制剂在 OLK 的临床应用提供了一定的理论依据。

第六节　口腔扁平苔藓

口腔扁平苔藓(oral lichen planus,OLP)是一种常见的口腔黏膜慢性炎症性疾病,以口腔多发、对称分布的白色斑纹或斑片为其特点,可伴糜烂、充血、水疱等病损,属于口腔潜在恶性疾患。该病病因尚不明确,多认为属于 T 细胞介导的自身免疫病,可能与免疫、精神神经、内分泌、药物和微生物感染等因素有关。OLP 患病率为 0.5%～2.2%,好发于 40～60 岁人群,女性多见。

一、免疫发病机制

目前关于 OLP 的发病机制有以下四种学说:抗原特异性细胞介导的免疫应答(antigen-specific cell-mediated immune response)、非特应性机制(non-specific mechanisms)、自身免疫反应(autoimmune response)、体液免疫(humoral immunity)。这些机制相互结合解释了 OLP 的免疫发病过程,即 T 细胞在固有层浅层聚集—基底膜破坏—T 细胞向上皮内迁移—角质形成细胞凋亡—OLP 病损形成(图 28-6-1)。

(一)固有免疫

1. 朗格汉斯细胞　朗格汉斯细胞(Langerhans cell,LC)是一种位于口腔黏膜上皮层内的树突状细胞,参与 CD4$^+$ T 细胞的活化过程。正常凋亡的角质形成细胞被 LC 识别后不会诱发免疫应答,但在 OLP 发病初期,角质形成细胞在诱发因素的作用下表达或暴露自身抗原。LC 在识别这些自身抗原后成熟,上调 MCH Ⅱ 的表达,将抗原信息呈递给 CD4$^+$ T 细胞并使其活化。后者继而分化成 Th1 或 Th2 细胞,启动 OLP 适应性免疫应答。LC 可产生 IL-12 促进 CD4$^+$ T 细胞分化成 Th1 细胞。此外,在 CD8$^+$ T 细胞免疫应答过程中,LC 可产生 IFN-α 诱导角质形成细胞凋亡。

2. 巨噬细胞　巨噬细胞在 OLP 组织中紧靠基底细胞层分布,参与 OLP 炎症反应。M1 型巨噬细胞数量在 OLP 明显增加;巨噬细胞表达血管细胞黏附分子 -1(VCAM-1)和细胞间黏附分子 -1(ICAM-1),介导 T 细胞黏附,和 LC 一起发挥抗原呈递作用。活化的巨噬细胞可分泌巨噬细胞炎症蛋白 -1α/β 趋化 CD8$^+$ T 细胞浸润,促进 OLP 的发生。

3. 肥大细胞　肥大细胞在 T 细胞分泌的趋化因子 RANTES 的招募下聚集在 OLP 病损中,脱颗粒释

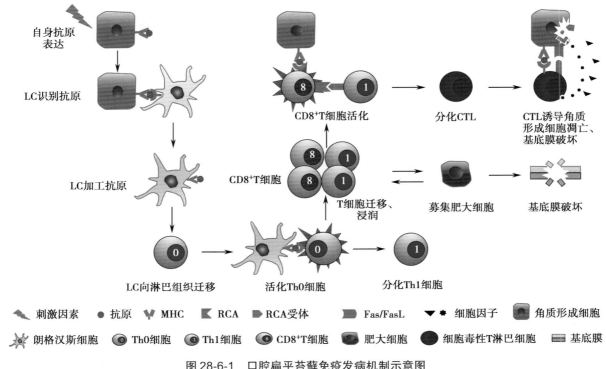

图 28-6-1 口腔扁平苔藓免疫发病机制示意图

放促炎细胞因子,如糜蛋白酶和 TNF-α,参与 OLP 的发生及慢性病程。糜蛋白酶可通过直接或间接途径刺激 T 细胞分泌 MMP-9 破坏基底膜。TNF-α 可上调内皮细胞黏附分子 CD62E、CD54 和 CD106 的表达,有利于 T 细胞黏附并穿过血管壁。TNF-α 还可上调 T 细胞和肥大细胞中 CCR1 的表达,并刺激 T 细胞释放更多的 RANTES,继而吸引更多的肥大细胞聚集,导致 OLP 的慢性病程。

4. NK 细胞 NK 细胞对表达自身抗原的角质形成细胞有直接杀伤作用,并产生 IFN-γ 和 TNF-α 上调角质形成细胞 MHC Ⅱ类分子的表达,使其更容易被 CD4$^+$T 细胞识别和增强宿主免疫反应。

（二）适应性免疫

1. 细胞免疫 包括 CD4$^+$T 细胞和 CD8$^+$T 细胞介导的免疫应答过程。

（1）CD4$^+$T 细胞:①Th1 细胞,LC 将 OLP 的抗原信息呈递给 CD4$^+$T 细胞并使其活化,并分泌 IL-12 诱导分化成 Th1 细胞,Th1 细胞通过 RCA 受体与 CD8$^+$T 细胞表达的 RCA 结合并使其活化,并释放 IFN-γ、IL-2 使其分化成 CTL;②Th2 细胞,由 CD4$^+$T 细胞分化而来的 Th2 细胞分泌的 IL-4 通过影响细胞因子网络引起 Th1/Th2 比值失衡,参与 OLP 发生、发展,Th2 通过产生 IL-10 维持 OLP 炎症反应,并在网纹型 OLP 中的细胞数量明显增加;③Th17 细胞,Th17 细胞在 OLP 中的数量增加,其释放的 IL-17 在糜烂型 OLP 中明显增多,促进局部组织细胞产生趋化因子,加剧 OLP 炎症反应。

（2）CD8$^+$T 细胞:是介导 OLP 免疫应答的主要效应细胞。活化的 CD8$^+$T 细胞与角质形成细胞的 MHC Ⅰ类分子结合后分化成 CTL,并通过以下三种机制激活角质形成细胞 caspase 凋亡途径发挥杀伤作用。①CTL 释放 TNF-α 作用于角质形成细胞表面的 TNF-α 受体 1;②CTL 表面 FasL 和角质形成细胞表面的 Fas 结合;③CTL 释放颗粒酶 B 诱导角质形成细胞膜穿孔。

2. 体液免疫 OLP 炎症浸润中的细胞因子如 IL-2、IL-4、IL-5、IL-6、IL-10 和 TNF-α 对 B 细胞的增

殖、分化、活化有刺激作用，使 OLP 中存在 B 细胞和极少量的浆细胞。B 细胞具有产生抗体和抗原呈递作用。

二、免疫诊断

（一）诊断标准

结合病史及典型的口腔黏膜白色损害即可进行临床诊断，但须结合组织病理学检查，必要时借助免疫病理检查才能确诊。OLP 的典型组织病理学特征为基底细胞液化变性、淋巴细胞带状浸润、无上皮异常增生。

（二）免疫相关辅助诊断

1. 直接免疫荧光　表现为纤维蛋白原在基底膜区形成蓬松的荧光带，可伴以 IgM 为主的免疫球蛋白在胶样小体沉积。

2. 细胞免疫和体液免疫检测　OLP 患者多出现细胞免疫和体液免疫功能紊乱，如外周血淋巴细胞亚群比值异常，IgG、IgM 增高，IgA、C3 降低。

3. 细胞因子　IL-4、IL-6、IL-8、IL-18、IFN-γ 和 TNF-α 等在 OLP 患者唾液或血清中明显增高，提示细胞因子水平对辅助诊断有一定意义。

三、免疫治疗

（一）传统免疫疗法

1. 糖皮质激素及其他免疫抑制药　糖皮质激素是治疗糜烂型 OLP 的一线用药，可抑制淋巴细胞渗出并稳定溶酶体膜。常用的其他免疫抑制剂包括沙利度胺、昆明山海棠、雷公藤多甙、他克莫司等，可通过减少炎症因子的产生，抑制 T 细胞活化及渗出，发挥免疫抑制作用。

2. 免疫增强药　如胸腺肽、转移因子等，可通过诱导 T 细胞成熟分化、调节 $CD4^+/CD8^+$ T 细胞比值发挥调节免疫作用。

（二）新型免疫疗法

1. TNF-α 抑制剂　依那西普和阿达木单抗通过和 TNF-α 竞争性结合，减少其与角质形成细胞受体结合进而抑制后者的凋亡程序启动，促进糜烂型 OLP 的愈合。

2. IL-2R 拮抗剂　巴利昔单抗（basiliximab）和 IL-2 受体结合后抑制依赖 IL-2 的 T 细胞活化，对严重的糜烂型 OLP 有效。

3. 抗 CD2 单抗　阿法赛特（alefacept）和 T 细胞 CD2 结合后抑制 CD2 和抗原呈递细胞结合进而抑制 T 细胞活化，治疗糜烂型 OLP 疗效较好且无明显不良反应。

4. 抗 CD11a 单抗　依法利珠单抗（efalizumab）和 CD11a 结合后抑制 T 细胞上的 LFA-1 和 ICAM-1 结合，进而阻断 T 细胞活化和迁移，对糜烂型 OLP 和皮肤扁平苔藓有效。

5. 抗 CD20 单抗　利妥昔单抗能特异性地与跨膜抗原 CD20 结合，启动介导 B 细胞溶解的免疫反应，促进口腔和皮肤扁平苔藓病损消退。

<h1 style="text-align:center">第七节　盘状红斑狼疮</h1>

盘状红斑狼疮（discoid lupus erythematosus，DLE）是一类慢性皮肤-黏膜结缔组织疾病，属于口腔潜在恶性疾患，以口腔黏膜持久性盘状红斑、放射状细短白纹为特点。该病病因尚不明确，可能和遗传、紫外线照射、创伤、感染、药物等因素有关。好发于20～40岁中青年，男女比例约1：2。

一、免疫发病机制

DLE 的发病机制尚未明确，多认为是具有红斑狼疮遗传素质的个体在各类诱因作用下，机体的正常自身免疫耐受机制受损所致。机体在受到始动刺激如紫外线辐射后，在性激素、基因、表观遗传以及微生物等相互作用下，富集大量的自身抗原，导致 DC、NK 细胞、T 细胞及 B 细胞等免疫细胞异常活化，产生大量自身抗体和炎症因子，最终致皮肤或黏膜 DLE 病损。鉴于有关 DLE 口腔黏膜病损的免疫相关研究偏少，本节以 DLE 皮损的免疫机制研究为介绍重点。

（一）固有免疫

1. **浆细胞样树突状细胞**　DLE 病损的炎症浸润程度与浆细胞样树突状细胞（plasmacytoid dendritic cell，pDC）数量呈显著相关性。pDC 可促进 I 型 IFN（主要是 IFN-α 和 IFN-β）及其他促炎性细胞因子产生，从而介导 DLE 的疾病进程。

2. **巨噬细胞**　DLE 病损组织中的 M1 型巨噬细胞数量显著上升。与 TLR 信号通路相关的基因可诱导巨噬细胞由 M2 型向 M1 型转化，进而影响 DLE 的发病进程。

3. **中性粒细胞**　中性粒细胞可调控 pDC 刺激 IFN-α 合成。其分泌的抗菌蛋白和中性粒细胞胞外诱捕网可释放炎症介质，招募免疫细胞迁移至病损局部。网状中性粒细胞被发现常在 DLE 上皮-间质交界处聚集，产生 TLR7 和 TLR9，而角质形成细胞凋亡释放的内源性核酸可与这些受体相互作用，导致 DLE 的皮肤黏膜病损形成。

4. **NK 细胞**　DLE 病损的上皮角质形成细胞和间质中的淋巴细胞或血管内皮细胞可高表达 ICAM-1，与循环 NK 细胞表达的 CD11b 相互作用，诱导 NK 细胞从血液中迁移至 DLE 局部病损中。此外，被招募至 DLE 病损的 NKT 细胞，可通过产生大量的 Th1、Th2 和 Th17 细胞因子发挥相关免疫效应。

5. **γδT 细胞**　作为 T 细胞的亚群，可通过分泌 IFN-γ、IL-10 和 IL-17 等细胞因子，表达出与 Th 细胞和 Treg 细胞相似的特性。但 γδT 细胞主要在 DLE 局部病损组织中浸润，外周血液中数量极少。

（二）适应性免疫

1. **T 细胞**　DLE 的黏膜皮肤病损可能由 T 细胞介导的自身免疫性损伤所致。T 细胞是 DLE 病损组织中最常见的免疫浸润细胞。

（1）Th1/Th2 细胞：活化的 CD4+ T 细胞在 DLE 中显著富集，具有 Th1 细胞应答优势。IFN-α 的表达水平增加可能促进 Th1 细胞介导的炎症反应、浆细胞数量增加以及大量自身抗原的富集。DLE 早期病损以 Th1 细胞为主，而晚期病损则呈现 Th2 细胞的转换。Th1/Th2 比例失衡引起的细胞因子紊乱可导致专职抗原呈递细胞和 T 细胞之间异常的相互作用,从而下调细胞因子受体,导致免疫异常,提示 Th1/Th2 比例失衡可作为 DLE 疾病进程的重要指标。

(2)Th17 细胞:Th17 相关的 T 细胞浸润及基因表达在 DLE 的局部病损中较为少见,提示其与 DLE 的发病相关性不大。但在难治性 DLE 中,Th17 相关 STAT3 的表达显著增高,可能也发挥一定的调控作用。

(3)CD8$^+$ T 细胞:CD8$^+$ T 细胞可通过对上皮 - 间质交界处的角质形成细胞发挥细胞毒性作用,从而影响 DLE 的进程。活化的 CD8$^+$ T 细胞或 NK 细胞释放大量颗粒酶 B,可激活 caspase 促进细胞凋亡。此外,颗粒酶 B 增加与 IFN-α 高表达水平密切相关,可能介导 DLE 瘢痕病损的发生与发展。

2. **体液免疫** B 细胞介导的体液免疫增强可致自身免疫抗体异常,也被认为是 DLE 的重要发病机制之一。

(1)B 细胞:DLE 病损中凋亡的角质形成细胞可上调 Ro52 等自身免疫抗原的表达,B 细胞可产生能识别上述自身抗原的自身抗体,从而介导体液免疫反应。DLE 病损组织的 B 细胞浸润常表现为明显的结节样 B 细胞聚集。TNF 家族的 B 细胞活化因子(B cell-activating factor of the TNF family,BAFF)表达显著升高,可促进 B 细胞成熟和存活,常与 DLE 的瘢痕形成密切相关。

(2)免疫球蛋白及补体:免疫球蛋白 IgG、IgM 和补体 C3 沉积所致的"狼疮带"是 DLE 的特征性免疫表现,主要以 IgG 免疫球蛋白为主。95% 的 DLE 局限性病损可表现为直接免疫荧光阳性"狼疮带"。

(3)抗核抗体谱:抗核抗体(antinuclear antibodies,ANA)谱被认为与 DLE 的发病密切相关。20%～35% 的 DLE 患者可检测出抗核抗体,42% 的 DLE 患者可检测出抗 RNA 抗体。

二、免疫诊断

1. **诊断标准** 结合典型的黏膜皮肤病损、组织病理学表现和 DIF 的典型"狼疮带"可进行诊断,但临床上常需与 OLP 进行鉴别诊断(表 28-7-1)。

表 28-7-1 盘状红斑狼疮和口腔扁平苔藓鉴别诊断要点

疾病	临床表现	组织病理学表现	DIF
DLE	口腔黏膜持久性盘状红斑、放射状细短白纹、皮肤红斑鳞屑	上皮可见角质栓,淋巴细胞密集浸润,毛细血管玻璃样血栓,胶原纤维玻璃样变	上皮基底膜区连续的、粗细不均的翠绿色荧光带,称"狼疮带"
OLP	口腔多发、对称分布的白色斑纹或斑片,可伴糜烂、充血、水疱等	基底细胞液化变性,淋巴细胞呈带状浸润	细小颗粒状荧光,沿基底膜区形成蓬松的团状荧光

2. **免疫相关辅助诊断** 研究发现,CD4$^+$/CD8$^+$ T 细胞比例、抗核抗体、IFN-α、IL-6、IL-12 和 IL-18 等表达水平在一定程度上可辅助诊断 DLE。

三、免疫治疗

(一)传统免疫疗法

1. **羟氯喹** 是 DLE 的一线用药。主要通过稳定溶酶体膜、抑制免疫等机制发挥疗效,还可减轻细胞组织损伤,增强对紫外线的耐受。

2. 雷公藤多甙和昆明山海棠 具有抗炎和抑制体液免疫的作用。

3. 糖皮质激素 通过抑制炎症细胞聚集、抑制细胞免疫而发挥疗效。

4. 沙利度胺 抑制 TNF-α、IL-8、IL-12、IFN-γ 等细胞因子的合成,抑制 Th1 细胞和 M1 型巨噬细胞的活化。

(二)新型免疫疗法

随着对 DLE 免疫发病机制的进一步研究,针对关键免疫调控细胞或分子研发了新型免疫疗法。目前,靶向 I 型干扰素的药物已成功研发或应用。

1. 贝利木单抗(belimumab) 是第一个也是目前唯一被批准用于治疗系统性红斑狼疮的单克隆抗体。可抑制 BAFF 生成和 B 细胞存活、增殖,促进自身反应性 B 细胞凋亡。贝利木单抗对 DLE 也有一定疗效,但尚未广泛应用。

2. 阿尼鲁单抗(anifrolumab) 是一种全人源 IgG1k 单克隆抗体,抑制所有 I 型 IFN 信号传导,促进 CD4$^+$ 和 CD8$^+$ T 细胞的正常化,抑制 BAFF 等 B 细胞生存相关蛋白的生成。

3. BIIB059 是一种人源化 IgG1 单克隆抗体,可与血液 DC 抗原 2 结合,减少 pDC 数量,阻断 I 型 IFN 的产生。

第八节 干燥综合征

干燥综合征(Sjögren syndrome, SS)是一种自身免疫病,以口干、眼干、唾液腺功能障碍为其特点。该病的病因尚不明确,多见于 30～50 岁女性。可分为原发性 SS 和继发性 SS。前者的病变仅局限在唾液腺、泪腺等外分泌腺,后者可合并系统性结缔组织病。本节以原发性 SS 为介绍重点。

一、免疫发病机制

SS 的病因尚不明确,个体遗传敏感性与多种环境因素的相互作用可致 SS 的发生发展。目前"自身免疫性上皮炎"是较公认的 SS 免疫发病机制。SS 患者的唾液腺上皮细胞(salivary gland epithelial cell, SGEC)不仅受浸润免疫细胞的影响,而且作为非典型抗原呈递细胞在 SS 自身免疫反应中发挥中心调节器的作用。SS 的免疫发病主要分为以下几个步骤。

1. SGEC 固有免疫激活 SGEC 固有免疫激活的诱因目前尚不清楚,表观遗传变化或潜在病毒感染可能有一定的作用。激活的 SGEC 自身抗原 Ro/SSA 和 La/SSB 向细胞膜易位,从而呈递给免疫系统,由于 T 细胞和 B 细胞对自身抗原的反应,其分泌的细胞因子水平升高,从而进一步激活 SGEC。另外,DC 及 TLR 也参与了 SGEC 的激活过程。

2. SGEC 表达细胞因子上调 激活后的 SGEC 可表达大量的细胞因子如 HLA I 类分子,TNF 受体超家族成员 5(CD40),黏附分子,TNF 受体超家族成员 6(FAS 受体),TNF 配体超家族成员 6(FASL),促炎性细胞因子如 IL-7、IL-17、IL-21、IL-22 和 IL-23。

3. **SGEC 调控免疫细胞**　SGEC 可通过上述细胞因子调节免疫细胞的招募、激活、增殖和分化,从而驱动和调节局部自身免疫反应,如激活 CD4$^+$T 细胞并介导其分化为滤泡辅助性 T 细胞,进而提高 B 细胞的存活率或直接与 B 细胞相互作用,促进它们向效应 B 细胞分化。

4. **慢性炎症微环境的形成**　被招募、激活后的免疫细胞浸润于 SGEC 附近形成炎症微环境,导致 SGEC 功能低下或诱导其凋亡,并进一步上调其自身抗原 Ro/SSA 和 La/SSB。这些反应导致上皮细胞和免疫细胞相互作用的恶性循环,形成慢性唾液腺炎。

5. **淋巴细胞浸润灶形成**　随着炎症反应的加重,大量淋巴细胞聚集于唾液腺血管或导管周围,形成多个密集的淋巴细胞浸润灶。随着疾病进展,淋巴细胞浸润灶中效应 B 细胞的比例上升,并逐渐出现导管扩张、腺泡萎缩等病理学改变,最终唾液腺功能减退甚至丧失。

二、免疫诊断

2016 年美国风湿病学会及欧洲抗风湿病联盟联合颁布了原发性 SS 的分类及诊断新标准(表 28-8-1)。

表 28-8-1　干燥综合征诊断标准(2016)

项目	得分
唇腺、唾液腺灶性淋巴细胞性涎腺炎,淋巴细胞灶≥1 个 /4mm^2	3
抗 Ro/SSA 抗体阳性	3
角膜染色:至少单眼 OSS≥5 或 VB≥4	1
至少单眼 Schirmer 试验≤5mm/5min	1
自然唾液流率≤0.1mL/min	1

对于符合诊断前纳入标准及排除标准的患者,当得分≥4 时,即可诊断为原发性 SS。其中,唇腺淋巴细胞浸润灶或抗 Ro/SSA 抗体阳性为确诊必备条件。

三、免疫治疗

(一)传统免疫疗法

传统免疫疗法包括口服糖皮质激素、羟氯喹及环孢素等免疫抑制药,该类药物能降低部分促炎性细胞因子的水平,对延缓疾病进程有一定疗效。

(二)新型免疫疗法

1. **利妥昔单抗**　是一种 CD20 特异性抗体,利用其靶向 B 细胞的能力进行 B 细胞消耗疗法,可改善 SS 患者唾液流量。

2. **依帕珠单抗**　依帕珠单抗(epratuzumab)是一种 CD22 特异性抗体,可通过 B 细胞抗原受体信号起作用,消除部分 B 细胞,可缓解 SS 患者的临床症状。

3. **贝利木单抗**　是一种 B 细胞激活因子阻断药物,可有效延缓 SS 进展。

第九节　放射性口腔黏膜炎

放射性口腔黏膜炎（radiation-induced oral mucositis，RIOM）是一类因电离辐射暴露而导致的急慢性口腔黏膜炎，以口腔黏膜溃疡、疼痛为特点。主要包括头颈部肿瘤放疗引起的口炎，长期从事放射线相关工作或意外暴露于放射线而诱发的口腔黏膜炎。

一、免疫发病机制

RIOM 的发病机制目前已较明确，可分为启动、信号传导、信号放大、溃疡、愈合五个阶段。而放射诱导的免疫炎症反应可贯穿启动后的四个阶段。

1. **信号传导及放大阶段**　放射诱导增加的活性氧可激活 TGF-β、NF-κB 等信号通路，诱导大量促炎性细胞因子如 TNF、IL-6、IL-8 等分泌。这些细胞因子反过来可诱导一系列信号通路激活和信号放大，包括 TLR、NF-κB、B 细胞受体、p38MAPK、IL-6 等信号通路，进一步介导免疫炎症反应。

2. **溃疡形成阶段**　口腔黏膜上皮细胞死亡后形成的假膜，为细菌等微生物的定植创造了环境。细菌的定植刺激巨噬细胞等炎症细胞持续产生促炎性细胞因子和破坏性蛋白的释放，形成炎症浸润"高峰"。

3. **溃疡愈合阶段**　放射性口腔黏膜炎具有一定的自限性，可自发启动溃疡愈合阶段。固有层的巨噬细胞和中性粒细胞减少，炎症反应减轻，黏膜下层的胞外基质和胶原蛋白沉积增加，血管内皮细胞分泌环氧酶2促血管生成，介导口腔黏膜间质重建，促进上皮愈合。

4. **潜在炎症细胞反应**　研究表明，多种免疫炎症细胞参与调控了 RIOM 的发病机制：①巨噬细胞，在 RIOM 早期，M1 型巨噬细胞聚集，产生促炎性细胞因子；在进展后期，M2 型巨噬细胞可协助清除死亡细胞碎片和病原体，促进溃疡愈合和组织重塑。②DC，在 RIOM 进展后期，放射激活 DC 释放 IL-23，进一步激活 ILC3 细胞释放 IL-22，启动上皮细胞的抗菌肽表达和上皮组织修复。③紊乱的 Th1/Th17/Treg 表达和 Th1/Th2 平衡失调被证实与放化疗相关肠黏膜炎相关。上述 RIOM 的发病机制仍需要进一步研究和证实。

二、免疫诊断

主要根据肿瘤放疗史或放射线暴露史、口腔黏膜损害出现的时间及部位进行诊断。随着对放射性口腔黏膜炎免疫发病机制的进一步明确，相关特征性免疫炎性细胞因子的检测可有助于诊断。

三、免疫治疗

（一）传统疗法

治疗原则为消毒防腐、镇痛、促进愈合，临床常用的局部制剂种类多样，如氯己定溶液、地塞米松含漱液、重组人表皮生长因子、重组牛碱性成纤维细胞生长因子等。

（二）新型免疫疗法

1. **集落刺激因子**　①可抑制 TNF-α、IL-6 和 IL-8 的表达，减轻炎症反应；②促进中性粒细胞释放花生四烯酸,提高免疫功能;③刺激上皮细胞分泌内皮生长因子,促进血管生成;④促进上皮细胞增殖分化,增强黏膜修复能力。

2. 一些新型免疫疗法　①莫司莫德(mosedipimod):可加强 NK 细胞功能且抑制 TLR4 信号通路;②康纳单抗:可抑制 IL-1β 受体表达;③Smad7 生物制剂:可同时阻断 TGF-β 和 NF-κB 信号通路,减少中性粒细胞、巨噬细胞炎症浸润,促进口腔黏膜愈合,且不会影响口腔鳞癌的放疗效果。

参 考 文 献

[1] BILODEAU E A, LALLA R V. Recurrent oral ulceration:etiology, classification, management, and diagnostic algorithm. Periodontol 2000, 2019, 80(1): 49-60.

[2] 陈万涛. 口腔临床免疫学. 上海:上海交通大学出版社, 2010.

[3] MIMURA M A M, BORRA R C, HIRATA C H W, et al. Immune response of patients with recurrent aphthous stomatitis challenged with a symbiotic. J Oral Pathol Med, 2017, 46(9): 821-828.

[4] LI C R, LI L, WU X H, et al. Clinical manifestations of Behçet's disease in a large cohort of Chinese patients: gender- and age-related differences. Clin Rheumatol, 2020, 39(11): 3449-3454.

[5] TONG B N, LIU X L, XIAO J, et al. Immunopathogenesis of Behcet's disease. Front Immunol, 2019, 10: 665.

[6] EGAMI S, YAMAGAMI J, AMAGAI M. Autoimmune bullous skin diseases, pemphigus and pemphigoid. J Allergy Clin Immunol, 2020, 145(4): 1031-1047.

[7] CHENG R, LI D, SHI X K, et al. Reduced CX3CL1 secretion contributes to the susceptibility of oral leukoplakia-associated fibroblasts to Candida albicans. Front Cell Infect Microbiol, 2016, 6: 150.

[8] PAPPAS P G, LIONAKIS M S, ARENDRUP M C, et al. Invasive candidiasis. Nat Rev Dis Primers, 2018, 4: 18026.

[9] GRIGOLATO R, BIZZOCA M E, CALABRESE L, et al. Leukoplakia and immunology:new chemoprevention landscapes? Int J Mol Sci, 2020, 21(18): 6874.

[10] WANG X J, YANG J, WEI C L, et al. A personalized computational model predicts cancer risk level of oral potentially malignant disorders and its web application for promotion of non-invasive screening. J Oral Pathol Med, 2020, 49(5): 417-426.

[11] ARMSTRONG-JAMES D, BROWN G D, NETEA M G, et al. Immunotherapeutic approaches to treatment of fungal diseases. Lancet Infect Dis, 2017, 17(12): e393-e402.

[12] PATEL J, BORUCKI R, WERTH V P. An update on the pathogenesis of cutaneous lupus erythematosus and its role in clinical practice. Curr Rheumatol Rep, 2020, 22(10): 69.

[13] DOMINGO S, SOLÉ C, MOLINÉ T, et al. Efficacy of thalidomide in discoid lupus erythematosus:insights into the molecular mechanisms. Dermatology, 2020, 236(5): 467-476.

[14] BRITO-ZERÓN P, BALDINI C, BOOTSMA H, et al. Sjögren syndrome. Nat Rev Dis Primers, 2016, 2: 16047.

[15] 陈万涛. 口腔颌面部 - 头颈部肿瘤生物学. 上海:上海交通大学出版社, 2015.

[16] CHEN C, ZHANG Q, YU W, et al. Oral mucositis:an update on innate immunity and new interventional targets. J Dent Res, 2020, 99(10): 1122-1130.

第二十九章　口腔颌面部恶性肿瘤与免疫

恶性肿瘤是严重危害人类生命健康和生活质量的常见病和多发病,是机体组织细胞的一组功能调控基因发生突变或表达水平变化导致的细胞产生无限复制能力、持续血管生成、浸润和转移、能量代谢异常、凋亡抵抗和免疫逃逸等特征。肿瘤免疫学(tumor immunology)的定义可以从广义和狭义两个维度描述。从广义上来讲,它是研究恶性肿瘤抗原的种类和性质、肿瘤免疫监视和逃逸,以及肿瘤免疫诊断和防治的科学。狭义的定义是利用免疫学的理论、技术和方法,研究肿瘤的抗原性、机体的免疫功能与肿瘤发生、发展的相互关系,机体对肿瘤的免疫应答及其抗肿瘤免疫的机制,以及肿瘤的免疫诊断、免疫预防和治疗的科学。肿瘤免疫学已是免疫学的主要分支学科之一。

基于生物体进化惯性的原因,机体的组织细胞受体内和环境等因素的影响,细胞在正常的分裂增殖过程中始终保持一定的基因突变率,但发生基因突变的细胞不一定是恶变细胞。研究表明,恶变细胞一般来自多个基因突变或基因表达异常的积累,由恶变细胞形成的肿瘤是细胞分裂增殖和分化凋亡障碍造成的结果。理论上讲,这些恶变细胞与原正常母本细胞有很多不同点,如有新的抗原产生,可引起机体的免疫应答。机体对肿瘤的免疫应答主要包括免疫监视(immune surveillance)和免疫排斥(immune rejection)。肿瘤免疫是机体在肿瘤抗原刺激前对肿瘤已具备的固有免疫及肿瘤抗原刺激后产生的继发性免疫的总和。肿瘤免疫学研究的主要目标,是阐明肿瘤发病的免疫学机制及其发病过程中患者的免疫状态变化,以便为肿瘤的预防、诊断和治疗探索新的技术、方法和途径。

在了解肿瘤免疫基本概念和目标基础上,本章着重介绍口腔颌面部肿瘤的免疫学基础、免疫学诊断的基本概念和原则。

第一节　口腔颌面部肿瘤的免疫学基础

免疫是机体在长期进化过程中形成的一种保护性反应机制,免疫监视是基本功能,基于该功能可以识别、杀伤和清除体内经常出现的极少量变异和变性细胞,其中包括恶变的肿瘤细胞。

实验研究及临床实践都已证实,肿瘤的发生、发展和预后转归与患者的机体免疫功能失调存在密切关系。各种原因引起的机体免疫功能降低可导致肿瘤的发生率提高,分析原因主要有以下几方面:一方面,是由于免疫防御功能低下,机体对化学、生物性致癌物质的抵抗和清除能力下降,这些致癌物长期作用于机体的组织细胞而产生恶性肿瘤;另一方面,因为机体免疫监视功能降低,难以识别和杀伤体内由突变细胞产生的癌细胞,导致恶性肿瘤细胞在体内繁殖和发展。在肿瘤的发生、发展过程中,免疫监视能力降低与机体免疫防御功能低下常共同作用,促进肿瘤的发生和发展。导致机体免疫功能降低的原因有多方面,有机体内在原因,也有外在因素。内在因素主要有:过度劳累、营养不良、精神压抑、年龄增长、慢性疾病以及遗传因素等。外在因素主要有:物理化学刺激、病毒等微生物感染、免疫抑制剂使用等。上述内外因素长时间单独或共同暴露,都可以引起机体免疫功能不同程度的下降,对肿瘤的发病、发展产生直接或间接影响。

一、机体免疫功能低下引起肿瘤发病率高的证据

肿瘤患者体内存在异常的免疫反应是肿瘤临床医生和研究人员关注的问题。多年来,通过基础与临床研究,免疫功能低下和肿瘤发生发展的关系得到如下证据。

1. **肿瘤的发生率随年龄增长而增高**　尽管肿瘤可发生在任何年龄,但是肿瘤流行病学统计表明,除儿童恶性肿瘤外,大多数恶性肿瘤(如口腔癌)发生的危险性随年龄增大而增加。老年人恶性肿瘤发生率高,除基因突变积累随年龄而增加外,部分原因是老年人群的免疫功能发生了紊乱或衰竭。国内一项研究报告指出,我国老年人主要是 T 细胞功能减退,因而,老年人易罹患各种感染性疾病和恶性肿瘤。

2. **原发性免疫缺陷人群肿瘤发生率明显增高**　原发性免疫缺陷病(primary immunodeficiency disease, PID)是一组主要由单基因遗传的免疫系统功能缺陷疾病,其临床共同特征为容易反复出现细菌或病毒感染、生存期短,即使在不长的生存期内,患者恶性肿瘤的发生率也有明显升高。动物实验结果表明,新生小鼠去除胸腺后,多瘤病毒诱发肿瘤的发生率显著升高。

3. **继发性免疫缺陷病患者肿瘤发生率升高**　继发性免疫缺陷病是在其他疾病基础上发生的免疫功能缺陷或低下,如 HIV 感染、放射线照射、免疫抑制剂长期使用以及严重营养障碍所引起的免疫系统暂时或永久性损害。继发性免疫缺陷病可以是细胞免疫缺陷,也可以是体液免疫缺陷,或两者同时发生,表现为细胞免疫和体液免疫联合缺陷。有研究报道,肾移植术后常规应用免疫抑制剂后,各种恶性肿瘤的发生率高达 5%～6%,是正常人的 100 倍。其中,皮肤癌、唇癌和非霍奇金淋巴瘤位居高发肿瘤的前 3 位。

4. **口腔癌局部淋巴细胞浸润及引流区淋巴结反应强弱与预后呈正相关**　肿瘤的原发灶中有大量淋巴细胞浸润以及区域淋巴结中副皮质区扩大,毛细血管后静脉的内皮细胞增生、淋巴窦扩张,其内见大量淋巴细胞增生等现象,这些均说明细胞免疫反应增强。临床随访结果表明,口腔癌组织中浸润的各种免疫细胞数量和患者的预后密切相关。

5. **某些肿瘤存在原发病灶消退和转移瘤消退**　个别肿瘤患者晚期没有根治性机会,对症支持治疗后原发灶出现自发性消退,国内外有一些令人信服的文献报道,这种情况多发生于儿童神经母细胞瘤、肾癌和黑色素瘤等。还有文献报道,偶有原发灶肿瘤切除后,无法手术切除的转移瘤没有经过抗肿瘤治疗亦出现消失的现象,这多见于肺部转移的肾上腺恶性肿瘤。这些肿瘤出现的非治疗性消失,合理的解释一是由于各种原因导致患者重新获得了针对肿瘤的有效免疫清除能力;另一个可能原因是肿瘤细胞发生自发性凋亡。

6. **基于解除肿瘤免疫细胞抑制状态的治疗临床已取得突破性进展**　免疫检查点受体细胞毒性 T 淋巴细胞相关抗原4(CTLA-4)以及程序性死亡受体1(PD-1)作为 T 细胞表面的一种"关闭开关",作用是阻止 T 细胞攻击其他靶细胞。利用一种或多种这样的药物解除这些免疫抑制途径,放开这些"车闸",免疫

系统就能够恢复免疫监视功能,有效杀死肿瘤细胞。基础研究和临床结果都证实,利用单克隆抗体特异性解除 CTLA-4 和/或 PD-1 的"车闸"功能(图 29-1-1),能够有效促进 T 细胞活化,并对癌细胞进行有效杀伤。

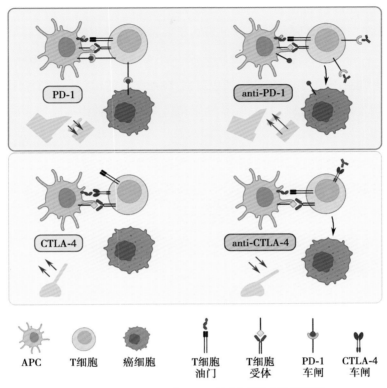

图 29-1-1　CTLA-4 和 PD-1 的"车闸"功能示意图

免疫检查点抑制剂药物靶向 PD-1 和 CTLA-4 等受体分子,是目前位于免疫疗法前沿的"免疫检查点阻断剂",临床上对于黑色素瘤等多种癌症产生意想不到的治疗效果。来自得克萨斯大学的研究者 James P. Allison 教授和日本京都大学的 Tasuku Honjo 教授,也因发现抑制负向免疫调节的新型癌症疗法而获得 2018 年诺贝尔生理学或医学奖。这一实例充分证明,肿瘤和免疫抑制存在直接关系。

二、肿瘤抗原

肿瘤具有抗原性是肿瘤免疫和免疫干预的前提与基础。广泛的前期研究,包括大量的动物实验和深入的临床观察,如单克隆抗体西妥昔单抗(cetuximab)联合放疗在头颈部鳞癌的成功应用,均证实了口腔癌中抗原的存在。

肿瘤抗原(tumor antigen)泛指在肿瘤发生、发展过程中新出现或过度表达的抗原物质。肿瘤抗原能诱导机体发生抗肿瘤免疫,是诊断肿瘤的重要生物标志物,也是靶向治疗的主要分子靶标。机体产生肿瘤抗原的可能机制为:①基因突变;②细胞癌变过程中原本不表达的基因被激活;③抗原合成发生异常,如糖基化异常导致蛋白质特殊降解产物的产生;④胚胎时期抗原或分化抗原的异常、异位表达;⑤某些基因产物尤其是信号转导分子的过度表达;⑥外源性整合基因(如病毒基因)的表达。

肿瘤抗原成分非常复杂,表达量也高低不一,甚至时刻出现动态变化,这些无疑给肿瘤免疫诊断和治疗带来了巨大困难。肿瘤抗原有多种分类标准,被普遍接受的分类方法如下。

（一）根据肿瘤抗原特异性的分类

根据肿瘤抗原的特异性分类,可将肿瘤抗原分为肿瘤特异性抗原(tumor specific antigen,TSA)和肿瘤相关抗原(tumor associated antigen,TAA)。

1. 肿瘤特异性抗原　TSA 是肿瘤特有或只表达于某种肿瘤组织细胞,而不存在于正常组织细胞的一种抗原,如人类黑色素瘤细胞表达的 MAGE-1 抗原。TSA 可存在于不同个体同一组织类型的肿瘤中,又可存在于同一个体不同组织类型的肿瘤中,所以针对 TSA 靶点的治疗,首先需要对肿瘤进行 TSA 的检测。化学或物理因素诱发的肿瘤抗原、自发肿瘤抗原和病毒诱导的肿瘤抗原等多属此类。大部分肿瘤中特异性抗原相对较少。

2. 肿瘤相关抗原　TAA 指存在于肿瘤组织细胞,同时正常组织细胞也可表达的抗原物质。此类抗原在肿瘤细胞的表达量远超过正常细胞。胚胎抗原、分化抗原和过度表达的癌基因产物等多属于 TAA,肿瘤抗原多数是 TAA,它可用作肿瘤早期诊断的辅助指标或者靶向治疗的分子靶标。此外,TAA 对肿瘤的疗效评估、预后判断等都有临床意义。

（二）根据肿瘤发生和抗原产生机制分类

1. 突变抗原　机体受到化学致癌剂或物理辐射等作用,某些基因发生突变而表达新抗原(如 MUM-1 抗原和 p53 等)。此类肿瘤抗原的特点是:免疫原性弱、特异性强、高度异质性。同一种化学致癌剂或物理辐射诱发的肿瘤,在不同种系、同种系的不同个体,甚至同一个体的不同部位,其免疫原性各异。由于突变的肿瘤抗原间很少有交叉成分,故应用免疫学技术诊断和治疗此类肿瘤有一定困难。

2. 病毒诱发的肿瘤抗原　多种肿瘤的发生与病毒感染有密切关系,如高危型人乳头状瘤病毒(HPV)感染与口咽癌、宫颈癌密切相关。能够诱发肿瘤的病毒主要包括 DNA 病毒和 RNA 病毒。这类肿瘤抗原与化学、物理因素诱发突变的肿瘤抗原不同,无种系、个体和器官特异性,且具有较强的免疫原性。此类肿瘤抗原虽由病毒基因表达,但与病毒本身基因表达的产物有区别,故被称为病毒相关的肿瘤抗原,常见者如 HPV 转化细胞表达的 E6 和 E7 等。

3. 自发肿瘤抗原　自发肿瘤抗原具有明显的肿瘤特异性,类似于部分病毒诱发的肿瘤,其具有共同抗原。某些自发肿瘤抗原是由沉默基因(silent gene)在细胞恶变时表达。黑色素瘤抗原 MAGE-1～MAGE-12 等属自发肿瘤抗原。

4. 分化抗原　分化抗原是机体器官和细胞在发育过程中表达的正常分子。恶性肿瘤细胞通常停留在细胞发育的某个幼稚阶段,其形态和功能均类似于未分化的胚胎细胞,称为肿瘤细胞的去分化(dedifferentiation)或逆分化(retro-differentiation),故肿瘤细胞可表达其他正常组织的分化抗原,如胃癌细胞可表达 ABO 血型抗原或表达该组织自身的胚胎期分化抗原。Melan-A、gp100 和 tyrosinase 等属于此类抗原。

5. 胚胎性抗原　正常情况下胚胎抗原(fetal antigen)仅表达于胚胎组织,发育成熟的组织细胞一般不表达。常见的胚胎抗原有甲胎蛋白(alpha-fetoprotein,AFP)、癌胚抗原(carcinoembryonic antigen,CEA)、胚胎性硫糖蛋白抗原(fetal sulfoslycoprotein antigen,FSA)等。胚胎抗原是最早用于肿瘤免疫学诊断和免疫学治疗的靶抗原。由于个体发育过程中机体对此类抗原已形成免疫耐受,故难以诱导产生针对胚胎抗原的抗瘤效应。

6. 过度表达的抗原　组织细胞发生癌变后,多种信号转导分子的表达量远高于正常细胞。这些信号分子可以是正常蛋白,也可以是突变蛋白,其过度表达还具有抗凋亡作用,可使瘤细胞长期存活。这类抗原包括 *Ras*、*c-Myc* 等基因产物。

(三)关于肿瘤抗原的新概念

虽然传统上认为抗原一定要表达于肿瘤细胞表面才能被宿主免疫系统识别并成为肿瘤抗原,但目前研究发现,多数已鉴定的肿瘤抗原并非细胞表面抗原,而是细胞内蛋白。少数肿瘤抗原并不一定是蛋白,也可以是碳水化合物抗原。尽管碳水化合物抗原从本质上讲不是 T 细胞依赖抗原,如果应用碳水化合物抗原作为激活抗肿瘤免疫的抗原,需要设计新的方法来使 T 细胞对这些抗原起反应。一个肿瘤抗原可包含能被不同 HLA 分子呈递的表位,如黑色素瘤抗原 gp100 可以呈递于 HLA-A2、HLA-A3、HLA-A24、HLA-Cw8、HLA-DR4 和 HLA-DR15。某些复杂 T 细胞抗原表位可以同时由几种 *HLA* 等位基因呈递,如肿瘤抗原 MAGE-A3 位于氨基酸序列 146～160 的抗原表位,可以由 HLA-DR7 和 HLA-DR4 呈递。

第二节　肿瘤细胞的免疫逃逸机制

受体内外诸多因素的影响,机体组织每天都有许多细胞基因发生突变甚至异常增殖,但机体发生肿瘤的概率一直很低。为了解释这一普遍现象,国际上许多学者进行了长期不懈的研究和探索。1909 年,Ehrlich 首先提出了机体能保护自己,抵抗或消除癌变的细胞,从而建立了肿瘤免疫的概念。1959 年,Thomas 认为,机体针对癌变细胞的免疫反应与同种皮肤移植的排斥反应类似,并提出了免疫监视的机制。1970 年,Burnet 更明确指出,机体内肿瘤细胞一出现,胸腺依赖性细胞免疫机制即可发挥监视作用,机体产生杀伤性 T 细胞,将肿瘤细胞消灭。如果此种免疫监视功能不足或缺如,就可能形成肿瘤。尽管机体存在免疫监视,但仍发生肿瘤,提示只是免疫监视学说还不能系统解释免疫系统在肿瘤发生中的作用。2002 年,Dunn 等提出了肿瘤免疫编辑(immunoediting)学说。该学说认为,肿瘤免疫分为消除、平衡和逃逸三期。消除期与免疫监视相同,指免疫系统识别并消除肿瘤。如果所有肿瘤细胞被消除,消除期则结束。如果部分肿瘤细胞被消除,则进入暂时性的平衡期。在平衡期,肿瘤细胞保持静止状态,或积聚进一步的变化(如 DNA 突变),以调整抗原表达。如果免疫系统仍不能完全消除肿瘤细胞,会导致某些变异肿瘤细胞耐受或抑制抗肿瘤免疫应答,从而进入逃逸期。在逃逸期,肿瘤细胞生长不仅不受免疫系统控制,甚至利用免疫系统更快地生长和转移,最终出现临床检查可见的肿瘤。

肿瘤进入逃逸期后,都有哪些逃逸机制发生?发生的主要因素是什么?明确这些问题对干预和纠正肿瘤免疫逃逸无疑具有重要价值。已发现肿瘤免疫逃逸与肿瘤和宿主两方面因素有关。

一、肿瘤因素

(一)肿瘤细胞出现抗原缺失和调变

肿瘤细胞的抗原缺失是指肿瘤细胞不表达能诱发机体抗肿瘤免疫反应的抗原性物质的现象。肿瘤细胞的抗原调变(antigenic modulation)指由于宿主免疫系统攻击肿瘤细胞,致使其表面抗原表位减少或丢失,从而避免被杀伤。

(二)肿瘤细胞大量生长引起漏逸

肿瘤细胞的漏逸(sneaking through)指的是由于肿瘤细胞迅速生长,超越了机体抗肿瘤免疫效应的能力,致使宿主不能有效清除大量生长的肿瘤细胞。

(三)肿瘤细胞不表达或低表达MHC Ⅰ类分子

不表达或低表达 MHC Ⅰ类分子的肿瘤细胞不能有效地呈递肿瘤抗原,因而不能有效被 CD8$^+$CTL 细胞杀伤。造成肿瘤细胞 MHC Ⅰ类分子表达降低或缺失的原因可能有:①MHC Ⅰ类分子的 *B2m* 基因缺失或突变;②*HLA* 重链基因的缺失;③*HLA* 等位基因表达选择性缺陷;④抗原呈递机制异常等。

(四)肿瘤细胞低表达或缺失免疫细胞刺激信号

肿瘤缺乏或下调共刺激分子 MHC Ⅱ,直接导致 CD8$^+$CTL 缺乏第一活化信号。另外,肿瘤细胞低表达或不表达共刺激分子(如 B7 等),因而不能为 T 细胞活化提供第二激活信号因子,导致 T 细胞不能有效活化,细胞免疫应答受影响,肿瘤细胞逃过免疫细胞攻击和杀伤。

(五)肿瘤分泌产生免疫抑制因子

肿瘤细胞可通过分泌 TGF-β、IL-4、IL-6、IL-10、IL-15、PEG2 和 COX-2 等抑制机体的抗肿瘤免疫应答。如 TGF-β 是介导肿瘤免疫逃逸最有效的免疫抑制分子,可以通过自分泌/旁分泌途径抑制各种免疫细胞在肿瘤组织中浸润;抑制肿瘤细胞表面抗原的表达,诱导肿瘤细胞表面 HLA Ⅱ类分子、B7-1、细胞间黏附分子低表达或不表达;抑制免疫细胞增殖、分化和活化等。

(六)Fas/FasL相互作用

FasL 与靶细胞表面的 Fas 结合,启动后者的死亡信号,导致 Fas 阳性细胞凋亡。恶性肿瘤通过 Fas 缺失,逃避体内 Fas/FasL 系统对其的清除作用。此外,某些肿瘤细胞高表达 FasL,主动杀伤与之接触的免疫活性细胞,这类细胞因表达 Fas 抗原而被肿瘤细胞的 FasL 触发自身凋亡机制。

(七)趋化因子及其受体

趋化因子具有广泛的生物学作用,参与感染、变态反应性疾病及肿瘤的发生、生长和转移等。趋化因子与肿瘤的关系具有双面性:一方面,肿瘤细胞能自分泌、表达趋化因子及其受体,通过刺激肿瘤细胞生长、促进血管生长和消化细胞外基质等作用促进肿瘤生长和转移;另一方面,趋化因子能通过趋化免疫活性细胞及抑制血管生成来抵抗肿瘤生长和转移。

(八)调节性T细胞

Treg 通过不同机制抑制免疫反应,促使肿瘤细胞免疫耐受、逃逸。其可能的机制是:①分泌 IL-10、TGF-β 等抑制性细胞因子抑制免疫功能;②与效应 T 细胞竞争结合 IL-2 或直接作用,抑制其增殖并促进其失能;③表达颗粒酶、穿孔素,直接杀伤免疫效应细胞;④诱导 APC 向免疫耐受方向发展;⑤抑制免疫效应细胞向肿瘤局部微环境迁移。

(九)肿瘤微环境变化

1. **免疫抑制细胞**　研究发现,有多种细胞能在肿瘤微环境内部抑制免疫反应,包括 Treg 细胞、部分

B 细胞及骨髓来源的抑制细胞。

2. **代谢因子功能异常** 吲哚胺 -2,3- 双加氧酶(indoleamine-2,3-dioxygenase,IDO)和精氨酸酶 -1(arginase-1)是目前发现的两个与肿瘤免疫抑制直接相关的代谢酶。

3. **免疫抑制性配体** 免疫抑制性配体(inhibitory ligand)是最近新发现的肿瘤微环境内免疫抑制因子,目前已经确定的主要有 PD-L1、B7-H1 和 B7-H4。

4. **缺氧环境** 实体肿瘤中存在乏氧或低氧环境,在此环境内的肿瘤细胞不但可导致放疗和化疗效果不佳,还可导致肿瘤局部免疫抑制和免疫治疗效果不佳。研究学者分析头颈鳞癌患者的肿瘤组织和细胞系,发现了一种新的缺氧诱导蛋白 Galectin-1,该蛋白的表达水平与 CD3$^+$ T 细胞的数量成反比,同时高表达该蛋白的患者生存率明显下降,提示该蛋白是肿瘤微环境内抑制抗肿瘤免疫反应的重要因子。

(十)红细胞

机体免疫系统能清除肿瘤细胞,从而抑制肿瘤转移。现已发现,在乳腺、胃、大肠、肝脏、卵巢、血液系统等肿瘤患者中补体受体 I 型(complement receptor type 1,CR1)的活性降低。红细胞 CR1 与有核细胞 CR1 在功能和结构上不同,红细胞 CR1 在细胞膜上呈簇状分布。红细胞 CR1 减少,一方面使红细胞对肿瘤细胞的调理、促吞噬作用功能降低;另一方面导致免疫复合物清除障碍,使循环免疫复合物增多。

二、与宿主免疫系统有关的因素

各种原因可导致原发性或继发性宿主免疫功能低下或免疫缺陷,如各种免疫缺陷病、APC 呈递功能低下或营养不良等因素。人类免疫缺陷病毒(HIV)感染及免疫抑制剂长期应用等均有助于肿瘤细胞逃避宿主免疫系统的攻击。

第三节 肿瘤患者的免疫功能监测

动态监视肿瘤患者的免疫功能,对分析肿瘤的发展、治疗效果和预后判断,以及治疗方案的制订均有较重要的参考价值。因肿瘤发生部位、组织类型、增殖程度、肿瘤免疫原性及临床分期不同,肿瘤免疫学监测内容主要包括对肿瘤进行免疫学诊断和对宿主进行免疫功能状态评估。

一、肿瘤的免疫学诊断

1. **检测肿瘤抗原** 是目前最常用的肿瘤免疫学诊断方法,如 AFP 的检测对原发性肝细胞性肝癌具有重要诊断价值,CEA 的检测有助于诊断直肠癌、胰腺癌等。但对于人类肿瘤特异性抗原的检测进展不快。

2. **检测肿瘤抗体** 如在黑色素瘤患者血清中可检测到抗自身黑色素瘤抗体。在鼻咽癌和 Burkitt 淋巴瘤患者的血清中可检测出 EB 病毒抗体,且抗体水平的变化与病情的进展和预后有关。

3. **肿瘤的放射免疫显像诊断** 将放射性核素如 ^{131}I 与抗肿瘤单克隆抗体结合后,从静脉或腔内注射,均可将放射性核素导向肿瘤所在部位。目前,其已用于临床诊断,是一种有较好前景的肿瘤诊断新技术。

二、对肿瘤患者免疫功能状态的评估

主要从细胞免疫和体液免疫两方面考虑。

（一）细胞免疫

抗肿瘤免疫以细胞免疫为主，T 细胞和 NK 细胞在免疫监视、杀伤靶细胞及免疫调节方面具有极其重要的作用。

1. T 细胞亚群　肿瘤免疫效应一般以细胞免疫为主。T 细胞是机体参与抗肿瘤免疫应答的主要免疫活性细胞。T 细胞亚群的检测一直被临床首选为检测肿瘤患者细胞免疫状态的传统方法。机体正常免疫应答有赖于各种免疫细胞，特别是依赖于 $CD4^+$ 和 $CD8^+$ T 细胞亚群之间的相互促进或相互制约。因此，检测 T 细胞亚群在临床实践中具有重要意义。

正确评估肿瘤患者的 T 细胞功能也是临床的重要评价指标。目前评估 T 细胞功能的体外实验方法有：①细胞毒性 T 细胞的活性检测和 T 细胞增殖试验，方法有 ^{51}Cr 释放法、LDH 释放法、MTT 还原法和 ImmunKnow 法等；②T 细胞细胞因子分泌，细胞外因子分泌可用 ELISA 方法，细胞内因子可用 ELISPOT 或流式细胞仪方法；③T 细胞与特异性抗原的识别结合，可用四聚体（Tetramer）方法，T 细胞通过 T 细胞受体识别 MHC 分子呈递的短肽，用荧光标记的 MHC-肽复合物来检测抗原特异性 T 细胞。

2. NK 细胞及其活性检测　NK 细胞比 T 细胞的抗肿瘤作用更为重要。对于肿瘤患者，无论治疗前，还是治疗后，检测 NK 细胞及其活性水平，都可作为研究肿瘤免疫功能的重要指标。对制订治疗方案及手术后免疫监视、观察疗效也有重要意义。患者 NK 细胞及其活性降低时，说明机体免疫功能降低，抗肿瘤的能力亦下降，有利于肿瘤生长和扩散。

NK 细胞测定方法同 T 细胞亚群，因其表面表达 CD16、CD56、CD57、CD69、CD94、CD96、CD158a、CD158b 和 CD161 等分化抗原。NK 细胞活性检测大多采用经典的乳酸脱氢酶释放法。

（二）体液免疫

体液免疫主要是检测机体的免疫球蛋白、细胞因子（cytokine）等。主要检测方法有免疫球蛋白电泳、细胞因子酶联免疫法，如 ELISA、ELISPOT。这些方法具有特异、简便、稳定等优点。

肿瘤与机体的免疫状态密切相关，尤其是细胞免疫，贯穿于肿瘤发生、发展及预后的全过程。监测肿瘤患者的免疫功能状态，对肿瘤的鉴别诊断、病情监测及疗效评估具有十分重要的参考价值。

参 考 文 献

［1］LEE S C, LÓPEZ-ALBAITERO A, FERRIS R L. Immunotherapy of head and neck cancer using tumor antigen-specific monoclonal antibodies. Curr Oncol Rep, 2009, 11(2): 156-162.

［2］DUNN G P, BRUCE A T, IKEDA H, et al. Cancer immmunoediting: from immunosurveillance to tumor escape. Nat Immunol, 2002, 3(11): 991-998.

［3］FERRIS R L, WHITESIDE T L, FERRONE S. Immune escape associated with functional defects in antigen-processing machinery in head and neck cancer. Clin Cancer Res, 2006, 12(13): 3890-3895.

［4］LE Q T, SHI G Y, CAO H B, et al. Galectin-1: a link between tumor hypoxia and tumor immune privilege. J Clin Oncol, 2005, 23(35): 8932-8941.

［5］陈万涛. 口腔临床免疫学. 上海：上海交通大学出版社，2010.

［6］CHEN D S, IRVING B A, HODI F S. Molecular pathways：next-generation immunotherapy—inhibiting programmed death-ligand 1 and programmed death-1. Clin Cancer Res, 2012, 18(24)：6580-6587.

［7］CHEN WT. Fundamentals of oral biomedicine. Beijing：Science Press, 2014.

［8］陈万涛. 口腔颌面-头颈部肿瘤生物学. 上海：上海交通大学出版社，2015.

［9］SIEGEL R L, MILLER K D, JEMAL A. Cancer statistics, 2016. CA Cancer J Clin, 2016, 66(1)：7-30.

［10］WEI S C, LEVINE J H, COGDILL A P, et al. Distinct cellular mechanisms underlie anti-CTLA-4 and anti-PD-1 checkpoint blockade. Cell, 2017, 170(6)：1120-1133.

第三十章　口腔颌面部恶性肿瘤的免疫治疗

肿瘤免疫治疗（cancer immunotherapy）是利用机体的免疫防御及监视功能，通过主动和/或被动的方法来调节患者的免疫功能，以达到杀伤或抑制肿瘤细胞的目的。本章着重介绍口腔颌面部肿瘤的免疫学基础、免疫治疗的基本概念和原则。

第一节　免疫治疗的定义和分类

一、抗肿瘤免疫效应

机体抗肿瘤的免疫效应包括固有免疫和适应性免疫，后者包括细胞免疫和体液免疫。参与机体抗肿瘤免疫效应的细胞及分子主要有免疫细胞、免疫细胞因子、抗体以及补体系统等。机体中的免疫效应细胞包括：单核巨噬细胞、T 细胞、B 细胞、NK 细胞、K 细胞、淋巴因子激活的杀伤细胞（LAK 细胞）、肿瘤浸润淋巴细胞（tumor infiltrating lymphocyte，TIL）以及肿瘤引流区淋巴结细胞（draining lymph node lymphocyte，DNL）等。

二、肿瘤的免疫治疗和分类

恶性肿瘤的免疫治疗已经经历了近百年的历史。20 世纪 80 年代之后，随着细胞生物学、分子免疫学及生物工程技术的迅速发展，恶性肿瘤的免疫治疗取得了长足的进步。生物反应调节剂（biological response modifier，BRM）理论的提出，奠定了肿瘤生物治疗的基础，肿瘤单克隆抗体的成功制备和基因重组细胞因子的大量生产并商品化，又为临床应用提供了可能。

肿瘤免疫治疗的基本原理是应用免疫学理论和技术，提高肿瘤抗原的免疫原性，通过激发和增强机体的免疫应答，提高肿瘤对机体免疫效应的敏感性，以达到杀伤或抑制肿瘤细胞的目的。目前，恶性肿瘤的最佳治疗方案以综合治疗手段为主，但是免疫治疗为肿瘤治疗提供了一种符合机体生理要求的、不良反应相对较低的治疗方法。

目前，临床上常用的免疫治疗有特异性和非特异性、主动和被动（过继）免疫治疗等。肿瘤的特异性主动免疫治疗（specific active immunotherapy，SAIT）是指应用肿瘤抗原或模拟肿瘤抗原刺激机体的免疫系统，激发或增强机体抗肿瘤的特异性免疫应答，阻止肿瘤生长、扩散和复发。一般通过体内注射肿瘤疫苗来实现。常用的肿瘤疫苗有：①细胞性疫苗，包括灭活的肿瘤细胞疫苗、病毒处理的肿瘤细胞异构苗、基因修饰的肿瘤细胞疫苗、树突状细胞嵌合体疫苗或基因修饰的树突状细胞瘤苗；②亚细胞疫苗，是从肿瘤细胞或基因修饰的肿瘤细胞裂解物中提取的肿瘤细胞成分,如人黑色素瘤裂解物;③分子疫苗,包括肿瘤多肽疫苗、肿瘤相关病毒疫苗、抗独特型抗体瘤苗、癌基因产物疫苗等;④基因疫苗,是由编码肿瘤抗原的相关基因诱发机体对肿瘤产生免疫应答。

非特异性主动免疫治疗主要是应用卡介苗(BCG)、短小棒状杆菌(CP)和左旋咪唑等免疫调节剂非特异性刺激机体免疫系统,调节机体抗肿瘤免疫效应,或给予 IL-2、IL-12 和 IL-5 等细胞因子,促进免疫细胞活化,增强其抗肿瘤免疫效应。肿瘤的被动免疫治疗是将化疗药物或毒素、核素等细胞毒性物质耦联抗肿瘤的单克隆抗体(mAb),以其为载体将细胞毒性药物导入肿瘤,从而杀伤肿瘤细胞。

还有一种经典的肿瘤被动免疫治疗是将体外诱导激活和扩增的抗瘤效应细胞注入患者体内,提高患者的抗肿瘤免疫力,以达到治疗和预防复发的目的。其主要采用肿瘤组织或淋巴引流区域的淋巴结分离并激活的淋巴细胞。激活剂有肿瘤抗原多肽、抗 CD3 单抗、IL-2 等。

细胞因子治疗可直接杀伤肿瘤细胞,或通过免疫调节功能间接发挥抗瘤作用,常用的方法有:①直接在患者体内注入细胞因子;②将细胞毒性药物等效应分子与细胞因子耦联,导入表达有细胞因子受体的肿瘤部位;③将细胞因子基因直接导入肿瘤细胞。

第二节 免疫治疗的疗效判定标准和特点

评定免疫治疗效果的指标主要是临床疗效,尤其是远期疗效;同时还需要评定治疗前后机体的免疫功能状态,以及治疗后的免疫病理变化等。免疫治疗临床应用早期,免疫治疗疗效评估遵循实体瘤疗效评价标准 1.1 版(response evaluation criteria in solid tumors 1.1, RECIST 1.1)。

一、靶病灶

1. **完全缓解** 完全缓解(complete response, CR)指所有靶病灶完全消失,临床不能发现肿瘤的存在,至少维持 4 周。

2. **部分缓解** 部分缓解(partial response, PR)是指所有靶病灶直径总和低于基线值 30% 以上,至少维持 4 周。

3. **病情稳定** 病情稳定(stable disease, SD)是指靶病灶最大径总和缩小未达到 PR,或增大未达到 PD。

4. **病情进展** 病情进展(progress disease, PD)指靶病灶直径总和增加超过 20%,最小绝对值升高至少 5mm。

二、非靶病灶

1. **完全缓解** 完全缓解指所有非靶病灶完全消失。

2. **未达到完全缓解或未发生进展** 未达到完全缓解或未发生进展指一个或多个非靶病灶持续存在/相关肿瘤标记物高于正常上限。

3. 病情进展　病情进展指非靶病灶明显进展或出现一个或多个新病灶。

然而，免疫治疗的后期出现了很多以前在肿瘤评价方面未曾出现的难题，比如假性进展（pseudop-progression）、新发病灶（new lesions），这些新出现的现象是免疫治疗本身所带来的，其本质是机体所激活的免疫细胞对肿瘤的一种攻击反应，它是提示肿瘤治疗有效的一种标志。如果按照 RECIST 1.1 标准进行判断，则会判定为进展，会对患者下一步的临床治疗带来影响。因此，2017 年，世界卫生组织 RECIST 工作组提出了一个新的判断标准——实体瘤免疫相关疗效评价标准（immune-related RECIST1.1, irRECIST），作为免疫治疗肿瘤疗效评估的标准。

三、实体瘤免疫相关疗效评价标准与实体瘤疗效评价标准 1.1 版的主要区别

1. 由于免疫治疗反应可能延迟，因此应连续 2 次（时间间隔至少 4 周）进行疾病进展或肿瘤治疗反应的影像学评估。

2. 新病灶出现不一定表示患者免疫治疗发生肿瘤进展。为评估肿瘤负荷真实的变化，应至少在 4 周后随访影像学检查以评估新病灶。

3. 符合肿瘤大小标准的新病灶被评估为新的可测量病灶，并纳入肿瘤总负荷。

第三节　临床常用的免疫治疗

在目前常用的肿瘤免疫治疗方法中，生物反应调节剂（biological response modifier, BRM）以及免疫检查点抑制剂（immune checkpoint inhibitor, ICI）是实施的重要手段。

BRM 是指一类具有生物学活性和抗肿瘤活性的生物制剂，能够刺激机体提高免疫效应细胞的数量和活性，增强宿主的防御功能及耐受细胞毒性损害的能力，增强肿瘤细胞的免疫原性，同时还兼具防止或逆转肿瘤恶性倾向的功能。BRM 包括：细胞因子、细菌类及微生态 BRM、肿瘤增殖病毒、胸腺肽、转移因子、免疫核糖核酸及特殊类型的 BRM。

一、细胞因子

细胞因子抗肿瘤的作用机制主要是：①对肿瘤细胞的直接毒性作用；②控制癌细胞生长和分化；③调节宿主的免疫应答反应；④破坏肿瘤血管和营养供应；⑤促进骨髓恢复造血功能等。

1. **白细胞介素（IL）**　目前在肿瘤治疗方面应用最多的是 IL-2。IL-2 可以诱导多种靶细胞的多种生物学活性，如可使 CTL、NK 细胞和 LAK 细胞增殖，并使其杀伤肿瘤细胞的活性增强，同时还可以促进淋巴细胞分泌抗体和干扰素，具有抗肿瘤相关病毒、抗肿瘤和增强机体免疫功能的作用。目前，IL-2 单药主要用于黑色素瘤、淋巴瘤等的治疗。在临床上常有比较严重的并发症，比如肺水肿、血压下降、肝肾功能损害等。

IL-2 在体外可以诱导外周血单核细胞和肿瘤浸润淋巴细胞（TIL）成为 LAK 细胞、细胞因子诱导的杀伤细胞（CIK 细胞）、DC/CTL。因此，IL-2 在临床上多应用于 CIK 细胞、TIL、DC 的培养及联合用药，而很

少应用单药治疗肿瘤。

2. 干扰素（IFN） 在肿瘤治疗方面，主要用于慢性粒细胞白血病（CML）、非霍奇金淋巴瘤（NHL）、多发性骨髓瘤（MM）及黑色素瘤等恶性肿瘤的治疗。

根据已有的 IFN 的临床应用经验，可以得出用药与疗效之间有如下关系：①持续用药比间歇用药疗效好；②大剂量用药较小剂量用药缓解率高；③长期用药可以改善生存期；④联合化疗比单纯应用 IFN 效果好。

国外的一些Ⅳ期临床研究发现，大剂量、长期应用 IFN-α 对于黑色素瘤有确切的疗效。也有研究显示，IFN-α 对多种惰性淋巴瘤和部分侵袭性中、高度的恶性淋巴瘤均有较好的疗效。而且，IFN 与 CHOP 化疗方案联合应用显著提高了化疗的远期生存率。同时，IFN 对于复发耐药的多发性骨髓瘤也取得了 15%～25% 的有效率。

3. 肿瘤坏死因子（TNF） TNF 对肿瘤具有直接溶解及杀伤作用，可以在体内引起肿瘤坏死。并且，对于毛细血管内皮细胞有直接细胞毒作用，可以改变血管内皮细胞的反应性，促使其释放中性粒细胞趋化因子，增加血管内皮表面 MHC Ⅰ类抗原的表达，使凝血酶原增加，血栓调节素减低，肿瘤内的血液凝固，组织缺氧坏死。目前，临床上 TNF 的推荐用量为 $(60～90)\times10^4U/m^2$。对于 TNF 的肿瘤治疗尚处于临床研究阶段。

二、细菌类及微生态生物反应调节剂

细菌类及微生态是指含活菌、死菌、菌类产物或成分的微生物制剂，主要刺激机体产生特异性或非特异性免疫应答，达到抑制肿瘤生长的效应。

细菌类及微生态 BRM 主要通过以下几方面的机制发挥抗肿瘤作用：①刺激机体产生免疫效应细胞，增强其活性，增加淋巴因子或补体的产生；②降低肿瘤产生免疫抑制物；③提高机体的防御功能；④改变肿瘤细胞的免疫原性。

目前，临床应用的微生态型 BRM 主要有卡介苗、溶血性链球菌制剂、厌氧短小棒状杆菌菌苗、高聚金葡素、真菌多糖类 BRM 等。

1. 卡介苗 目前认为 BCG 抗肿瘤效应主要通过活化淋巴网状内皮系统，增强淋巴细胞的活性、中性粒细胞的吞噬功能、T 细胞的功能，调整内源性免疫抑制因子的活性，增加体内抗体的产生，从而对肿瘤细胞产生非特异性免疫作用。

临床应用多采用减毒冻干活 BCG（50～75mg/mL）划痕或用灭活 BCG（0.75mg/mL）皮内注射。可采用皮肤划痕法、瘤周或瘤内皮下注射法。

卡介苗在口腔颌面部肿瘤中主要应用于口腔黏膜黑色素瘤的治疗。常见的不良反应有：①全身反应，发热、寒战、肌肉酸痛、恶心、食欲不振等流感样症状，严重的可以发生播散性 BCG 感染，发生典型的持续性高热、体重下降、恶心、呕吐等，有时会出现过敏性反应；②局部反应，注射部位红肿，引流区淋巴结肿大，多于 1～2 个月消失，也有少数形成皮肤结节红斑溃疡、局部瘢痕，甚至形成皮肤结核性溃疡。

2. 溶血性链球菌制剂 该类制剂有 OK-432、沙培林两种。OK-432 可以直接杀死肿瘤细胞，同时，

可暴露肿瘤细胞隐藏的抗原,增强肿瘤的抗原性。此外,它还可激活机体的细胞毒性 T 细胞、NK 细胞等,诱导机体产生干扰素等细胞因子,发挥非特异性抗肿瘤免疫效应。

临床上 OK-432 可用于治疗多种肿瘤,包括头颈部鳞癌,比如上颌癌、舌癌、喉癌、口咽部鳞癌等。OK-432 可以通过皮下注射、肌内注射给药。常见的不良反应有:发热,多发生在注射后 1～6 小时,24 小时后自行消退。倦怠、食欲不振、恶心、呕吐等症状也有发生,一般可对症处理。另外,可出现注射部位红、肿、疼痛症状。因 OK-432 内含有青霉素,故对青霉素过敏者禁用。

3. **厌氧短小棒状杆菌菌苗**　短小棒状杆菌(CP)多采用死菌苗。和其他微生态型 BRM 一样,CP 也通过激活机体的 NK 细胞、巨噬细胞、B 细胞来使机体产生非特异性免疫反应来发挥抗肿瘤效应。有研究使用 CP 联合平阳霉素治疗口腔颌面部鳞癌,可以获得良好的近期效果。其不良反应较少,个别人有寒战、发热、转氨酶升高、注射局部疼痛、恶心、呕吐等症状,但一般反应较轻。

4. **高聚金葡素**　高聚金葡素(HASL)对 T 细胞、NK 细胞、LAK 细胞、CIK 细胞等免疫效应细胞具有较强的诱导或激活作用。除了抗肿瘤作用,其还可以升高外周血白细胞。一般用于恶性肿瘤的中、晚期患者的辅助治疗,或恶性胸腹水的腔内灌注,毒副作用少见,极少患者出现高热。

5. **真菌多糖类 BRM**　真菌多糖对宿主的毒性小,抗肿瘤作用强。其抗肿瘤机制表现在:真菌多糖类 BRM 可以促进抗体形成,激活补体和巨噬细胞,刺激或协助恢复 T 细胞,提高淋巴细胞的转化率。常作为临床化疗的辅助治疗用药。目前,临床上常用的药物有云芝多糖、香菇多糖等。

三、肿瘤增殖病毒制剂

对病毒进行修饰、加工后,其毒性减低,保留特异性感染、复制、增殖及溶解细胞的能力。目前,腺病毒、单纯疱疹病毒、呼吸道肠道过滤性病毒等已经进入临床试验阶段。正在进行的一项 Ⅲ 期临床试验是关于重组人 p53 腺病毒注射液来治疗口腔癌、鼻咽癌及甲状腺癌。研究结果显示,重组人 p53 腺病毒注射液可以使肿瘤体积缩小,阻遏肿瘤的发展,延长生存期。常见的不良反应有自限性发热,注射部位疼痛等。可以适当给予对症处理。

四、胸腺肽

胸腺肽的免疫药理主要表现在:①通过刺激外周血淋巴细胞来诱导和促进 T 细胞成熟,增加抗原或丝裂原激活 T 细胞后分泌的 IFN-α、IFN-γ、IL-2、IL-3 等细胞因子的水平;②增加 T 细胞表面淋巴因子受体水平;③激活 CD4$^+$T 细胞,使 CD4$^+$/CD8$^+$ 趋于正常,增强机体淋巴细胞反应;④增加前 NK 细胞的聚集等。目前,胸腺肽在临床上常用于淋巴瘤、黑色素瘤、结直肠癌、肺癌、乳腺癌、肝癌的辅助治疗。

五、肿瘤疫苗

肿瘤疫苗(tumor vaccine)是利用肿瘤细胞或肿瘤抗原物质诱导机体产生特异性细胞和体液免疫反应,调节机体的免疫功能,以达到治疗肿瘤的目的。根据制备疫苗方法的不同,一般可以分为肿瘤细胞疫苗、肿瘤抗原疫苗、抗独特型抗体疫苗、肿瘤核酸疫苗、肿瘤基因工程疫苗。

1. 肿瘤细胞疫苗　　肿瘤细胞疫苗是将切除的肿瘤组织经物理、化学或生物学的方法如加热、冷冻、放射线照射、神经氨酸酶或病毒处理后，使肿瘤细胞失去增殖能力，并改变其抗原结构，提高免疫原性后进行主动免疫治疗。

国外的一项研究应用自体肿瘤细胞和卡介苗对直肠癌患者进行免疫治疗，得到了较对照组明显降低的复发率，但生存率没有明显改善。另外，基础研究也发现经多聚甲醛处理的全细胞瘤苗免疫后的肿瘤细胞可以攻击小鼠的肿瘤结节，使肿瘤细胞几乎完全坏死。

2. 肿瘤抗原疫苗　　由于多数肿瘤缺乏自身真正的肿瘤特异性抗原，因此，很多研究着眼于应用肿瘤相关性抗原进行主动免疫治疗。近期研究发现，神经节苷脂（NeuGcGM3）为黑色素瘤细胞表面的肿瘤相关性抗原，应用抗 GM3 抗体免疫患者，可以检测到机体血清中升高的 IgM、IgA 等免疫球蛋白，并发现黑色素瘤瘤体逐渐消退等现象。但同时也发现患者其他部位皮肤出现了色素减退的现象。

有研究用 CEA 和痘病毒为载体构建重组基因疫苗，发现免疫后的肿瘤患者产生 MHC 限制的 CTL 杀伤活性，可溶解自体或异体同源的肿瘤细胞。

3. 前列腺特异抗原（PSA）可在体外有效刺激特异性抗体和 CTL 的产生。而黑色素瘤抗原基因 3 (*MAGE3*)诱导产生的 CTL 能特异性杀伤 *MAGE3* 阳性的黑色素瘤细胞。

参 考 文 献

［1］郭伟. 口腔临床免疫学. 上海：复旦大学出版社，2003.

［2］郭伟，陈万涛. 口腔疾病的生物学诊断与治疗. 上海：世界图书出版公司，2008.

［3］邱蔚六. 邱蔚六口腔颌面外科学. 上海：上海科学技术出版社，2008.

［4］张志愿. 口腔颌面肿瘤学. 济南：山东科学技术出版社，2004.

［5］陈万涛. 口腔临床免疫学. 上海：上海交通大学出版社，2010.

［6］CHEN WT. Fundamentals of oral biomedicine. Beijing: Science Press, 2014.

［7］陈万涛. 口腔颌面 - 头颈部肿瘤生物学. 上海：上海交通大学出版社，2015.

第三十一章　恶性肿瘤个性化免疫细胞治疗

一、细胞过继免疫治疗现状

肿瘤的细胞过继免疫治疗（adoptive cellular immunotherapy，ACIT）是指将患者的免疫细胞在体外分离、纯化再诱导、基因工程修饰和扩增后，筛选出具有肿瘤高特异性和杀伤活性的免疫细胞，回输到患者体内达到抑制并杀死肿瘤细胞的免疫治疗技术。肿瘤的细胞过继免疫治疗、抗体治疗以及当今的以嵌合抗原受体 T 细胞（CAR-T 细胞）为代表的疗法等，历经几十年的发展、认识、再认识和再发展过程，经过了发展的狂热期、迷茫期和爆发期。

二、细胞过继免疫治疗的主要类型

1. **CAR-T 细胞**　CAR-T 细胞疗法由于具有较强的靶向性、杀伤性以及作用持久性等特点，是近年来发展非常快速的一种细胞过继免疫治疗技术。其主要是通过基因工程技术，人为地给 T 细胞加入（嵌合）特定抗原的受体，致使 T 细胞表现特异性杀伤功能。当这个抗原为癌细胞表面的抗原时，T 细胞就可以和癌抗原或者过度表达的抗原结合，对癌细胞进行有效杀伤。

在临床上，CAR-T 细胞的治疗首先需要获得患者的外周血并分离收集 T 细胞，T 细胞在体外进行刺激、培养和扩增，并通过病毒载体转入特定的 CAR 基因，获得的细胞被称为 CAR-T 细胞，随后将 CAR-T 细胞再回输给患者，在患者体内行使其被预先设定的肿瘤细胞的靶向杀伤作用。

2003 年，Michel Sadelain 介绍了靶向 CD19 基因修饰的 T 细胞可以治疗小鼠淋巴瘤。随后，靶向 CD19 的 CAR-T 细胞的研究得到进一步的发展。2011 年，Michel Sadelain 团队和 Steven A. Rosenberg 团队，都报道了 CD19 CAR-T 细胞治疗复发难治性或进展性 B 淋巴细胞白血病的临床试验结果。截至 2021 年，FDA 共批准了 5 款 CAR-T 产品。

2. **嵌合抗原受体 NK 细胞**　嵌合抗原受体 NK 细胞（chimeric antigen receptor NK-Cell，CAR-NK 细胞）是将 CAR 的结构通过基因工程技术导入 NK 细胞中，用于肿瘤的治疗。与 CAR-T 细胞相比，NK 细胞不依赖于 HLA 识别配型、炎症因子发生率低等优点，受到了肿瘤细胞治疗领域的特别关注。

目前，全球已经开展多项 NK 细胞的肿瘤治疗临床试验，CAR-NK 细胞治疗已显示初步的治疗效果。由于 CAR-NK 在人工构建的免疫细胞中具有一些 T 细胞不具备的优势，它被用于血液系统恶性肿瘤临床研究的同时，也被用作实体肿瘤的治疗研究。2020 年，美国得克萨斯大学 MD 安德森癌症中心完成的一项临床试验结果表明，在接受治疗的 11 例恶性肿瘤患者中，7 例完全缓解，1 例部分缓解；所有剂量的细胞输注后 30 天内均出现治疗反应，输注的 CAR-NK 细胞在体内增殖并维持在低水平，持续至少 12 个月。

所有患者都没有出现严重的毒性反应,CAR-NK 细胞的应用与细胞因子释放综合征、神经毒性或移植物抗宿主病的发生无关,且炎症因子(如 IL-6)的升高没有超过基线水平。

一种诱导多能干细胞(iPSC)衍生的 CAR-NK 细胞 FT596 正在被开发,它具有三种抗肿瘤模式(表达 CD19 CAR、新型高亲和力不可裂解的 CD16 Fc 受体、IL-15RF)。2019 年,FT596 被美国食品药品管理局(FDA)批准进行临床试验,并于 2020 年开始首例 B 细胞淋巴瘤的治疗。

3. T 细胞受体基因修饰的 T 细胞　T 细胞受体基因修饰的 T 细胞(T cell receptor engineered T cell, TCR-T)治疗是指通过扩增能够识别肿瘤特异性抗原的 *TCR* 基因片段,运用基因工程技术将含 TCR 片段的载体转导至 T 细胞中,使其人工表达特异性 TCR,使改造后的 T 细胞具有识别靶抗原的能力。TCR-T 细胞疗法最早由 Steven A. Rosenberg 负责的临床试验项目组报道,他们构建的肿瘤特异性 TCR-T 细胞成功治愈了黑色素瘤和滑膜肉瘤患者。TCR-T 与 CAR-T 相比具有明显的分子和生物学特点(表 31-1-1)。

表 31-1-1　CAR-T 与 TCR-T 的区别

机制	CAR-T	TCR-T
信号放大机制	合成生物学中的信号放大	对导出信号进行放大
信号域	scFv、 CD3ζ、 CD4/CD8 Hine/spacer、 CD28、 4-1BB	TCR、 CD3、 CD4/CD8、 CD28、 ICOS、 4-1BB/OX40
亲和力	高	低
靶蛋白	细胞膜表面蛋白	细胞内蛋白质组
靶点	CD19 CD20 CD22 Her2 EGFRvⅢ 等	MAGE-A3 NY-ESO-1 CEA P53 Gp100 MART-1 等
MHC 限制	不需要 MHC 匹配	需要 MHC 表达和 HLA 匹配
膜间静态距离	≤150Å	150Å
敏感性	104～106 个抗原	1pMHC
目前主要治疗的肿瘤类型	急性淋巴细胞白血病、急性髓系白血病、慢性淋巴细胞白血病、淋巴瘤、肝癌	黑色素瘤、滑膜肉瘤、食管癌、多发性骨髓瘤

目前,仅可在一小部分肿瘤患者体内成功分离到具有肿瘤抗原特异性、高亲和力的 TCR。有研究报道了一种分离肿瘤特异性 *TCR* 基因的替代方法,是利用表达人类 MHC 分子的小鼠完成的。MHC 分子可以呈递肿瘤抗原到小鼠的免疫系统中,用作外源性抗原的识别。此技术成功的关键是需要将小鼠 *TCR* 基因进行一定的人源化改造,用以避免可能产生的免疫原性。

2020 年，MD 安德森癌症中心的研究人员用 ADP-A2M4（MAGE-A4-TCR）T 细胞开展了一项 I 期临床试验，用于评估表达 MAGE-A4 蛋白的晚期实体瘤患者中，ADP-A2M4 治疗的安全性、耐受性和治疗效果。参加这项临床试验的患者涵盖了多种癌症类型，包括头颈癌、黑色素瘤、滑膜肉瘤、卵巢癌、胃癌、黏液性/圆细胞脂肪肉瘤、非小细胞肺癌、膀胱癌和食管癌等。在 38 名接受 ADP-A2M4 T 细胞治疗的患者中，有 9 名（23.7%）患者治疗后肿瘤缩小，18 名（47.4%）患者病情稳定。其中，滑膜肉瘤患者的总体反应率为 43.8%，疾病控制率超过 90%。患者的中位反应时间为 28 周，中位无进展生存期为 20 周。头颈癌和肺癌患者也表现出明确的治疗效果。97.4% 的患者出现了一些治疗相关的不良事件，最常见的是不同程度的骨髓抑制（淋巴细胞减少、白细胞减少、中性粒细胞减少、贫血和血小板减少）。50% 患者出现细胞因子释放综合征，2 名患者出现了与临床试验相关的死亡。

4. 肿瘤浸润性淋巴细胞 肿瘤浸润淋巴细胞（tumor infiltrating lymphocyte, TIL）是主要存在于肿瘤微环境中，是由肿瘤抗原诱导的异质性淋巴细胞群。研究发现，使用 TIL 过继疗法治疗转移性黑色素瘤患者，大部分患者出现肿瘤消退现象。将体外扩增的 TIL 回输至黑色素瘤患者体内，客观缓解率可以达到 51%，而使用 IL-2 和达卡巴嗪治疗仅获得 12% 和 15% 的客观缓解率。

三、个性免疫细胞效应机制

1. CAR-T CAR-T 细胞治疗是指将能够特异性识别靶抗原的单克隆抗体单链可变区（single chain fragment variable, scFv）、CD8a 及共刺激分子 CD28/4-1BB 等分子的跨膜区、T 细胞胞内的活化增殖信号域（CD3 zeta 链）等相耦联，使 scFv 在 T 细胞表面表达，实现 CAR-T 对表达特异性抗原的肿瘤细胞的非 MHC 限制性识别和结合，从而引起 CAR-T 细胞活化和增殖，进而杀死靶细胞，产生高效、特异的抗肿瘤反应。

CAR-T 细胞最重要的结构是识别肿瘤细胞抗原的部件，该部分结构来源于抗体的 scFv 结构，包括抗体轻链和重链的可变区。与 T 细胞的 TCR 不同，通过体外抗原结合力筛选后，理论上 scFv 可以高效识别任何细胞表面的抗原。正常 T 细胞的 TCR 识别肿瘤抗原，必须依赖 MHC 分子的"第二信号"，而 CAR-T 通过 scFv 识别靶细胞表面抗原，包括细胞表面的受体、配体等分子，增加了识别靶点的数量，且这种识别不受 MHC 分子限制。另外，正常 T 细胞和靶细胞之间为了形成免疫突触，需要保持一定的距离。抗原多肽-MHC 的大小是固定的，但细胞外的抗原大小通常是不确定的。因此，在 CAR-T 细胞和靶细胞之间的细胞间距是随抗原的大小和位置变化的，通过 scFv 可以实现对免疫突触距离的实时调节。

一般根据 CAR 结构的不同，将 CAR-T 细胞分为不同代数。CAR-T 细胞的细胞内信号转导序列由一条链构成，当 CAR 和肿瘤细胞的靶抗原结合后，细胞内序列起到激活 CAR-T 细胞活性的作用，而信号转导序列的差异正是区分不同代 CAR-T 的依据。在第一代 CAR 的设计中，信号序列源于 CD3ξ 和 FcRγ 的胞内区域。随后的研究发现，一代 CAR-T 不能有效维持 T 细胞增殖和活化，在临床上并未取得令人满意的治疗效果。为了克服第一代 CAR-T 在临床应用中的缺点，研究人员在第一代 CAR-T 胞内信号序列的基础上串联了共刺激分子序列，形成了第二代 CAR-T 的设计方案。第二个细胞内序列一般来源于 CD28 家族[包括 CD28 和诱导性共刺激分子(inducible costimulator, ICOS)]或者肿瘤坏死因子受体(tumornecrosis factor receptor, TNFR)家族(包括 4-1BB、CD27 和 OX40)。CD28 共刺激分子会诱导出一种生命周期短、有较高细胞杀伤活性和分泌大量 IL-2 的 T 细胞类型。此外,设计有 4-1BB 共刺激分子的 CAR-T 产品,其细胞因子分泌水平不如 CD28 CAR-T,但其在体内的扩增和持续时间更具优势,有着形成记忆 T 细胞的潜能。第三代 CAR-T 是在第二代 CAR 结构基础上串联 CD28 和 4-1BB 共刺激分子的序列。第四代 CAR-T 也称为 ARMED-CAR-T,它在第三代 CAR-T 的基础上,添加了细胞因子基因,使 CAR-T 细胞被活化的同时,能高表达增强 T 细胞活性的细胞因子,或结合基因编辑等技术提高 CAR-T 的抗肿瘤活性。

除此之外,目前还存在两靶点 CAR-T 的设计,即将 2 个识别不同抗原的 scFv 串联,使 T 细胞表面可以同时表达 2 种不同肿瘤抗原的 scFv,可防止单个肿瘤抗原丢失或不/低表达引起的肿瘤细胞逃逸。

毫无疑问,CAR-T 细胞也存在着一定的局限性。首先,鼠源性的 scFv 结构域会引起患者的抗宿主移植物反应,杀死输注的 CAR-T 细胞,而无法达到预期的治疗效果。其次,CAR-T 细胞还存在一定的脱靶效应,有可能识别并攻击存在于正常细胞中的靶抗原,进而杀死这些正常细胞。除此之外,CAR-T 细胞杀死肿瘤细胞的过程中会释放大量的炎症因子,导致细胞因子释放综合征(cytokine release syndrome, CRS)和 CAR-T 细胞相关性脑病综合征(CAR-T cell related encephalopathy syndrome, CRES)发生。这些细胞因子会介导多种免疫反应,引起患者高热、低血压、肌痛、凝血障碍、呼吸困难、终末器官功能障碍等临床症状,有可能对人体的组织器官造成严重的永久性损害或衰竭,甚至导致患者死亡。尽管如此,CAR-T 细胞仅在受到靶抗原刺激后才会快速增殖、释放大量的细胞因子,从而在细胞因子辅助下杀伤靶细胞,一般这些细胞因子引起的症状都是可逆的。因此,细胞因子释放综合征不可简单地认定为 CAR-T 细胞治疗的副作用,它也是 CAR-T 细胞在体内治疗有效的临床表现。及时采用尼妥珠单抗或糖皮质激素干预,可以将细胞因子释放综合征降低在可控水平,降低严重不良事件发生的概率。

2. CAR-NK 细胞　CAR-NK 细胞是在体外对 NK 细胞进行基因工程改造,使 NK 细胞表达肿瘤抗原特异性抗体,体外扩增后回输到患者体内的细胞。CAR-NK 细胞兼具固有免疫及特异性免疫特征,在 B 细胞恶性肿瘤治疗中,在临床上已经观察到一定的疗效。在安全性方面,与 CAR-T 细胞相比,NK 细胞引起的体内细胞因子分泌水平低,产生细胞因子释放综合征等不良反应的可能性较低,使用安全系数更高。此外,CAR-NK 细胞在移植物抗宿主病预防方面也取得了一定进展。

3. TCR-T 细胞　TCR-T 细胞是通过将能够特异性识别肿瘤抗原的 TCRα 链和 β 链的基因片段克隆后连接到载体上,运用不同的基因工程技术将含 TCR 片段的载体转导至 T 细胞中,这种人工构建的 TCR-T 细胞可特异性杀伤靶细胞。相较于普通的 T 细胞,TCR-T 可更好地靶向肿瘤抗原,并分泌 IFN-γ、IL-2、粒细胞-巨噬细胞集落刺激因子(GM-CSF)和 TNF-α 等相关细胞因子,以增强 TCR-T 细胞的抗肿瘤效应。

TCR 对应的肿瘤抗原有时也会表达在正常组织细胞中。在 TCR-T 细胞治疗过程中,除肿瘤细胞之外,TCR-T 细胞也会对正常组织细胞产生杀伤作用从而造成一定的不良反应,并产生脱靶效应。为了预防脱靶效应,研究者们正在开发一些新的技术来解决这问题,例如,靶向新的肿瘤特异性抗原(tumor specific antigen, TSA)。针对肿瘤相关抗原(tumor associated antigen, TAA)的 TCR-T 细胞疗法,往往会引起脱靶效应。TSA 可以激活免疫系统,并只能诱导免疫系统攻击癌细胞,不能攻击正常细胞。新的肿瘤抗原也可以通过病毒感染、选择性剪接和基因重排等技术产生。新的肿瘤抗原可以分为共享新抗原(shared neoantigen)和个性化新抗原(personalized neoantigen)。共享新抗原存在于不同的肿瘤患者中,但不存在于患者的正常组织中,个性化新抗原对大多数抗原来说是独一无二的,存在于个体中。研究发现,不同类型和数量的新抗原在同一肿瘤的不同个体中,所引起的特异性突变有明显的个体异质性。因此,新抗原在肿瘤免疫治疗中的应用将趋于个性化。

TCR-T 细胞疗法的另一个主要问题就是转基因的 TCRα 链和 β 链可能与患者的内源性 TCRα 链/β 链发生错配,从而产生特异性不确定和脱靶效应,还有可能产生移植物的抗宿主病。为了解决这一问题,研究人员已进行 *TCR* 基因的鼠源化、*TCR* 基因改构、密码子优化、在 TCR 恒定区引入半胱氨酸以形成二硫键、限制 *TCR-α/β* 转基因转导至寡克隆或 γδT 细胞(T-γδ)等尝试,然而,这些方案均尚未得到临床应用的验证。除此之外,TCR-T 细胞疗法还受到 MHC 限制性的影响,且 TCR 结合的抗原多为蛋白肽段,不能识别糖类与糖脂类抗原,这使得可应用的抗原范围较为局限,部分限制了该技术的广泛应用。

4. TIL　Steven A. Rosenberg 研究小组从肿瘤组织中发现了肿瘤抗原特异性 CD4⁺、CD8⁺ T 细胞群,其中,CD8⁺ T 细胞具有肿瘤杀伤作用。TIL 在体内的抑瘤作用受 CD4⁺CD25⁺ Treg 的限制,在体外经 IL-2 的刺激作用后,可恢复 CD8⁺ T 细胞对肿瘤细胞的杀伤活性,扩增后可应用于临床对肿瘤进行细胞过继免疫治疗。时至今日,TIL 已被业界一致认定是一种高效、特异性强、副作用小的抗肿瘤效应细胞。

TIL 治疗的主要优点包括:细胞活性强、体外增殖速度快、具有一定的特异性。TIL 经体外扩增后回输到患者体内,可以快速发挥抗肿瘤作用,且不会引起排斥反应,能更好地控制肿瘤的发生与发展。TIL 疗法与放疗、化疗联合应用可能产生更好的治疗效果。放疗和化疗诱导产生的坏死或凋亡的肿瘤细胞,可被 APC 呈递给回输的免疫细胞,进而产生有效的抗肿瘤免疫应答。因此,肿瘤细胞过继免疫治疗结合放疗、化疗可以有效提高肿瘤的治疗效果。有研究显示,TIL 过继免疫治疗与环磷酰胺化疗联合在肿瘤治疗中起协同作用。环磷酰胺可抑制 CD4⁺ Treg 细胞增殖,但并不抑制 CD8⁺T 细胞对肿瘤细胞的杀伤活性。同时,使用自体 TIL 联合环磷酰胺治疗,可显著提高实体瘤或恶性淋巴瘤的疗效,且产生的不良反应较少。

虽然 TIL 在体外培养增殖较为快速,但分离、筛选 TIL 的过程冗长,且会出现趋化因子 CD62L、CCR7 表达下降,共刺激分子 CD28 和 CD27 表达缺失,细胞端粒缩短等问题。若将肿瘤组织切碎后,分成若干份分别进行细胞培养并独立传代,可大大缩短 TIL 的培养周期,降低细胞的突变率,增强肿瘤细胞靶向识别能力。除此之外,在 TIL 培养过程中加入蛋白激酶 B 抑制剂,能使效应 T 细胞转化成记忆 T 细胞,进一步增加 TIL 的存活率以及抗肿瘤活性。

四、问题和展望

自 20 世纪 80 年代起,Dr. Rosenberg 开展的 TIL 临床研究项目开启了细胞过继免疫治疗的大门。21

世纪初,临床应用最为广泛的细胞过继免疫治疗得到了医学界的广泛关注与认可。随着基因工程技术的不断发展,CAR-T 细胞疗法、CAR-NK 细胞疗法在治疗血液系统恶性肿瘤方面取得了重大进展,成为当今最为热门的研究领域。随着相关研究的深入开展,CAR-T 细胞、TCR-T 细胞、CAR-NK 细胞等众多免疫细胞治疗方案被研究,并应用于临床试验与治疗中。

细胞过继免疫治疗由于具有高特异性、强大的肿瘤杀伤功能以及较低的不良反应发生率,已成为目前具有潜力的抗肿瘤疗法之一。在临床试验不断开展并取得满意疗效的背景下,过继免疫疗法将成为比较成熟的新型抗肿瘤疗法,并作为手术、化疗、放疗后的第四大抗肿瘤治疗手段,得到了医学界的极大关注和广泛认可。

尽管细胞过继免疫治疗还存在细胞制备工艺复杂、价格昂贵等诸多不足之处,但在肿瘤免疫方面的研究深化了研究者对肿瘤的认识,必将为肿瘤治疗提供新思路和新技术。当然,肿瘤的发生与发展涉及多因素、多阶段,其过程的复杂性、顽固性及机体在此过程中千变万化的状态,使肿瘤不能靠单一的临床治疗手段根治。当今,临床和学术界的共识是通过规范性综合治疗和个体化治疗,提高临床常见肿瘤的治愈率和生存质量。细胞过继免疫治疗可以持久地清除肿瘤细胞在患者体内的残留,有效预防肿瘤的复发和转移,同时,也可恢复机体因放疗、化疗而受损的免疫功能。

肿瘤过继免疫治疗技术涉及多种免疫细胞,其中大多数仍处于临床试验阶段,并未大规模应用于临床,其安全性与治疗有效性相关临床试验还有待进一步加强,如人源化抗体应用、检测指标、针对安全性的基因预处理等方面还有许多技术难题需要克服,个性化免疫细胞治疗还有很长的路要走。

参 考 文 献

[1] 陈万涛. 口腔临床免疫学. 上海:上海交通大学出版社,2010.

[2] CAPPELL K M, SHERRY R M, YANG J C, et al. Long-term follow-up of anti-CD19 chimeric antigen receptor T-cell therapy. J Clin Oncol, 2020, 38(32): 3805-3815.

[3] RAJE N, BERDEJA J, LIN Y, et al. Anti-BCMA CAR T-cell therapy bb2121 in relapsed or refractory multiple myeloma. N Engl J Med, 2019, 380(18): 1726-1737.

[4] KRISHNA S, LOWERY F J, COPELAND A R, et al. Stem-like CD8 T cells mediate response of adoptive cell immunotherapy against human cancer. Science, 2020, 370(6522): 1328-1334.

[5] LEKO V, ROSENBERG S A. Identifying and targeting human tumor antigens for T cell-based immunotherapy of solid tumors. Cancer Cell, 2020, 38(4): 454-472.

[6] TANAKA J, MILLER J S. Recent progress in and challenges in cellular therapy using NK cells for hematological malignancies. Blood Rev, 2020, 44(1): 100678-100678.

[7] SADELAIN M, RIVIÈRE I, BRENTJENS R. Targeting tumours with genetically enhanced T lymphocytes. Nat Rev Cancer, 2003, 3(1): 35-45.

[8] CHEN W T. Fundamentals of oral biomedicine. Beijing: Science Press, 2014.

[9] BRENTJENS R J, RIVIÈRE I, PARK J H, et al. Safety and persistence of adoptively transferred autologous CD19-targeted T cells in patients with relapsed or chemotherapy refractory B-cell leukemias. Blood, 2011, 118(18): 4817-4828.

[10] KOCHENDERFER J N, DUDLEY M E, FELDMAN S A, et al. B-cell depletion and remissions of malignancy along with cytokine-associated toxicity in a clinical trial of anti-CD19 chimeric-antigen-receptor-transduced T cells. Blood, 2012, 119(12): 2709-2720.

[11] LIU E L, MARIN D, BANERJEE P, et al. Use of CAR-transduced natural killer cells in CD19-positive lymphoid tumors. N

Engl J Med, 2020, 382(6)：545-553.

［12］OVERWIJK W W, THEORET M R, FINKELSTEIN S E, et al.Tumor regression and autoimmunity after reversal of a functionally tolerant state of self-reactive CD8$^+$ T cells. J Exp Med, 2003, 198(4)：569-580.

［13］ROBBINS P F, KASSIM S H, TRAN T L N, et al. A pilot trial using lymphocytes genetically engineered with an NY-ESO-1-reactive T-cell receptor：long-term follow-up and correlates with response. Clin Cancer Res, 2015, 21(5)：1019-1027.

［14］JUNE C H, SADELAIN M. Chimeric antigen receptor therapy. N Engl J Med, 2018, 379(1)：64-73.

［15］MAHER J, BRENTJENS R J, GUNSET G, et al. Human T-lymphocyte cytotoxicity and proliferation directed by a single chimeric TCRzeta/CD28 receptor. Nat Biotechnol, 2002, 20(1)：70-75.

［16］ZHONG X S, MATSUSHITA M, PLOTKIN J, et al. Chimeric antigen receptors combining 4-1BB and CD28 signaling domains augment PI3kinase/AKT/Bcl-XL activation and CD8$^+$T cell-mediated tumor eradication. Mol Ther, 2010, 18(2)：413-420.

［17］SADELAIN M, BRENTJENS R, RIVIÈRE I. The basic principles of chimeric antigen receptor design. Cancer Discov, 2013, 3(4)：388-398.

［18］ADACHI K, KANO Y, NAGAI T, et al. IL-7and CCL19 expression in CAR-T cells improves immune cell infiltration and CAR-T cell survival in the tumor. Nat Biotechnol, 2018, 36(4)：346-351.

［19］MOLLANOORI H, SHAHRAKI H, RAHMATI Y, et al. CRISPR/Cas9 and CAR-T cell, collaboration of two revolutionary technologies in cancer immunotherapy, an instruction for successful cancer treatment. Hum Immunol, 2018, 79(12)：876-882.

［20］SAUTER C S, SENECHAL B, RIVIÈRE I, et al. CD19 CAR T cells following autologous transplantation in poor-risk relapsed and refractory B-cell non-Hodgkin lymphoma. Blood, 2019, 134(7)：626-635.

［21］YANG J C, ROSENBERG S A. Adoptive T-cell therapy for cancer. Adv Immunol, 2016, 130(1)：279-294.

［22］PINTHUS J H, WAKS T, KAUFMAN-FRANCIS K, et al.Immuno-gene therapy of established prostate tumors using chimeric receptor-redirected human lymphocytes. Cancer Res, 63(10)：2470-2476.

［23］MAHADEO K M, KHAZAL S J, ABDEL-AZIM H, et al. Management guidelines for paediatric patients receiving chimeric antigen receptor T cell therapy. Nat Rev Clin Oncol, 2019, 16(1)：45-63.

［24］RODENKO B, TOEBES M, HADRUP S R, et al. Generation of peptide-MHC class Ⅰcomplexes through UV-mediated ligand exchange. Nat Protoc, 2006, 1(3)：1120-1132.

［25］NEWELL E W, KLEIN L O, YU W, et al. Simultaneous detection of many T-cell specificities using combinatorial tetramer staining. Nat Methods, 2009, 6(7)：497-499.

［26］BENTZEN A K, MARQUARD A M, LYNGAA R, et al. Large-scale detection of antigen-specific T cells using peptide-MHC-Ⅰ multimers labeled with DNA barcodes. Nat Biotechnol, 2016, 34(10)：1037-1045.

［27］ROSENBERG S A, SPIESS P, LAFRENIERE R. A new approach to the adoptive immunotherapy of cancer with tumor-infiltrating lymphocytes. Science, 1986, 233(4770)：1318-1321.

［28］ZHONG X S, Maiko M, Aurore S, et al. Integrated CD28 and 4-1BB signals strongly potentiate CD8$^+$ T cell mediated radiation of metastatic prostate cancer. Molecular Therapy, 2006, 13(supplement 1)：S269.

第三十二章 免疫检查点和基于免疫检查点的肿瘤治疗

第一节 免疫检查点的定义和分类

一、免疫检查点的定义

免疫系统能够识别和清除多种病原体和恶性肿瘤细胞，同时保持对自身的免疫耐受。在这种精细的免疫反应过程中，T 细胞发挥着促进保护性免疫和防止自身免疫的关键作用。初始 T 细胞的完全活化有赖于双信号的协同作用（图 32-1-1）。抗原特异性免疫反应的产生需要 MHC 分子呈递的多肽抗原与 TCR 相互作用。然而，仅 MHC-多肽抗原-TCR 连接不足以建立保护性免疫反应。T 细胞表面的共刺激分子［CD28、诱导性共刺激分子（ICOS）、41BB、OX40）］与表达于抗原呈递细胞表面的配体结合，提供了共刺激信号，即第二信号，从而激活 T 细胞诱导的免疫应答。T 细胞表面的共抑制分子［细胞毒性 T 淋巴细胞相关抗原 4（CTLA-4）、T 细胞活化的 V 结构域 Ig 抑制因子（VISTA）、Tim-3 和 PD-1］与表达于抗原呈递细胞

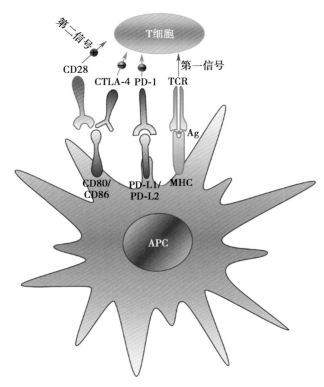

图 32-1-1　T 细胞激活依赖双信号的协同作用

配体的结合提供了免疫抑制信号，共刺激和共抑制信号之间的动态平衡在调节 T 细胞功能及维持自身免疫耐受中起着关键作用，其中，共抑制信号被称为免疫检查点（check point）。

二、免疫检查点的分类

（一）免疫球蛋白超家族

免疫球蛋白超家族（immunoglobulin superfamily，IgSF）包括多个参与共刺激信号通路的家族，如 B7-CD28、Tim、BTN 家族等。其中，B7-CD28 超家族是研究最广泛的信号通路，两者之间的相互作用引起正向的刺激性信号或负向的抑制性信号，参与调节 T 细胞应答。B7-CD28 超家族包括多个信号通路，如最经典的 CD28、CTLA-4/B7、PD-1/PD-L1、PD-L2 信号通路。

B7-CD28 信号通路是主要的正向刺激性信号。T 细胞上的 CD28 与抗原呈递细胞上的 B7-1（CD80）和 B7-2（CD86）分子结合，产生了典型的 T 细胞完全激活所需的共刺激信号。这种 B7-CD28 结合导致 IL-2 和其他刺激性细胞因子产生增加，促进代谢和细胞周期进程，上调细胞存活基因，并导致 T 细胞增殖和分化。主要的负向抑制性信号简述如下。

1. CTLA-4/CD28　CTLA-4 是同样位于 T 细胞表面与 CD28 拥有相同配体的免疫检查点分子。然而不同的是，相较于 CD28 而言，CTLA-4 与 B7 家族的分子有更强的亲和力，约是 CD28 的 20 倍，可与 CD28 分子竞争性结合抗原呈递细胞上的 B7 分子，是影响 T 细胞功能的关键抑制性受体。两者的相互结合能够抑制 T 细胞增殖，对 T 细胞周期产生负面影响，并且抑制 T 细胞内转录因子如 NF-κB、NF-AT、AP-1 等的表达，抑制 T 细胞激活，在免疫应答的启动阶段发挥免疫抑制的关键作用。

2. PD-1/PD-L1、PD-L2　PD-1 是一种跨膜蛋白受体，作为一个主要的负性免疫调节器，它能够控制 T 细胞激活、T 细胞衰竭、T 细胞耐受和炎症的缓解。PD-1 在多种免疫细胞中表达，包括外周活化的 T 细胞、B 细胞、单核细胞、NK 细胞和 DC。在胸腺和骨髓中的未成熟 T 细胞和 B 细胞表面也检测到较弱的 PD-1 表达。

PD-1 与配体结合后，可激活细胞内信号通路，抑制免疫细胞活化，从而减少免疫细胞分泌抗体和细胞因子，甚至使免疫细胞耗竭。

3. Tim3/galectin-9　Tim-3 是主要表达在 CD4$^+$ Th1 细胞以及 CD8$^+$ Tc1 细胞表面的另一个重要的免疫检查点分子。C 型凝集素 galectin-9 是 Tim-3 的配体之一，其主要由肿瘤细胞、抗原呈递细胞以及表达 Tim-3 的细胞等产生和分泌。两者的相互结合可诱导 Tim-3$^+$ T 细胞内钙流失和细胞死亡，起到免疫抑制的效果。另外，除 T 细胞外，Tim-3 还在多种免疫细胞上表达并发挥抑制作用，包括 DC、巨噬细胞以及 NK 细胞等。

（二）肿瘤坏死因子超家族

肿瘤坏死因子超家族包括肿瘤坏死因子受体超家族（tumor necrosis factor receptor superfamily，TNFRSF）和肿瘤坏死因子配体超家族（tumor necrosis factor ligand superfamily，TNFSF）。目前已发现 29 个 TNFRSF 成员和 19 个 TNFLSF 成员。两者相互结合主要参与细胞凋亡和炎症反应，也可参与增殖和分化等其他信号通路。

三、基于免疫检查点的抗肿瘤机制

近年来，免疫治疗的快速发展打破了传统癌症三大治疗手段的垄断地位，特别是免疫检查点抑制剂的出现是肿瘤免疫治疗的一个重要里程碑。

免疫检查点蛋白可在肿瘤中异常高表达，这是一种重要的免疫逃逸机制。肿瘤细胞表面的免疫抑制分子通过与免疫细胞表面表达的相应受体相结合，抑制免疫细胞活化，阻碍其大量增殖及发挥抗肿瘤功能，从而发生免疫逃逸。目前，针对免疫检查点的抗肿瘤药物主要着眼于阻断免疫检查点的负调控信号，重新激活免疫细胞而发挥抗肿瘤作用。

T 细胞一直是抗肿瘤免疫治疗的焦点，主要原因为：①T 细胞具有选择性识别细胞所有蛋白质及其相关多肽的能力，而不仅限于细胞表面的蛋白质和多肽；②T 细胞能够通过 CD8⁺ 效应 T 细胞直接识别和杀死表达抗原的细胞；③T 细胞能够通过 CD4⁺ 辅助 T 细胞协调各种免疫反应，包括适应性免疫反应和固有免疫反应；④当抗原再次出现时，记忆 T 细胞快速形成记忆免疫反应。因此，共抑制信号的拮抗剂可以诱导抗原特异性 T 细胞的免疫反应，是目前临床抗肿瘤试验的主要药物。与目前其他被批准用于癌症治疗的抗体相比，阻断免疫检查点的抗体并不直接针对肿瘤细胞，而是针对淋巴细胞受体或其配体，以增强 T 细胞的抗肿瘤活性。目前，美国食品药品管理局已批准多个针对免疫检查点的药物用于肿瘤治疗，如针对 CTLA-4 的伊匹单抗（ipilimumab），针对 PD-1 的纳武单抗（nivolumab）、帕博利珠单抗（pembrolizumab），以及针对 PD-L1 的阿替利珠单（atezolizumab）、阿维鲁单抗（avelumab）和德瓦鲁单抗（durvalumab）等。

第二节　抗 PD-1/PD-L1 治疗

一、肿瘤中 PD-1/PD-L1 的表达和作用

1. PD-1　PD-1 由定位于 2q37.3 的 *PDCD1* 基因编码，最初从凋亡的小鼠 T 细胞杂交瘤中分离出来，是一种重要的免疫抑制分子。PD-1 是一种单体型跨膜糖蛋白，包含 288 个氨基酸，分为胞外段、跨膜区和胞内段。人 PD-1 的胞外段是单一的免疫球蛋白可变区结构域，包含 4 个糖基化位点，可以被高度糖基化，在 PD-1 的免疫抑制功能中起关键作用。胞内段包括免疫受体酪氨酸抑制模体（immunoreceptor tyrosine-based inhibitory motif, ITIM）和免疫受体酪氨酸转换模体（immunoreceptor tyrosine-based switch motif, ITSM）。

PD-1 表达在活化的成熟 T 细胞表面。另外，在胸腺中的双阴性（CD4⁻CD8⁻）T 细胞、激活的 NK 细胞、B 细胞、单核细胞和未成熟的朗格汉斯细胞中也有相对低水平的表达。PD-1 与其配体 PD-L1 或 PD-L2 结合后，传递负调控信号到 T 细胞，抑制 T 细胞活化和 IL-2 等细胞因子的产生。

2. PD-L1　PD-L1 由定位于 9p24.2 的 *CD274* 基因编码，PD-L1 的一级结构也包括胞外区、疏水跨膜区和尾部胞浆区。PD-L1 包含 4 个糖基化位点。这些位点的糖基化修饰对于 PD-L1 蛋白质的稳定性具有重要意义。

PD-L1 与 PD-1 表达的细胞种类是不同的，PD-L1 组成性表达于 DC 以及间充质干细胞表面。另外，在非淋巴组织中，PD-L1 也广泛表达。某些促炎性细胞因子可以诱导 PD-L1 表达，包括 VEGF、Ⅰ型/Ⅱ型 INF、TNF-α 等。机体在正常情况下，PD-L1 与 PD-1 结合，抑制 T 细胞的活性，在免疫反应过程中促进免疫耐受和炎症消退，维持自身内环境的免疫稳定。

3. **肿瘤中 PD-1 的表达**　早期研究认为，PD-1 仅表达在免疫细胞表面，例如 T 细胞、B 细胞等。然而最近的研究表明，在黑色素瘤、肝细胞癌和非小细胞肺癌等肿瘤细胞中也有 PD-1 的表达。在黑色素瘤细胞中，表达在肿瘤细胞表面的 PD-1 可以和其他肿瘤细胞表面的配体 PD-L1 结合，调控雷帕霉素信号通路下游靶点，并且促进肿瘤生长。然而，关于肺癌的研究发现，PD-1 可能发挥相反的作用。因此，PD-1 在肿瘤细胞中的作用较为复杂。

4. **肿瘤中 PD-L1 的表达**　PD-L1 可在各种实体恶性肿瘤细胞的表面表达。在头颈癌、肝细胞癌、胰

腺癌、胃癌、肾细胞癌、食道癌和卵巢癌等恶性肿瘤中，PD-L1 在肿瘤细胞表面的高表达可引起免疫抑制，以避免活化的 T 细胞引起的肿瘤杀伤作用，进而促进肿瘤细胞的免疫逃逸。因此，高表达 PD-L1 的癌症患者预后较差。目前，在头颈癌、肺癌、结肠癌和黑色素瘤中，检测到 PD-L1 在肿瘤细胞表面的表达水平，对于临床用药选择具有指导意义。

5. PD-1 与 PD-L1 信号通路以及在肿瘤中的作用　在正常情况下，PD-1 与 PD-L1 结合，组成抑制性信号通路，抑制 T 细胞增殖、活化，从而负性调节机体免疫应答。肿瘤微环境(tumor microenvironment，TME)是指由肿瘤浸润的淋巴细胞、成纤维细胞和血管内皮细胞等肿瘤基质细胞、细胞外基质和可溶性分子共同组成的肿瘤生存的特殊环境。在抗原呈递细胞或肿瘤细胞表面表达的 PD-L1 与浸润的淋巴细胞表面的 PD-1 结合后，抑制 T 细胞活化和增殖，促进 T 细胞失能和凋亡。同时，CD8$^+$T 细胞表面高表达 PD-1 是 T 细胞耗竭的重要标志。在肿瘤发生过程中，TME 中的免疫细胞会受到环境影响而转化成免疫抑制细胞。例如，在 TME 中，肿瘤细胞会招募 Treg 和髓系来源的抑制性细胞(MDSC)来发挥免疫抑制作用。PD-1/PD-L1 的抑制性信号通路和 Treg 的免疫抑制作用，均对肿瘤的发生发展起促进作用。

PD-1 通过与配体 PD-L1 结合而磷酸化，PD-1 分子的免疫受体酪氨酸转换模体募集酪氨酸磷酸酶(SHP2)来抑制关键信号分子，比如 T 细胞相关活性信号分子(ZAP70)磷酸化，进而阻止活性信号的传导，下调激活水平，抑制 T 细胞活化。尽管在大多数情况下，SHP2 是 PD-1 抑制信号中必不可少的关键因子，但是一些缺失 SHP2 的 T 细胞仍然可以发生功能抑制，提示还有其他机制参与 PD-1/PD-L1 免疫抑制过程。

二、PD-1/PD-L1 抗体及其应用

目前的研究表明，在正常情况下，机体免疫系统完全有能力监视、识别，并通过多种途径杀伤清除肿瘤细胞等非己成分。然而，肿瘤细胞会在与机体免疫系统的斗争中，通过多种途径抑制免疫细胞的活性，从而实现免疫逃逸。

针对 PD-1/PD-L1 通路的抑制剂，包括抗体、生物活性肽、小分子抑制剂三种类型，其中针对 PD-1 或 PD-L1 的抗体是研究最多且最成熟的，目前已经有多种抗体被批准应用于临床。抗 PD-1 与 PD-L1 抗体的作用机制：针对 PD-1 与 PD-L1 的抗体将两者的相互作用阻断，使抑制性信号无法传递，细胞毒性 T 细胞对肿瘤细胞的杀伤作用则会增强，有利于机体重新"识别"肿瘤细胞(图 32-2-1)。

全球第一个上市的 PD-1/PD-L1 通路抑制剂是针对 PD-1 的单克隆抗体——纳武单抗(nivolumab)。2014 年，纳武单抗在日本被批准用于治疗晚期黑色素瘤。同年，该药物在美国上市，用以治疗对其他药物无效的、不可切除或者转移性的黑色素瘤。其他 PD-1/PD-L1 抑制剂还包括针对 PD-1 的帕博利珠单抗(pembrolizumab)。2014 年，帕博利珠单抗在美国被批准用于治疗无法手术切除或者转移性的黑色素瘤。第一个以 PD-L1 为靶标的单克隆抗体抑制剂是阿替利珠单抗(atezolizumab)，可作为二线治疗药物用于治疗转移性或者复发性膀胱上皮癌。PD-1/PD-L1 抑制剂的出现极大鼓舞了该通路抑制剂的研发市场，在目前的抗肿瘤药物中，其有效性和安全性均比相似机制的 CTLA-4 抑制剂表现更佳。目前，各种临床研究正在观察它们在癌症中的治疗效果和安全性。目前，已经获批使用的 PD-1 抗体、PD-L1 抗体及其适应证和临床研究详见表 32-2-1、表 32-2-2。

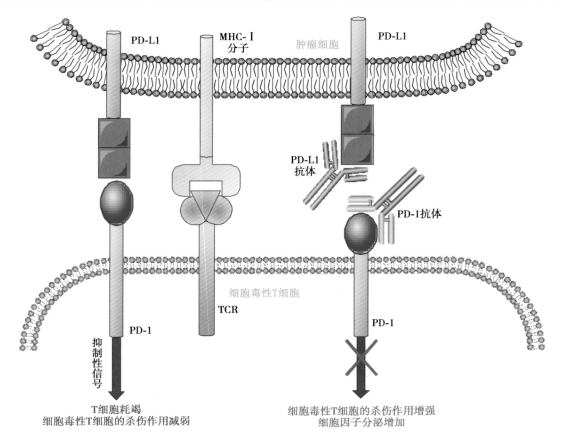

图 32-2-1　PD-1 与 PD-L1 抗体的作用示意图

表 32-2-1　PD-1 抗体及其适应证和临床研究

PD-1 抗体	适应证	临床研究
帕博利珠单抗	转移性黑色素瘤	手术切除原发肿瘤和侵袭的淋巴结之后,帕博利珠单抗可以作为辅助治疗方法,防止复发
	非小细胞肺癌	在未经治疗的转移性鳞状非小细胞肺癌患者中,将帕博利珠单抗与用卡铂加紫杉醇的化疗方案联合,可以显著提高总体生存期和无进展生存期
	转移性头颈部鳞状细胞癌	帕博利珠单抗与铂和 5-氟尿嘧啶可以作为复发性或转移性头颈部鳞状细胞癌的一线治疗药物
	转移性尿路上皮癌	对于难治性晚期尿路上皮癌,帕博利珠单抗作为二线治疗药物,可以提高总体生存期。并且,与传统化疗相比,其副作用更小
纳武单抗	转移性黑色素瘤	手术切除原发肿瘤和侵袭的淋巴结之后,纳武单抗可以作为辅助治疗方法,防止复发。纳武单抗可以与伊匹单抗联合应用
	晚期非小细胞肺癌	与单纯化疗相比,纳武单抗和伊匹单抗联合用药可以显著延长总体生存期
	转移性肾细胞癌	在一线治疗药物失败之后,纳武单抗可以作为转移性肾细胞癌的治疗药物
	霍奇金淋巴瘤	对于复发性或者是难治性霍奇金淋巴瘤,纳武单抗更安全且长期有效
	头颈部鳞状细胞癌	对于用铂化疗失败后的患者,可以应用纳武单抗进行治疗
	尿路上皮癌	对于用铂化疗失败后的患者,可以应用纳武单抗进行治疗
	转移性结肠癌	用 5-氟尿嘧啶、奥沙利铂和伊立替康治疗失败的患者,可以用纳武单抗治疗。纳武单抗可以单独用药,也可以联合伊匹单抗用药

表 32-2-2　PD-L1 抗体及其适应证和临床研究

PD-L1 抗体	适应证	临床研究
阿替利珠单抗	转移性尿路上皮癌	对于肿瘤细胞表达 PD-L1 且不适用于顺铂化疗的患者,可以用阿替利珠单抗进行治疗
	小细胞肺癌	阿替利珠单抗作为一线药物可提高晚期小细胞肺癌患者的总体生存期
	转移性三阴乳腺癌	对于肿瘤细胞表达 PD-L1 的患者,阿替利珠单抗可以联合紫杉醇用药
德瓦鲁单抗	转移性尿路上皮癌	对于用铂化疗失败的患者,可以用德瓦鲁单抗治疗
阿维单抗	转移性尿路上皮癌	用铂化疗失败的患者,可以用阿维单抗治疗
	转移性肾细胞癌	阿维单抗可以和阿西替尼联合用药,作为一线治疗药物

三、问题和展望

免疫检查点抑制剂和其他药物一样,在治疗疾病的同时,也会带来一些不良反应。随着免疫检查点抑制剂的应用,出现了越来越多的免疫相关不良反应。免疫抑制剂与癌症传统治疗方式产生不良反应的机制是不同的,大部分是由于过度免疫应答对正常器官的免疫损伤所致。这些不良反应出现的时间通常较晚,且持续时间更长,累及多个器官,经过及时处理可以消除,但是仍有一部分非常严重,会导致永久性的功能障碍。另外,部分患者对于免疫检查点抑制剂的治疗表现出抗药性或者较低的有效率。关于对 PD-1/PD-L1 耐药性机制的研究,主要集中在肿瘤微环境、肿瘤基因组学,以及某些全身性因素等方面。

1. **与肿瘤微环境的关系**　研究表明,PD-L1 的表达和肿瘤微环境中浸润的淋巴细胞的密度和类型可能会影响抗 PD-1/PD-L1 治疗的效果。阻断 PD-1/PD-L1 治疗,对于同时具备 PD-L1 的表达和肿瘤特异性淋巴细胞浸润的患者是有效的。

2. **与肿瘤突变负荷的关系**　肿瘤突变负荷(tumor mutation burden,TMB)指的是每百万碱基中被检测出的体细胞基因外显子编码区发生碱基替换、插入或缺失突变的总数。肿瘤中非同义单核苷酸变体的数量会影响产生免疫原性多肽的概率,从而影响患者对免疫检查点阻断治疗的反应。研究表明,微卫星不稳定性(microsatellite instability,MSI)和高错配修复缺陷(deficient mismatch repair,dMMR)会使肿瘤突变负荷增加,而肿瘤突变负荷增加与 PD-1/PD-L1 的疗效相关。

3. 在对全身因素的研究中,外周血中的多种细胞参数会影响抗 PD-1/PD-L1 的治疗效果。例如,中性粒细胞和淋巴细胞的比例、淋巴细胞的数量、单核细胞的数量、相对嗜酸性粒细胞的数量、T 细胞克隆以及 PD-L1 高的循环肿瘤细胞均与抗 PD-1/PD-L1 的治疗效果相关。另外,外泌体中的 PD-L1 也是一个备受关注的因素。研究表明,外泌体中的 PD-L1 会影响肿瘤微环境和抗肿瘤免疫,外泌体可以将肿瘤细胞的 PD-L1 运输到 PD-L1 低或者没有表达的细胞上,从而抑制抗肿瘤免疫治疗效果。PD-L1 在血浆中的水平与抗 PD-1/PD-L1 疗法对癌症患者的有效率呈负相关。

尽管抗 PD-1/PD-L1 的治疗存在上述种种问题,但是癌症的免疫治疗仍然是最具有前景的治疗方法之一,它可以使机体重新"认识"癌细胞,从而将癌细胞从体内清除,达到治愈癌症的效果。但是,相当一部分患者对抗 PD-1/PD-L1 的治疗效果不明显,如何提高这部分患者治疗的敏感性,将是未来研究的重点方向。

<h1 style="text-align:center">第三节　抗 CTLA-4 治疗</h1>

一、CTLA-4 在肿瘤中的表达和作用

（一）CTLA-4 在肿瘤中的表达

CTLA-4 与共刺激分子 CD28 具有高度同源性，而且 CTLA-4 与 CD28 竞争性结合 B7 分子。CTLA-4 包含 4 个结构域：外显子 1 编码信号肽，外显子 2 编码胞外区，外显子 3 编码跨膜区，外显子 4 编码胞内结构域。CTLA-4 是一个共抑制受体，在 T 细胞激活的早期阶段抑制 T 细胞的功能。

CTLA-4 高表达于激活的 T 淋巴细胞和调节性 T 细胞表面，这种现象在肿瘤中尤为显著。CD28 主要在静息 T 细胞上表达。与 CD28 不同的是，CTLA-4 在幼稚静息 T 细胞表面不表达。抗原识别后启动免疫激活，CTLA-4 通过再循环快速表达在 T 细胞表面，并重新定位到免疫突触的中央超分子激活簇（CSMAC），与 CD28 竞争性结合 B7 分子，从而抑制 CD28 依赖的共刺激信号。细胞内的 CTLA-4 主要存在于反面高尔基网（trans-Golgi network，TGN）、分泌颗粒和溶酶体小泡内。也有研究表明，CTLA-4 可以表达在胎盘成纤维细胞、培养的肌细胞、单核细胞、白血病细胞或其他肿瘤细胞表面。

有学者观察到携带肿瘤的活体动物细胞表面 CTLA-4 的表达主要局限于肿瘤微环境细胞。进一步的研究显示，CTLA-4 在肿瘤浸润的 Treg 细胞中高表达，并显著高于外周 Treg 细胞及肿瘤中的效应 T 细胞。这些发现也解释了抗 CTLA-4 抗体治疗有效的原因，主要是对高表达 CTLA-4 Treg 细胞的有效清除。

（二）CTLA-4 在肿瘤中的作用

1. **CTLA-4 的功能与机制研究**　CTLA-4 的主要作用是通过与 CD28 竞争性结合 B7 分子，从而起到抑制 T 细胞激活的作用。CTLA-4 与 B7 分子的高亲和力表明，抑制性信号起主导作用。因此，CTLA-4 可以被认为是一种共抑制分子。

此外，T 细胞上的 CTLA-4 可能间接通过 IL-10 等细胞因子减少 APC 上 B7 分子的表达，或者直接通过胞吞作用将 B7 分子从 APC 中移除，从而减少它们与 CD28 结合的可能性。CTLA-4 还可以通过与 B7 分子结合并诱导吲哚胺 2,3-双加氧酶的表达，导致其诱导的局部色氨酸耗竭，从而抑制常规 T 细胞，同时增强调节性 T 细胞的功能，起到免疫抑制作用。

2. **CTLA-4 在肿瘤中的作用与机制研究**　CTLA-4 凭借以下途径帮助肿瘤实现免疫逃逸：①CTLA-4 可以与 CD28 竞争性结合共刺激分子 B7，从而起到抑制 T 细胞活化的作用，减弱了抗肿瘤免疫应答，促进肿瘤的发生发展；②在肿瘤微环境中，Treg 细胞的比例往往会升高，而 CTLA-4 高表达在 Treg 细胞表面。因此，抗 CTLA-4 抗体治疗也可以耗尽肿瘤微环境中的 Treg 细胞，从而达到抗肿瘤作用。

二、CTLA-4 抗体和应用

1. **CTLA-4 抗体**　CTLA-4 抗体可以阻断 CTLA-4 与 B7 分子结合，解除 CTLA-4 对 T 细胞活化的抑

制,激活自身免疫系统,发挥其对肿瘤细胞的杀死和清除作用。

伊匹单抗是一种人源化的靶向 CTLA-4 抗体。这种抗体可以解除对 T 细胞的抑制作用,促进效应性 T 细胞激活和增殖,可以导致抗肿瘤免疫反应增强。临床研究表明,伊匹单抗单独应用可以将晚期黑色素瘤患者的总体生存期提高至 10.1 个月,显著提高黑色素瘤患者的生存时间。2011 年,伊匹单抗获批应用于临床治疗黑色素瘤,成为第一个用于抗肿瘤治疗的免疫检查点药物。

2. CTLA-4 抗体抗肿瘤机制　CTLA-4 抗体主要是通过阻断共抑制分子 CTLA-4 与 B7 分子结合,恢复 T 细胞的免疫杀伤活性,从而达到抗肿瘤的作用。也有研究认为,抗 CTLA-4 抗体的抗肿瘤效应部分是由于对高表达 CTLA-4 Treg 细胞的有效清除,解除了 Treg 细胞的免疫抑制作用,达到抗肿瘤效果。

三、问题和展望

1. 不良反应　尽管 CTLA-4 抗体在抗肿瘤临床研究中取得了不少进展,并被广泛应用于相关试验中,但它能过度激活免疫系统,导致全身多器官出现自身免疫反应样的临床表现,即免疫相关不良反应(immune related adverse event, irAE),其临床应用受到限制。这些免疫相关不良反应若没有及时发现和处理,有时会造成严重后果。CTLA-4 抗体的 irAE 主要发生在皮肤、胃肠道、肝和垂体。其中,皮肤毒性的主要表现是皮疹。胃肠道的不良反应发生在 30% 的患者中,临床表现为腹泻、结肠炎等。10% 的患者伴有肝毒性。较为常见的内分泌系统不良反应是垂体炎,严重时可危及患者生命。另外,几乎全身所有器官都有发生自身免疫病病理变化的报道,包括肝脏、肾、神经系统、心脏、关节等。

2. 新的免疫检查点　新一代抗免疫检查点药物,如淋巴细胞活化基因 3、T 细胞免疫球蛋白和黏蛋白结构域 -3、T 细胞免疫球蛋白和 ITIM 结构域、VISTA、B7 同源物 3(B7-H3)以及 B 细胞和 T 细胞衰减器等,被认为可能有一定的临床应用前景。这些新的免疫检查点也被证明可能与抗 PD-1/PD-L1 和抗 CTLA-4 单抗之间存在协同效应。

参 考 文 献

[1] GAUD G, LESOURNE R, LOVE P E. Regulatory mechanisms in T cell receptor signalling. Nat Rev Immunol, 2018, 18(8): 485-497.

[2] HODI F S, O' DAY S J, MCDERMOTT D F, et al. Improved survival with ipilimumab in patients with metastatic melanoma. N Engl J Med, 2010, 363(8): 711-723.

[3] DU X X, LIU M Y, SU J J, et al. Uncoupling therapeutic from immunotherapy-related adverse effects for safer and effective anti-CTLA-4 antibodies in CTLA4 humanized mice. Cell Research, 2018, 28(4): 433-447.

[4] VARGAS F A, FURNESS A J S, LITCHFIELD K, et al. Fc effector function contributes to the activity of human anti-CTLA-4 antibodies. Cancer cell, 2018, 33(4): 649-663.

[5] HODI F S, O' DAY S J, MCDERMOTT D F, et al. Improved survival with ipilimumab in patients with metastatic melanoma. N Engl J of Med, 2010, 363(8): 711-723.

[6] GONG J, CHEHRAZI-RAFFLE A, REDDI S, et al. Development of PD-1and PD-L1inhibitors as a form of cancer immunotherapy: a comprehensive review of registration trials and future considerations. J Immunother Cancer, 2018, 6(1): 8.

[7] HE X, XU C Q. Immune checkpoint signaling and cancer immunotherapy. Cell Res, 2020, 30(8): 660-669.

［8］VINAY D S, RYAN E P, PAWELEC G, et al. Immune evasion in cancer：mechanistic basis and therapeutic strategies. Semin Cancer Biol, 2015, 35：185-198.

［9］KLEFFEL S, POSCH C, BARTHEL S R, et al. Melanoma cell-intrinsic PD-1 receptor functions promote tumor growth. Cell, 2015, 162（6）：1242-1256.

［10］CHANG X F, LU X F, GUO J H, et al. Interventional therapy combined with immune checkpoint inhibitors：emerging opportunities for cancer treatment in the era of immunotherapy. Cancer Treat Rev, 2019, 74：49-60.

［11］Pardoll D M. The Blockade of immune checkpoints in cancer immunotherapy. Nat Rev Cancer, 2012, 12（4）：252-264.

第三十三章 新型人乳头状瘤病毒疫苗构建的相关基础

人乳头状瘤病毒（human papilloma virus，HPV）为 DNA 病毒，均为特异性嗜人类上皮细胞的病毒，能感染皮肤或黏膜。HPV 感染后可引起上皮过度增殖、瘤样增生，甚至恶性变，结果导致良性疣和恶性肿瘤，是人类重要的致癌病毒之一。因此，通过 HPV 疫苗，预防和治疗 HPV 感染及感染相关性疾病都具有重要的临床意义。

第一节 人乳头状瘤病毒及其外壳蛋白的结构和特点

一、人乳头状瘤病毒的一般特性

HPV 属于乳多空病毒科 A 属，为 DNA 病毒、无包膜。目前，HPV 约有 200 多种亚型，均为嗜上皮细胞性病毒，感染皮肤或黏膜。不同亚型的 HPV 感染后，可引起不同的结局，导致上皮过度增殖或恶变。因此，一直是国内外研究的热点。

（一）HPV的分类

1. 根据编码衣壳蛋白 L1 的开放阅读框的核苷酸序列，HPV 通常可以分为五个属（α、β、γ、μ 和 ν）。不同属 HPV 的 *L1* 基因同源性不到 60%。一个属中不同种的 HPV 也只有 60%～70% 的相似性。

2. 根据与肿瘤的关系，HPV 分为三类：高危型、低危型和疑似高危型。高危型 HPV 包括 HPV16、HPV18、HPV26、HPV31、HPV33、HPV35、HPV39、HPV45、HPV51、HPV52、HPV56、HPV58、HPV59。低危型 HPV 包括 HPV6、HPV11、HPV40、HPV42、HPV43、HPV44、HPV54、HPV61、HPV72、HPV81。HPV53、HPV68、HPV70、HPV73、HPV82 被认为是疑似高危型。

（二）HPV的结构

1. **基因结构和功能** 病毒外壳是衣壳蛋白，其内包含环状双链病毒基因组 DNA。*HPV* 基因组为 7.5～8.0kb，含至少 8 个开放阅读框（open reading frame，ORF），分为 3 个基因区（图 33-1-1），即早期区（early region，E 区）、晚期区（late region，L 区）与长控制区（long control region，LCR）或上游调控区（upstream regulatory region，URR）。E 区编码 E1、E2、E4、E5、E6、E7 等早期蛋白，参与病毒 DNA 的复制、转录和翻译调控，也控制细胞的增殖和转化。L 区编码主要衣壳蛋白 L1 和次要衣壳蛋白 L2。LCR 含有 *HPV* 基因组 DNA 的复制起点、表达增强子元件和早期启动子等 *HPV* 基因表达所必需的调控元件。

2. **衣壳蛋白的结构和特征** *HPV16* 晚期基因编码病毒的结构基因，即主要衣壳蛋白 L1 和次要衣壳蛋白 L2。360 个 L1 亚基形成 72 个半径为 11～12nm、正面朝上的五聚体壳粒，每个壳粒的中心有一个孔洞。

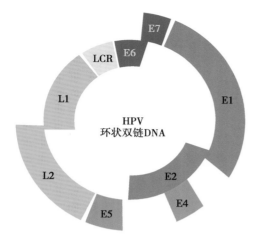

图 33-1-1　*HPV16* 基因组构成示意图

衣壳蛋白 L1 的分子量大约是 58kDa，能够自发地组装成病毒样颗粒。研究表明，第 202 位天冬氨酸对 L1 自组装起决定作用，如突变为组氨酸，则不能形成病毒样颗粒。L1 的氨基端有一个保守区，在 L1 的翻译和定位中可能起作用。同时 L1 含较多的抗原表位，是 HPV16 L1 的重要抗原部位。L1 的羧基端包含核定位信号，富含正电荷氨基酸，引导 L1 蛋白进入细胞核。

衣壳蛋白 L2 的分子量大约是 55kDa，有很多磷酸化位点，是 HPV 主要的磷酸化蛋白。每个 HPV 病毒衣壳除了 360 个拷贝的 L1 蛋白，还有 12 个拷贝的 L2 蛋白。L2 蛋白的羧基和氨基端有 DNA 结合区，可以与病毒 DNA 结合，在病毒粒子成熟过程中，促进 DNA 壳体化。这些 DNA 结合区同时也有核定位信号。在五价壳粒，L2 位于中心孔洞里，可能与 12 个顶角壳粒联合在一起，并与孔洞里的 L1 亚基侧链相互作用。尽管 L2 不是主要衣壳蛋白，但它在 HPV16 病毒粒子的装配和感染过程中发挥了非常重要的作用。

（三）HPV 周期

HPV 的生命周期与上皮细胞的分化密切相关，HPV 从组织的微伤口进入复层鳞状上皮（如皮肤、口腔和肛门生殖道的皮肤和黏膜）的基底细胞，启动基因复制，产生组织的持续性病变。

1. **病毒衣壳蛋白与细胞表面的吸附**　病毒颗粒吸附在基底层细胞表面，HPV 衣壳蛋白 L1 通过第一受体硫酸乙酰肝素蛋白聚糖（heparan sulfate proteoglycan，HSPG）与基底层细胞表面结合。硫酸乙酰肝素可与 L1 蛋白的 C 端相互作用。在细胞表面识别 L1 后，病毒衣壳经结构修饰，这是病毒粒内吞所必需的。衣壳蛋白与细胞表面受体结合后，病毒通过胞吞作用进入细胞质。

2. **DNA 的复制和基因的表达**　最初的复制从 LCR 开始，导致病毒基因组拷贝快速但短暂地增加。之后，在基底细胞分裂期间病毒 DNA 稳定地保持在低拷贝数。

3. **病毒颗粒的组装**　衣壳蛋白 L1 和 L2 只有在病毒周期的晚期表达，而且只表达在终末分化的角质形成细胞。衣壳蛋白包装病毒 DNA 形成病毒颗粒，病毒颗粒再被释放出来。

二、人乳头状瘤病毒免疫逃逸和致瘤机制

一般来说感染 HPV 后，大多数人可以在 1～2 年清除 HPV 和相关的病损。但 HPV 抗体往往在感染后 6～12 个月才会出现，而且 HPV 引起的病损会持续较长时间。还有部分感染者持续感染 HPV，不能清除病毒，并可能发展成为癌症。这些现象提示 HPV 可能逃避宿主免疫监视并导致相关肿瘤发生，其可能的机制如下。

（一）免疫逃逸

1. **病毒抗原低表达**　HPV 早期表达很低水平的早期蛋白，而且这些蛋白主要定位在细胞核中，最小程度将抗原暴露给免疫系统。在晚期分化上皮细胞中，HPV 包装形成病毒颗粒，但很快就从复层鳞状上

皮分化脱落,减少了病毒与宿主免疫系统接触的机会。由于角质细胞层缺乏抗原呈递细胞,很难有效地把抗原呈递给免疫系统。

2. 抑制免疫信号　HPV 的癌基因可以抑制被感染的上皮细胞发出危险信号。Toll 样受体 9(TLR9)可以特异性识别病毒双链 DNA,并触发下游的炎症信号。E7 蛋白可以招募组蛋白修饰酶 EZH2 到 TLR9 的启动子区,并抑制 TLR9 的表达。STING 蛋白是一种参与病毒诱导的固有免疫应答的信号转导分子。E7 可以结合 STING 蛋白,阻止信号转导,减少炎症因子的产生。

3. 调节炎症反应　HPV 有几种调节炎症反应的机制,包括操纵核因子 κB(NF-κB)信号和调节炎症细胞因子级联的表达。E7 蛋白阻止 IκB 激酶活化和 IκBα 磷酸化,从而降低 NF-κB 的活性,以及 NF-κB 与 DNA 的结合。E6 蛋白干扰 NF-κB p65 依赖性转录活性。E6 蛋白能刺激口腔鳞癌细胞和宫颈癌细胞表达 IL-10。在 HPV 阳性的口腔鳞癌患者中,观察到 *IL-10* 基因的高水平表达与 5 年生存率呈负相关。可能的解释是,IL-10 的上调不仅促进了肿瘤细胞的生长速度和迁移能力,而且能抑制 T 细胞免疫,导致持续的 HPV 感染和 HPV 阳性口腔鳞癌的进展,上调 IL-10 和 TGF-β 以逃逸抗肿瘤免疫反应。

4. 调节 MHC 介导的抗原呈递　MHC 复合体可以在免疫反应中结合抗原并向 T 细胞呈递抗原,如果没有这一复合体,T 细胞不能有效发挥其抗病毒作用。HPV16 和 HPV18 表达的 E7 蛋白在 MHC 类重链启动子中诱导启动子高度甲基化。HPV16 E5 仅下调 HLA-A 和 HLA-B 在细胞表面的表达,但在 NK 细胞抑制配体 HLA-C 和 HLA-E 中未发现下调。

5. 抑制抗原呈递细胞　有研究发现,在感染 HPV 的组织中,朗格汉斯细胞的数量显著减少。HPV16 E6 可下调细胞表面 E-钙着黏蛋白的表达,干扰 E-钙黏着蛋白介导朗格汉斯细胞和角质形成细胞之间的黏附,抑制朗格汉斯细胞对病毒抗原的识别和呈递。

(二)HPV 的致瘤机制

1. HPV 癌基因 *E6* 的作用　细胞凋亡是一种细胞死亡方式。癌细胞是永生化的细胞,其凋亡水平比正常细胞显著降低。*p53* 是很重要的抑癌基因,可以阻止有 DNA 突变或损伤的细胞分裂,使细胞周期停滞在 G1 或 G2 期,促进其凋亡,阻止癌细胞增殖。HPV 的癌基因 *E6* 编码的蛋白可以通过 E6-AP 与抑癌的 P53 蛋白结合,促进 P53 泛素化和降解,抑制细胞凋亡。同时,抑制 *p53* 会导致基因组不稳定,进一步积累突变,促进细胞恶变和癌症发生。此外,*E6* 还可以激活端粒酶,增加细胞增殖能力和寿命,促进细胞永生化。

2. HPV 癌基因 *E7* 的作用　正常细胞周期有 G1/S、G2/M 两个关键检查点。抑癌基因 pRB 蛋白在 G1/S 的转变过程中起关键调控作用。*E7* 编码的蛋白可以与 pRB 蛋白结合,促进 pRB 蛋白磷酸化和降解,导致与 pRB 蛋白结合的 E2F 转录因子被释放出来,然后 E2F 启动细胞周期 S 期相关的基因表达,促进细胞增殖。此外,*E7* 还可以通过降解细胞周期负调控因子 p21 和 p27 的表达,激活周期蛋白 CDK2,促进细胞增殖。

3. HPV 感染导致遗传物质改变　在口腔癌中,HPV 感染与口咽癌的关系最为密切。在 HPV 感染的上皮细胞中,病毒基因组通常是以环状附加体的形式存在,游离于细胞基因组之外。但病毒基因组也可以在 *E2* 基因的位置断开和线性化后,整合进入细胞染色体,成为细胞基因组的组成部分。HPV 基因组的整合在头颈鳞癌和宫颈癌组织中普遍存在,可以导致染色质不稳定,在整合位点破坏细胞的基因表达或产生新的致癌性融合基因的表达,促进细胞永生化或转化。

第二节　人乳头状瘤病毒衣壳蛋白的抗原性

　　HPV 的主要衣壳蛋白 L1 和次要衣壳蛋白 L2 共同组成 20 面立体结构。L1 蛋白的序列在不同的 HPV 病毒中高度保守,能够自发组装成病毒样颗粒。L1 蛋白的螺旋结构和分子之间的二硫键对于病毒样颗粒的组装很重要。L1 参与识别和侵袭宿主细胞的特定部位,在病毒黏附宿主细胞,识别宿主细胞表面的特异性病毒受体,协助 HPV 病毒 DNA 的入胞、入核转运中均发挥重要作用。虽然 HPV L2 蛋白在 HPV 病毒颗粒中的含量只有 HPV L1 蛋白含量的 1/25～1/30,但 L2 蛋白是 HPV 病毒从内含体逸出所需的重要蛋白,并且可以促进 HPV DNA 的入核和病毒颗粒的组装,协助病毒进入细胞,之后还可调控 DNA 复制。此外,有研究发现,L2 可以通过抑制朗格汉斯细胞的成熟来参与免疫逃逸,与 HPV 的感染力和致病力有密切关系。

一、病毒样颗粒

　　病毒样颗粒(virus-like particle,VLP)也被称为核心样颗粒(core-like particle,CLP),是由病毒结构蛋白自组装而成,大小介于 15～400nm 的空心颗粒,其颗粒内不含病毒基因组,不能进行自主复制,但在形态结构上与真正的病毒粒子类似,能有效诱导机体产生免疫保护反应,具有极强的免疫原性和生物学活性。HPV 中含有 L1 和 L2 两种衣壳蛋白,HPV L1 在真核细胞中表达后,可在缺少其他病毒基因产物的情况下自发组装成不含 DNA 的空壳病毒结构,即 HPV L1 病毒样颗粒(图 33-2-1),而 HPV L2 则无法自发形成病毒样颗粒,但可与 L1 共同表达组装成病毒样颗粒。L1 和 L2 的结构特点差异也导致两者的抗原性有明显差别。

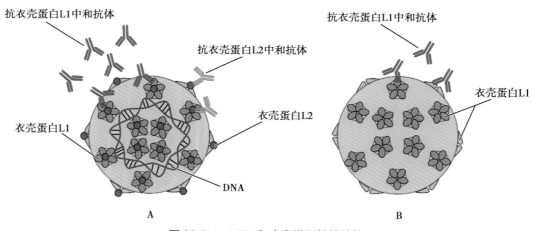

图 33-2-1　HPV 和病毒样颗粒的结构
A. HPV 病毒　B. HPV L1 病毒样颗粒

　　VLP 与天然病毒相似的结构和免疫原性特征使其成为研究病毒相关方面的有力工具。由于 VLP 不含有病毒遗传物质,因此不具有复制性,无潜在的致癌危险性,并且可以进行大规模制备、纯化,这为疫苗的开发提供了安全和便利的条件。在 VLP 的编码基因中插入外源基因片段,可以形成携带外源性抗原的嵌合型 VLP。此外,多数病毒 VLP 还可以作为载体来运载核酸、蛋白和药物等到机体中。

1. **病毒样颗粒的表达系统** 多种表达系统都可产生 VLP,如哺乳动物细胞表达系统、杆状病毒/昆虫细胞表达系统、酵母表达系统等真核表达系统以及大肠杆菌等原核表达系统。①哺乳动物细胞表达系统对于蛋白表达后的加工修饰和正确折叠与天然病毒更为相似,能制备更接近天然病毒的 VLP,但是其过程复杂,花费高且不易人为控制,所以应用受到限制;②杆状病毒表达系统较哺乳动物细胞表达系统的成本更低也更方便,是多种疫苗制备的常用体系,但是其包装的病毒 VLP 与杆状病毒的颗粒大小相似,都是 80～120nm,从而很难分离;③酵母表达系统具有发酵规模大、生产成本低、易于表达等优点,但需要考虑蛋白的糖基化、正确折叠及密码子的优化等问题;④大肠埃希菌表达系统具有安全和易生产的优点,但不能使表达的蛋白糖基化。

2. **病毒样颗粒的抗原表位** VLP 是强有力的免疫原,在 VLP 表面常具有明确的抗原表位,它们易于被 B 细胞受体识别并能诱导产生高滴度的中和抗体。抗原的表位一般包括中和表位和 CTL 表位。L1 蛋白是组成 VLP 的主要蛋白,包含较多的中和表位。这些表位又可以分为线性表位和构象表位。通过对 HPV 抗体研究发现,HPV16 的 aa111～130,aa174～185,和 aa262～291 包含有线性表位。构象表位的识别则更为困难。一项应用冷冻电镜的研究发现,单克隆抗体 H16.U4 可以识别 HPV16 L1 的一个 C 末端的跨衣壳构象表位。另一个单克隆抗体 H16.V5 则可以识别跨两个 L1 蛋白的 17 个氨基酸组成的表位。L2 蛋白主要被隐藏在病毒颗粒的表面下,中和表位较少。有研究发现,只有少部分区域可以被抗体识别,如 HPV16 的 L2 蛋白的 aa17～36 和 aa108～126。对 CTL 表位的免疫识别是启动细胞毒性 T 淋巴细胞针对 HPV 病毒感染细胞杀伤效应的重要步骤。HPV VLP 的 CTL 表位还不甚清楚。近来,随着生物信息学技术的发展,有学者利用免疫信息学工具预测在 L1 和 L2 序列中仍存在多个潜在的 CTL 表位。

二、衣壳蛋白免疫反应的特点

衣壳蛋白 L1 和 L2 都可以引起产生抗体的适应性免疫反应。尽管 L1 和 L2 都表达在病毒颗粒上,但是自然状态下的 HPV 感染通常只会诱导针对 L1 蛋白的特异性免疫应答。这种体液免疫反应较为薄弱,无法使机体有抵抗再感染的能力。HPV L1 在自然感染中的抗原性低,但是在有佐剂的情况下经系统途径免疫衣壳蛋白 L1 可以引起强烈的保护性免疫应答。L1 具有明显的型别特异性,因此以 L1 蛋白为基础的 HPV 疫苗的保护能力也多受限于病毒类型。L2 上的中和表位较 L1 少,但是 L2 具有更高的氨基酸序列同源性,其 N 端的广谱中和抗原表位(broadly neutralizing epitope)使得 L2 诱导的抗体有交叉中和作用,可以对不同 HPV 类型提供保护,是下一代广谱疫苗(broad-spectrum vaccine)研究的靶标之一。

1. **衣壳蛋白 L1** 多种原因使以 L1 蛋白为基础的 VLP 具备高免疫原性。首先,这一特征可能与 L1VLP 高度有序且紧密排列的颗粒性质有关。与完整的 L1 VLP 相比,变性后的 L1 失去了原来有效的免疫原性,但是包含 L1 五聚体的壳粒本身仍拥有较强的免疫原性。其次,间隔密集的抗原表位也是 L1 VLP 高抗原性的重要原因之一,这一特征反映了 L1 VLP 与二价免疫球蛋白结合以及 B 细胞受体交联的能力。保护性表位的重复展示也提高了 L1 VLP 的免疫原性。最后,L1 VLP 的强免疫原性也可能是由于对未成熟树突状细胞的直接活化,以及对参与有效抗原呈递的关键趋化因子、细胞因子和共刺激分子的诱导。

2. 衣壳蛋白 L2　衣壳蛋白 L2 的免疫原性较弱。与一个病毒衣壳中 360 个拷贝的 L1 相比,每个病毒颗粒仅含有 12～72 个 L2 拷贝,这极大地减少了 L2 的密度。L2 蛋白数量和密度的劣势直接导致了 L2 在病毒衣壳中的低免疫原性。此外,与 L1 共同表达的 L2 主要被埋藏在衣壳中,这也造成其无法被 B 细胞识别或仅能在病毒感染过程中短暂暴露在细胞表面,不利于被免疫系统识别。L2 肽抗原在血清中非常不稳定,并在机体免疫后会迅速降解。尽管 L2 引起的抗体反应较 L1 更弱,有研究表明,接种 L2 也能产生保护作用。在动物模型中接种了使用佐剂的 L2 能够提供持久的免疫力。此外,由于 L2N 端表位的高保守性,和 L1 相比,它能诱导针对不同类型 HPV 更为广泛的交叉中和反应和保护性抗体。

参 考 文 献

［1］陈万涛. 口腔临床免疫学. 上海：上海交通大学出版社, 2010.

［2］BHAT P, MATTAROLLO S R, GOSMANN C, et al. Regulation of immune responses to HPV infection and during HPV-directed immunotherapy. Immunol Rev, 2011, 239(1): 85-98.

［3］FAHEY L M, RAFF A B, DA SILVA D M, et al. A major role for the minor capsid protein of human papillomavirus type 16 in immune escape. J Immunol, 2009, 183(10): 6151-6156.

［4］RODEN R B S, STERN P L. Opportunities and challenges for human papillomavirus vaccination in cancer. Nat Rev Cancer, 2018, 18(4): 240-254.

［5］TYLER M, TUMBAN E, CHACKERIAN B. Second-generation prophylactic HPV vaccines: successes and challenges. Expert Rev Vaccines, 2014, 13(2): 247-255.

［6］CHEN WT. Fundamentals of oral biomedicine. Beijing: Science Press, 2014.

［7］陈万涛. 口腔颌面-头颈部肿瘤生物学. 上海：上海交通大学出版社, 2015.

［8］ZHOU C H, TUONG Z K, FRAZER I H. Papillomavirus immune evasion strategies target the infected cell and the local immune system. Front Oncol, 2019, 9: 682.

第三十四章　口腔黏膜黑色素瘤的免疫学特点和免疫治疗

第一节　口腔黏膜黑色素瘤的临床特点

一、概述

黑色素瘤（melanoma）是由黑色素细胞恶变而形成的一类恶性肿瘤。黑色素瘤多发生于皮肤，也可发生于黏膜（包括口腔黏膜）、眼葡萄膜、软脑膜等部位。与鳞癌和基底细胞癌等起源于表皮角质细胞的肿瘤不同，黑色素瘤一旦进入快速生长期，很容易发生区域淋巴转移和远处脏器转移，故预后差、死亡率高，总体 5 年存活率仅 20% 左右。

黏膜黑色素瘤（mucosal melanoma, MM）是我国第二常见的黑色素瘤亚型，比例为 22.6% 左右。黏膜黑色素瘤主要发生在头颈部黏膜（55%），其次为肛门、直肠（24%）、生殖道（18%）以及尿道黏膜（3%）。口腔黏膜黑色素瘤（oral mucosal melanoma, OMM）在头颈部黑色素瘤中的占比为 30% 左右。OMM 的好发人群为中老年人，中位年龄在 55 周岁左右，可发生于任何年龄段。男性较女性多见，我国一项 254 例大样本的临床研究显示，OMM 男女比例约为 1.6∶1。OMM 在整个黑色素瘤的构成与人种关系密切，亚洲人群、非裔人群多发。虽然，包括 OMM 在内的黑色素瘤整体发病率较低，但发病率增长快，恶性程度极高，因而，黑色素瘤的研究日益受到国内外学者和临床医生的重视。

口腔黏膜黑色素瘤占口腔颌面部恶性肿瘤的 0.5%，80% 以上的口腔黏膜黑色素瘤发生于硬腭及牙龈黏膜，其次为颊、唇黏膜，口底及舌黏膜较为少见。

黑色素瘤的病因学研究多集中在白种人的皮肤黑色素瘤，认为其主要与日照相关。日光中的紫外线灼伤皮肤诱导 DNA 突变。紫外线中的紫外线 A（UVA）和紫外线 B（UVB）都能诱导黑色素瘤的发生，而 UVB 是对黑色素细胞中的基因起破坏作用并诱导发病的主要原因。研究已证实，黑色素瘤的 9 号染色体短臂的 p16 或 CDKN2A 的基因发生突变。亚洲和非洲地区黑色素瘤患者的原发病灶多位于足跟、手掌、指趾和甲下等肢端部位，以及口腔黏膜等接触紫外线极少的地方，其病因尚不明确。不恰当的物理刺激有可能诱导黑色素瘤细胞快速生长。内分泌、化学因素对黑色素瘤的发生是否有影响尚不清楚。因而，口腔黏膜黑色素瘤与皮肤黑色素瘤可能有着不同的病因和发病机制，在科学研究和临床治疗方面应该区别对待。

中国尚无完整的关于口腔黏膜黑色素瘤的流行病学资料，根据报道上海地区的发病率约为 0.3/10 万。目前，口腔黏膜黑色素瘤的临床分期主要参考第 8 版 *AJCC Cancer Staging Manual* 关于头颈黏膜黑色素瘤的 TNM 分期，这一分期对包括口腔黏膜黑色素瘤在内的头颈部黑色素瘤的临床分期缺乏早期阶段,《中国头颈黏膜黑色素瘤临床诊治专家共识》提出 OMM 存在早期阶段,并根据口腔颌面部的解剖特征,对 OMM 的 TNM 分期进行了补充。随着对口腔黏膜黑色素瘤研究的不断深入,相应的 TNM 临床分期及预后因素量化评估体系需要进一步完善。

总体而言,黏膜和皮肤黑色素瘤的预后与性别、年龄、部位、肿瘤浸润深度、淋巴结转移数量及乳酸脱氢酶(lactate dehydrogenase,LDH)水平等相关。总体上,女性预后好于男性;四肢预后最好,躯干预后其次,头颈部(包含了很大比例的口腔黏膜)预后最差;分期越早,预后越好;LDH 越高,预后越差。

二、口腔黏膜黑色素瘤的诊断

典型的临床表现和体征是诊断 OMM 最主要的手段,影像学检查及实验室检查是必要的辅助诊断方法,病理学检查是 OMM 确定诊断的金标准。

1. **临床表现**　OMM 的临床表现基本遵循如下 ABCDE 法则。

A （asymmetry）——不对称性。

B （border irregularity）——边缘不规则。

C （color variation）——颜色改变。

D （diameter）——直径＞5mm 的色素斑。

E （elevation/evolution）——隆起/进展,高出正常黏膜表面,病变进展,临床表现为肿块增大、溃疡加重等。

OMM 进一步发展可出现卫星灶、溃破、出血、牙齿松动及区域淋巴结肿大等症状。晚期 OMM 可出现远处转移,容易转移的部位为肺、脑、骨、肝等。

2. **影像学检查**　影像学检查应根据原发部位来确定,必查项目包括区域淋巴结 B 超、CT 或 MRI(颈部、腮腺)、胸部(X 线片或 CT)和原发部位的 CT 或 MRI,根据情况可行全身骨扫描及颅脑 CT 或 MRI 检查或 PET/CT 检查。

3. **实验室检查**　除常见的实验室检查外,还应查 LDH,根据 LDH 可以预测患者预后,LDH 越高,预后越差。OMM 尚无特异的血清肿瘤标志物,不推荐肿瘤标志物检查。

4. **病理学检查**　黑色素瘤细胞形态多样,以上皮样细胞和梭形细胞为主,偶可为痣样或浆细胞样形态。典型的黑色素瘤细胞异型性、坏死及核分裂多,大多数肿瘤含黑色素。肿瘤细胞通常成片状或巢状分布,同时可观察到少量嗜神经或促结缔组织增生结构。免疫组织化学染色,包括 S-100、HMB-45、Melan-A 和 SOX10 是诊断 OMM 的必要蛋白指标。

三、黑色素瘤的治疗

黑色素瘤的治疗包括局部治疗和全身系统治疗,局部治疗以外科广泛切除为主,对于口腔黏膜黑色素瘤还可以采用局部冷冻消融治疗,放疗对鼻腔、鼻窦的黑色素瘤也有较好的效果。由于黑色素瘤恶性程度高,整体预后差,术后辅助治疗非常必要。对于复发转移性黑色素瘤,特别是不能手术切除和发生远处转移的黑色素瘤,全身系统治疗是主要的治疗手段。

传统上,化疗是主要的系统治疗方法,化疗药物主要包括达卡巴嗪、替莫唑胺、顺铂、长春新碱、白蛋白紫杉醇等。但总体上近期反应率低、缓解时间短,药物累积毒性常使治疗中断。近些年,分子靶向治疗和免疫治疗在黑色素瘤的治疗中取得了长足的进步,已经成为黑色素瘤的主要系统治疗手段。

第二节　口腔黏膜黑色素瘤抗原及分子靶向治疗

黑色素瘤对多种免疫治疗有效,以及对冷冻治疗敏感都充分表明黑色素瘤细胞表面存在丰富的肿瘤抗原。这些标志物涉及肿瘤细胞分化标志物、肿瘤进展标志物(增殖、黏附、信号转导、蛋白酶等)以及一些其他的重要免疫标志物。其中的一些标志物如 HMB-45、S-100 和 Melan-A 已经用于黑色素瘤的临床诊断。

随着对黑色素瘤发生机制的不断探索,人们发现 BRAF、NRAS 和 KIT 突变在黑色素瘤的发生发展中起重要作用,同时发现血管生成在黑色素瘤转移过程中有重要影响。此外,研究发现,口腔黏膜黑色素瘤的分子生物学特征与皮肤黑色素瘤亦有差异:皮肤黑色素瘤主要是由紫外线照射诱导的突变驱动,突变负荷高,以 BRAF 突变为主(45%～50%);而口腔黏膜黑色素瘤突变负荷相对较低,最常见的基因突变为 KIT 基因突变(23.1%),其次为 NF1(7.1%)、RAS 家族(6.2%)及 BRAF 突变(3.1%)。针对 NF1 突变、RAS 家族突变的药物尚处于研究阶段,目前,针对 c-KIT、BRAF、VEGF 等分子靶向的治疗药物,已应用于口腔黏膜黑色素瘤的临床治疗。

一、c-KIT 突变患者的治疗

c-KIT 编码Ⅲ型酪氨酸激酶受体蛋白,属于受体酪氨酸激酶家族的成员,是一种跨膜蛋白,在黑色素细胞和黑色素瘤中均有表达,相应配体是干细胞生长因子(stem cell factor,SCF)。

正常情况下,细胞外的信号因子(如 SCF)与 c-KIT 蛋白的胞外结构域结合,可使 c-KIT 蛋白受体相互二聚化,进而导致酪氨酸激酶结构域自动磷酸化和活化,激活的 c-KIT 蛋白可启动包括 MAPK 和 PI3K 信号通路在内的一系列下游信号通路的活化,这些信号通路在黑色素瘤细胞的存活、增殖和运动中起到重要作用。而当编码 c-KIT 蛋白的 c-KIT 基因发生驱动突变(最常见的突变位点位于外显子 11),则使得 c-KIT 蛋白失去其原本具有的自抑制功能。c-KIT 蛋白异常持续激活,导致黑色素瘤发生发展。伊马替尼可作为 KIT 酪氨酸激酶 ATP 类似物,特异性地与 KIT 蛋白的酪氨酸激酶结构域结合,竞争性抑制 ATP 在该区域的结合,从而阻断 KIT 的自身磷酸化,进而抑制一系列下游信号通路的激活,达到控制黑色素瘤增殖、解除凋亡抑制的作用。

在《中国临床肿瘤学会(CSCO)黑色素瘤诊疗指南 2020》中,对携带 c-KIT 突变的头颈部黏膜黑色素瘤患者使用 c-KIT 抑制剂予以Ⅱ级专家推荐。《中国头颈黏膜恶性黑色素瘤临床诊治专家共识》提出对所有不可切除、转移或复发的 OMM 原则上都必须进行基因检测,并对携带 c-KIT 突变的 OMM 患者,推荐用 C-KIT 抑制剂伊马替尼进行治疗。

二、BRAF V600 突变患者的治疗

BRAF 是丝裂原活化蛋白激酶（MAPK）信号通路中的一种激活丝氨酸/苏氨酸的蛋白激酶。最常见的突变形式是第 600 位的缬氨酸被谷氨酸取代，即 *BRAF V600E* 突变。*BRAF V600K* 突变形式（第 600 位的缬氨酸被赖氨酸替代）次之。其余位点突变非常罕见。*BRAF V600* 突变会导致 BRAF 激酶及其下游信号通路 RAS-RAF-MEK-ERK 持续性激活，促进黑色素瘤生长和转移，因而 BRAF V600 突变患者的预后相较野生型患者差。因此，针对 BRAF 的选择性抑制剂是黑色素治疗领域最受关注的药物之一。

维莫非尼、达拉菲尼等 BRAF 抑制剂类药物相继被 FDA 批准用于治疗 *BRAF V600* 突变的难治性黑色素瘤，与传统的黑色素瘤化疗药物相比，在总生存期（OS）和无进展生存期（PSF）上均展现出极高优势，起效快、有效率高，获得了良好的临床疗效。然而，用药后数年内出现的耐药现象成为这类药物临床应用的难点。近年来，与 BRAF 抑制剂单药治疗相比，BRAF 抑制剂类药物与 MEK 抑制剂（如曲美替尼）联用的双靶治疗方案可获得更长期、持久的获益，有效率超过 60%，完全有效率为 10%～18%，因而 BRAF 抑制剂 +MEK 抑制剂联用方案已被加入国内外诊疗指南。

在《中国临床肿瘤学会（CSCO）黑色素瘤诊疗指南 2020》中，对头颈黏膜黑色素瘤部携带 *BRAF V600* 突变的患者使用 BRAF 抑制剂给予Ⅰ级专家推荐，对携带 *BRAF V600* 突变的患者使用 BRAF 抑制剂 +MEK 抑制剂给予Ⅱ级专家推荐。BRAF 相关靶向治疗在皮肤黑色素瘤的治疗中获得了成功。然而，因 *BRAF* 在口腔黏膜黑色素瘤中的突变率不到 5%，OMM 患者在该靶点中的获益十分有限。因而，新靶点及相应靶向药物的开发，是使更多 OMM 患者从靶向治疗中获益的关键。

三、口腔黏膜黑色素瘤的抗血管治疗

口腔黏膜黑色素瘤易侵及血管，是其对抗血管生成药物相对敏感的原因之一。《中国临床肿瘤学会（CSCO）黑色素瘤诊疗指南 2020》中对不可手术切除的，以及发生远处转移的头颈部黏膜黑色素瘤使用化疗联合抗血管生成药物给予Ⅰ级专家推荐。

贝伐珠单抗是一种单克隆抗体，可特异性阻断 VEGF，抑制其促血管生成作用。我国自主研发的重组人血管内皮抑制素，具有抑制血管生成的作用。2018 年欧洲肿瘤内科学会（ESMO）公布的中国回顾性研究分析表明，一线（达卡巴嗪+顺铂+重组人血管内皮抑制素）方案的 PFS 为 4 个月，二线（紫杉醇+卡铂+贝伐珠单抗）的 PFS 为 2 个月。化疗联合抗血管生成药物可作为不可切除或者晚期 OMM 的备选方案。常用的化疗联合抗血管生成药物方案有：①达卡巴嗪+重组人血管内皮抑制素方案，治疗周期的第 1 天～第 5 天，患者每天接受达卡巴嗪 250mg/m²；治疗周期的第 1 天～第 14 天，患者每天接受重组人血管内皮抑制素 7.5mg/m²，每 4 周重复一次。②替莫唑胺+重组人血管内皮抑制素方案，治疗周期的第 1 天～第 5 天，患者每天接受替莫唑胺 200mg/m²；治疗周期的第 1 天～第 14 天，患者每天接受重组人血管内皮抑制素 7.5mg/m²，每 4 周重复一次。③紫杉醇+卡铂/贝伐珠单抗方案，治疗周期的第 1 天，紫杉醇 175mg/m²，卡铂 AUC=5；或治疗周期的第 1 天和第 15 天，患者每天接受贝伐珠单抗 5mg/kg，每 4 周重复一次。④白蛋白结合型紫杉醇+卡铂/贝伐珠单抗方案，治疗周期的第 1 天，白蛋白结合型紫杉醇 260mg/m²，卡

铂 AUC=5；或治疗周期的第 1 天和第 15 天，患者每天接受贝伐珠单抗 5mg/kg，每 4 周重复一次。

综上所述，BRAF 抑制剂维莫非尼、MEK1/2 抑制剂达拉菲尼、c-KIT 抑制剂伊马替尼、重组人血管内皮抑制素、VEGF 单克隆抗体贝伐珠单抗等靶向药物，已较广泛应用于临床，成为治疗包括 OMM 在内的黑色素瘤的主要药物。未来，随着对黑色素瘤分子靶标研究的进一步深入，以及更多的治疗靶点及相应药物的开发，分子靶向治疗作为黑色素瘤的主要治疗手段之一，会发挥更重要的作用。

第三节　口腔黏膜黑色素瘤的免疫治疗

与皮肤黑色素瘤相比，口腔黏膜黑色素瘤恶性程度更高，生物学行为更差，更易侵袭血管，出现复发、转移。其淋巴转移率高达 70%，远处转移率高达 40%，5 年存活率仅为 20% 左右。近年来，上海交通大学医学院附属第九人民医院口腔颌面头颈肿瘤科采用综合序列治疗：原发灶冷冻治疗—全身化学治疗—原发灶及区域淋巴结的外科治疗—生物治疗—康复治疗，使口腔黏膜黑色素瘤 5 年生存率得到了显著提高，达到了 37%。其中，以免疫治疗为主要方法的生物治疗，被认为是最有前途、最需要深入研究的治疗方法。

黑色素瘤的免疫治疗历经数十年的探索和发展历程，治疗手段趋于多样，传统的免疫治疗方法包括白介素、卡介苗、干扰素、细胞疗法等过继免疫治疗，还有疫苗等主动免疫治疗。近年来，随着对肿瘤免疫机制研究的不断深入以及生物学技术的发展，黑色素瘤的治疗进入了以免疫检查点抑制剂为主的新型免疫治疗时代。

对于 OMM，《中国临床肿瘤学会（CSCO）黑色素瘤诊疗指南 2020》及《中国头颈黏膜黑色素瘤临床诊治专家共识》推荐将免疫治疗作为可切除肿瘤术后的辅助治疗，以及不可切除或已转移黏膜黑色素瘤的治疗。黑色素瘤的免疫治疗方法主要包括以下几种。

（一）免疫检查点抑制剂

CTLA-4 和 PD-1 及其配体 PD-L1 是目前研究最深入，且已被广泛应用于黑色素瘤治疗的免疫检查点分子。

1. 免疫检查点抑制剂（ICI）的抗肿瘤作用

（1）PD-1/PD-L1 单抗：目前 CSCO 黑色素瘤专家委员会及《中国头颈黏膜黑色素瘤临床诊治专家共识》推荐 PD-1 单抗用于头颈部黏膜黑色素瘤的治疗。

（2）CTLA-4 单抗的抗肿瘤作用：2011 年，伊匹单抗（Ipilimumab）被 FDA 批准用于治疗晚期黑色素瘤，成为首个用于肿瘤治疗的免疫检查点药物。

2. 治疗方法

（1）PD-1 单抗治疗：PD-1 单抗对 OMM 的有效率只有 10% 左右，《中国头颈黏膜黑色素瘤临床诊治专家共识》推荐肿瘤负荷小、寡转移的 OMM 患者可选择 PD-1 单抗治疗。辅助 PD-1 单抗治疗目前在皮肤黑色素瘤中得到了疗效验证，而对于 OMM 的术后 PD-1 单抗辅助治疗，仍需更多循证医学证据。

（2）双免疫治疗：PD-1/PD-L1 单抗与 CTLA-4 单抗联合使用可提高免疫治疗效果。2015 年，一项基于晚期皮肤黑色素瘤的双免疫治疗临床研究报告其有效率为 60%，其中，17% 的患者肿瘤完全消失。FDA 批准 PD-1 单抗纳武单抗（Nivolumab）与 CTLA-4 单抗伊匹单抗联合应用，用来治疗晚期黑色素瘤患者。

（3）PD-1 单抗免疫联合治疗：基于 PD-1 单药的有效率较低，特别是对于 OMM 这类恶性程度高的肿瘤，免疫联合治疗是增进疗效的可选择手段。免疫联合治疗可包括免疫联合化疗治疗、免疫联合靶向治疗、免疫联合抗血管生成治疗以及免疫联合放疗治疗等。目前，大多数联合方案尚处于临床研究阶段。同时，需注意的问题是，联合治疗有可能带来更强的不良作用，并引发肿瘤超进展。因而，对 OMM 免疫联合治疗的效果尚待进一步临床研究的观察和分析。基于已报道的 Ib 期临床研究数据，在专家共识中，推荐对肿瘤负荷大的 OMM 患者选择 PD-1 单抗联合抗血管生成药物阿昔替尼治疗方案。

3. **疗效预测**　免疫检查点抑制剂虽为黑色素瘤的治疗带来了大的改变，但仍有众多患者无法从中获益。因而，疗效预测标志物亦成为近年研究的热点。目前，PD-L1 表达水平、肿瘤突变负荷、微卫星不稳定性、错配修复基因缺陷等预测指标已经应用于临床或正处于研究中。大部分预测标志物尚需随着免疫治疗的不断开展，获得更多的循证医学证据。

4. **不良反应及处理**　随着免疫检查点抑制剂的广泛应用，免疫相关不良反应的处理亦成为免疫治疗的重要内容。在 PD-1 抑制剂的相关临床研究中，约 2/3 的患者会出现免疫相关不良反应。美国国家综合癌症网络（National Comprehensive Cancer Network，NCCN）自 2018 年起开始发布《NCCN 免疫治疗相关毒性管理指南》，我国也于 2019 年推出《中国临床肿瘤学会（CSCO）免疫检查点抑制剂相关的毒性管理指南 2019》。

（二）干扰素

1. **干扰素抗肿瘤机制**　用于黑色素瘤治疗的干扰素（IFN）主要是 IFN-α2b。抗肿瘤机制包括：①调控细胞周期和诱导凋亡，发挥直接的抗肿瘤作用；②抑制内皮细胞活性从而抑制肿瘤血管生成；③增强 T 细胞、NK 细胞、DC 以及巨噬细胞的免疫活性；④增强肿瘤细胞的免疫源性，提高机体的抗肿瘤免疫反应等。

2. **临床应用证据**　近些年，多个大规模、多中心、前瞻性临床试验结果得到如下结论。

（1）干扰素治疗黑色素瘤的模式发生了重大转变：从以往的 1 年小剂量治疗模式，转变为 4 周大剂量模式，后者减少了对患者生活质量的影响，患者可接受程度高，中断治疗的比例大幅度减少，而两种方法的总生存率无明显差异。

（2）低剂量和中等剂量干扰素并没有得到治疗上的收益：低、中剂量 IFN 治疗没有提高无复发生存期（RFS）、总生存期（OS）及无进展生存期（PFS）。

（3）高剂量干扰素（high-dose interferon，HDI）：在高危黑色素瘤患者（ⅡB 和Ⅲ期）的辅助治疗中，能明显提高患者的 OS 和 RFS。但在 HDI 组发生了严重的和/或不可逆的不良反应，主要是 3/4 度血液学毒性、神经毒性，这些不良反应影响了患者的生活质量。可见，HDI 在中高危患者辅助治疗的地位仍然不确定。但对于极高危患者，4 周大剂量 IFN-α2b 也可作为首选治疗方案。

3. **使用方法**　目前推荐中高危患者术后至少采用 1 个月的大剂量的 IFN-α2b 治疗，CSCO 黑色素瘤专家委员会现行的推荐使用的 1 年治疗方案是：诱导期每星期连续用药 5 天，IFN-α2b 剂量为 15MIU/m²/d，共用 4 个星期，之后维持期的每次用药剂量调整为 9MIU，每周给药 3 次，共用药 48 周。

4. 不良反应及处理

（1）发热：是较常见的不良反应，多发生于用药后第一天，重者可出现 39℃以上的高热，通过物理降温、加强补液、静脉给予糖皮质激素，必要时给予吲哚美辛栓剂等干预能达到退热效果。随着疗程的进行，发热可逐渐减轻乃至消失。

（2）骨髓抑制：主要表现为白细胞降低，如出现 3/4 度血液学毒性，需暂时停药，并给予集落刺激因子，并预防继发感染。

（3）神经毒性：表现为抑郁、味觉异常等，通常无须特殊处理。

（4）肝脏毒性：表现为转氨酶升高，可以同时配合保肝治疗。如给予患者还原型谷胱甘肽 1.2～2.4g/天。

（三）树突状细胞-细胞因子诱导的杀伤细胞（DCCIK细胞）疗法

DCCIK 细胞俗称双克隆免疫细胞，是 DC 和细胞因子诱导的杀伤细胞（cytokine induced killer cell，CIK 细胞）混合培养后而得到的一种新的抗肿瘤免疫活性细胞群。该治疗方法目前仍处于临床研究阶段。

1. 抗肿瘤机制　DCCIK 是由 DC 与 CIK 细胞的共培养诱导的细胞群。DC 是已知体内功能最强、唯一能活化静息 T 细胞的专职抗原呈递细胞，是启动、调控和维持免疫应答的中心环节。CIK 细胞治疗是过继性 T 细胞免疫治疗的一种，通过体外培养的方法来扩增、活化抗肿瘤 T 细胞，与以往的淋巴因子激活的杀伤细胞（LAK 细胞）疗法、肿瘤浸润淋巴细胞（TIL）治疗等的不同点在于，CIK 细胞是在经过选用多种细胞因子（IL-2、IFN-γ 和 CD3 单克隆抗体等）诱导和培养条件优化后的新一代细胞治疗方法，无论在细胞增殖能力，还是在免疫活性等指标，后者都是前二者的数十倍。此外，CIK 细胞对多种肿瘤具有杀伤活性，其杀伤肿瘤活性具有非 MHC 限制性。因此，将 CIK 细胞与 DC 共培养，可以发挥明显的协同抗肿瘤作用。

2. 临床应用方法　临床上 DCCIK 疗法治疗黑色素瘤通常分细胞采集、体外诱导及回输 3 个步骤。首先，在患者全身血常规、生化指标都正常的情况下，抽取患者抗凝全血 40～50mL，通过血细胞分离机提取单个核细胞。然后，将分离出的细胞送至专门的药品生产质量管理规范（GMP）洁净室进行体外培养，同时，采用细胞因子诱导获得 DC 和 CIK 细胞，将 CIK 细胞按一定比例与 DC 混合后，再培养 10 天左右，使细胞扩增至治疗需要的数量。最后，经过严格的质量检测，细胞符合各项标准后，将其分次回输到患者体内，每次回输细胞量一般不少于 10^9 个。

3. 疗效评价　目前，该方法多用于手术后的肿瘤患者清除残留微小的转移灶，对于防止癌细胞转移和复发、提高患者自身免疫力等具有较好的效果。DCCIK 细胞疗法对一些实体瘤的杀伤率达 60%～90%。一般很少发生常规化疗、骨髓移植后的严重不良反应等风险。到目前为止，该方法尚缺乏 I 类循证医学证据。

4. 不良反应及处理　仅少数患者出现一过性发热或皮疹。回输细胞前，给予激素及脱敏剂预处理，能有效预防或减少上述不良反应的发生。

在过去十几年间,局部或转移性口腔黏膜黑色素瘤的治疗手段发生了显著的变化,长期生存率有了较显著的提高。从单纯手术到综合序列治疗的开展,从单纯化疗到分子靶向治疗,再到如今的免疫治疗的广泛应用,都为患者带来了更长的生存时间和更好的生活质量。未来,随着更多药物和治疗方法的开发,黑色素瘤的诊治水平必将不断提高。

参 考 文 献

［1］GIBLIN A V, THOMAS J M. Incidence, mortality and survival in cutaneous melanoma. J Plast Reconstr Aesthet Surg, 2007, 60(1): 32-40.

［2］LEITER U, GARBE C. Epidemiology of melanoma and nonmelanoma skin cancer--the role of sunlight. Adv Exp Med Biol, 2008, 624: 89-103.

［3］陈万涛. 口腔临床免疫学. 上海: 上海交通大学出版社, 2010.

［4］陈万涛. 口腔颌面 - 头颈部肿瘤生物学. 上海: 上海交通大学出版社, 2015.

［5］吴云腾, 任国欣, 孙沫逸, 等. 中国头颈黏膜黑色素瘤临床诊治专家共识. 中国口腔颌面外科杂志, 2015, 13(3): 262-269.

［6］中国临床肿瘤学会指南工作委员会. 中国临床肿瘤学会(CSCO)黑色素瘤诊疗指南 2020. 北京: 人民卫生出版社, 2020.

［7］SHARMA P, ALLISON J P. The future of immune checkpoint therapy. Science, 2015, 348(6230): 56-61.

［8］OKAZAKI T, HONJO T. The PD-1-PD-L pathway in immunological tolerance. Trends Immunol, 2006, 27(4): 195-201.

［9］EGGERMONT A M, SPATZ A, ROBERT C. Cutaneous melanoma. Lancet, 2014, 383(9919): 816-827.

［10］SCHADENDORF D, VAN AKKOOI A C J, BERKING C, et al. Melanoma. Lancet, 2018, 392(10151): 971-984.

［11］FLAHERTY K T, INFANTE J R, DAUD A, et al. Combined BRAF and MEK inhibition in melanoma with BRAF V600 mutations. N Engl J Med, 2012, 367(18): 1694-1703.

［12］CANCER GENOME ATLAS NETWORK. Genomic classification of cutaneous melanoma. Cell, 2015, 161(7): 1681-1696.

［13］ASCIERTO P A, KIRKWOOD J M, GROB J J, et al. The role of BRAF V600 mutation in melanoma. J Transl Med, 2012, 10: 85.

［14］AMIN M B, EDGE S B, GREENE F L, et al. AJCC cancer staging manual. 8th ed. New York: Springer, 2016.

［15］MA Y N, XIA R H, MA X H, et al. Mucosal melanoma: pathological evolution, pathway dependency and targeted therapy. Front Oncol, 2021, 11: 702287.

［16］PHAM D D M, GUHAN S, TSAO H. KIT and melanoma: biological insights and clinical implications.Yonsei Med J, 2020, 61(7): 562-571.

［17］CURTI B D, FARIES M B. Recent advances in the treatment of melanoma. N Engl J Med, 2021, 384(23): 2229-2240.

［18］郭伟, 任国欣, 孙沫逸, 等. 中国人口腔黏膜黑色素瘤临床诊治专家共识. 中国口腔颌面外科杂志, 2021, 19(6): 481-488.

第三十五章　口腔颌面头颈部免疫增生性疾病

第一节　淋　巴　瘤

一、概述

淋巴瘤（lymphoma）是一种起源于淋巴造血系统的恶性肿瘤，可发生于淋巴结和/或结外淋巴组织，在世界范围内其患病率居恶性肿瘤第 7 位。淋巴瘤的分类一度比较混乱，随着医学科学的不断发展，人类对淋巴瘤的认知不断更新。2001 年，世界卫生组织（WHO）将该分类作为淋巴瘤的正式分类标准。这次 WHO 分类是建立在以往分类，尤其是在 REAL 分类的基础上，保留了已确定的肿瘤类型，增加了依据新知识和新发现确定的一些新类型，被认为是一种较为科学的分类。现 WHO 淋巴瘤分类已更新至 2017版，是目前国际上最具共识性的淋巴瘤分类标准。根据病理特征，淋巴瘤可分为霍奇金淋巴瘤（Hodgkin lymphoma，HL）和非霍奇金淋巴瘤（non-Hodgkin lymphoma，NHL）两大类。依据 WHO 分类标准，淋巴瘤的分类建立在疾病的病理特征、免疫表型、遗传学特征、临床特点等综合基础上。WHO 分类将每一类型的淋巴瘤均定义为独立疾病。因此，淋巴瘤不是一种疾病，而是一类疾病的统称，每一种病理类型的病理形态、免疫表型、分子生物学特征、组织来源、临床表现、预后均有各自的特点。自 2008 年起，美国国立综合癌症网络（NCCN）的 NHL 分类都是在 WHO 分类的基础上，对肿瘤诊断和治疗进行修订、更新，增加新类型和变异型产生的。《NCCN 肿瘤学临床实践指南》作为国际肿瘤临床实践的规范性文件，成为淋巴瘤诊治的重要依据。同时，CSCO 也定期发布指南，根据循证医学证据，更新淋巴瘤的分型、诊断和治疗策略，为临床提供指导和参考。

本章重点介绍淋巴瘤的分类和治疗原则，以几种口腔颌面部常见淋巴瘤的分类诊断和治疗为例进行详述。

二、淋巴瘤的免疫病理和分型

当前淋巴瘤的分类和诊断标准主要以 WHO 制定的造血和淋巴组织肿瘤分类为依据。组织病理学仍是大部分类型淋巴瘤确诊的主要方法，但很多情况下需要通过免疫组织化学判断肿瘤的免疫表型以及遗传学异常，部分病例的诊断、鉴别诊断和分型还需要依靠流式细胞术、荧光原位杂交技术（FISH）、克隆性 IG 和 *TCR* 基因重排检测等技术。

淋巴瘤的主要分类和免疫表型诊断：WHO 分类以肿瘤细胞的来源（B 细胞、T 细胞或 NK 细胞）为分类基础，并结合肿瘤细胞形态、免疫学表型、遗传学和临床特征对来源于淋巴组织的肿瘤进行分类。

将每一个淋巴瘤类型均定义为独立疾病,而非传统上认为的一个淋巴瘤或两个霍奇金淋巴瘤和非霍奇金淋巴瘤疾病,每一个独立的淋巴瘤都有其独自的定义,具有独特的临床表现、病理形态、免疫表型和遗传特征。

2017 年修订版 WHO 淋巴瘤分类将淋巴细胞系肿瘤分为 4 个主要类型,即前驱淋巴性肿瘤、成熟 B 细胞肿瘤、成熟 T 细胞与 NK 细胞肿瘤、霍奇金淋巴瘤,此分类包括淋巴瘤和淋巴细胞白血病,延续原有习惯,B 细胞和 T/NK 细胞淋巴瘤也可笼统称为非霍奇金淋巴瘤。

三、淋巴瘤的临床流行病学

(一)流行病学

淋巴瘤是一种常见的恶性肿瘤。同世界其他国家和地区相比,淋巴瘤在我国的发病率相对较低。据统计,2016 年我国淋巴瘤每年发病总人数为 7.54 万,发病率 4.75/10 万,死亡人数 4.05 万,死亡率为 2.64/10 万。非霍奇金淋巴瘤发病率显著高于霍奇金淋巴瘤。有报道称,非霍奇金淋巴瘤发病率约为霍奇金淋巴瘤的 7 倍。据统计,2016 年我国有 0.29 万人死于霍奇金淋巴瘤,3.76 万人死于非霍奇金淋巴瘤,霍奇金淋巴瘤和非霍奇金淋巴瘤的年龄标化死亡率分别为 0.19/10 万和 2.45/10 万。

头颈部是淋巴瘤的好发部位之一,淋巴瘤在头颈部恶性肿瘤中所占的构成比约为 5%。头颈部淋巴瘤以非霍奇金淋巴瘤为主,其中约 85% 来源于 B 细胞,最常见的类型为弥漫性大 B 细胞淋巴瘤,患病部位以韦氏环最常见。T 细胞来源的淋巴瘤相对较少,主要是外周 T 细胞淋巴瘤和 NK/T 细胞淋巴瘤。

(二)病因学

淋巴瘤的发病原因较为复杂,是由多种因素引起的。概括起来为环境因素(如病毒因素、物理因素、化学因素等)和自身因素(遗传因素和免疫因素)。

1. **病毒因素**　20 世纪 80 年代,Henle 证明病毒与肿瘤发病有关必须具备以下 4 个条件:①活检组织中游离病毒核酸或病毒抗原存在;②肿瘤组织的正常起源细胞在体外可被病毒转化成恶性细胞;③病毒在灵长类动物或其他动物体内能引起同样的肿瘤;④病毒抗体的血清滴度及其变化与肿瘤的临床分期和预后有关。目前的研究资料显示,与淋巴瘤发病关系密切的病毒有 EB(Epstein-Barr)病毒、人 T 细胞白血病病毒(human T cell leukemia virus,HTLV)、人类疱疹病毒 6 型(human herpes virus,HHV-6)等。

EB 病毒是一种疱疹病毒,在人体细胞中以两种方式存在,一种是以线形 DNA 分子插入感染细胞的染色体中;另一种是以环状分子游离于细胞染色体之外。国内的研究资料显示,EB 病毒感染与霍奇金淋巴瘤及高度恶性 NHL 的发病密切相关。HTLV 为逆转录 RNA 病毒、HHV-6 为 DNA 病毒,与淋巴瘤的发病相关。

2. **物理因素**　物理性致癌因素多指物理辐射,包括电离辐射和非电离辐射。日本广岛和长崎原子弹爆炸事件的长期随访已经证实大剂量的辐射对人体有确切的致癌作用。接受辐射剂量超过 100cGy 的人群淋巴瘤的发病率升高,28 年内患淋巴瘤的相对危险性为 1.6。大剂量的辐射可促进淋巴瘤和白血病的发生。

3. **化学因素**　化学致癌物烷化剂、多环芳烃类化合物、芳香胺类化合物与淋巴瘤的发生有密切关系。

4. **遗传及免疫因素**　免疫缺陷是淋巴瘤发生的重要因素之一。遗传性免疫缺陷病、器官移植后长期应用免疫抑制剂的患者、患有自身免疫病及 AIDS 等常伴发淋巴瘤。

四、淋巴瘤的临床诊疗要点

不同类型淋巴瘤的治疗方法和预后差异很大，一般应遵循以下基本原则。

（一）治疗前评估

1. **病史和体格检查**　淋巴瘤患者病史采集除常规内容外，应注意患者有无发热、盗汗、体重减轻等症状。体格检查时特别注意浅表淋巴结、韦氏环、肝脏、脾脏等部位，并对患者进行体力状况评分。

2. **实验室检查**　除常规实验室检查外，应注意 β2 微球蛋白、乳酸脱氢酶和感染筛查。

3. **影像学检查**　CT、MRI 或超声检查用于局部病灶的评估。PET/CT 多用于多系统受累者，特别是治疗前后疗效的评价。

4. **其他检查**　超声心动图用于患有心血管基础疾病、高龄或拟使用蒽环类药物的患者。肺功能检查用于博来霉素或者有肺部基础疾病者等。

（二）分期

Ann-Arbor 分期系统是淋巴瘤分期的经典方法，2014 版 Lugano 会议对 Ann-Arbor 分期系统进行了修订。Lugano 分期系统适用于 HL 和原发淋巴结的 NHL，而对于某些原发淋巴结外的 NHL，如慢性淋巴细胞白血病、皮肤 T 细胞淋巴瘤、原发结外 NK/T 细胞淋巴瘤鼻型和原发胃、肠道、中枢神经系统淋巴瘤等难以适用，这些原发于特殊结外器官和部位的 NHL 需要通过专属的分期系统进行评价。

（三）治疗

根据淋巴瘤的具体类型，应采用针对性的治疗方案。治疗方案的制订必须考虑患者的疾病类型、分子分型，以及年龄、体力状况等因素，在规范化治疗的原则下制订个体化的诊疗方案。通常侵袭性淋巴瘤的治疗多采用以化疗为基础的综合治疗模式，惰性淋巴瘤的治疗应根据治疗指征决定治疗的时机。

（四）预后评估

大多数情况下，临床分期不是决定淋巴瘤患者预后的关键因素。淋巴瘤的病理类型具有至关重要的预后价值，临床上通常结合多项基线数据进一步判断预后，如国际预后指数（IPI）（表 35-1-1）常作为侵袭性淋巴瘤的预后评估方法。

（五）随访

随访内容应包括病史、体格检查、常规实验室检查和影像学检查。随访超过 1 年的患者可使用

表 35-1-1　国际预后指数

项目	0 分	1 分
年龄/岁	≤60	>60
ECOG 评分	0 或 1	2～4
临床分期	Ⅰ 或 Ⅱ	Ⅲ 或 Ⅳ
结外受侵部位数目	<2	≥2
LDH	正常	升高

注：0～1 分为低危，2 分为中低危，3 分为中高危，4～5 分为高危。

胸片和 B 超代替 CT 或 MRI。对于弥漫大 B 细胞淋巴瘤和霍奇金淋巴瘤，治疗结束后 2 年内每 3 个月复查 1 次，2～5 年可每 6 个月随访 1 次，5 年后每 1 年随访 1 次。对于不可治愈的类型（如滤泡性淋巴瘤、套

细胞淋巴瘤），建议终生随访，每3～6个月复查1次。

五、非霍奇金淋巴瘤的临床特点和治疗

（一）弥漫大B细胞淋巴瘤

弥漫大 B 细胞淋巴瘤（diffuse large B cell lymphoma, DLBCL）是 NHL 中最常见的类型, 在我国占成人 NHL 的 35%～50%。

1. **临床特点** DLBCL 中位发病年龄为 50～60 岁, 男性略多于女性, 可原发于任何淋巴结外组织器官, 初始多表现为无痛性淋巴结肿大。临床病程呈侵袭性, 表现为迅速增大的肿物。约 1/3 的患者伴有 B 症状, 半数以上患者 LDH 升高。约 50% 的患者初诊时为 III～IV 期。

2. **病理诊断** DLBCL 的主要病理特征是体积较大的异常淋巴样细胞弥漫性生长, 破坏正常的淋巴结结构。DLBCL 免疫组织化学标记物检测多表现为 CD19(＋)、CD20(＋)、PAX5(＋)、CD3(－), 建议所有 DLBCL 患者常规行 Bcl-2、Bcl-6、C-MYC 免疫组织化学检测, 如果表达强且广泛, Ki-67 指数＞80% 阳性, 尤其是生发中心型, 最好再增加相应的 FISH 检测, 以鉴别伴 MYC、Bcl-2 和 / 或 Bcl-6 重排的高级别 B 细胞淋巴瘤。另外, 预后和治疗的相关指标还包括 PD-1、PD-L1 和 p53 等。进行骨髓细胞学检查, 以便确定 DLBCL 是否侵袭骨髓。

3. **治疗**

（1）一线方案

1）R-CHOP（利妥昔单抗、环磷酰胺、多柔比星、长春新碱、泼尼松）。

2）剂量调整的 R-EPOCH（利妥昔单抗、依托泊苷、泼尼松、长春新碱、环磷酰胺、多柔比星）。

（2）二线治疗方案（准备联合自体干细胞解救者）

1）DHAP（地塞米松、顺铂、阿糖胞苷）± 利妥昔单抗。

2）DHAX（地塞米松、阿糖胞苷、奥沙利铂）± 利妥昔单抗。

3）GDP［吉西他滨、地塞米松、顺铂（或卡铂）］± 利妥昔单抗。

4）ICE（异环磷酰胺、卡铂、依托泊苷）± 利妥昔单抗。

（3）二线治疗方案（不适合自体干细胞解救者）

1）GEMOX（吉西他滨、奥沙利铂）± 利妥昔单抗。

2）维布妥昔单抗 ± 苯达莫司汀 ± 利妥昔单抗。

（二）结外NK/T细胞淋巴瘤

结外 NK/T 细胞淋巴瘤在 WHO 淋巴组织肿瘤分类中属于成熟 T 细胞及 NK 细胞肿瘤中的一类, 其患病与 EB 病毒感染相关, 90% 以上患者的肿瘤组织中 EB 病毒阳性。该病在亚洲和南美洲较常见。在我国, 结外 NK/T 细胞淋巴瘤占所有 NHL 中的 9%。鼻腔是最常见原发部位。NK/T 细胞淋巴瘤 80%～90% 来源于 NK 细胞, 10%～20% 来源于细胞毒性 T 细胞, 故命名为 NK/T 细胞淋巴瘤, 由于绝大部分原发于结外, WHO 淋巴瘤分类中命名为结外 NK/T 细胞淋巴瘤。

1. **临床特点** 初诊时年轻男性多见, 肿瘤常局限于鼻腔或直接侵犯邻近结构或组织, 而较少有远处

淋巴结受侵或结外器官转移。IPI 评分多为低危组（0～1 分）。

2. **病理诊断** 病理学特征为弥漫性淋巴瘤细胞浸润，呈血管中心性、血管破坏性生长，导致组织缺血坏死以及黏膜溃疡。诊断所需免疫组织化学标记物包括 CD3、CD56、CD2、CD4、CD5、CD7、CD8、CD45RO、CD20、PAX5、TIA-1、granzyme B、Ki-67 及 EBV-EBER 等。本病须注意与未分化癌相鉴别，可增加上皮标记物检测。

3. **分期** 可以采用 Lugano 分期系统进行分期，分为 I、II 和 IV 期。

4. **治疗**

（1）建议放疗化疗联合，化疗推荐方案如下。

1）SMILE（地塞米松、甲氨蝶呤、异环磷酰胺、培门冬酶、依托泊苷）。

2）P-GEMOX（吉西他滨、培门冬酶、奥沙利铂）。

3）DDGP（地塞米松、顺铂、吉西他滨、培门冬酶）。

（2）复发/难治性病变推荐方案

1）帕博利珠单抗。

2）纳武利尤单抗。

（三）黏膜相关淋巴组织淋巴瘤

MALT 淋巴瘤是边缘区淋巴瘤（marginal zone lymphoma，MZL）最为常见的一种亚型，起源于边缘区的 B 细胞淋巴瘤，属于惰性淋巴瘤，也是口腔颌面部最好发的一种惰性淋巴瘤亚型，其预后较好，优于MZL 的另外两种亚型（淋巴结 MZL 和脾 MZL）。其病因与慢性感染或炎症所致的持续免疫刺激有关，如腮腺 MALT 淋巴瘤与干燥综合征（Sjögren syndrome，SS）有关。MALT 淋巴瘤最常见的原发部位是胃肠道，其中胃原发者占 80%～85%。累及口腔颌面部的 MALT 淋巴瘤属于非胃原发 MALT 淋巴瘤。以下对非胃原发 MALT 淋巴瘤进行简要介绍。

1. **临床特点** 肿瘤呈现惰性进程，预后较好。常见发病部位包括唾液腺、肺、眼附属器、皮肤、甲状腺和乳腺等。

2. **病理诊断** MALT 淋巴瘤的病理学表现特征性较低，免疫标记物亦无显著特异性，其病理诊断多采用排除法，需在除外其他类型的小 B 细胞淋巴瘤后方可诊断。骨髓细胞学检查：有核细胞增生明显活跃，有绒毛的淋巴细胞显著增多，粒、红两系百分率均减低，巨核系细胞数量变化不定。

3. **治疗原则** I、II 期首选放疗，也可观察或采用单药利妥昔单抗治疗。III、IV 期一般参考晚期滤泡性淋巴瘤的治疗。

（四）滤泡性淋巴瘤

滤泡性淋巴瘤（follicular lymphoma，FL）在我国及其他亚洲地区发病率明显低于欧美，不足 NHL 的10%，中位发病年龄 60 岁。

1. **临床表现** 主要为多发淋巴结肿大，亦可累及骨髓、外周血、脾脏、韦氏环、胃肠道和软组织等。

2. **病理诊断** 形态学上表现为滤泡中心细胞和中心母细胞增生，多为滤泡样结节状生长。诊断 FL应常规检测的免疫组织化学标记物包括 CD19、CD20、PAX5、CD3、CD10、Bcl-2、Bcl-6、LMO2、CD21 和

Ki-67。FL 常存在 t(14;18)易位及所致的 Bcl-2 蛋白过表达,必要时可以应用 FISH 进行 Bcl-2 检测。

3. 治疗

(1)一线治疗(推荐方案)

1)苯达莫司汀+奥妥珠单抗或利妥昔单抗。

2)CHOP(环磷酰胺、多柔比星、长春新碱、泼尼松)+奥妥珠单抗或利妥昔单抗。

3)CVP(环磷酰胺、长春新碱、泼尼松)+奥妥珠单抗或利妥昔单抗。

4)来那度胺+利妥昔单抗。

(2)老年或体弱患者的一线治疗:优选利妥昔单抗。

(3)一线维持治疗

1)利妥昔单抗维持。

2)奥妥珠单抗维持。

(4)二线与后续治疗

1)大剂量化疗和自体干细胞解救治疗。

2)对经过严格选择的患者,可进行大剂量治疗和异基因干细胞解救治疗。

3)化疗-免疫治疗(同一线方案)。

(5)二线维持治疗:利妥昔单抗或奥妥珠单抗维持。

(五)蕈样霉菌病

蕈样霉菌病(mycosis fungoides,MF)是一种常见的皮肤 T 细胞淋巴瘤(cutaneous T cell lymphoma,CTCL),占 CTCL 的 60%。MF 是口腔颌面头颈部常见的一种 NHL 类型。

1. 临床表现　MF 是一种以惰性表现为特征的原发皮肤的成熟 T 细胞淋巴瘤,早期症状多不典型,且表现为多样性。可表现为多发性皮肤红斑、斑块和瘤样结节,常伴瘙痒。病程呈反复性进展,晚期可发生淋巴结和内脏受侵。

2. 病理诊断　MF 诊断困难,有时需要经过长期观察、多次活检才能确诊。小的、多形核淋巴细胞聚集在表皮或表真皮交界处,向表皮浸润,形成 Pautrier 微脓肿是其特点。即使 MF 的组织病理学结果表现为经典特征,也需要结合临床表现才能明确诊断。某些情况下有助于诊断的检查:①皮肤活检免疫组织化学检查(CD2、CD3、CD4、CD5、CD7、CD8、CD20、CD30、CD26、CD56);②皮肤活检组织的 TCR 基因重排检测,这是同一病理标本的不同方法检测,前者是免疫组化,后者是 PCR 法;③外周血 Sezary 细胞检查(当皮肤检查不能诊断时,尤其在 T4 期),包括 Sezary 细胞制备、流式细胞术和 PCR 检测 *TCR* 基因重排;④可疑部位淋巴结活检(缺乏肯定皮肤诊断时)。

3. 治疗

(1)作用于皮肤的治疗

1)皮肤局限/局限病变

A. 局部放射(ISRT)(8~12Gy,单一病灶时 24~30Gy)。

B. 光疗(UVB 用于斑片/薄斑块,PUVA/UVA1 用于厚斑块)。

C. 局部用卡莫司汀。

D. 局部皮质类固醇。

E. 局部咪喹莫特治疗。

F. 局部氮芥。

G. 局部类视黄醇。

2）皮肤广泛病变

A. 光疗（UVB、NB-UVB 用于斑片期或较薄的斑块期，PUVA、UVA1 用于治疗较厚的斑块状皮损）。

B. 局部皮质类固醇。

C. 局部氮芥。

D. 全身皮肤电子束治疗（TSEBT），12～36Gy。

（2）全身治疗

1）A 类

A. 维布妥昔单抗。

B. 贝沙罗汀。

C. 体外光分离置换法。

D. 干扰素（IFN-α2b、IFN-γ1b）。

E. 甲氨蝶呤（每周≤50mg）。

F. 莫格利珠单抗（Mogamulizumab）。

G. 罗米地辛。

H. 组蛋白去乙酰化酶抑制剂（HDAC）。

2）B 类

A. 维布妥昔单抗。

B. 吉西他滨。

C. 多柔比星脂质体。

D. 普拉曲沙（小剂量或标准剂量）。

（3）联合治疗

1）皮肤定向治疗+全身治疗

A. 光疗+类视黄醇。

B. 光疗+IFN。

C. 光疗+光分离置换。

D. TSEBT+光分离置换。

2）全身治疗

A. 类视黄醇+IFN。

B. 光分离置换+类视黄醇。

C. 光分离置换+IFN。

D. 光分离置换+类视黄醇+IFN。

（六）外周T细胞淋巴瘤

外周 T 细胞淋巴瘤是一组起源于胸腺后成熟 T 细胞的异质性疾病,约占所有淋巴瘤的 21.4%。偶与 DLBCL 并存,需要通过免疫组织化学和基因重排加以识别。

1. 一线治疗

（1）维布妥昔单抗+CHP（环磷酰胺、多柔比星、泼尼松）。

（2）CHOP（环磷酰胺、多柔比星、长春新碱、泼尼松）。

（3）CHOEP（环磷酰胺、多柔比星、长春新碱、依托泊苷、泼尼松）。

（4）EPOCH（依托泊苷、泼尼松、长春新碱、环磷酰胺、多柔比星）。

2. 一线巩固治疗　考虑大剂量治疗和自体干细胞解救来巩固治疗。

3. 二线治疗

（1）DHAP（地塞米松、阿糖胞苷、顺铂）。

（2）DHAX（地塞米松、阿糖胞苷、奥沙利铂）。

（3）ESHAP（依托泊苷、甲泼尼龙、阿糖胞苷）+顺铂或奥沙利铂。

（4）GDP（吉西他滨、地塞米松、顺铂）。

（5）GemOx（吉西他滨、奥沙利铂）。

（6）ICE（异环磷酰胺、卡铂、依托泊苷）。

六、霍奇金淋巴瘤的临床特点和治疗

（一）临床表现

霍奇金淋巴瘤多数原发于淋巴结,约占91%,其中头颈部发生率较高。男女发病比例为2.6∶1,从幼年到老年均可发病,中位发病年龄为30岁。

HL 临床上常表现为单个无痛性淋巴结肿大,肿大的淋巴结质地坚韧,早期和皮肤无粘连,活动度良好,扪诊饱满感。随着病情进展,肿大淋巴结数目增多,多个肿大淋巴结可以相互融合成团,并与周围组织粘连,活动度降低,并出现局部疼痛。全身伴发症状多为发热、盗汗及体重减轻等。

（二）分类及诊断

HL 起源于生发中心的 B 淋巴细胞,形态学特征表现为正常组织结构被破坏,在混合性细胞背景中散在异型大细胞。诊断 HL 应常规检测的免疫组织化学标记物包括 CD45（LCA）、CD20、CD15、CD30、PAX5、CD3、MUM1、Ki-67 和 EBV-EBER。HL 常表现为 CD30（+）、CD15（+）或（-）、PAX5 弱（+）、MUM1（+）、CD45（-）、CD20（-）或弱（+）、CD3（-）,BOB1（-）、OCT2（-/+）、部分病例 EBV-EBER（+）。

（三）治疗

霍奇金淋巴瘤的生物学行为主要是侵犯淋巴结,很少累及淋巴结外的组织器官,其治疗原则为早期（Ⅰ、Ⅱ期）以放疗为主,晚期（Ⅲ、Ⅳ期）以联合化疗为主或化疗加放疗。HL 预后较好,可以通过化疗、放疗联合治疗所治愈的为数不多的恶性肿瘤之一。近年来，免疫治疗在 HL 治疗中也取得了较大进展，进一步提升了 HL 的治疗效果。

1. **化疗和免疫治疗**　经典的 HL 化疗方案为 MOPP 方案（氮芥+长春新碱+甲基苄肼+泼尼松），有报道称该方案治疗的 CR 达到 84%（157 例）。但是，MOPP 方案对生殖系统损伤较大，因此对未成年患者应当慎用。

另一种常用的化疗方案为 ABVD 方案（多柔比星+博莱霉素+长春新碱+氮烯咪胺），也达到了很好的疗效。该方案目前已成为治疗 HL 的首选。

采用 MOPP 与 ABVD 方案联合治疗 HL 疗效肯定，不良反应少，得到了临床医师的青睐。其对于晚期 HL 治愈率在 65% 左右。

对于复发/难治患者可以选择 PD-1 单抗作为解救治疗。对于 CD30⁺ 的复发/难治患者，可选择 CD30 单抗，如维布妥昔单抗。

2. **放疗**　由于 HL 为发生于人类淋巴免疫系统的肿瘤，对于发生于右侧颈部的 I 期、II 期和 III A 期病例，因很少累及膈下，可以采用单纯斗篷野放疗照射全颈部、全纵隔及腋下淋巴结区。左颈部 I A 期易侵犯膈下，除上述照射范围外，尚需加照腹主动脉旁和脾区。III 期、IV 期可以采用放疗、化疗综合治疗的方法。对于病理分型为混合细胞型或淋巴细胞缺乏型的 HL，应采用全淋巴照射加化疗。对于年龄过小或过大的患者，因其对放疗的耐受性差，可采用局部照射，但应警惕遗漏病灶，故放疗前应详细检查，特别不要忽略患者腹部存在的病灶。

七、淋巴瘤的疗效判定标准

目前淋巴瘤的疗效评价可分为影像学缓解（CT/MRI 评效）和代谢缓解（PET/CT 评效）。采用免疫检查点抑制剂治疗的患者需要使用免疫调节治疗相关的疗效评价标准进行评价，常用的评效标准为 2014 版 Lugano 标准。治疗期间应每 2～4 个周期进行影像学检查和疗效评价，治疗后可采用 CT/MRI（全部治疗结束后 4 周）或 PET/CT（末次化疗后 6～8 周，或放疗后 8～12 周）评价最终疗效。

第二节　多发性骨髓瘤

多发性骨髓瘤（multiple myeloma，MPM）是以浆细胞恶性增生、分泌单克隆免疫球蛋白，并伴有正常免疫球蛋白减少以及广泛溶骨病变和/或骨质疏松为特征的肿瘤。该病最初于 1850 年由英国医生 William Macintyre 首先报道，多发于中老年人，随着年龄的增加，其发病率也明显上升，我国 98% 的患者在 40 岁以上发病，男女比例为 3∶1。据统计，多发性骨髓瘤在包括美国在内的很多国家是发病率第 2 位的血液系统恶性肿瘤，仅次于非霍奇金淋巴瘤。与淋巴系统其他恶性肿瘤不同，多发性骨髓瘤多发生于黑种人，黄种人发病率较低。

长期接触苯、染发剂，吸烟，电离辐射，细菌、病毒感染和其他慢性抗原刺激等都有可能是引起多发性骨髓瘤的危险因素。

MPM 细胞的免疫表型具有明显的异质性，但至今尚未发现特征性的免疫表型，常见的免疫表型有：CD38$^+$、CD45$^+$、CD56$^+$、cIg$^+$。在正常的浆细胞内，也可以发现 CD38，而 CD56 在绝大多数骨髓瘤细胞中表达，正常浆细胞几乎不表达。所以，CD56 是鉴别正常浆细胞和骨髓瘤细胞最有价值的免疫表型。

MPM 常见的症状包括骨髓瘤相关器官功能损伤的表现（CRAB 症状），即出现血钙增高（calcium elevation）、肾功能损害（renal insufficiency）、贫血（anemia）、骨病（bone disease）以及继发淀粉样变性等相关表现。根据 NCCN 及国际骨髓瘤工作组（International Myeloma Working Group，IMWG）指南，MPM 的诊断需要按照无症状骨髓瘤和有症状（活动性）多发性骨髓瘤的标准分别进行诊断。

无症状骨髓瘤的诊断标准为：①血清单克隆 M 蛋白≥30g/L，24h 尿轻链≥0.5g；②骨髓单克隆浆细胞比例为 10%～59%；③无相关器官及组织损害。

有症状（活动性）多发性骨髓瘤的诊断标准（需满足第 1 条及第 2 条，加上第 3 条中的任何 1 项）：①骨髓单克隆浆细胞比例≥10% 和/或组织活检证明有浆细胞瘤；②血清和/或尿中出现单克隆 M 蛋白；③骨髓瘤引起的相关表现，无靶器官损害表现，但出现以下 1 项或多项指标异常（SLiM）：S 为骨髓单克隆浆细胞比例≥60%，Li 为受累/非受累血清游离轻链比≥100，M 为 MRI 检查出现＞1 处 5mm 以上局灶性骨质破坏。靶器官损害表现（CRAB），C 为校正血清钙＞2.75mmol/L，R 为肌酐清除率＜40mL/min 或血清肌酐＞177μmol/L，A 为血红蛋白低于正常下限 20g/L 或＜100g/L，B 为通过影像学检查显示 1 处或多处溶骨性破坏。

MPM 的治疗目前以化疗、放疗、自体干细胞移植（autologous stem cell transplantation，ASCT）、对症支持治疗等治疗方法为主，近期亦有 CAR-T 应用于 MPM 的报道。对于无症状骨髓瘤，一般不建议治疗。对于出现 CRAB 和 SLiM 的患者，需要进行积极治疗。如果患者年龄小于 65 岁且体能良好，或大于 65 岁体力状况评分良好，首选有效的诱导治疗后施行 ASCT。早期序贯 ASCT 对于中高危患者的意义尤为重要，对于高危患者，在 ASCT 治疗后建议继续进行巩固治疗。对于不适合接受 ASCT 的患者，建议采用有效的初始诱导化疗方案至最大疗效，后续进行维持治疗。

MPM 的中位生存期为 3 年，其预后与免疫表型、生物学特性有关。如出现染色体异常、明显肾功能不全、肿瘤侵犯髓外器官，以及肿瘤细胞形态学显示分化程度差，则预后不良。

第三节　朗格汉斯细胞组织细胞增生症

朗格汉斯细胞组织细胞增生症（Langerhans cell histiocytosis，LCH）是一种组织细胞疾病，形态学上表现为朗格汉斯细胞增殖，其发病机制尚不明确。该病常累及口腔颌面部，部分患者因牙龈肿胀、牙齿松动就诊。2017 年版 WHO 组织细胞疾病和巨噬-树突状细胞系肿瘤分类标准中将其与埃德海姆-切斯特病（Erdheim-Chester disease，ECD）共同分为 L 组。

LCH 是一种罕见疾病，年发病率为 0.5～5.4/10 万，男性略多于女性，常见于儿童，成人发病率较低。其病因尚不明确。将该病分为 3 种主要的疾病，即嗜酸细胞肉芽肿（eosinophilic granuloma）、汉-许-克病（Hand-Schüller-Christian disease）和莱特勒-西韦病（Letterer-Siwe disease），三者彼此之间有重叠。

LCH 是朗格汉斯细胞克隆性增生所致,过去曾认为其是组织细胞来源的,因此曾命名为组织细胞增生症 X(histiocytosis X)。近期的研究发现,部分患者的病变组织存在 BRAF^{V600E} 突变,而在 *BRAF* 基因野生型患者中,1/3～1/2 的患者可检出 *MAP2K1* 基因突变或 MAPK 信号通路中的其他基因突变。因此,目前认为 LCH 可能是一种与 MAPK 信号通路激活相关的克隆性疾病。

LCH 的临床表现具有高度异质性,人体各系统均可受累,其中最常见的是骨骼(75% 以上)、皮肤(33%)和垂体(25%)。其他受累器官和系统包括肝脏、脾脏、造血系统、肺、淋巴结和垂体以外的中枢神经系统。其临床表现主要包括发热、皮疹,可出现牙龈肿胀、牙松动,突眼,顽固性中耳炎,肝脾肿大、淋巴结肿大等。垂体、下丘脑及其他中枢神经系统受累者,可出现中枢性尿崩,少数患者可出现神经精神症状。颅骨、四肢、脊柱、骨盆等部位可出现疼痛及肿块,严重者可发生病理性骨折,其中眼眶骨质病变致突眼为儿童患者的典型表现之一。按照累及的器官系统及器官功能障碍的程度,可将 LCH 分为两类:①仅累及一个器官或系统,如骨(单个骨或多个骨)、皮肤、淋巴结、肺、中枢神经系统;②累及 2 个或以上器官或系统,涉及或不涉及"危险器官"(血液系统、脾脏和肝脏)。

LCH 诊断的金标准目前仍然是组织病理学检查。LCH 在镜下表现为成片或成巢排列的朗格汉斯细胞,分化较好,长形或不规则形,伴有明显的核沟以及贯穿于核各个方向的褶皱,胞质丰富,嗜酸性。电镜下,胞质内可见被称为朗格汉斯颗粒或者 Birbeck 颗粒的分散细胞器,状如网球拍。在朗格汉斯细胞周围常伴有嗜酸性粒细胞、反应性淋巴细胞、浆细胞、中性粒细胞、多核巨细胞和巨噬细胞浸润。除此之外,有时确诊需要借助免疫组织化学检测,可见病变细胞 CD68、CD1a、S-100 和 CD207 均为阳性。

LCH 的治疗一般可采用化疗、放疗和靶向治疗等手段,部分病例可考虑辅助手术治疗。成人 LCH 治疗首先应考虑患者受累器官或系统的数量,患者预后与累及的器官数量有一定的相关性,孤立病变者总体生存率>95%。若多器官受累,总体生存率降至约 75%。针对孤立病变者可采用局部治疗,如孤立病灶累及垂体的患者可采用单纯放疗。而多系统受累的 LCH 则应以全身治疗为主。对于存在 *BRAFV600E* 突变的病例,可采用 Vemurafenib 进行治疗。如患者出现中枢性尿崩症需要进行对症治疗,使用醋酸去氨加压素控制尿量,如有其他垂体-下丘脑受累导致的内分泌指标改变,可进行相应的替代治疗。

参 考 文 献

[1] 中国临床肿瘤学会指南工作委员会. 中国临床肿瘤学会(CSCO)淋巴瘤诊疗指南 2020. 北京:人民卫生出版社,2020.

[2] 徐瑞华,姜文奇,管忠震. 临床肿瘤内科学. 北京:人民卫生出版社,2014.

[3] 陈万涛. 口腔临床免疫学. 上海:上海交通大学出版社,2010.

[4] STORCK K, BRANDSTETTER M, KELLER U, et al. Clinical presentation and characteristics of lymphoma in the head and neck region. Head Face Med, 2019, 15(1):1-8.

[5] 牛挺,徐菁. CD30 阳性淋巴瘤的治疗进展. 内科理论与实践,2020,15(5):295-301.

[6] 中国医师协会血液科医师分会,中华医学会血液学分会,中国医师协会多发性骨髓瘤专业委员会. 中国多发性骨髓瘤诊治指南(2020 年修订). 中华内科杂志,2020,59(5):341-346.

[7] YAN Z L, CAO J, CHENG H, et al. A combination of humanised anti-CD19 and anti-BCMA CAR T cells in patients with

relapsed or refractory multiple myeloma：a single-arm，phase 2trial. Lancet Haematol，2019，6（10）：e521-e529.

［8］HÉRITIER S，EMILE J F，BARKAOUI M，et al. BRAF mutation correlates with high-risk Langerhans cell histiocytosis and increased resistance to first-line therapy. J Clin Oncol，2016，34（25）：3023-3030.

［9］EMILE J F，ABLA O，FRAITAG S，et al. Revised classification of histiocytoses and neoplasms of the macrophage-dendritic cell lineages. Blood，2016，127（22）：2672-2681.

［10］杨冉冉，鞠侯雨，任国欣，等. 36 例口腔颌面 - 头颈部朗格汉斯细胞组织细胞增多症临床及预后分析. 中国口腔颌面外科杂志，2021，19（1）：52-58.

第三十六章　口腔颌面部相关的免疫缺陷病

人类机体具有多道抵御外界病原体入侵的防线,在抵抗感染的过程中,体液免疫和细胞免疫、特异性免疫和非特异性免疫之间相互协调,共同构成机体抵抗感染的屏障。在某些机体内部因素和/或外界环境因素的影响下,免疫系统中的一个或几个环节出现异常,使正常的免疫信号转导发生障碍,导致机体免疫应答和功能低下,称为免疫缺陷(immunodeficiency)。免疫缺陷的主要特征为患者有严重的、迁延反复的机会性感染,并发恶性肿瘤的概率较正常人群高。

免疫缺陷病按其发生分为原发性免疫缺陷病(primary immunodeficiency disease,PID)和继发性免疫缺陷病(secondary immunodeficiency disease,SID)两大类。PID是由于受遗传或发育因素的影响,从出生带来的免疫缺陷病。SID是指由于某种疾病或接受某种治疗等因素,使机体罹患的免疫缺陷病。

第一节　原发性免疫缺陷病

原发性免疫缺陷病在口腔临床一般很少遇到。认识这些先天性免疫缺陷病,有助于早期发现、早期诊断、及时治疗。

一、DiGeorge 综合征

DiGeorge 综合征又称为先天性胸腺发育不良(congenital thymic hypoplasia),于 1965 年由 DiGeorge 首次报道而得名,它是指由于先天性的胸腺缺失或发育不全导致的机体 T 细胞数量不足或缺如,从而引起一系列病症的总称。本病是由于胚胎时期第Ⅲ、Ⅳ对咽囊发育障碍,导致胸腺和甲状旁腺发育不全或缺如,而使得淋巴细胞系无法在胸腺中形成 T 细胞,造成 T 细胞减少或缺失,以及甲状旁腺功能低下的一类综合征。该疾病是一种常染色体显性遗传病,随着研究的深入,人们对该疾病的认识不断深入和全面,研究已证实,DiGeorge 综合征患者的染色体 22q11.2 缺失,故认为该病是 22q11.2 缺失综合征(22q11.2DS)的一种表现。22q11.2DS 是人类最常见的染色体微缺失疾病,发病率约为 1/3 000～1/6 000。这种缺失会影响多个器官或系统的发育,包括免疫系统(胸腺)、颅颌面、心脏、内分泌、骨骼、肾脏、呼吸道、消化道、听力器官等发育障碍,还有精神认知障碍等。

（一）临床表现特点

1. **多数在儿童期发病**　如果胸腺完全缺失,患儿在出生后不久就因感染夭折。

2. **出现反复的病毒、真菌和细菌感染**　如风疹、水痘、白念珠菌感染,常有肺炎、腹泻等。

3. **内分泌异常**　甲状旁腺功能低下,当甲状旁腺完全缺失时,往往出生数小时就表现出低钙血症,出现手足抽搐。

4. 颅颌面发育畸形　先天性腭裂畸形，具有特殊面容、眶间距增宽、耳郭低位、人中缩短、鱼样嘴、小下颌、有时伴有小头畸形。

5. 心血管异常　常伴发圆锥动脉干畸形，如法洛四联症、室间隔缺损等。

6. 发育迟缓　智力障碍、儿童自闭症、成人焦虑症、精神分裂症等。

7. 胸部影像学检查可发现胸腺缺如。

8. 血液检查　免疫球蛋白量正常，淋巴细胞计数减少，T细胞减少或缺如，T细胞转化反应低下或无反应，甲状旁腺素水平低、血钙含量低和血磷高。

（二）诊断

依据典型的临床表现，如特殊面容、低钙性手足抽搐、先天性心血管畸形和反复感染，结合免疫学功能检查不难诊断。

（三）治疗

原则上进行对症治疗，包括增加T细胞数量、提高T细胞功能、控制低钙血症引起的抽搐，一般考虑给予以下治疗措施。

1. 胸腺素、转移因子。

2. 可以进行胎儿胸腺移植。

3. 维生素D和钙剂。

二、无丙种球蛋白血症

无丙种球蛋白血症（agammaglobulinaemia）是主要的先天性免疫缺陷病之一，由Bruton于1952年最先报道，故又称为Bruton综合征。

组织学上，患者的淋巴组织没有滤泡和生发中心，外周血中T细胞数量和功能及细胞介导的免疫功能常无明显异常，但B细胞数量下降，同时存在前B细胞。此外，淋巴结和血液中缺乏浆细胞。血清检查发现，除了丙种球蛋白缺失，其他各种类型的免疫球蛋白含量都低。

遗传学检查患者的X染色体Xq21～22区域的*Btk*基因缺失，进而导致*Btk*基因编码的Bruton酪氨酸激酶缺陷，其中85%的患者会出现先天性无丙种球蛋白血症。

临床上，该病多见于4～6月龄的男性幼儿，在诊断和治疗之前多经历反复的由链球菌、葡萄球菌、流感嗜血杆菌等引起的鼻窦炎、肺炎或脑膜炎等。由于T细胞功能正常，可以清除大部分真菌和病毒，但对于脊髓灰质炎病毒、柯萨奇病毒和埃可病毒等消化道病毒家族特别敏感，往往会危及生命。目前，对该疾病有较充分的认识，患者都能得到及时的诊断和治疗，绝大多数患儿可以存活至成年。现在多主张通过新生儿期筛查，做到症状前诊断和提前治疗。

治疗上，通过静脉或皮下反复补充丙种球蛋白或亲属血浆，保持患者IgG水平达到5g/L以上甚至更高的水平，可以有效预防感染和支气管扩张等并发症。此外，还应给予适当的抗生素预防感染。脐血干细胞治疗可以作为重症患者的救治性手段。尽管基因治疗还不成熟，它可能是治愈该种疾病的最终方法。

三、联合免疫缺陷病

联合免疫缺陷病(combined immunodeficiency disease，CID)患者的细胞免疫和体液免疫均有缺陷，更容易遭受感染，病情更为严重。病原体多为念珠菌、肺囊虫、巨细胞病毒。多数患儿发育不良。

治疗原则：①积极预防和控制感染；②定期应用免疫制剂，如丙种球蛋白；③造血干细胞移植。

第二节　继发性免疫缺陷病——艾滋病

艾滋病又称获得性免疫缺陷综合征(acquired immune deficiency syndrome，AIDS)，是感染了人类免疫缺陷病毒(human immunodeficiency virus，HIV)所引起的以严重细胞免疫功能缺陷为特征，并导致各种条件性感染或肿瘤的一组疾病。AIDS 是当前国际社会最为关注的传染病之一，它具有传播速度快、波及地区广、病死率高等特点。HIV 起源于非洲，变异能力特别强。它分为两个亚型，HIV-1 和 HIV-2，前者是主要的艾滋病致病病毒，后者仅在西非部分地区流行。自 1981 年由美国疾病控制与预防中心(Centers for Disease Control and Prevention，CDC)首次报道人感染 HIV 至今，根据联合国艾滋病规划署 2021 年的最新估计，全球已有 7 750 万人感染 HIV，3 470 万人死于与艾滋病相关的疾病。艾滋病仍是当今全球面临的严重公共卫生问题。

HIV 感染者在发展成为 AIDS 之前，可有很长一段时间的窗口期，临床上完全没有症状，或者仅表现出一些非特异性症状。但多数 HIV 感染者在感染早期就可能出现口腔颌面部的各种非特异性病损，并就诊于口腔科。所以，口腔科临床工作者很有必要具备关于 AIDS 的医学知识，以便早期发现、早期诊断、早期治疗，以免误诊或造成医源性感染。

一、病因及发病机制

AIDS 是感染 HIV 后引起的各种条件性感染和肿瘤的一组疾病。HIV 病毒进入人体后，其囊膜糖蛋白 gp120 可以选择性地与 $CD4^+$ 各类淋巴细胞表面的 CD4 受体结合，从而封闭正常抗原呈递过程，下调免疫系统的信号转导功能，诱导 $CD4^+$ 淋巴细胞的凋亡。因此，当 HIV 侵入人体后，引起淋巴细胞增殖，并选择性地侵犯有 $CD4^+$ T 细胞，同时在细胞内进行复制，或整合于细胞染色体 DNA 内，一旦感染细胞被激活，大量病毒释放出来，继续攻击其他 $CD4^+$ T 细胞，造成正常 $CD4^+$ T 细胞缺失，从而使依赖 $CD4^+$ T 细胞调节的各种免疫功能处于失控状态，造成细胞免疫功能下降，诱发条件致病菌感染或相关肿瘤的发生。

HIV 是一种不耐高温的病毒，并且离开人体后难以生存。一般在 60℃ 30 分钟即可灭活。对于消毒液，如 75% 酒精、0.1% 次氯酸钠、1% 戊二醛等处理可灭活。但 HIV 耐寒，在 −75℃ 仍可存活 3 个月，并且对紫外线、电离辐射、福尔马林等均不敏感。

二、艾滋病的传播途径

AIDS 的传染源为艾滋病患者及 HIV 携带者。其传播途径主要有三种：性接触传播；血液或血制品感染；母婴垂直传播。其传播的有效性依次为：血液传播、母婴垂直传播、性传播。目前，尚没有证据可以证明该病毒可以借助空气、昆虫、水、食物而导致传染。易感人群主要包括性病患者、同性恋、异性之间滥交者，注射毒品成瘾者，以及父母为艾滋病患者的儿童，其次为输血者。

1. **性传播** 肛交因更易损伤直肠黏膜，故更易感染 HIV，而阴道性交及口 - 生殖器性交的危险性较小。

2. **经血液传播** 主要发生在共同使用注射器注射静脉毒品者；输入感染的血液或血液成分；接触 HIV 携带者或 AIDS 患者的血液、体液成分。

3. **母婴垂直传播** HIV 感染的母亲在围产期通过分娩或胎盘将病毒传染给婴儿，同时母乳喂养也可能增加 HIV 感染的概率。

三、临床表现

该病在各个年龄段均可罹患，但以 20～40 岁青壮年多见。HIV 感染后，初起患者可以完全没有症状，也可出现一些非特异性的症状，疾病继续发展，最终都会出现 AIDS 的临床表现，比如出现条件性致病菌感染或相关肿瘤发生等。其病程的进展速度有明显的个体差异，一般从病毒进入人体到出现 HIV 病毒感染症状大约需要几个月到几年不等。一般在感染病毒后发展到 AIDS，平均需要 6 年时间。一般认为，疾病的进展与感染机体的免疫状况及病毒本身有关。如果机体合并其他病毒感染，如庚型肝炎病毒，其疾病进展较没有合并其他病毒感染的个体慢。典型的 HIV 感染病程发展经历了以下几个阶段。

（一）窗口期

窗口期是指感染 HIV 后到机体产生抗体的时间，一般为 2 周～6 个月。在此期 HIV 进入体内，与 $CD4^+$ T 细胞融合，并整合入淋巴细胞的 DNA 内，通过淋巴系统进入血液循环。病毒在机体内复制、繁殖，此时出现的急性感染症状多发生于感染后 2～4 周，患者出现发热、出汗、肌肉酸痛、乏力、恶心、呕吐、头痛、腹泻、皮疹、咽炎等症状，个别患者在此期会发生口腔、消化道溃疡或念珠菌感染。可发现全身表浅淋巴结肿大，少数患者还伴有肝脾肿大。在急性感染症状出现后 5 周左右，患者血清中开始可以检测出 HIV 抗体，一般在感染 HIV 病毒后 5～8 个月，95% 的患者体内可以检测出 HIV 抗体。

（二）潜伏期

潜伏期是指感染 HIV 后到出现 AIDS 症状和体征的时间，成人平均为 2.5 年，个别患者可超过 5 年，最长潜伏期为 14.2 年，最短仅 6 天，儿童潜伏期约 1 年。在此期 $CD4^+$ T 细胞数量无明显降低。

（三）艾滋病前期

艾滋病前期也称为艾滋病相关综合征（AIDS-related complex，ARC）。患者出现不同程度的细胞免疫功能障碍，表现出的临床症状有：①持续性淋巴结病（腹股沟以外至少 2 个淋巴结肿大＞3 个月）；②长期中、重度发热（发热＞37.8℃，间断或持续超过 3 个月）；③慢性腹泻＞3 个月（腹泻 4～5 次 / 天，间断或持续）；④体重下降＞10%；⑤乏力、盗汗间断或持续超过 3 个月；⑥条件性致病菌感染：如口腔白念珠菌感染、单纯疱疹病毒、带状疱疹病毒感染等。此时，$CD4^+$ T 淋巴细胞数下降至（0.2～0.4）×10^9/L。实验室检查异常有：①$CD4^+$ T 细胞绝对数下降；②CD4/CD8 比例倒置；③HIV 抗体或病毒分离培养检测呈阳性；

④白细胞、淋巴细胞下降。

（四）艾滋病期

该期具备以下 3 个基本特点：①严重的细胞免疫缺陷；②CD4$^+$ T 细胞数＜0.2×10^9/L；③伴有各种机会性感染和恶性肿瘤。

1. **机会性感染** 是指感染的病原体中，多数对于正常的人体无明显的致病作用，但当人体的免疫功能下降，则引起发病。对于艾滋病患者构成的致命性的机会性感染表现为四型：①肺部综合征，80% 以上是肺孢子菌肺炎（Pneumocystis carinii pneumonia，PCP），也是导致患者死亡的主要原因。患者伴有发热、咳嗽、发绀、呼吸困难、低氧血症等。血清学检查可以发现 90% 以上的患者血清乳酸脱氢酶含量大于 450IU。②胃肠综合征，多见于由隐孢子虫感染引起的慢性腹泻、腹痛、脓血便等。③中枢神经系统综合征，HIV 侵犯脑组织后可引起类似于脑部占位性病变症状，如头痛、呕吐、抽搐、痴呆等。④不明原因的发热，可能是由巨细胞病毒、鸟分歧杆菌引起，表现为长期发热、乏力、厌食、消瘦等。

2. **AIDS 伴发的恶性肿瘤** 最常见的是卡波西肉瘤（Kabosi sarcoma，KS），也是艾滋病标志性病变之一。临床表现为四肢皮肤或口腔内，多见于腭部，多发性蓝紫色斑点或斑块状损害，指压不褪色，周围可有黄褐色瘀斑。KS 进展迅速，可向口腔、咽部、肺及消化道播散，最终因出血死亡。此外，AIDS 患者还可继发非霍奇金淋巴瘤、鳞状细胞癌、基底细胞癌和黑色素瘤等。

3. **皮肤改变** 表现为多样性，常见的有严重泛发性毛囊炎、单纯疱疹、带状疱疹、药疹及尖锐湿疣等。

4. **AIDS 在口腔黏膜的表现** AIDS 在口腔中的表现也是诊断艾滋病的重要指征之一。与 HIV 感染密切相关的口腔病损是：①口腔念珠菌病，口腔念珠菌感染常发生在 AIDS 初期，在口腔黏膜损害中最为常见，是机体免疫功能受到抑制的早期表现，表明 HIV 感染后可能有其他的机会性感染出现。在临床上常表现为红色、乳白色或乳黄色斑点或斑块，好发于颊部、腭、舌背等黏膜处，擦去斑块可见出血创面。发生于口角则表现为放射状条纹，伴有皲裂。一般口腔白念珠菌病发生于老年人，表现为托牙性口炎，如果发现年轻人口腔白念珠菌感染，就应警惕 AIDS。②口腔黏膜毛状白斑，是艾滋病最常见的口腔损害，多发于同性恋及静脉吸毒者，为口腔白念珠菌感染，有时可合并 EB 病毒感染。表现为发生于口腔黏膜的白色绒毛状病变，呈斑块状或皱褶状，有时可增生如地毯样，病损大小不一，不易被擦去，多发于舌黏膜，先出现于舌侧，后波及舌背或舌腹。很少发生于颊部、唇、口底、软腭等处。③口腔卡波西肉瘤，据统计，约 20% 的艾滋病患者出现 KS，一半以上的患者发病部位在口腔。男女口腔发生 KS 的比例为 20∶1。最常见的发病部位依次为腭、牙龈、口咽、颊、舌背、唇等部位的黏膜。约有不到一半的患者在诊断为口腔 KS 时合并口腔念珠菌感染。KS 在口内表现为浅蓝色或蓝黑色斑块，初期扁平，继而颜色加深，并逐渐突出于黏膜表面，可出现分叶状或溃疡。④与艾滋病相关的牙周炎，也是艾滋病感染者最早出现的相关症状之一。表现为游离龈线状出血、附着龈呈点状出血、自发性出血或刷牙后出血，而口腔卫生状况良好的牙龈炎，牙周袋不深，牙周组织破坏迅速。早期表现为龈乳头坏死、溃疡、疼痛、出血，随后波及牙周附着及骨支持组织，使全口牙齿迅速丧失。另外，还可表现为急性坏死性龈口炎，即口腔恶臭、牙龈坏死、疼痛、出血，病情进一步发展，波及广泛软硬组织，形成致命性坏疽性口炎。⑤口腔疱疹，常见的有单纯疱疹和带状疱疹。单纯疱疹常复发，累及口周及唇部。带状疱疹常沿神经走行分布，伴有疼痛症状，疱疹破溃后可形成溃疡或结痂。⑥口腔其他表现，如突发的、无原因的全口牙痛或感觉异常等。

5. **艾滋病晚期** 此期 $CD4^+T$ 细胞数 $<0.05\times10^9/L$，全身器官进行性衰竭。

四、实验室检查

临床确诊 HIV 感染需要检测出 HIV 病毒，常用的检测方法有检测血液中的 HIV 抗体、抗原、核酸，以及通过实验室进行病毒分离培养。

1. **HIV 抗体检测** 是目前最为常用的检测 AIDS 的方法，包括酶免疫分析和免疫印迹。外周血、尿液或唾液均可作为实验标本。

2. **病毒分离培养** 是确定病毒性疾病最可靠的诊断手段之一，常采用外周血中淋巴细胞进行 HIV 的分离和培养，一般在感染病毒早期或 AIDS 发病期易于培养，而潜伏期由于体内抗体滴度较高，不易成功分离培养病毒。

五、艾滋病的诊断

我国于 1996 年参照 1987 年 WHO 与美国疾病控制与预防中心（CDC）制定的艾滋病诊断标准和 1993 年美国 CDC 修订的 HIV 感染分类及 AIDS 诊断标准，制定了 HIV/AIDS 的诊断标准，分为急性 HIV 感染、无症状 HIV 感染和 AIDS 患者。

（一）急性HIV感染

1. **流行病学** ①同性恋或滥交者，或性伴侣中有 AIDS 患者或 HIV 抗体检测阳性；②有静脉吸毒史；③静脉输注过血液或血液制品者；④与 HIV 感染者或与 AIDS 患者有过密切接触者；⑤被 AIDS 患者或 HIV 感染者分泌物污染过的利器伤过，并伤口出血者；⑥有过梅毒、淋病、或非淋菌性尿道炎等性病史；⑦父母有 HIV 抗体阳性者；⑧用过非正常渠道来源的血液制品者。

2. **临床表现** ①发热、乏力、咽痛、肌肉酸痛、全身不适等上呼吸道感染症状；②少数患者伴有头痛、恶心、呕吐、皮疹、脑膜炎或急性神经炎；③口腔颌面部、颈部、枕部及腋窝淋巴结肿大，类似传染性单核细胞增多症；④肝脏、脾脏肿大。

3. **实验室检查** ①外周血白细胞及淋巴细胞总数起病初期下降，以后淋巴细胞总数上升，可见异型淋巴细胞；②CD4/CD8 倒置；③抗 HIV 抗体检测阳性（窗口期抗体检测阴性），或外周血淋巴细胞可分离培养出 HIV；④少数患者初期血液 p24 抗原阳性。

（二）无症状HIV感染

1. 流行病学同急性 HIV 感染。

2. 临床常无明显症状或体征。

3. **实验室检查** ①HIV 抗体检测阳性；②CD4 淋巴细胞总数正常，但 CD4/CD8 倒置；③p24 抗原阴性。

（三）AIDS患者

1. **流行病学** 同急性 HIV 感染。

2. 临床表现 ①持续性不明原因的全身淋巴结肿大(>3个月);②长期中重度发热(发热>37.8℃,持续超过1个月);③慢性腹泻(每日4～5次)>3个月;④体重下降>10%;⑤不明原因的免疫功能低下;⑥合并机会致病菌感染:如口腔白念珠菌、单纯疱疹、带状疱疹感染,或并发卡波西肉瘤、肺孢子菌肺炎等;⑦中青年出现痴呆症状。

3. 实验室检查 ①HIV抗体检测阳性;②血液p24抗原阳性;③CD4$^+$T淋巴细胞数(0.2～0.5)$\times 10^9$/L;④CD4/CD8倒置;⑤白细胞、血红蛋白下降;⑥可以找到合并上述感染的病原学或肿瘤的病理学依据。

六、艾滋病的治疗

目前世界范围内尚无根治的方法,所有的艾滋病患者最终死于合并的机会性感染或恶性肿瘤。

艾滋病患者口腔白念珠菌感染可局部或全身应用药物控制。局部用药包括2%～4%碳酸氢钠溶液含漱,或0.2%氯己定溶液含漱。也可应用制霉菌素制成软膏或霜剂进行局部涂搽。目前,全身用药主要是口服酮康唑和氟康唑。

对于艾滋病合并的龈炎、牙周炎、口角炎及坏死性龈口炎等,除了认真做好口腔卫生工作,每日也可用0.1%～0.2%氯己定溶液含漱,口服替硝唑或克林霉素等。对于口腔合并单纯疱疹或带状疱疹、毛状白斑,主要用阿昔洛韦等药物治疗。

当艾滋病伴发KS时,目前还没有有效的治疗方法,临床上使用的主要方法有化疗、放疗、局部手术切除和激光治疗。

尽管尚未发现治愈艾滋病的药物,但人们已针对病毒的结构和特点发明了多种药物。共有五大类20余种药物获准在临床上使用,以期抑制病毒繁殖。这些药物包括:①核苷逆转录酶抑制剂(nucleoside reverse transcriptase inhibitor, NRTI),如齐多夫定、扎西他滨、拉米夫定等;②非核苷逆转录酶抑制剂(nonnucleoside reverse transcriptase inhibitor, NNRTI),如奈韦拉平、依非韦伦、依曲韦林等;③蛋白酶抑制剂(protease inhibitor, PI),如达芦那韦、阿扎那韦、洛匹那韦等;④融合酶抑制剂(fusion enzyme inhibitor, FEI),如艾博韦泰;⑤整合酶抑制剂(integrase inhibitor, II),包括多替拉韦、拉替拉韦等。临床上2种NRTI联合其他类别抗病毒药物的鸡尾酒疗法,是目前最有效的艾滋病治疗方案。联合抗逆转录病毒疗法(cART)在控制HIV的复制和传播的优势得到普遍认可。通常,联合3种以上的抗HIV药物能有效抑制病毒,同时还可以避免耐药性产生。但是,长期服用这些药物都有较严重的近、远期不良反应,维持治疗阶段减少药物负荷的策略被逐渐采纳,也有人采用用药和停药2:1的间断疗法。免疫检查点药物和抗HIV中和抗体日益受到国内外的关注,人们希望这些新的药物能够进一步提高艾滋病治疗的整体疗效。目前,第三类药物可以是非核苷逆转录酶抑制剂或增强性蛋白酶抑制剂、整合酶抑制剂。

尽管艾滋病的防治取得不少进展,但现在又面临新的挑战。首先,世界范围内的防治水平仍然不均衡,特别是非洲地区许多艾滋病患者不能得到及时、有效的诊断和治疗,艾滋病负担已经严重影响这些地区的经济发展;其次,实行以妇女为中心的治疗策略,实现个性化治疗至关重要;再次,由于艾滋病患者预期寿命的延长,患者的心血管疾病和恶性肿瘤等非艾滋病共病风险增加,如何平衡两者的关系需要多学科参与。

七、艾滋病的预防

目前,艾滋病尚无法治愈,而且是一种传染源及传播途径非常明确的疾病。因此,对于艾滋病的预防远比治疗重要,而且容易取得良好的效果。具体包括:①规范个人行为、洁身自好、避免多性伴侣及同性性行为,远离毒品;②避免接触可能被艾滋患者分泌物污染的物品;③对供血及血液制品进行严格的质控和监管;④加强入境检疫工作;⑤加强关于艾滋病的科普宣传及易感人群的管理与筛查。

艾滋病的疫苗开发也是当今重要的研究攻关课题,但仍未获得实质性突破。尽管已有的艾滋病疫苗效果有限,但我们相信未来人类一定能通过疫苗来预防 HIV 感染。基因编辑技术有望对艾滋病的防治发挥一定作用。

参 考 文 献

[1] 郭伟. 口腔临床免疫学. 上海:复旦大学出版社,2003.

[2] 陈万涛. 口腔临床免疫学. 上海:上海交通大学出版社,2010.

[3] SHILLITOE B, GENNERY A. X-linked agammaglobulinaemia: outcomes in the modern era. Clin Immunol, 2017, 183: 54-62.

[4] MCDONNALD-MCGINN D M, SULLIVAN K E, MARINO B, et al. 22q11.2deletion syndrome. Nat Rev Dis Primers, 2015, 1: 15071.

[5] MCDONNALD-MCGINN D M. 22q11.2deletion—a tiny piece leading to a big picture. Nat Rev Dis Primers, 2020, 6(1): 33.

[6] BARRY J C, CROWLEY T B, JYONOUCHI S, et al. Identification of 22q11.2deletion syndrome via newborn screening for severe combined immunodeficiency. J Clin Immunol, 2017, 37(5): 476-485.

[7] GHOSN J, TAIWO B, SEEDAT S, et al. HIV. Lancet, 2018, 392(10148): 685-697.

[8] 陈万涛. 口腔颌面 - 头颈部肿瘤生物学. 上海:上海交通大学出版社,2015.

第三十七章 "参阳"方对舌鳞癌 SD 大鼠的免疫功能调节作用

第一节 概　述

中药制剂"参阳"方又名"参阳益气颗粒"，是根据上海交通大学医学院附属第九人民医院口腔颌面外科邱蔚六院士中西医结合治疗团队，研究的扶正培本中药基本方案，再经过中药、西药及制药专家的反复验证的中药方剂。其主要由党参、黄芪、丹参、锁阳和女贞子等药物组成，具有益气补肾、活血化瘀的功效。1989 年 9 月—1993 年 6 月，由上海第二医科大学附属第九人民医院、美国麻省总医院、哈佛大学公共卫生学院、俄勒冈健康与科学大学等单位在上海市卫生局、美国 Rockefeller 基金会的资助下，联合对该中药制剂能否延长口腔鳞癌患者生存期进行了临床随机对照前瞻性研究，临床试验共纳入 238 例口腔鳞癌标准治疗后患者，均进行严格的服药、登记与随访。研究结果表明，"参阳"方治疗组 3 年生存率为 74.6%，而对照组仅为 67.9%。多因素分析显示，中药干预是唯一存在统计学差异的因素。服用"参阳"方 3～6 个月后，患者的二硝基氯苯斑贴试验阳性率比对照组显著增加（$P < 0.05$）。该项国际合作临床试验研究结果表明，"参阳"方辅助治疗口腔鳞癌能在一定程度上提高患者生存率，并提示其作用机制可能是提高患者的免疫功能。

"参阳"方辅助治疗口腔鳞癌在临床上已取得一定的效果，进一步阐明其主要的药效学机制是一大难题。众所周知，许多免疫调节剂在恶性肿瘤患者的临床免疫治疗研究中已取得一定的效果，但很难完全阐明这些免疫调节剂的主要药效学和作用机制。发生这一现象最主要的原因是，国内外缺乏适合研究免疫调节治疗类药物的荷瘤动物模型，而最常用的荷人肿瘤动物模型多是应用存在先天性免疫功能缺陷的小鼠（如 T 细胞缺如、T 细胞和 B 细胞联合缺如等）建立而成，用这种动物模型来研究免疫治疗药物的作用和机制受到了很大的限制。建立一种基于正常免疫动物、具有肿瘤免疫特点的动物模型十分必要，且有现实的应用价值。基于上述目标和要求，采用含化学致癌剂 4- 硝基喹啉 -1- 氧化物（4-nitroquinoline-1-oxide，4NQO）自然饮水喂养的方式，诱发正常免疫功能的 SD 大鼠发生口腔黏膜鳞癌。基于该肿瘤动物模型，应用荧光抗体标记技术、流式细胞术、酶联免疫吸附试验等免疫技术手段，检测外周血淋巴细胞亚群比例、血清细胞因子（IFN-γ、TNF-α、IL-2 和 IL-4）的表达；动态观察分析动物免疫功能变化与肿瘤发生、发展的关系；定性和定量研究荷瘤动物免疫紊乱的特点。进一步利用建立的具有特征免疫功能状态的舌鳞癌动物模型，研究免疫调节类抗肿瘤药物"参阳"方对机体的免疫治疗效果和作用机制。

第二节 化学药物诱导SD大鼠舌鳞癌动物模型的建立和表型特点

以水溶性致癌剂4NQO为诱导剂,无须额外局部刺激"自然"诱发的大鼠舌鳞癌模型备受关注。该模型具有癌变靶器官代表性强、潜伏期长、生长缓慢、病变典型、与人口腔黏膜鳞癌相似的生物学行为等特点。模型建立是采用含0.002% 4NQO饮用水(置于避光瓶),通过常规饲养饮水的方式,诱导SD大鼠(体重200g±15g)舌黏膜癌变。实验过程中,在第24~36周时,部分大鼠出现行动迟缓,毛发枯黄、脱落,体重较空白对照组SD大鼠减轻等现象。

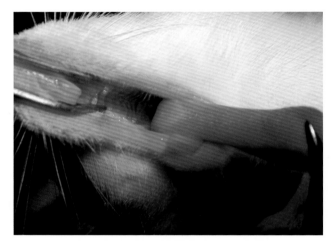

图37-2-1 正常SD大鼠舌根部黏膜红润光滑,乳头分布均匀,舌体柔软富有弹性

正常大鼠(用药前)舌根部黏膜红润、光滑,舌乳头分布均匀,舌体柔软而富有弹性。空白对照组大鼠的舌根部黏膜未见明显异常(图37-2-1)。随着时间的延长,4NQO饮水诱导组大鼠舌根部黏膜病变肉眼观呈现进行性加重,主要表现为:9~12周时,部分SD大鼠舌根部黏膜局部充血、发白,其中可见散在的乳白色小点,扪之略显粗糙;16~24周时,多数SD大鼠舌根部黏膜呈乳白色斑块状,扪之稍硬,部分SD大鼠舌根部出现乳头状新生物,表面粗糙,刺激时易出血(图37-2-2)。24~36周时,部分SD大鼠舌根部或腭部黏膜出现菜花状新生物(图37-2-3),SD大鼠进食困难、消瘦明显。4NQO饮水喂养36周后,再喂养蒸馏水2周,于38周末麻醉处死动物,收集组织标本和器官。病理检查发现,随着4NQO作用时间的延长,多数4NQO饮水组SD大鼠舌根黏膜呈现从正常黏膜到异常增生,再到鳞癌的典型病变过程(图37-2-4)。而在整个过程中,主要脏器则未发现明显的组织病理学改变。

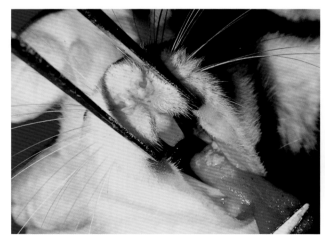

图37-2-2 4NQO饮水组16~24周,SD大鼠舌根部出现乳头状新生物,表面粗糙、质地较硬、刺激时易出血

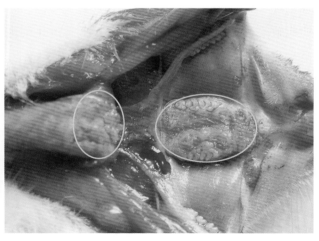

图37-2-3 舌根部与腭部黏膜同时出现肿瘤病变(黄圈示)

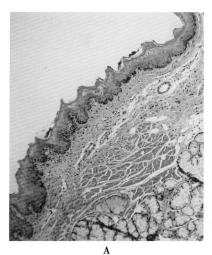 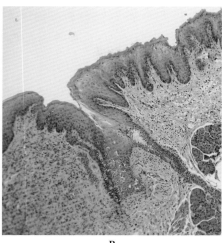 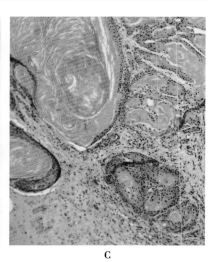

A B C

图 37-2-4　4NQO 诱导过程中不同时期，SD 大鼠舌根部黏膜的组织病理学改变

A. 用药前正常黏膜　B. 9~12 周时上皮异常增生　C. 24~36 周时黏膜鳞状细胞癌形成，可见角化珠

在本研究中，SD 大鼠舌黏膜鳞癌总体发生率为 88.5%（54/61），略高于刘兴坤等人研究报道的结果。在 4NQO 饮水组中，多数 SD 大鼠在后期出现精神萎靡、食欲减退、毛发枯黄和脱落、体重不同程度下降等现象。推测除荷瘤因素外，可能与 SD 大鼠机体的免疫功能下降或紊乱有关，研究进一步对舌鳞癌 SD 大鼠的免疫功能进行了检测和分析评价。

第三节　舌鳞癌 SD 大鼠的免疫功能特征

在建立舌鳞癌动物模型过程中发现，4NQO 饮水诱发形成舌鳞癌后，部分 SD 大鼠出现了精神萎靡、毛发枯黄和脱落、体重减轻等症状，分析部分原因可能与 SD 大鼠机体的免疫功能异常有关。为回答这一问题，应用现代免疫学实验技术和方法对动物的免疫功能状况进行了检测和分析。采用双色荧光抗体标记流式细胞术（flow cytometry, FCM）检测 SD 大鼠外周血淋巴细胞亚群，采用酶联免疫吸附测定（ELISA）检测血清中细胞因子的含量，确定舌鳞癌 SD 大鼠的免疫功能状况及其与病变进展的关系。各组 SD 大鼠外周血淋巴细亚群的检测结果详见表 37-3-1。

表 37-3-1　各组 SD 大鼠外周血淋巴细亚群的检测结果

动物分组	CD3$^+$CD4$^+$	CD3$^+$CD8$^+$	CD4$^+$/CD8$^+$	CD3$^-$CD161$^+$
舌根黏膜正常组（n=20）	37.86±6.33	14.98±2.45	2.57±0.49	5.37±1.60
舌根黏膜粗糙组（n=24）	30.36±3.57*	16.13±3.49	1.96±0.38*	4.35±1.47
舌根肿块直径＜5mm 组（n=21）	31.31±6.77*	17.74±6.74	1.91±0.59*	3.68±1.40*
舌根肿块直径≥5mm 组（n=16）	22.28±8.95$^{*\#\$}$	12.32±4.04$^\$$	1.81±0.50*	3.14±1.39*

注：①除 CD4$^+$/CD8$^+$ 外，以上数值均代表被检细胞占总淋巴细胞的百分比。

②* 表示与舌根黏膜正常组比较，P<0.05；$^\#$ 表示与舌根黏膜粗糙组比较，P<0.05；$^\$$ 表示与舌根肿块直径＜5mm 组比较，P<0.05。

从 SD 大鼠外周血淋巴细亚群的检测数据可以看出,随着 SD 大鼠舌根部病变程度的加剧, $CD3^+CD4^+$ T 细胞的比例是逐渐下降的。各病变组 SD 大鼠外周血 $CD3^+CD4^+$ T 细胞的比例均低于健康对照组($P<0.05$),其中以舌根肿块直径≥5mm 组下降最为明显,与舌根黏膜正常组、舌根黏膜粗糙组、舌根肿块直径<5mm 组进行比较,均具有统计学差异($P<0.05$)。诱导早期,随着舌根部病变的发展,SD 大鼠外周血中 $CD3^+CD8^+$ T 细胞的比例存在逐步上升的趋势,尽管统计未见显著性差异($P>0.05$)。当病变体积发展到一定程度(舌根肿块直径≥5mm)时,$CD3^+CD8^+$ T 细胞的比例则显著下降,与舌根肿块直径<5mm 组比较,具有统计学差异($P<0.05$)。各组 $CD4^+/CD8^+$ T 细胞均低于舌根黏膜正常组($P<0.05$)。

$CD3^-CD161^+$ NK 细胞比例的变化趋势与 $CD3^+CD4^+$ T 细胞类似。尽管在病变早期(舌根黏膜粗糙组)与舌根黏膜正常组比较未见统计学差异($P>0.05$),但随着病变的进一步发展,NK 细胞的比例持续下降,舌根肿块直径<5mm 组、舌根肿块直径≥5mm 组均明显低于舌根黏膜正常组($P<0.05$)。

采用 ELISA 检测各组 SD 大鼠血清待测细胞因子的含量,检测结果详见表 37-3-2。

表 37-3-2　各组 SD 大鼠血清细胞因子的检测结果($\bar{x}\pm s$)　　　　　　　　　　　单位:pg/mL

动物分组	IFN-γ	TNF-α	IL-2	IL-4
舌根黏膜正常组（n=20）	32.46±22.89	47.482±7.58	24.13±15.12	32.23±47.74
舌根黏膜粗糙组（n=24）	24.82±11.51	6.35±2.79*	≤15*	37.46±37.23
舌根肿块直径<5mm 组（n=21）	19.92±9.88*	≤5*	≤15*	37.16±45.25
舌根肿块直径≥5mm 组（n=16）	15.4±9.41*	≤5*	≤15*	64.69±56.21

注:①浓度低于检测试剂盒敏感度的细胞因子,统计时按敏感度值进行计算。
　　②*表示与舌根黏膜正常组比较,$P<0.05$。

从表 37-3-2 中数据可以看出,随着 SD 大鼠舌根部病变的进展,外周血中 IFN-γ 的含量逐渐降低,舌根肿块直径<5mm 组、舌根肿块直径≥5mm 组与舌根黏膜正常组比较均有统计学差异($P<0.05$)。TNF-α 含量也是逐步降低的,当舌根部出现明显肿块时,已不能检测出 TNF-α,说明血清中 TNF-α 的浓度已低于 5pg/mL。在舌根黏膜正常 SD 大鼠组中,血清 IL-2 含量平均为(24.13±15.12)pg/mL;而在三组病变鼠血清中均未能检测出 IL-2,即≤15pg/mL,存在显著性差异($P<0.05$)。血清中 IL-4 的含量随 SD 大鼠舌根部病变的发展而呈增加趋势,但各组间的比较无统计学差异($P>0.05$)。

口腔颌面部肿瘤的发生、发展和预后与机体免疫系统功能紊乱关系密切,因而,随着肿瘤免疫学的发展,患者免疫功能的检测与免疫治疗日益受到学者们的重视。一般认为,肿瘤免疫是以 T 细胞为核心,多种细胞及体液因素共同参与宿主对肿瘤细胞的免疫杀伤或逃逸过程。正常免疫应答的形成有赖于各种免疫细胞,特别是 T 细胞亚群之间的相互协调与制约,其中辅助性 T 细胞和抑制性 T 细胞是免疫调节的中心枢纽。机体的抗肿瘤免疫包括对肿瘤抗原的识别和杀伤两方面。对肿瘤抗原的识别主要由 Th 完成，如 Th 和 Ts 比例保持平衡，细胞介导的免疫正性作用占优势。随着肿瘤的生长和发展，多数表现为 Th 亚群减少，而 Ts 亚群增加，导致细胞介导的免疫负性作用占优势。因此，动态观察外周血淋巴细胞亚群的变化，是判断机体免疫功能状况的一个有益指标。临床上，测定 T 细胞亚群以及了解其在肿瘤发生发展过程中的变化，可为有效免疫调节治疗、预测疗效、判断转归提供实验依据。

NK 细胞在免疫细胞抗肿瘤时相分布中，往往位于 CTL 前面。随着肿瘤生长演进，异质性不断发生，已具有特异性免疫的细胞毒性 T 细胞只对部分肿瘤细胞起作用，而 NK 细胞不受这种限制，能识别 MHC I 类抗原不表达或异常表达的肿瘤细胞。已有大量的研究报道，口腔鳞癌患者中，$CD4^+$ T 细胞、NK 细胞减少，$CD8^+$ T 细胞增加，$CD4^+/CD8^+$ 细胞比值降低，提示机体处于免疫抑制状态。采用 4NQO 诱导的舌鳞癌 SD 大鼠，其外周血中淋巴细胞亚群的比例和人类类似。结果表明，随着 SD 大鼠舌根部病变的进展，外周血中 $CD4^+$ T 细胞逐步下降，$CD8^+$ T 细胞的比例则呈上升趋势。但当病变达到晚期（肿块直径≥5mm）时，三组荷瘤鼠 $CD4^+/CD8^+$ 数值明显低于正常鼠，NK 细胞比例亦呈下降趋势。结果表明，舌根肿瘤 SD 大鼠外周血中淋巴细胞亚群的比例呈紊乱状态，且其严重程度随病变的进展而加剧。这一结果表明，口腔癌的发生发展与机体免疫功能紊乱密切相关，也为下一步利用该模型进行免疫调节药物对机体免疫功能的干预提供了模型和实验依据。

根据所分泌的细胞因子的不同，Th 细胞可进一步分为 Th1 和 Th2 两个亚群。Th1 细胞主要分泌 IFN-γ、IL-2、IL-12、TNF-α 等细胞因子，可增强杀伤细胞的细胞毒作用，激发迟发型超敏反应，介导细胞免疫应答。Th2 细胞主要分泌 IL-4、IL-5、IL-6 和 IL-10 等细胞因子，促进抗体的产生，主要介导体液免疫应答。Th1 和 Th2 细胞通过分泌细胞因子，彼此交叉调节、相互抑制。机体的抗肿瘤作用以 Th1 介导的细胞免疫为主，一旦由 Th1 向 Th2 漂移，便出现免疫抑制状态，机体的抗肿瘤免疫能力将受到严重干扰，可能发生肿瘤或造成病情恶化。临床上许多研究也已经证实，多种恶性肿瘤发生 Th2 漂移。本研究结果表明，荷瘤大鼠存在 Th1 向 Th2 漂移，机体出现免疫抑制状态。

综合分析以上结果可以认为，4NQO 饮水诱导的舌鳞癌 SD 大鼠模型较好地模拟临床上恶性肿瘤患者的免疫低下状态，且其紊乱程度与病变进展密切相关。

第四节 "参阳"方对 SD 大鼠舌鳞癌模型的治疗效果

4NQO 诱发的舌鳞癌 SD 大鼠的免疫功能是明显紊乱和抑制的，且紊乱程度随着肿瘤病变的进展而加重。临床上应用的口腔癌免疫调节剂"参阳"方的主要功效是调节肿瘤患者机体的免疫功能。该中药复方是否能够逆转舌鳞癌 SD 大鼠的免疫紊乱状态？具体作用机制又是什么？这是本部分实验要探讨和回答的两个主要问题。

4NQO 诱发的 61 只舌鳞癌 SD 大鼠，在采集外周血进行免疫功能检测评价后，根据口腔黏膜病灶的大小，按照分层随机的原则分为 4 组，即"参阳"方 A 组、"参阳"方 B 组、阳性对照组（刺五加组）和空白对照组。采用统计学方法分析 4 组 SD 大鼠的各项外周血淋巴细胞亚群和细胞因子等免疫指标，未见显著性差异（表 37-4-1、表 37-4-2）。

表 37-4-1   给药前各组 SD 大鼠外周血淋巴细胞亚群的比较($\bar{x} \pm s$)/%

免疫指标	"参阳"方 A 组（16）	"参阳"方 B 组（18）	刺五加组（14）	空白对照组（13）
CD3$^+$CD4$^+$	30.84±7.26	28.94±4.66	29.40±7.79	25.96±7.81
CD3$^+$CD8$^+$	14.78±3.37	16.24±5.76	14.99±2.55	16.50±8.05
CD4$^+$/CD8$^+$	2.09±0.34	1.94±0.56	1.96±0.44	1.72±0.52
CD3$^-$CD161$^+$	3.23±1.18	4.15±2.09	3.77±1.42	3.85±1.30

表 37-4-2   给药前各组 SD 大鼠血清细胞因子的比较($\bar{x} \pm s$)/($pg \cdot mL^{-1}$)

细胞因子	"参阳"方 A 组	"参阳"方 B 组	刺五加组	空白对照组
IFN-γ	17.92±11.50	24.77±11.10	20.69±9.88	18.38±10.48
TNF-α	5.63±1.78	5.84±2.62	5.07±0.26	5.48±1.72
IL-2	≤15	15.44±1.30	16.18±4.43	17.66±6.50
IL-4	37.79±32.37	52.01±60.37	36.68±41.53	50.47±46.17

"参阳"方治疗应用的药物剂量是根据体表面积比值换算的，即"参阳"方 A 组为 1.03g/100g 体重，"参阳"方 B 组为 257mg/100g 体重。阳性对照组药物选用免疫调理中药"刺五加片"，应用剂量为 7.6mg/100g 体重。阴性对照组为等体积的蒸馏水。其中，"参阳"方 B 组和刺五加组相当于临床患者服用剂量。给药前 2 周，开始观察每只 SD 大鼠的每日饮水平均量，从而计算出所食用药物的浓度。给药 15 天后，在全麻醉状态下，采集外周静脉血进行免疫功能检测。

结果显示，用药前后 SD 大鼠外周血 CD4$^+$T 细胞比例发生明显变化。"参阳"方 A 组、"参阳"方 B 组和刺五加组 SD 大鼠服药后外周血 CD4$^+$T 细胞比例较服药前升高，其中"参阳"方 B 组和刺五加组服药前后的比较具有统计学意义（$P<0.05$），空白对照组则无明显变化（表 37-4-3）。

表 37-4-3   用药前后 SD 大鼠外周血 CD4$^+$T 细胞比例的比较($\bar{x} \pm s$)/%

实验分组	用药前	用药后	P 值
"参阳"方 A 组	30.84±7.26	34.13±8.71	0.06
"参阳"方 B 组	28.94±4.66	33.89±5.81	0.02
刺五加组	29.40±7.79	35.33±11.04	0.04
空白对照组	25.96±7.81	25.31±7.35	0.35

用药前后 SD 大鼠外周血 CD8$^+$T 细胞比例统计也发生了明显的变化。"参阳"方 A 组、"参阳"方 B 组和刺五加组中，SD 大鼠服药后外周血 CD8$^+$T 细胞比例较服药前明显降低（$P<0.05$），空白对照组则无明显变化（表 37-4-4）。

表 37-4-4   用药前后 SD 大鼠外周血 CD8$^+$T 细胞比例的比较($\bar{x} \pm s$)/%

实验分组	用药前	用药后	P 值
"参阳"方 A 组	14.78±3.37	9.90±3.49	0.01
"参阳"方 B 组	16.24±5.76	12.62±3.16	0.04
刺五加组	14.99±2.55	10.91±1.96	0.01
空白对照组	16.50±8.05	16.75±6.53	0.80

用药前后,SD 大鼠外周血 $CD4^+/CD8^+$ 比值也发生了明显变化。服用"参阳"方 A 组、"参阳"方 B 组和刺五加组的 SD 大鼠,外周血 $CD4^+/CD8^+$ 比值较服药前显著增加($P<0.05$),空白对照组未见明显变化(表 37-4-5)。

表 37-4-5　用药前后 SD 大鼠外周血 $CD4^+/CD8^+$ 的比较($\bar{x}\pm s$)

实验分组	用药前	用药后	P 值
"参阳"方 A 组	2.09±0.34	3.69±1.13	0.01
"参阳"方 B 组	1.94±0.56	2.82±0.75	0.01
刺五加组	1.96±0.44	3.35±1.20	0.01
空白对照组	1.72±0.52	1.60±0.47	0.13

用药前后,"参阳"方 A 组、"参阳"方 B 组的 NK 细胞比例呈增加趋势,其中,"参阳"方 B 组具有统计学差异($P<0.05$),服用刺五加组未见明显变化。相反,空白对照组 NK 细胞明显下降($P<0.05$)(表 37-4-6)。

表 37-4-6　用药前后 SD 大鼠外周血 NK 细胞比例的比较($\bar{x}\pm s$)/%

实验分组	用药前	用药后	P 值
"参阳"方 A 组	3.23±1.18	5.88±3.12	0.09
"参阳"方 B 组	4.15±2.09	6.69±3.03	0.02
刺五加组	3.77±1.42	3.77±2.57	1.00
空白对照组	3.85±1.30	1.98±1.00	0.01

用药前后,SD 大鼠血清 IFN-γ 浓度发生了一定的变化,主要是"参阳"方 A 组的 SD 大鼠血清 IFN-γ 浓度增加,而其余 3 组未见明显变化(表 37-4-7)。

表 37-4-7　用药前后 SD 大鼠血清 IFN-γ 浓度的比较($\bar{x}\pm s$)/($pg\cdot mL^{-1}$)

实验分组	用药前	用药后	P 值
"参阳"方 A 组	17.92±11.50	54.38±94.68	0.011
"参阳"方 B 组	24.77±11.10	24.79±18.51	0.99
刺五加组	20.69±9.88	19.27±12.95	0.76
空白对照组	18.38±10.48	18.20±16.10	0.95

用药后,SD 大鼠血清 TNF-α 浓度表现出非常明显的变化。服药后"参阳"方 A 组、"参阳"方 B 组血清 TNF-α 浓度显著增加,以"参阳"方 A 组增加最明显,刺五加组未见明显变化,空白对照组则略有降低(表 37-4-8)。

表 37-4-8　用药前后 SD 大鼠血清 TNF-α 浓度的比较($\bar{x}\pm s$)/($pg\cdot mL^{-1}$)

实验分组	用药前	用药后	P 值
"参阳"方 A 组	5.63±1.78	26.05±18.85	0.01
"参阳"方 B 组	5.84±2.62	8.86±3.96	0.02
刺五加组	5.07±0.26	5.08±0.26	0.99
空白对照组	5.48±1.72	≤5	0.34

用药前后，SD 大鼠血清 IL-2 浓度也发生明显变化。服药后"参阳"方 A 组血清 IL-2 浓度显著增加，"参阳"方 B 组亦呈增加趋势。刺五加组和空白对照组略有下降，以空白对照组下降较为明显（表 37-4-9）。

表 37-4-9　用药前后 SD 大鼠血清 IL-2 浓度的比较($\bar{x}\pm s$)/(pg·mL^{-1})

实验分组	用药前	用药后	P 值
"参阳"方 A 组	≤15	24.81±12.97	0.01
"参阳"方 B 组	15.44±1.30	23.71±26.13	0.20
刺五加组	16.18±4.43	15.50±1.34	0.60
空白对照组	17.66±6.50	≤15	0.17

用药前后，SD 大鼠血清中 IL-4 浓度发生非常明显的变化。服药后"参阳"方 A 组、"参阳"方 B 组血清 IL-4 浓度显著降低，以"参阳"方 A 组下降尤为明显。刺五加组未见变化，空白对照组则略有升高（表 37-4-10）。

表 37-4-10　用药前后 SD 大鼠血清 IL-4 浓度的比较($\bar{x}\pm s$)/(pg·mL^{-1})

实验分组	用药前	用药后	P 值
"参阳"方 A 组	37.79±32.37	12.63±13.99	0.01
"参阳"方 B 组	52.01±60.37	19.87±34.54	0.03
刺五加组	36.68±41.53	35.03±35.01	0.89
空白对照组	50.47±46.17	66.30±39.99	0.09

"参阳"方的主要功效在于益气补肾、活血化瘀，是根据中医辨证施治的原则配伍而成的。前期临床试验提示，"参阳"方能提高口腔鳞癌患者的长期生存率，作用机制可能在于提高患者的免疫功能或纠正免疫功能紊乱。由于缺乏理想的动物模型，多年来这一假设一直没有被证实。在本研究中，采用建立的 SD 大鼠舌鳞癌免疫紊乱模型，首次对免疫调节剂"参阳"方的药效学和作用机制进行了观察和证实。

研究结果发现，口服给药 15 天后，"参阳"方 A 组、"参阳"方 B 组和刺五加组 SD 大鼠外周血中 CD4$^+$ T 细胞比例、CD4$^+$/CD8$^+$ 比值较服药前明显升高，而 CD8$^+$ T 细胞比例则明显下降，空白对照组则无明显变化。这提示"参阳"能纠正 T 淋巴细胞亚群的紊乱，恢复各亚群之间细胞相互协调的比例，使 Th 和 Ts 比例保持平衡，细胞介导的免疫正性作用重新占优势，从而提高或恢复大鼠的免疫功能。实验还发现，服用"参阳"方 A 组和"参阳"方 B 组的 SD 大鼠 NK 细胞比例明显升高，刺五加组未见明显变化，而空白对照组 NK 细胞比例则持续降低。这一结果表明，"参阳"方对于提高机体非特异性免疫也应该是有效的。

机体内细胞因子以网络形式发挥作用。细胞因子间或相互协同、促进，或相互拮抗、抑制，发挥机体免疫功能的调节作用，以维持机体在生理或病理水平上的平衡。本研究发现，服用"参阳"方 A 组的 SD 大鼠血清中 IL-2、TNF-α 浓度显著增加，IFN-γ 略有增加，IL-4 浓度则显著降低。"参阳"方 B 组血清 TNF-α 浓度显著增加，IL-2 亦呈增加趋势，IFN-γ 未见明显变化，IL-4 浓度则显著降低。刺五加组血清 IFN-γ、TNF-α、IL-2 和 IL-4 均未见明显变化。空白对照组 IFN-γ 浓度未见变化，TNF-α、IL-2 略有下降，IL-4 略有升高。

细胞免疫是机体抗肿瘤免疫的主要方式,其中 Th1 型细胞与细胞因子扮演着重要角色。如 IFN-γ 具有较强的抗肿瘤和免疫调节作用,TNF-α 可直接引起肿瘤细胞凋亡,IL-2 能刺激 NK 细胞和 Tc 细胞的杀瘤活性。因此,采取免疫干预措施,提高 Th1 型细胞与细胞因子的比例,逆转 Th1/ Th2 漂移,增强细胞免疫功能,最大限度地清除经过常规治疗后、机体内残存的肿瘤细胞,降低肿瘤局部复发与远处转移率,从而提高患者的生存率。在本研究结果中,SD 大鼠服用 "参阳" 方后,血清中 IFN-γ、TNF-α、IL-2 均有不同程度的升高,而 IL-4 浓度显著下降,充分表明 "参阳" 方能够诱导 IFN-γ、TNF-α 和 IL-2 等细胞因子的表达,并抑制 IL-4 的产生,以便调控 Th0 细胞转变为 Th1 细胞,进而逆转肿瘤患者 Th1/Th2 漂移,是免疫调节剂 "参阳" 方治疗口腔鳞癌的免疫机制之一。

参 考 文 献

[1] 邱蔚六,陆昌语,郭一钦,等. 中药 "参阳" 方延长口腔鳞癌病员生存期的前瞻性研究. 耳鼻咽喉头颈外科,1996,3(2):69-73.

[2] WHITESIDE T L. Immunobiology and immunotherapy of head and neck cancer. Curr Oncol Rep,2001,3(1):46-55.

[3] 陈宏新,贾哲浦,姜健,等. 肿瘤患者外周血 Th1/Th2 的检测及意义. 现代检验医学杂志,2003,18(2):50-51.

[4] FILELLA X,ALCOVER J,ZARCO M A,et al. Analysis of type T1 and T2 cytokines in patients with prostate cancer. Prostate,2000,44(4):271-274.

[5] 李业鹏,计融,韩春卉,等. 建立小鼠免疫低下模型的初步研究. 中国食品卫生杂志,2001,13(6):7-10.

[6] JIANG C H,YE D X,QIU W L,et al. Response of lymphocyte subsets and cytokines to Shenyang prescription in Sprague-Dawley rats with tongue squamous cell carcinomas induced by 4NQO. BMC Cancer,2007,7:40.

[7] 蒋灿华,叶冬霞,陈万涛,等. 中药 "参阳" 方冲剂对舌鳞癌 SD 大鼠外周血淋巴细胞亚群的调节作用. 中华口腔医学杂志,2005,40(2):118-121.

[8] 蒋灿华,叶冬霞,陈万涛,等. 舌鳞癌 SD 大鼠血清中 Th1/Th2 漂移与肿瘤进展的关系. 中国口腔颌面外科杂志,2005,3(3):238-241.

[9] 蒋灿华,叶冬霞,陈万涛,等. 大鼠舌鳞状细胞癌外周血淋巴细胞亚群的变化及其与肿瘤的关系. 中华口腔医学杂志,2005,40(6):507.

[10] 陈万涛. 口腔临床免疫学. 上海:上海交通大学出版社,2010.

[11] CHEN W T. Fundamentals of oral biomedicine. Beijing:Science Press,2014.

[12] 陈万涛. 口腔颌面-头颈部肿瘤生物学. 上海:上海交通大学出版社,2015.